Dislipidemias e Prevenção da Aterosclerose

CARDIOLOGIA

Outros livros de interesse

A Ciência e a Arte de Ler Artigos Científicos – **Braulio Luna Filho**
A Didática Humanista de um Professor de Medicina – **Decourt**
A Neurologia que Todo Médico Deve Saber 2ª ed. – **Nitrini**
A Questão Ética e a Saúde Humana – **Segre**
A Saúde Brasileira Pode Dar Certo – **Lottenberg**
Acessos Vasculares para Quimioterapia e Hemodiálise – **Wolosker**
Antibióticos e Quimioterápicos para o Clínico 2ª ed. – **Walter Tavares**
As Lembranças que não se Apagam – Wilson Luiz **Sanvito**
Artigo Científico - do Desafio à Conquista - Enfoque em Testes e Outros Trabalhos Acadêmicos – **Victoria Secaf**
Atividade Física e Obesidade – **Matsudo**
Atualização em Hipertensão Arterial – Clínica, Diagnóstico e Terapêutica – **Beltrame Ribeiro**
A Vida por um Fio e por Inteiro – Elias **Knobel**
Bases Moleculares das Doenças Cardiovasculares – **Krieger**
Cardiologia Clínica 2ª ed. – Celso **Ferreira** e Rui **Povoa**
Cardiologia Prática – Miguel Antônio **Moretti**
Cardiologia Pediátrica – **Carvalho**
Cardiologia Preventiva - Prevenção Primária e Secundária – **Giannini**
Cardiopatias Congênitas no Recém-nascido 2ª ed. Revisada e Ampliada – **Virgínia Santana**
Cardiopatia Hipertensiva – Rui **Póvoa**
Células-tronco – **Zago**
Células Tronco Nova Perspectiva Terapêutica – **Carvalho Souza**
Chefs do Coração – **Ramires**
Cirurgia Cardiovascular – **Oliveira**
Climatério e Doenças Cardiovasculares na Mulher – **Aldrighi**
Clínicas Brasileiras de Cirurgia – **CBC** (Colégio Brasileiro de Cirurgiões)
    Vol. 2/5 - Cirurgia Cardiovascular – **Oliveira**
Clínica Médica: Grandes Temas na Prática – **Milton de Arruda** Martins
Coluna: Ponto e Vírgula 7ª ed. – **Goldenberg**
Como Cuidar de seu Coração – Mitsue **Isosaki** e Adriana Lúcia Van-Erven **Ávila**
Como Ter Sucesso na Profissão Médica - Manual de Sobrevivência 4ª ed. – Mário Emmanuel **Novais**
Condutas em Terapia Intensiva Cardiológica – **Knobel**
Condutas no Paciente Grave 3ª ed. (vol. I com CD e vol. II) – **Knobel**
Coração...é emoção – **Knobel**
Coração e Sepse – **Constantino** José Fernandes Junior, Cristiano Freitas de **Souza** e Antonio Carlos **Carvalho**
Cuidados Paliativos – Diretrizes, Humanização e Alívio de Sintomas – **Franklin Santana**
Desfibrilação Precoce - Reforçando a Corrente de Sobrevivência – **Timerman**
Dicionário de Ciências Biológicas e Biomédicas – **Vilela Ferraz**
Dicionário Médico Ilustrado Inglês-Português – **Alves**
Dietoterapia & Avaliação Nutricional – **Isosaki**
Dinâmica Cardiovascular - Do Miócito à Maratona – **Gottschal**

Doença Cardiovascular, Gravidez e Planejamento Familiar – **Andrade e Ávila**
Doença Coronária – **Lopes Palandri**
Dor - Manual para o Clínico – **Jacobsen Teixeira**
Eletrocardiograma – **Cirenza**
Eletrocardiologia Atual 2ª ed. – **Pastore**
Eletrofisiologia Cardíaca na Prática Clínica vol. 3 – **SOBRAC**
Emergências em Cardiopatia Pediátrica – **Lopes e Tanaka**
Endotélio e Doenças Cardiovasculares – **Protásio, Chagas e Laurindo**
Enfermagem em Cardiologia – **Cardoso**
Enfermaria Cardiológica – Ana Paula Quilici, André Moreira Bento, Fátima Gil Ferreira, Luiz Francisco **Cardoso**, Renato Scotti Bagnatori, Rita Simone Lopes Moreira e Sandra Cristine da Silva
Epidemiologia 2ª ed. – **Medronho**
Equilíbrio Ácido-Base e Hidroeletrolítico 3ª ed. – Renato Delascio **Lopes**
Ergometria – Ergoespirometria, Cintilografia e Ecocardiografia de Esforço 2ª ed. – Ricardo Vivacqua Cardoso Costa
Falando de Ciência, Contrastes e Poesia – **Antonio Lopes**
Fitoterapia - Bases Científicas e Tecnológicas – **Viana Leite**
Gestão Estratégica de Clínicas e Hospitais – **Adriana Maria André**
Guia de Bolso de UTI – Hélio **Penna Guimarães**
Guia de Consultório - Atendimento e Administração – **Carvalho Argolo**
Hipertensão Arterial na Prática Clínica – **Póvoa**
ICFEN - Insuficiência Cardíaca com Fração de Ejeção Normal – Evandro **Tinoco** Mesquista
Insuficiência Cardíaca – **Lopes Buffolo**
Intervenções Cardiovasculares – **SOLACI**
Lesões das Valvas Cardíacas - Diagnóstico e Tratamento – **Meneghelo e Ramos**
Manual de Cardiologia da SOCESP – **SOCESP** (Soc. Card. Est. SP)
Manual de Dietoterapia e Avaliação Nutricional – Serviço de Nutrição e Dietética do Instituto do Coração (HC-FMUSP) – **InCor**
Manual do Clínico para o Médico Residente – Atala – **UNIFESP**
MAPA - Monitorización Ambulatória de la Presión Arterial (edição em espanhol) – **Nobre, Mion e Oigman**
Medicina Intensiva Baseada em Evidência – **Luciano Cesar Pontes de Azevedo**
Medicina Nuclear em Cardiologia - Da Metodologia à Clínica – **Thom Smanio**
Medicina: Olhando para o Futuro – **Protásio Lemos da Luz**
Medicina, Saúde e Sociedade – **Jatene**
Memórias Agudas e Crônicas de uma UTI – **Knobel**
Monitorização Ambulatorial da Pressão Arterial 4ª ed. – **Nobre, Mion e Oigman**
Nem o de Ciência se Faz a Cura 2ª ed. – **Protásio da Luz**
O Exercício - Preparação Fisiológica, Avaliação Médica, Aspectos Especiais e Preventivos – **Ghorayeb e Turíbio**
O Pós-operatório Imediato em Cirurgia Cardíaca - Guia para Intensivistas, Anestesiologistas e Enfermagem Especializada – **Fortuna**
O que Você Precisa Saber sobre o Sistema Único de Saúde – **APM-SUS**
Os Chefs do Coração – **InCor**
Parada Cardiorrespiratória – **Lopes Guimarães**
Politica Públicas de Saúde Interação dos Atores Sociais – **Lopes**
Prescrição de Medicamentos em Enfermaria – **Brandão Neto**
Prevenção das Doenças do Coração - Fatores de Risco – **Soc. Bras. Card. (SBC) – FUNCOR**
Problemas e Soluções em Ecocardiografia Abordagem Prática – José Maria **Del Castillo** e Nathan Herzskowicz
Ecocardiograma na Prática Clínica – Problemas e Soluções – **Del Castillo**
Pronto-socorro Cardiológico – **Chagas e Palandrini**

Psicologia e Cardiologia - Um Desafio que Deu Certo - SOCESP – Ana Lucia **Alves Ribeiro**
Ressuscitação Cardiopulmonar – Hélio **Penna Guimarães**
Riscos e Prevenção da Obesidade – **De Angelis**
Rotinas de Emergência – **Pró-cardíaco**
Rotinas Ilustradas da Unidade Clínica de Emergência do Incor – **Mansur**
Semiologia Cardiovascular – **Tinoco**
Série Clínica Médica - Dislipidemias – **Lopes e Martinez**
Série Clínica Médica Ciência e Arte – **Soc. Bras. Clínica Médica**
Série - Guia de Cardiologia de Bolso – 5 volumes
    Vol. 1 – Doença Coronariana e Cardiologia Intervencionista
    Vol. 2 - Miocardiopatias e Valvopatias
    Vol. 3 - Arritmias
    Vol. 4 – Emergências e Terapia Intensiva Cardiológica
    Vol. 5 - Fármacos: Classificações, Escores de Risco, Escalas e Cálculos em Cardiologia
Doença Coronária – **Lopes Palandri**
Insuficiência Cardíaca – **Lopes Buffolo**
Série Fisiopatologia Clínica – **Carvalho**
    Vol. 3 - Fisiopatologia Respiratória
Série Fisiopatologia Clínica (com CD-ROM) – **Rocha e Silva**
    Vol. 1 – Fisiopatologia Cardiovascular – Rocha e Silva
    Vol. 2 - Fisiopatologia Renal – **Zatz**
    Vol. 3 - Fisiopatologia Respiratória – Carvalho
    Vol. 4 - Fisiopatologia Digestiva – **Laudana**
    Vol. 5 - Fisiopatologia Neurológica – **Yasuda**
Série Livros de Cardiologia de Bolso (Coleção Completa 6 vols.) – **Tinoco**
    Vol. 1 - Atividade Física em Cardiologia – **Nóbrega**
    Vol. 2 - Avaliação do Risco Cirúrgico e Cuidados Perioperatórios – **Martins**
    Vol. 3 - Cardiomiopatias: Dilatada e Hipertrófica – **Mady, Arteaga e Ianni**
    Vol. 4 - Medicina Nuclear Aplicada à Cardiologia – **Tinoco e Fonseca**
    Vol. 5 - Anticoagulação em Cardiologia – **Vilanova**
    Vol. 6 - Cardiogeriatria – **Bruno**
Série SOBRAC – vol. 2 – Papel dos Métodos não Invasivos em Arritmias Cardíacas – **Martinelli e Zimerman**
Série SOBRAC – vol. 4 – Terapia de Ressincronização Cardíaca
Série Terapia Intensiva – **Knobel**
    Vol. 1 – Pneumologia e Fisioterapia Respiratória 2ª ed.
    Vol. 3 - Hemodinâmica
Síndrome Metabólica – **Godoy Matos**
Síndrome Metabólica - Uma Abordagem Multidisciplinar – **Ferreira e Lopes**
Síndromes Hipertensivas na Gravidez – **Zugaib e Kahhale**
Síndromes Isquêmicas Miocárdicas Instáveis – **Nicolau e Marin**
Sociedade de Medicina do Esporte e do Exercício - Manual de Medicina do Esporte: Do Paciente ao Diagnóstico – Antônio Claudio Lucas da **Nóbrega**
Stent Coronário - Aplicações Clínicas – **Sousa e Sousa**
Tabagismo: Do Diagnóstico à Saúde Pública – **Viegas**
Terapias Avançadas - Células-tronco – **Morales**
Transradial - Diagnóstico e Intervenção Coronária e Extracardíaca 2ª ed. – **Raimundo Furtado**
Tratado de Cardiologia do Exercício e do Esporte – **Ghorayeb**
Tratamento Cirúrgico da Insuficiência Coronária – **Stolf e Jatene**
Um Guia para o Leitor de Artigos Científicos na Área da Saúde – **Marcopito Santos**

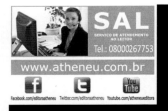

Dislipidemias e Prevenção da Aterosclerose

Editores da Série

José Antonio Franchini Ramires
*Professor Titular de Cardiologia da Divisão de Cardiologia
Clínica do Instituto do Coração do Hospital das Clínicas da
Faculdade de Medicina da Universidade de São Paulo (InCor-HCFMUSP).*

Roberto Kalil Filho
*Professor Titular da Disciplina de Cardiologia do Departamento de
Cardiopneumologia da Faculdade de Medicina da Universidade de São Paulo (FMUSP).
Diretor Geral do Centro de Cardiologia do Hospital Sírio-Libanês.
Presidente do Conselho Diretor do Instituto do Coração do Hospital das Clínicas da
Faculdade de Medicina da Universidade de São Paulo (InCor-HCFMUSP).*

Editores

José Antonio Franchini Ramires
*MD, PhD, FACC, FESC. Professor Titular de Cardiologia do Instituto do Coração do
Hospital das Clínicas da Faculdade de Medicina da Universidade de São Paulo (InCor-HCFMUSP).*

Raul Dias dos Santos Filho
*Diretor da Unidade Clínica de Lípides do Instituto do Coração do Hospital das Clínicas da
Faculdade de Medicina da Universidade de São Paulo (InCor-HCFMUSP). Professor-Associado do
Departamento de Cardiopneumologia da FMUSP. Assessor Científico do Centro de Medicina
Preventiva e do Programa de Cardiologia do Hospital Israelita Albert Einstein (HIAE)*

Antonio Casella Filho
*Mestre em Clínica Médica-Cardiologia pela Faculdade de Medicina de Ribeirão Preto da Universidade
de São Paulo (FMRP-USP). Doutor e Pós-Doutor em Ciências pelo Programa de Cardiologia pela
Faculdade de Medicina Universidade de São Paulo (USP). Fellow do American College of Cardiology (FACC).
Médico Pesquisador da Unidade Clínica de Aterosclerose do Instituto do Coração do Hospital das
Clínicas da Faculdade de Medicina da Universidade de São Paulo (InCor-HCFMUSP).*

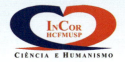
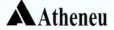

EDITORA ATHENEU

São Paulo	Rua Jesuíno Pascoal, 30 Tel.: (11) 2858-8750 Fax: (11) 2858-8766 E-mail: atheneu@atheneu.com.br
Rio de Janeiro	Rua Bambina, 74 Tel.: (21) 3094-1295 Fax: (21) 3094-1284 E-mail: atheneu@atheneu.com.br
Belo Horizonte	Rua Domingos Vieira, 319, conj. 1.104

PRODUÇÃO EDITORIAL/CAPA: Equipe Atheneu
PROJETO GRÁFICO/DIAGRAMAÇÃO: Triall Editorial Ltda.

O conteúdo dos capítulos é de
responsabilidade dos autores de cada capítulo.

CIP-BRASIL. Catalogação na Publicação
Sindicato Nacional dos Editores de Livros, RJ

D639

Dislipidemias e prevenção da aterosclerose / editores José Antonio
Franchini Ramires ...
[et. al.] - 1. ed. - Rio de Janeiro : Atheneu, 2018.
    il.   (Incor de cardiologia)

Inclui bibliografia
ISBN 978-85-388-0855-8

    1. Cardiologia. I. Ramires, José Antonio Franchini. II. Título.
III. Série.

17-45446   CDD: 616.12
                                                CDU: 616.12

17/10/2017 18/10/2017

RAMIRES, J. A. F.; SANTOS FILHO, R. D.; CASELLA FILHO, A.
Dislipidemias e Prevenção da Aterosclerose

© *Editora ATHENEU*
São Paulo, Rio de Janeiro, Belo Horizonte, 2018

Sobre os Colaboradores

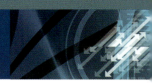

Ana Carolina Moron Gagliardi
Nutricionista pela Faculdade de Saúde Pública da Universidade de São Paulo. Doutora em Ciências do Programa de Cardiologia do Instituto do Coração do Hospital das Clínicas da Faculdade de Medicina da Universidade de São Paulo (InCor HC-FMUSP). Ex-pesquisadora do Laboratório de Genética e Biologia Molecular e da Unidade de Lípides do InCor HC-FMUSP).

Andréa Marinho Falcão
Cardiologista, Médica Assistente do Serviço de Medicina Nuclear e Imagem Molecular do Instituto do Coração do Hospital das Clínicas da Faculdade de Medicina da Universidade de São Paulo (InCor HC-FMUSP). Doutora em Ciências pela Universidade de São Paulo (USP).

Andrei Carvalho Sposito
Professor Titular do Departamento de Clínica Médica da Universidade Estadual de Campinas (Unicamp). Chefe da disciplina de Cardiologia da Unicamp.

Antonio Carlos Lerario
Professor Livre-Docente de Endocrinologia da Faculdade de Medicina da Universidade de São Paulo (FMUSP). Diretor da Sociedade Brasileira de Diabetes (SBD).

Antonio Casella Filho
Mestre em Clínica Médica-Cardiologia pela Faculdade de Medicina de Ribeirão Preto da Universidade de São Paulo (FMRP-USP). Doutor e Pós-Doutor em Ciências do Programa de Cardiologia da Faculdade de Medicina da Universidade de São Paulo (FMUSP). *Fellow* do American College of Cardiology (FACC). Médico Pesquisador da Unidade Clínica de Aterosclerose do Instituto do Coração do Hospital das Clínicas da Faculdade de Medicina da Universidade de São Paulo (InCor HC-FMUSP).

Antonio G. Laurinavicius
Doutor em Ciências do Programa de Cardiologia do Instituto do Coração do Hospital das Clínicas da Faculdade de Medicina da Universidade de São Paulo (InCor HC-FMUSP).

Antonio de Pádua Mansur
Professor-Associado da Faculdade de Medicina da Universidade de São Paulo (FMUSP).

Bernardo Leo Wajchenberg (*in memoriam*)
Professor Emérito da Faculdade de Medicina da Universidade de São Paulo (FMUSP).

Bruno Biselli

Especialista em Cardiologia pelo Instituto do Coração do Hospital das Clínicas da Faculdade de Medicina da Universidade de São Paulo (InCor HC-FMUSP) e Sociedade Brasileira de Cardiologia (SBC). Especialista em Insuficiência Cardíaca e Transplante Cardíaco pelo InCor HC-FMUSP. Médico Assistente da Unidade de Emergência do InCor e Cardiologista da Equipe de Transplante Cardíaco e da Unidade de Insuficiência Cardíaca Avançada do Hospital Sírio-Libanês (HSL).

Bruno Caramelli

Professor-Associado III da Disciplina de Cardiologia da Faculdade de Medicina da Universidade de São Paulo (FMUSP). Diretor da Unidade de Medicina Interdisciplinar em Cardiologia do Instituto do Coração (InCor).

Carlos Eduardo Negrão

Diretor da Unidade de Reabilitação Cardiovascular e Fisiologia do Exercício do Instituto do Coração do Hospital das Clínicas da Faculdade de Medicina da Universidade de São Paulo (InCor HC-FMUSP). Professor Titular da Escola de Educação Física e Esporte da Universidade de São Paulo (USP). Diretor da Escola de Educação Física e Esporte da Universidade de São Paulo.

Carlos Eduardo Rochitte

Coordenador do Departamento de Ressonância e Tomografia Cardiovascular do Instituto do Coração do Hospital das Clínicas da Faculdade de Medicina da Universidade de São Paulo (InCor HC-FMUSP). Coordenador do Serviço Ressonância e Tomografia Cardiovascular do InCor HC-FMUSP. Doutor e Professor Livre-Docente de Cardiologia pelo InCor HC-FMUSP. *Post-doctoral Fellow* de Cardiologia em Ressonância e Tomografia Cardiovascular na Johns Hopkins University, Baltimore, EUA.

Carlos Vicente Serrano Jr.

Professor-Associado da Faculdade de Medicina da Universidade de São Paulo (FMUSP). Diretor da Unidade Clínica de Aterosclerose do Instituto do Coração do Hospital das Clínicas da Faculdade de Medicina da Universidade de São Paulo (InCor HC-FMUSP).

Carolina Jungers de Siqueira Chrisman

Doutora em Ciências pela Universidade de São Paulo (USP). Ex-médica Pesquisadora da Unidade de Lípides do Instituto do Coração (InCor). Endocrinologista do Núcleo de Medicina Integrada. Médica Coordenadora do Centro de Pesquisa Clínica do Núcleo de Medicina Integrada.

Carolina Pereira

Enfermeira, Especialista em Cardiologia pela Universidade Federal de São Paulo (Unifesp). Coordenadora de Estudos Clínicos do NAPEC do Programa de Cardiologia do Hospital Israelita Albert Einstein. Doutora em Ciências pelo Programa de Cardiologia da Faculdade de Medicina da Universidade de São Paulo (FMUSP).

Clerio Francisco de Azevedo Filho

Coordenador do Serviço de Ressonância e Tomografia Cardiovascular da Rede Labs D'Or. Coordenador do Serviço de Tomografia Cardiovascular do Hospital Universitário Pedro Ernesto da Universidade Estadual do Rio de Janeiro (UERJ). Doutor em Ciências do Programa de Cardiologia do Instituto do Coração do Hospital das Clínicas da Faculdade de Medicina da Universidade de São Paulo (InCor HC-FMUSP). *Post-doctoral Fellow* de Cardiologia em Ressonância e Tomografia Cardiovascular na Johns Hopkins University, Baltimore, EUA. Diretor Científico na Área de Cardiologia do Instituto D'Or de Pesquisa e Ensino (IDOR).

Daniela Calderaro

Médica Assistente da Unidade Clínica de Medicina Interdisciplinar em Cardiologia do Instituto de Coração (InCor). Professora Colaboradora do Departamento de Cardiopneumologia da Faculdade de Medicina da Universidade de São Paulo (FMUSP).

Eneas Martins de Oliveira Lima

Doutor em Ciências pelo Programa de Cardiologia pela Faculdade de Medicina da Universidade de São Paulo (FMUSP). Médico Pesquisador da Unidade Clínica de Medicina Interdisciplinar em Cardiologia do Instituto do Coração do Hospital das Clínicas da Faculdade de Medicina da Universidade de São Paulo (InCor HC-FMUSP). Título de Especialista em Cardiologia pela Sociedade Brasileira de Cardiologia (SBC) e Associação Médica Brasileira (AMB). Médico da UTI do Hospital Nove de Julho e da UTI do Instituto de Ortopedia e Traumatologia do Hospital das Clínicas da Faculdade de Medicina da Universidade de São Paulo (HC FMUSP).

Érica Portioli da Silva

Mestre em Genética pela Universidade de São Paulo (USP).

Fabiana Hanna Rached

Doutora pela Faculdade de Medicina da Universidade de São Paulo (FMUSP) e pela Universidade Pierre e Marie Curie, Paris VI. Médica Assistente da Unidade Clínica de Aterosclerose pelo Instituto do Coração do Hospital das Clínicas da Faculdade de Medicina da Universidade de São Paulo (InCor HC-FMUSP).

Fernanda Marciano Consolim Colombo

Livre-Docente em Cardiologia pelo Instituto do Coração do Hospital das Clínicas da Faculdade de Medicina da Universidade de São Paulo (InCor HC-FMUSP). Médica Assistente da Unidade de Hipertensão do InCor HC-FMUSP. Coordenadora do Programa de Pós-Graduação em Medicina da Universidade 9 de Julho (Uninove).

Henrique Lane Staniak

Médico, Doutor em Ciências do Programa de Cardiologia do Instituto do Coração do Hospital das Clínicas da Faculdade de Medicina da Universidade de São Paulo (InCor HC-FMUSP). Médico Cardiologista do Hospital Universitário da Universidade de São Paulo (HU-USP).

Hermes Toros Xavier

Doutor em Ciências do Programa de Cardiologia do Instituto do Coração do Hospital das Clínicas da Faculdade de Medicina da Universidade de São Paulo (InCor HC-FMUSP). Pós-Doutor em Cardiologia pelo InCor HC-FMUSP.

Jaqueline Scholz Issa

Diretora do Programa de Tratamento Ambulatorial do Tabagismo do Instituto do Coração do Hospital das Clínicas da Faculdade de Medicina da Universidade de São Paulo (InCor HC-FMUSP). Doutora em Ciências pelo Programa de Cardiologia da Faculdade de Medicina da Universidade de São Paulo (FMUSP).

Jeane Tsutsui

Graduada em Medicina pela Faculdade de Medicina de Ribeirão Preto da Universidade de São Paulo (FMRP-USP). Residência em Clínica Médica no Hospital das Clínicas da Universidade de Paulo (FMUSP) e em Cardiologia no Instituto do Coração do Hospital das Clínicas da Faculdade de Medicina da Universidade de São Paulo (InCor HC-FMUSP). Doutora em Ciências do Programa de Cardiologia da FMUSP. Pós-Doutorado na University of Nebraska Medical Center. Professora Livre-Docente em Cardiologia pela FMUSP. MBA em Conhecimento, Inovação e Tecnologia pela Fundação Instituto de Administração (FIA).

José Antonio Franchini Ramires

Professor Titular de Cardiologia da Divisão de Cardiologia Clínica do Instituto do Coração do Hospital das Clínicas da Faculdade de Medicina da Universidade de São Paulo (InCor HC-FMUSP).

José Antonio Maluf de Carvalho

Médico pela Faculdade de Ciências Médicas da Santa Casa de Misericórdia de São Paulo (SCMSP). Residência Médica e Preceptoria na Clínica Médica do Hospital das Clínicas da Faculdade de Medicina da Universidade de São Paulo (FMUSP). Ex-gerente do Centro de Medicina Preventiva e da Unidade Diagnóstica Jardins do Hospital Israelita Albert Einstein (HIAE). Ex-gerente Médico de Paciente com Condições Crônicas e Idosos do (HIAE). Ex-coordenador da Disciplina de Gerenciamento de Doenças do MBA de Gestão da Saúde HIAE/INSPER. Gerente Médico da BP Medicina Diagnóstica da Beneficência Portuguesa de São Paulo.

José Cláudio Meneghetti

Doutor em Medicina e Diretor do Serviço de Medicina Nuclear e Imagem Molecular do Instituto do Coração do Hospital das Clínicas da Faculdade de Medicina da Universidade de São Paulo (InCor HC-FMUSP).

José Jayme Galvão de Lima

Professor Livre-Docente pela Faculdade de Medicina da Universidade de São Paulo (FMUSP). Professor Colaborador Médico pelo Departamento de Cardiopneumologia da Faculdade de Medicina da Universidade de São Paulo (FMUSP).

Julio Cesar Acosta Navarro

Médico Especialista em Cardiologia Clínica pela Sociedade Brasileira de Cardiologia (SBC). Especialista em Nutrologia pela Sociedade Brasileira de Nutrição Enteral e Parenteral (BRASPEN). Doutor em Ciências do Programa de Cardiologia do Instituto do Coração do Hospital das Clínicas da Faculdade de Medicina da Universidade de São Paulo (InCor HC-FMUSP). Médico Assistente do Setor de Emergências Clínicas e Colaborador da Unidade de Lípides do InCor HC-FMUSP.

Leonardo C. Mangili

Graduado pela Universidade Estadual de Londrina (UEL). Residência em Clínica Médica pelo Hospital das Clínicas da Faculdade de Medicina da Universidade de São Paulo (HC-FMUSP). Residência e Doutorado em Ciências do Programa de Cardiologia pelo Instituto do Coração do Hospital das Clínicas da Faculdade de Medicina da Universidade de São Paulo (InCor HC-FMUSP).

Lilton Rodolfo Castellan Martinez

Professor da Disciplina de Cardiologia da Faculdade de Medicina do Centro Universitário São Camilo. Médico Responsável pelo Ambulatório de Cardiologia do Serviço de Cardiologia e Gestor Cardiovascular no Centro de Prevenção e Proteção à Saúde do Trabalhador/Prevenir do Instituto de Assistência Médica ao Servidor Público Estadual do Hospital do Servidor Público Estadual "Francisco Morato de Oliveira" (IAMSPE), São Paulo (SP), Brasil.

Luciano J. Vacanti

Faculdade de Ciências Médicas da Universidade Estadual de Campinas (Unicamp).

Luiz Aparecido Bortolotto

Diretor da Unidade de Hipertensão do Instituto do Coração do Hospital das Clínicas da Faculdade de Medicina da Universidade de São Paulo (InCor HC-FMUSP). Professor Livre-Docente do Departamento de Cardiopneumologia da Faculdade de Medicina da Universidade de São Paulo (FMUSP).

Marcia Makdisse

Cardiologista, Doutora em Ciências na área de Cardiologia pela Universidade Federal de São Paulo (Unifesp). Ex-gerente Médica do Programa de Cardiologia do Hospital Israelita Albert Einstein (HIAE). Pesquisadora do Centro de Estudos do Envelhecimento da Unifesp.

Marcio Hiroshi Miname

Médico Assistente da Unidade Clínica de Lípides do Instituto do Coração do Hospital das Clínicas da Faculdade de Medicina da Universidade de São Paulo (InCor HC-FMUSP). Professor-Colaborador do Departamento de Cardiopneumologia da Faculdade de Medicina da Universidade de São Paulo (FMUSP). Doutor em Ciências do Programa de Cardiologia da FMUSP.

Maria Urbana Pinto Brandão Rondon

Docente da Escola de Educação Física e Esporte da Universidade de São Paulo (EEFE-USP). Doutora em Educação Física pela EEFE-USP.

Otávio Celeste Mangili

Graduado pela Universidade Estadual de Londrina (UEL). Residência em Clínica Médica pelo Hospital Universitário Regional Norte do Paraná (HURNP). Residência e Doutorado em Ciências do Programa de Cardiologia do Instituto do Coração do Hospital das Clínicas da Faculdade de Medicina da Universidade de São Paulo (InCor HC-FMUSP).

Otavio Celso Eluf Gebara

Livre-Docente em Cardiologia pela Faculdade de Medicina da Universidade de São Paulo (FMUSP). Doutor em Ciências do Programa de Cardiologia da FMUSP. *Fellow* da America College of Cardiology. Diretor de Cardiologia do Hospital Santa Paula, SP.

Paulo Henrique Nascimento Harada

Mestrado em Saúde Pública pela T Chan Harvard School of Public Health. Doutor em Ciências pelo Instituto do Coração do Hospital das Clínicas da Faculdade de Medicina da Universidade de São Paulo (InCor HC-FMUSP). Pesquisador Clínico pelo Centro de Pesquisa Clínica e Epidemiológica do Hospital Universitário da Universidade de São Paulo (HU-USP) e Division of Preventive Medicine/Harvard Medical School.

Priscila Oliveira Carvalho

Doutora em Ciências pela Faculdade de Medicina da Universidade de São Paulo (FMUSP). Bióloga e Pesquisadora do Laboratório de Lípides do Instituto do Coração do Hospital das Clínicas da Faculdade de Medicina da Universidade de São Paulo (InCor HC-FMUSP).

Raul Cavalcante Maranhão

Professor Titular de Bioquímica Clínica da Faculdade de Ciências Farmacêuticas da Universidade de São Paulo (FCF-USP). Médico Pesquisador e Diretor do Laboratório de Lípides do Instituto do Coração do Hospital das Clínicas da Faculdade de Medicina da Universidade de São Paulo (InCor HC-FMUSP).

Raul Dias dos Santos Filho

Diretor da Unidade Clínica de Lípides do Instituto do Coração do Hospital das Clínicas da Faculdade de Medicina da Universidade de São Paulo (InCor-HCFMUSP). Professor-Associado do Departamento de Cardiopneumologia da FMUSP. Assessor Científico do Centro de Medicina Preventiva e do Programa de Cardiologia do Hospital Israelita Albert Einstein (HIAE)

Renato Jorge Alves

Professor Assistente da Faculdade de Ciências Médicas da Santa Casa de São Paulo (SCSP). Doutor em Ciências pela Faculdade de Medicina da Universidade de São Paulo (USP).

Roberto Betti

Doutor em Ciências pela Universidade de São Paulo (USP). Médico Assistente do Núcleo de Diabetes e Coração do Instituto do Coração do Hospital das Clínicas da Faculdade de Medicina da Universidade de São Paulo (InCor HC-FMUSP). Médico Coordenador do Centro de Diabetes e Doenças Metabólicas do Hospital Alemão Oswaldo Cruz.

Roberto Rocha Corrêa Veiga Giraldez

Livre-Docente pela Universidade de São Paulo (USP). Médico da Unidade Clínica de Coronariopatia Aguda do Instituto do Coração do Hospital das Clínicas da Faculdade de Medicina da Universidade de São Paulo (InCor HC-FMUSP). Editor-Chefe da Cardiosource em Português. Diretor Médico da Comissão Científica do InCor HC-FMUSP.

Rui Curi

Farmacêutico e Bioquímico pela Universidade Estadual de Maringá (UEM). Mestre e Doutor em Fisiologia Humana pelo Instituto de Ciências Biomédicas da Universidade de São Paulo (ICB-USP). Pós-doutor em Bioquímica pela Universidade de Oxford, Inglaterra. Professor Titular do Departamento de Fisiologia e Biofísica do ICB-USP.

Ruth Caldeira de Melo

Docente do Curso de Gerontologia da Escola de Artes, Ciências e Humanidades da Universidade de São Paulo (USP). Doutora em Fisioterapia pela Universidade Federal de São Carlos (UFSC).

Silmara Coimbra

Doutora em Ciências do Programa de Cardiologia do Instituto do Coração do Hospital das Clínicas da Faculdade de Medicina da Universidade de São Paulo (InCor HC-FMUSP).

Simone Soares de Moura

Médica Estagiária do Programa Ambulatorial de Tratamento Tabagismo do Instituto do Coração do Hospital das Clínicas da Faculdade de Medicina da Universidade de São Paulo (InCor HC-FMUSP).

Talita Romanatto

Bióloga pela Universidade Estadual de São Paulo (Unesp). Mestre e Doutora em Fisiopatologia Médica pela Universidade Estadual de Campinas (Unicamp). Pós-Doutoranda do Departamento de Bioquímica do Instituto de Química da Universidade de São Paulo (IQ-USP).

Tania Marie Ogawa Abe

Médica Assistente do Programa Ambulatorial de Tratamento Tabagismo do Instituto do Coração do Hospital das Clínicas da Faculdade de Medicina da Universidade de São Paulo (InCor HC-FMUSP).

Viviane Zorzanelli Rocha

Médica Assistente da Unidade Clínica de Lípides do Instituto do Coração do Hospital das Clínicas da Faculdade de Medicina da Universidade de São Paulo (InCor HC-FMUSP). Doutora em Ciências pela Faculdade de Medicina da Universidade de São Paulo (FMUSP). Pós-doutora *Fellowship* no Brigham and Women's Hospital na Harvard Medical School, Boston, EUA.

Weverton Ferreira Leite
Doutor em Ciências na área de Cardiologia pela Faculdade de Medicida da Universidade de São Paulo (FMUSP). Médico Assistente da Clínica Cárdio-Cirúrgica JP da Silva.

William Azem Chalela
Diretor da Unidade Clínica de Eletrocardiologia de Esforço e Dinâmica. Professor Médico Colaborador do Departamento de Cardiopneumonia da Faculdade de Medicina da Universidade de São Paulo (FMUSP). Doutor em Ciências pelo Departamento de Cardiopneumologia da FMUSP. Médico Supervisor do Serviço de Ergometria do Hospital Sírio-Libanês (HSL).

Wilson Salgado Filho
Doutor em Ciências do Programa de Cardiologia da Faculdade de Medicina da Universidade de São Paulo (FMUSP). Médico Assistente da Unidade Clínica de Lípides do Instituto do Coração do Hospital das Clínicas da Faculdade de Medicina da Universidade de São Paulo (InCor HC-FMUSP).

Apresentação

Foi com muita satisfação que recebemos o convite dos Profs. Drs. José Antonio Franchini Ramires e Roberto Kalil Filho para sermos coeditores deste livro, que faz parte de uma tradicional série que o Instituto do Coração do Hospital das Clínicas da Faculdade de Medicina da Universidade de São Paulo (InCor HC-FMUSP) publica periodicamente em parceria com a Editora Atheneu.

As doenças cardiovasculares são a principal causa de morte no mundo, e no Brasil não é diferente, e aquelas consequentes à doença aterosclerótica são as mais importantes por predispor os pacientes a múltiplos eventos clínicos maiores tais como infarto do miocárdio (IAM), acidente vascular cerebral (AVC) e morte súbita. Os principais fatores de risco para as doenças relacionadas com a aterosclerose são atualmente bem caracterizados e incluem dislipidemia, hipertensão arterial, resistência à insulina ou *diabetes mellitus*, obesidade, idade avançada, história familiar de doença precoce e tabagismo.

Em 32 capítulos, o presente livro aborda os mais variados aspectos ligados ao metabolismo, entendimento da fisiopatologia, estratificação do risco cardiovascular e tratamento dos fatores de risco com especial ênfase nas dislipidemias, visando à prevenção da aterosclerose e de suas complicações. O volume expressa os pontos de vista dos profissionais do InCor com base na mais sólida evidência da literatura, mas também tem a participação de autores de outras importantes instituições do Brasil.

Esperamos que este livro seja útil aos diversos profissionais de saúde interessados na prevenção da aterosclerose e na diminuição da carga de doenças.

Raul Dias dos Santos Filho
Antonio Casella Filho

Prefácio do volume

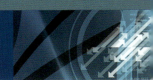

> *"...a curiosidade nos leva ao conhecimento e este, quanto maior se torna, mostra-nos o labirinto da nossa ignorância."*
>
> Ramires JAF, 2016

Colesterol e lípides: um enigma da Medicina durante anos. No século 19, em plena epidemia de febre tifoide, dois pesquisadores franceses alimentaram coelhos com dieta hipergordurosa e inocularam neles o bacilo tifoide, observando intensa aterosclerose aórtica. Eles constataram que ambos, gordura e infecção, desencadeavam aterosclerose.

No início do século 20, W. Osler, Professor da Johns Hopkins University, descreveu pela primeira vez, em seu livro de Clínica, fatores predisponentes a ataque cardíaco (hoje chamados de fatores de risco) e, dentre eles, ressaltou o papel do colesterol.

Colesterol, um álcool com grande importância bioquímica para nosso organismo, mas, se em excesso e/ou se oxidado, torna-se um agente agressivo ao endotélio vascular e, secundariamente, determina a infiltração da íntima e placas de aterosclerose.

Na época da Cardiologia no Hospital das Clínicas da FMUSP, o inesquecível Prof. Décourt criou o Grupo de Lípides e Prevenção Cardiovascular, chefiado pelo Prof. Sergio D. Giannini, um dos iniciadores da pesquisa clínica envolvendo cardiopatia e colesterol. Contudo, nessa época, havia inúmeros obstáculos, sendo o terapêutico o mais importante, pois não existiam medicamentos eficientes e que influenciassem a evolução dos pacientes.

Esse grupo veio para o InCor em 1977, ainda com as limitações para pesquisa clínico-farmacológica, mas com publicações de ordem genética que nos orientavam com as manifestações familiares e de mutações específicas.

Com a aposentadoria do Prof. Giannini, veio a Profa. Tânia Martinez, que agregou antigos membros, como a Dra. Neusa Forti e o Prof. Jayme Diament, *experts* no tema e grandes colaboradores de Giannini. Além disso, houve atração para jovens que trouxeram nova força e ideias para o grupo, como Raul Dias dos Santos Filho, Andrei C. Spósito e Ana Paula Martes.

A profa. Tânia também se aposentou e quem assumiu a direção da Unidade Clínica de Lípides foi o jovem e dinâmico Prof. Raul Dias dos Santos Filho, apaixonado por colesterol e lípides em geral, transformando sua unidade em referência internacional, incluindo a hipercolesterolemia familiar homozigótica e heterozigótica.

Nessa época, outro jovem brilhante, o Andrei, torna-se Professor-Associado da Unicamp, levando consigo toda a bagagem acumulada aqui e na França, obtida com a orientação do Prof. Chapman, criando um novo polo de pesquisa nessa área.

Assim, o Prof. Raul Dias dos Santos Filho e seus colaboradores trazem neste livro informações recentes, fruto do trabalho assistencial e de pesquisas científicas por eles desenvolvidas. Como centro de referência, ainda conta com outros colaboradores, como Viviane Giraldez, Wilson Salgado Filho e Marcio Minami, que, juntos, formam uma nova geração de cientistas e pesquisadores clínicos apoiados em muitas pesquisas básicas, conduzidas em conjunto por Raul Maranhão, Diretor da Unidade de Pesquisa de Metabolismo Lipídico.

Agora, no século 21, avançamos muito e passamos a entender melhor o papel do colesterol no nosso organismo. No entanto, ainda temos muito a aprender com uma molécula que é um álcool, mas que chamamos de gordura, e está envolvida em diferentes tipos de doenças, de forma direta ou indireta.

José Antonio Franchini Ramires
Professor Titular de Cardiologia
do Instituto do Coração-InCor
da Universidade de São Paulo

Sumário

PARTE 1

METABOLISMO LIPÍDICO E SUAS IMPLICAÇÕES COM A ATEROSCLEROSE 1

CAPÍTULO 1
Bioquímica e Função dos Ácidos Graxos Livres e Suas Implicações na Aterosclerose.... 3
Érica Portioli da Silva ▪ Talita Romanatto ▪ Rui Curi

CAPÍTULO 2
Metabolismo das HDL 13
Antonio G. Laurinavicius ▪ Renato Jorge Alves

CAPÍTULO 3
Metabolismo das Lipoproteínas de Baixa Densidade 21
Paulo Henrique Nascimento Harada

CAPÍTULO 4
Metabolismo da Lipoproteína(a) 31
Raul Cavalcante Maranhão ▪ Priscila Oliveira Carvalho

CAPÍTULO 5
Metabolismo das Lipoproteínas Ricas em Triglicérides 51
Henrique Lane Staniak ▪ Antonio G. Laurinavicius

PARTE 2

OUTROS FATORES DE RISCO PARA ATEROSCLEROSE 57

CAPÍTULO 6
Diabetes, Hiperglicemia, Resistência à Insulina, Obesidade e Aterosclerose 59
Antonio Carlos Lerario ▪ Bernardo Leo Wajchenberg (*in memoriam*)

CAPÍTULO 7
Hipertensão Arterial Sistêmica 69
Luiz Aparecido Bortolotto

CAPÍTULO 8
Tabagismo e Doença Cardiovascular 77
Jaqueline Scholz Issa ▪ Tania Marie Ogawa Abe ▪ Simone Soares de Moura

Dislipidemias e Prevenção da Aterosclerose

CAPÍTULO 9
Síndromes das Dislipidemias Genéticas.. 85
Fabiana Hanna Rached ▪ Carlos Vicente Serrano Jr.

PARTE 3
AVALIAÇÃO DO RISCO DE DOENÇA CARDIOVASCULAR...93

CAPÍTULO 10
Inflamação como Mecanismo Básico e Sua Inter-relação com Marcadores
de Risco.. 95
Fabiana Hanna Rached ▪ Carlos Vicente Serrano Jr.

CAPÍTULO 11
Como Avaliar um Novo Marcador de Risco para a Aterosclerose 103
Marcio Hiroshi Miname ▪ Raul Dias dos Santos Filho

CAPÍTULO 12
Escores Clínicos na Avaliação de Risco Cardiovascular e Suas Limitações................ 109
Leonardo C. Mangili ▪ Otávio Celeste Mangili

CAPÍTULO 13
A Importância da Proteína C-Reativa na Avaliação do Risco de Eventos
Cardiovasculares e na Terapêutica das Dislipidemias 117
Weverton Ferreira Leite ▪ José Antonio Franchini Ramires ▪ Hermes Toros Xavier

CAPÍTULO 14
O Valor do Escore de Cálcio Coronário e da Angiotomografia Coronária na Avaliação
do Risco..127
Clerio Francisco de Azevedo Filho ▪ Carlos Eduardo Rochitte

CAPÍTULO 15
Uso do Índice Tornozelo-Braquial (ITB) na Avaliação do Risco Cardiovascular......... 139
Marcia Makdisse ▪ Carolina Pereira

CAPÍTULO 16
Espessura Íntima-média Carotídea... 147
Lilton Rodolfo Castellan Martinez

CAPÍTULO 17
O Papel Atual do Teste Ergométrico Associado a Métodos de Imagem na
Avaliação do Risco.. 159
William Azem Chalela ▪ Andréa Marinho Falcão ▪ José Cláudio Meneghetti ▪ Jeane Tsutsui

CAPÍTULO 18
Relação Atual entre Função Renal e Risco de Doença Cardiovascular...................... 173
José Jayme Galvão de Lima

CAPÍTULO 19
Avaliação da Função Endotelial em Humanos e Sua Aplicação Clínica..................... 179
Fernanda Marciano Consolim Colombo ▪ Silmara Coimbra

PARTE 4

TRATAMENTO 187

CAPÍTULO 20
Controle dos Triglicerídeos, da Apolipoproteína B e do Colesterol não HDL
para Prevenção Primária e Secundária da Doença Cardiovascular 189
Luciano J. Vacanti ▪ Andrei Carvalho Sposito

CAPÍTULO 21
HDL-Colesterol: Novos Conceitos e Papel na Prevenção Primária e Secundária
da Doença Cardiovascular 199
Antonio Casella Filho

CAPÍTULO 22
O Uso de Antiagregantes Plaquetários na Prevenção Primária e Secundária da
Doença Cardiovascular.. 209
Wilson Salgado Filho

CAPÍTULO 23
Como Avaliar o Papel da Atividade Física na Prevenção da Doença Cardiovascular.
Influência sobre SNA, Metabolismo de Glicídeos, Lipídeos, Proteínas e Função
Vascular 225
Carolina Jungers de Siqueira Chrisman ▪ Roberto Betti

CAPÍTULO 24
Papel do Exercício Físico na Prevenção da Doença Cardiovascular: Influência
sobre o Controle Autonômico, Função Endotelial e Metabolismo Lipídico.............. 231
Maria Urbana Pinto Brandão Rondon ▪ Ruth Caldeira de Melo ▪ Carlos Eduardo Negrão

CAPÍTULO 25
Visão Atual do Tratamento do Tabagismo para Prevenção Primária e Secundária
da Doença Cardiovascular 239
José Antonio Maluf de Carvalho ▪ Antonio G. Laurinavicius

CAPÍTULO 26
Nutrição e Doença Cardiovascular 249
Ana Carolina Moron Gagliardi ▪ Julio Cesar Acosta Navarro ▪ Raul Dias dos Santos Filho

PARTE 5

PREVENÇÃO EM CONDIÇÕES ESPECIAIS 261

CAPÍTULO 27
Prevenção em Condições Especiais: Idosos.. 263
Otavio Celso Eluf Gebara

Dislipidemias e Prevenção da Aterosclerose

CAPÍTULO 28
Prevenção Cardiovascular nos Portadores do HIV 271
Bruno Caramelli ▪ Eneas Martins de Oliveira Lima

CAPÍTULO 29
Nas Síndromes Isquêmicas Agudas 279
Bruno Biselli ▪ Roberto Rocha Corrêa Veiga Giraldez

CAPÍTULO 30
No Período Perioperatório em Geral e na Doença Vascular Periférica 287
Daniela Calderaro ▪ Bruno Caramelli

CAPÍTULO 31
Na Mulher: é Diferente do Homem? 293
Antonio de Pádua Mansur

PARTE 6

CAPÍTULO COMPLEMENTAR 2971

CAPÍTULO 32
Capítulo Complementar: Lipoproteína de Baixa Densidade (LDL) e Prevenção da Doença Cardiovascular 299
Marcio Hiroshi Miname ▪ Viviane Zorzanelli Rocha ▪ Raul Dias dos Santos Filho

Índice Remissivo 309

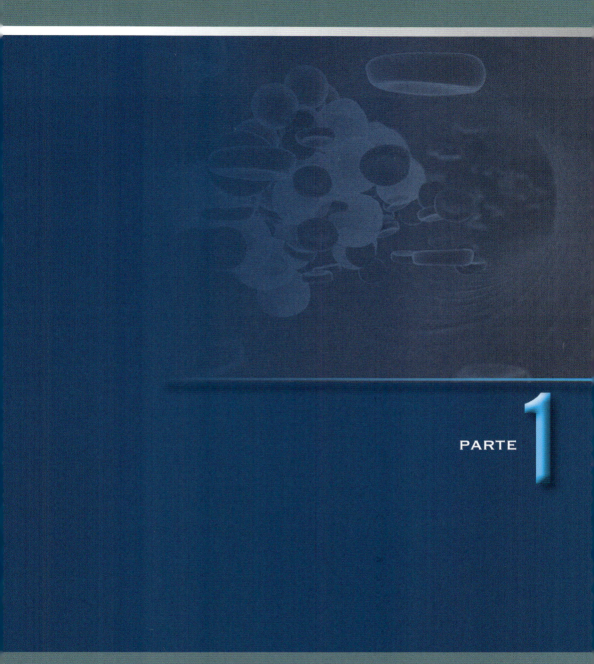

PARTE 1

Metabolismo Lipídico e Suas Implicações com a Aterosclerose

CAPÍTULO 1

Bioquímica e Função dos Ácidos Graxos Livres e Suas Implicações na Aterosclerose

Érica Portioli da Silva ■ Talita Romanatto ■ Rui Curi

Introdução

Fatores nutricionais, como o consumo de dietas ricas em gordura, influenciam o desenvolvimento de várias doenças cardiovasculares. Nesse capítulo, abordaremos como os diferentes tipos de ácidos graxos livres participam do desenvolvimento da aterosclerose.

Ácidos graxos

Definição

A maior parte dos ácidos carboxílicos foi inicialmente isolada de fontes naturais, principalmente de gorduras, e por isso recebeu o nome de ácido graxo (AG). Os AG são ácidos carboxílicos, geralmente monocarboxílicos, que podem ser representados pela fórmula RCO_2H. Na maioria das vezes, o grupamento R é uma cadeia carbônica longa, não ramificada, com número par de átomos de carbono, podendo ser saturada ou conter uma ou mais insaturações. O grupo carboxila constitui a região polar e a cadeia R a região apolar da molécula.[1]

Classificação

Os AG são classificados de acordo com o tamanho da cadeia hidrocarbônica e a presença de instaurações (duplas ligações):

- **Cadeia curta:** de dois a quatro átomos de carbonos.
- **Cadeia média:** de seis a quatorze átomos de carbonos.
- **Cadeia longa:** acima de quatorze átomos de carbonos.
- **Saturados:** que não possuem insaturações na molécula.
- **Insaturados:** que possuem uma (monoinsaturados) ou mais de uma (poli-insaturados) insaturações na molécula.

Os AG insaturados são divididos em quatro classes conforme a Tabela 1.1.
Cada classe é composta por uma família de AG, e todos os membros desta família podem ser sintetizados biologicamente a partir daqueles oferecidos na dieta. Por exemplo, o ácido araquidônico (20:4ω-6) é sintetizado a partir do ácido parental da classe ω-6, ácido linoleico (18:2ω-6). Contudo, o AG de uma determinada classe não pode ser biologicamente convertido em outra classe; isto é, membros da família ω-9 (ácido oleico) não podem ser convertidos em ω-6 (ácido linoleico).[1]

A presença de insaturações restringe a rotação da cadeia hidrocarbonada, fazendo com que ocorra isomeria em torno da dupla ligação, que é denominada configuração *cis* ou *trans*. Os AG de ocorrência natural em mamíferos estão na configuração *cis* (Tabela 1.2).

Dislipidemias e Prevenção da Aterosclerose

Tabela 1.1 Classificação dos AG insaturados.

Classe	AG parental	Estrutura
ω-7	Ácido palmitoleico	9-16:1
ω-9	Ácido oleico	9-18:1
ω-6	Ácido linoleico	9,12-18:2
ω-3	Ácido linolênico	9,12,15-18:3

Tabela 1.2 Estrutura de isômeros *cis* e *trans* em comparação com a estrutura de um ácido graxo saturado.

AG	Estrutura
Ácido oleico	*cis*, C18:1
Ácido elaídico	*trans 9*, C18:1
Ácido vacênico	*trans 11*, C18:1
Ácido esteárico	*cis*, C18:0

Outra forma de isomeria que pode ocorrer nos AG insaturados refere-se à posição da dupla ligação na cadeia hidrocarbonada. Por exemplo, a dupla ligação pode estar presente na posição 9 em um ácido graxo monoinsaturado, mas, em outro ácido monoinsaturado com a mesma fórmula química, pode estar na posição 11.

De acordo com a presença de ramificações na cadeia hidrocarbonada, os AG podem ser classificados como:

- **Não ramificados:** não possuem ramificações e representam a maioria das estruturas.
- **Ramificados:** possuem ramificações e têm ocorrência rara.

Nomenclatura

Um AG pode ser identificado pelo nome comum, que geralmente é derivado da fonte de origem do ácido ou por um nome sistemático que se baseia em regras de nomenclatura estabelecidas internacionalmente.

Alguns exemplos de ácidos cujos nomes comuns indicam a fonte de origem: ácido palmítico (do óleo da palma ou dendê), ácido oleico (do óleo de oliva), ácidos linoleico e linolênico (do óleo de linhaça), ácido ricinoleico (do óleo de rícino), ácido acético (principal constituinte do vinagre, que no latim é *acetum*), ácido butírico (do latim *butirum*, manteiga) e os ácidos caproico, caprílico e cáprico, que são os responsáveis pelo forte odor das cabras.[1]

Os AG poli-insaturados (AGPI) são classificados quanto ao primeiro carbono insaturado do terminal metila. Para reforçar a ideia de numeração a partir do final da molécula, tal classificação foi associada à letra grega ômega (ω), que é a última do alfabeto grego, embora às vezes se utilize a letra "n". Assim, os AGPIs são classificados em ômega 3 (ou n-3) – primeira insaturação entre os carbonos 3-4 do terminal metila, ômega 6 (ou n-6) – primeira insaturação entre os carbonos 6-7 do terminal metila ou ômega 9 (ou n-9) – primeira insaturação entre os carbonos 9-10 do terminal metila, sendo que os últimos podem ser gerados no organismo animal, pela presença de dessaturases específicas. Vale mencionar, ainda, outra classificação em relação ao ácido linolênico, que possui 18 átomos de carbono e 2 insaturações: quando uma das insaturações corresponde a ômega 3, o ácido é chamado de alfa-linolênico; quando corresponde a ômega 6, de gama-linolênico.[1]

Bioquímica e Função dos Ácidos Graxos Livres e Suas Implicações na Aterosclerose

Tabela 1.3 Nomenclatura comum e sistemática de alguns AG presentes em tecidos de mamíferos.

Nome comum	Nome sistemático	Átomos de carbono	Duplas ligações	Posição da dupla ligação	Classificação dos AG
Acético	-	2	0		AGPI
Láurico	Dodecanoico	12	0		
Mirístico	Tetradecanoico	14	0		
Palmítico	Hexadecanoico	16	0		
Palmitoleico	Hexadecenoico	18	1	9	ω-7
Esteárico	Octadecanoico	18	0		
Oleico	Octadecenoico	18	1	9	ω-9
Linoleico	Ocatadecadienoico	18	2	9,12	ω-6
Linolênico	Octadecatrienoico	20	3	9,12,15	ω-3
g-homolinolênico	Eicosatrienoico	20	3	8,11,14	ω-6
Araquidônico	Eicosatetraenoico	20	4	5,8,11,14	ω-6
EPA	Eicosapentaenoico	20	5	5,8,11,14,17	ω-3
DHA	Docosaexaenoico	22	6	4,7,10,13,16,19	ω-3

Os AG apresentam quatro funções principais no organismo:

- São elementos de construção de fosfolipídeos e glicosídeos, que são componentes das membranas biológicas.
- Modificam e direcionam proteínas para locais específicos da membrana, por meio de ligações covalentes.
- Podem ser armazenados na forma de triacilgliceróis (TG), sendo importantes moléculas fornecedoras de energia.
- Apresentam-se na forma de hormônios e mensageiros intracelulares. Podem atuar indiretamente, modificando a fluidez da membrana ou também por meio de segundos mensageiros.
- Após a ingestão de lipídeos, inicia-se o processo de absorção e transporte dos AG, os quais serão descritos a seguir.

Absorção intestinal dos ácidos graxos

O sítio inicial de absorção dos AG provenientes da dieta é o intestino delgado. Os processos de absorção, metabolização intracelular e liberação na circulação variam de acordo com o tamanho da cadeia carbônica. Os AG de cadeia curta são produzidos a partir da fermentação bacteriana das fibras, principalmente as solúveis, no cólon, sendo absorvidos e utilizados como fonte de energia. Os AGs absorvidos no lúmen nem sempre atingem a circulação, pois, em geral, são utilizados pelos próprios colonócitos em seu metabolismo. Os AG de cadeia curta produzidos no intestino são: ácido acético, butírico e propiônico.

Os TG ricos em AG de cadeia média são hidrolisados por ação da lipase pancreática, sendo absorvidos no duodeno mais rapidamente que os de cadeia longa. Além da lipase intracelular, uma hidrólise significativa causada pelo suco gástrico e uma atividade residual da lipase gástrica no duodeno participam na digestão intestinal dos AG de cadeia média, independentemente da secreção pancreática. Os AG

Dislipidemias e Prevenção da Aterosclerose

de cadeia média constituem uma fonte rápida de energia, pois, ao contrário dos de cadeia longa, não são incorporados em lipoproteínas, sendo absorvidos diretamente para a corrente sanguínea.

Os AG de cadeia longa são absorvidos na borda em escova dos enterócitos e migram para o retículo endoplasmático liso destes, no qual ocorre a ressíntese dos TG, que serão transportados.[1]

Transporte de ácidos graxos no plasma

A estrutura química dos lipídeos exerce função importante na seletividade do transporte pós-absorção. Os AG da circulação podem estar na forma livre ou ligados a albumina ou lipoproteínas plasmáticas. A capacidade de ligação dos AG à albumina é tão elevada que apenas uma fração muito pequena dos AG totais está presente no plasma na forma não ligada.

Na circulação, além da forma livre, os AG podem fazer parte de lipídeos mais complexos como ésteres de colesterol, fosfolipídeos e TGs. O transporte dos lipídeos no organismo é geralmente descrito em duas vias, a exógena e a endógena. A via exógena representa o transporte dos lipídeos da dieta, do intestino para o fígado. A via endógena descreve o transporte das lipoproteínas sintetizadas nos hepatócitos para os tecidos periféricos.

Os AG de cadeia média e curta apresentam transporte facilitado no plasma, por ligação à albumina e, pela via porta, alcançam o fígado rapidamente. Por outro lado, os AG de cadeia longa seguem uma via distinta, sendo obrigatoriamente re-esterificados nos enterócitos, para formação de TG e outros ésteres que são incorporados aos quilomícrons em formação.

Depois de percorrerem a circulação linfática e ganharem a circulação sistêmica, os quilomícrons do plasma passam a interagir com a lipase de lipoproteína (LPL) presente em macrófagos e no endotélio do tecido adiposo e muscular. Durante a hidrólise dos TG nos quilomícrons, os AG são liberados, sendo utilizados pelos tecidos periféricos ou reesterificados e armazenados sob a forma de TG, principalmente nos adipócitos.

O transporte endógeno dos AG, sob a forma livre ou esterificada, é realizado por lipoproteínas, pela albumina e outras proteínas transportadoras. A forma livre dos AG provenientes dos adipócitos é transportada no plasma principalmente pela albumina. A forma esterificada dos ácidos graxos (TG, éster de colesterol, fosfolipídeos e outras), provenientes principalmente do fígado, é transportada pelas lipoproteínas de densidade muito baixa (VLDL) e, em menor proporção, pelas lipoproteínas de baixa densidade (LDL) e lipoproteínas de alta densidade (HDL). A composição dos AGs contidos nos TGs da dieta influencia diretamente a composição desses nas lipoproteínas circulantes.

Devido à alta afinidade dos sítios de ligação da albumina pelos AGL, apenas 0,5% dos AGL plasmáticos totais permanecem na conformação não ligada, que é aquela em que os AGL são removidos do plasma pelos tecidos. Com o aumento da concentração de AGL totais no plasma, a quantidade da forma não ligada aumenta. Entretanto, mesmo em situações em que as concentrações de AGL são muito altas, a concentração da forma não ligada é de no máximo 1% do total. Isso se deve provavelmente ao fato de que a taxa de remoção dos AGL do plasma pelos tecidos é muito maior que a liberação da albumina. Assim, os AGL provenientes do complexo AGL-albumina são rapidamente removidos do plasma, principalmente pelo fígado e pelos tecidos adiposo e muscular. A meia-vida dos AGL no plasma é da ordem de 2 a 3 minutos e é relativamente independente de sua concentração. A taxa fracional de captação dos AGL em vários tecidos é relativamente constante.[2]

A concentração de AGL na circulação varia amplamente durante o dia (de 5 a 20 µM), em função do estado nutricional, atividade física e alterações metabólicas.[3] O fluxo plasmático dos AGL é também muito variável e bastante sensível ao exercício físico, à concentração plasmática de glicose e ao estresse, condições que causam liberação de epinefrina. O principal determinante do fluxo e da concentração de AGL é a sua própria liberação na circulação, que é regulada por sinais hormonais, metabólicos e neurais.

Quando a mobilização dos AGL do tecido adiposo é elevada, o fígado aumenta sua reserva de lipídeos esterificados. Os ésteres armazenados podem ser oxidados ou transportados de volta para o tecido adiposo, restaurando o equilíbrio. A utilização por vários tecidos, como o hepático e o muscular, e em menor intensidade pelo tecido adiposo, também regula a concentração de AGL no plasma.

Bioquímica e Função dos Ácidos Graxos Livres e Suas Implicações na Aterosclerose

Ao contrário da visão estritamente energética que se tinha dos AG até um passado bastante recente, essas substâncias são ativas, mesmo em pequenas quantidades (nano/picomolares), influenciando a expressão de genes específicos, podendo agir de diferentes formas na aterogênese, como ativadores ou inibidores desse processo.[4]

Ácidos graxos e aterosclerose

A aterosclerose é uma desordem típica do metabolismo lipídico e os ácidos graxos presentes nos TGs da dieta podem apresentar efeitos benéficos ou agravantes sobre o desenvolvimento da doença, dependendo das concentrações utilizadas e das combinações com outros constituintes da dieta. Em estudos clínicos, foi mostrado que pacientes com doenças cardiovasculares apresentam altas concentrações plasmáticas de AGL. Os AGL podem influenciar tanto o metabolismo de lipídeos como a sua deposição na parede das artérias, modulando processos inflamatórios.

As lesões ateroscleróticas são caracterizadas pelo acúmulo de partículas lipídicas e células imunes no espaço subendotelial, resultando no espessamento gradual da íntima, o que promove diminuição da elasticidade, estreitamento da luz do vaso e redução no fluxo de sangue.[5] A deposição lipídica inicia-se com a entrada de lipoproteínas na parede das artérias. Esse processo inicia uma cascata de eventos pró-inflamatórios que atraem monócitos para o espaço subendotelial. Estes são diferenciados em macrófagos que captam as lipoproteínas, transformando-se em células espumosas (Figura 1.1). As células

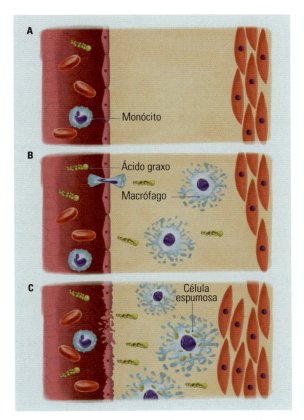

Figura 1.1 Processo de deposição de lipídeos na parede arterial. **(A)** Endotélio saudável; **(B)** Entrada de ácidos graxos livres na parede das artérias e infiltração de monócitos; **(C)** Formação das células espumosas.
Fonte: Renato Tadeu Nachbar

espumosas iniciam o processo de formação da placa aterosclerótica. A deposição de lipídeos na parede das artérias resulta do desequilíbrio entre o fluxo e a captação das lipoproteínas. As LDLs que entram na parede das artérias podem ser oxidadas ou modificadas e assim captadas pelos macrófagos, acelerando o processo de deposição lipídica e contribuindo para uma cascata de eventos inflamatórios. A ligação e a captação de lipídeos pelos macrófagos na parede das artérias estão relacionadas com a atividade da LPL. A adição de LPL em incubações de macrófagos aumenta a ligação e a captação da LDL por essas células.[6]

Ao contrário do tecido adiposo que armazena grandes quantidades de ácidos graxos na forma TG, os demais tecidos têm capacidade limitada de armazenamento de lipídeos. O excesso de lipídeos resulta em lipotoxicidade, provocando disfunção e apoptose em vários tipos celulares, incluindo o endotélio vascular.[7]

A disfunção endotelial é caracterizada por distúrbios na regulação do tônus vascular e pressão sanguínea devido a um desequilíbrio entre produção e liberação de fatores constritores e relaxadores do endotélio. Os fatores relaxadores do endotélio mais importantes são óxido nítrico (NO) e prosta-ciclina (PG), enquanto a endotelina 1 (ET-1) é o fator constritor mais potente. No endotélio saudável, os efeitos biológicos dos fatores relaxadores predominam sobre os constritores, e o cenário oposto leva à disfunção endotelial e ao surgimento de placas ateroscleróticas. Existem muitas causas de disfunção endotelial, dentre elas o acúmulo de formas modificadas de lipoproteínas de baixa densidade (LDLs),[8] distúrbios no fluxo sanguíneo[9] e exposição a estímulos pró-inflamatórios.[10] A disfunção endotelial é uma das primeiras etapas do desenvolvimento da aterosclerose.[11]

Devido à forte ligação entre processos inflamatórios no endotélio e aterogênese, alguns marcadores de inflamação têm sido determinados no plasma como indicadores de risco para o desenvolvimento de doenças cardiovasculares. O processo de desenvolvimento da aterosclerose envolve, por exemplo, mudanças na ativação do fator nuclear de transcrição κB (NFκB), liberação de citocinas pró-inflamatórias e produção alterada de NO.[12]

A ativação do fator de transcrição NFκB tem função central na regulação de muitos processos celulares como inflamação, resposta imune, diferenciação, proliferação e apoptose. Nas células em repouso, o NFκB é inativo por estar associado a moléculas protéicas inibitórias da família IκB, sendo abundante no citoplasma de células que apresentam DNA íntegro.[13] A ativação de células endoteliais por citocinas, LPS, vírus ou antígenos dispara uma série de eventos que levam a fosforilação, degradação proteolítica de IκBs e liberação de NFκB ativado, que é translocado para o núcleo da célula.[14] Uma vez ativado, o NFκB controla a transcrição de vários genes como citocinas, moléculas de adesão e reguladores de apoptose, que têm função já estabelecida na aterosclerose.[15] A inibição do NF-κB é acompanhada de melhora da função endotelial e redução do processo aterosclerótico.

Fatores dietéticos e desequilíbrio no metabolismo de lipoproteínas estão envolvidos no desenvolvimento da aterosclerose. Os tipos e as quantidades de AG ingeridos desempenham função importante na manutenção e no equilíbrio da função vascular.[16] Aparentemente, a simples presença de uma dupla ligação na molécula do ácido graxo já é capaz de modular a resposta do endotélio ao estímulo.[17]

Ácidos graxos saturados

Vários autores relacionam o risco de desenvolver doenças cardiovasculares com o aumento na ingestão de ácidos graxos saturados (AGS).[18,19] AGS exercem um efeito prejudicial na parede dos vasos sanguíneos, impedindo a vasodilatação dependente do endotélio e ativando eventos pró-apoptóticos.[20] AGS podem afetar a função vascular pelo aumento seletivo da captação de colesterol pela parede das artérias, resultando em aumento da aterogênese em modelos animais.[21]

A aterosclerose pode ser induzida em modelos animais pelo consumo de AG saturados. O consumo de dietas ricas em AG saturados, assim como a hiperlipidemia, ativa respostas inflamatórias por meio de vários mecanismos.[22] Um exemplo desse fenômeno é evidenciado pelo fato de que pacientes e modelos animais submetidos a uma dieta rica em ácidos graxos saturados apresentam resistência à ação da insulina, com potencial progressão para diabete melito tipo 2, em virtude de ativação da sinalização pró-inflamatória.[23]

Bioquímica e Função dos Ácidos Graxos Livres e Suas Implicações na Aterosclerose

Os AG saturados mais abundantes no plasma são o palmítico e o esteárico. Estes podem induzir quadros inflamatórios no endotélio pela ativação de NFκB.

A incubação de células endoteliais de aorta bovina com AGS ativa o fator de transcrição NFκB, reduz a produção de NO e aumenta a produção de espécies reativas de oxigênio. Os AGS da dieta incorporados aos quilomícrons influenciam positivamente o acúmulo de lipídeos nas artérias. Quando comparados com quilomicrons remanescentes ricos em AG n-3, aqueles ricos em AGS são captados mais rapidamente por macrófagos em cultura e resultam em maior acúmulo de lipídeos. De Pascale e colaboradores mostraram que a diferença na captação e acúmulo de lipídeos por diferentes AG está na ativação do fator de transcrição NFκB nos macrófagos. Comparando-se os quilomícrons ricos em AGS com aqueles ricos em n-3, há uma diminuição na ativação de NFκB e na produção de TNF-α pelos últimos, ricos em n-3.[24]

Ácidos graxos monoinsaturados

Ao contrário dos AG saturados, os ácidos graxos monoinsaturados (AGMI), principalmente o ácido oleico, presente em grandes quantidades no azeite de oliva e no óleo de canola, apresentam efeito protetor para o endotélio vascular. As dietas mediterrâneas, ricas em AGM, refletem esse efeito protetor, pela diminuição da colesterolemia e da incidência de doenças coronarianas.

Os AGMI reduzem as concentrações plasmáticas de LDL, LDL oxidada e a proliferação de células musculares lisas vasculares em coronárias humanas em cultura sem, no entanto, reduzir as concentrações de HDL e interferir no transporte reverso de colesterol para o fígado. Essa redução é consequência do aumento da atividade dos receptores para LDL. Os azeites extravirgens possuem efeito protetor mais potente em relação aos óleos refinados, devido ao método de preparação. Essas diferenças, que refletem a forma de preparação do extravirgem (extração a frio) em relação ao refinado (extração a quente), podem ser atribuídas ao teor de α-tocoferol e compostos fenólicos mais elevados no primeiro óleo.[25]

O ácido oleico diminui a expressão das moléculas de adesão VCAM-1, ICAM-1 e E-selectina em cultura de células endoteliais. As moléculas de adesão são as principais responsáveis pelo recrutamento de monócitos circulantes para as camadas subendoteliais. Além de diminuir a expressão de moléculas de adesão, o ácido oleico diminui a ativação de NF-κB e altera a composição lipídica das células endoteliais, reduzindo a quantidade de AGS, aumentando a de monoinsaturados e mantendo constante a de n-3 e n-6. Os AGMI, portanto, inibem a ativação da resposta inflamatória local e modificam o padrão de lipoproteínas circulantes, apresentando um efeito antiaterogênico importante.[20]

Ácidos graxos poli-insaturados

Os ácidos graxos das famílias n-6 e n-3 são obtidos por meio da dieta ou produzidos pelo organismo a partir dos ácidos linoleico e alfa-linolênico, pela ação de enzimas elongases e dessaturases. As elongases atuam adicionando dois átomos de carbono à parte inicial da cadeia, e as dessaturases agem oxidando dois carbonos da cadeia, originando uma dupla ligação com a configuração cis.

De Caterina e colaboradores (1994) demonstraram que AG n-3 adicionados à cultura de células endoteliais interferem na expressão de moléculas de adesão que estão envolvidas no processo de interação entre leucócitos e células endoteliais.[26] Ácidos graxos poli-insaturados (AGPI) n-3, como EPA e DHA, encontrados em óleo de peixe, são considerados anti-inflamatórios no endotélio por inibirem a via de sinalização do NF-κB, bloqueando a síntese de citocinas[27] e modulando a liberação de mediadores vasoativos: aumento da liberação de mediadores vasodilatadores, como NO, e diminuição de mediadores vasoconstritores, como ET-1.[28] EPA, DHA ou a mistura de ambos reduzem a expressão de VCAM-1, ICAM-1 e E-selectina e a adesão de monócitos nas células endoteliais.[29] Essas observações de estudos in vitro foram corroboradas por estudos epidemiológicos e intervencionais, indicando que AGPI n-3 melhoram a função endotelial e diminuem o risco de doenças cardiovasculares. AGPIs n-6, como o ácido araquidônico, também inibem a ativação de NF-κB nas células endoteliais, pois bloqueiam a degradação dos IKBs, estabilizando o complexo IKB/NF-κB, mantendo-o no citosol.

Como os AGMI, os AGPI diminuem a concentração de colesterol associado às LDLs e à taxa de oxidação das LDLs plasmáticas. Ratos alimentados com óleo de peixe (AGPI ω-3) apresentam diminuição no conteúdo plasmático de TGs e colesterol total, diminuição na síntese hepática de colesterol e da atividade do receptor de LDL no fígado, sendo acompanhadas de aumento da atividade do receptor hepático de HDL.[30]

Os estudos com AGP n-3 são mais consistentes do que com os outros AG. Descrevem efeito estimulatório do EPA sobre a liberação de NO em células endoteliais. A produção de NO pelo endotélio induz relaxamento do vaso e redução da agregação plaquetária. Em suínos, a suplementação dietética com óleo de peixe ou EPA diminui a colesterolemia e o número de lesões endoteliais com infiltração de macrófagos e aumenta o relaxamento dependente do endotélio em artéria coronária.[31]

Ácidos graxos *trans*

Os ácidos graxos *trans* (AGT) são isômeros geométricos e de posição dos AGI naturais. Fontes consideráveis desses isômeros são os produtos derivados da carne e do leite de animais ruminantes. No estômago desses animais encontram-se isomerases bacterianas, que convertem as duplas ligações das gorduras poli-insaturadas das plantas para a configuração *trans*. Os AGs *trans* ocorrem também naturalmente em pequenas quantidades em sementes e folhas de alguns vegetais como alho poró, vagem, espinafre e alface. Há uma grande quantidade de isômeros conjugados dos ácidos linoleico (18:2) e linolênico (18:3) em diversas espécies de plantas.

No decorrer do século XX, houve aumento no consumo de AGTs na dieta de países industrializados. Seu uso aumentou rapidamente durante a segunda metade do século devido à necessidade de substituir e reduzir o consumo de gordura saturada e colesterol e desenvolveu-se um processo que converte óleos líquidos em gorduras sólidas ou semissólidas. Este processo, conhecido como hidrogenação parcial, elimina algumas duplas ligações, enquanto outras são transformadas em *trans*. Alterando as condições da hidrogenação é possível obter diferentes gorduras parcialmente hidrogenadas, que são utilizadas na manufatura de margarinas, gorduras para frituras ou destinadas à confecção de massas.

Na dupla ligação *trans*, os dois átomos de hidrogênio ligados aos átomos de carbono, que formam a dupla ligação, estão localizados em lados opostos da cadeia carbônica, formando uma molécula linear, mais rígida. Diferentemente, na configuração isomérica *cis*, os átomos de hidrogênio adjacentes à dupla ligação encontram-se do mesmo lado, provocando uma "dobra" na cadeia alifática. Esta pequena diferença na estrutura molecular acarreta diferenças importantes nas propriedades físicas do produto. As moléculas lineares tendem a "empacotar" com maior facilidade, aumentando as forças intermoleculares e, consequentemente, o ponto de fusão, enquanto as moléculas não lineares se ajustam mal umas às outras, apresentado, portanto, pontos de fusão mais baixos.

Evidências epidemiológicas, obtidas a partir de estimativas da ingestão de AGs *trans* utilizando-se questionários alimentares, sugerem que existe forte correlação entre o consumo destes AGs com a incidência de doenças cardiovasculares.[32] Uma meta-análise realizada por Mozaffarian e colaboradores (2006) mostrou que um aumento de apenas 2% na ingestão de AGT estava associado com um aumento de 23% no risco de desenvolvimento de doença cardiovascular.[33]

Os AGs *trans* da dieta modulam de maneira prejudicial as concentrações plasmáticas das lipoproteínas, gerando aumento da LDL e diminuição da HDL, e o aumento da relação LDL/HDL é maior com o consumo de AGT do que AGS. Os AGT também estão envolvidos com o aumento de marcadores inflamatórios, incluindo proteína C reativa, interleucina 6 (IL-6) e fator de necrose tumoral α (TNF α), possivelmente pela modulação da atividade de monócitos e macrófagos. Indivíduos que consomem grandes quantidades de AGT apresentam concentrações elevadas de ICAM, VCAM, acompanhadas de disfunção endotelial. Outros efeitos prejudiciais dos AGT incluem a inibição da incorporação de outros AGs nas membranas celulares, interferência na elongação de dessaturação de AG essenciais e aumento da agregação plaquetária.[34]

De Roos e colaboradores mostraram que o consumo de uma refeição rica em AGT afeta a vasodilatação pós-prandial da artéria braquial, uma medida funcional do endotélio saudável. O consumo de AGT por um período de 4 semanas prejudica a vasodilatação pós-prandial, mesmo quando comparado com ácido esteárico. Apesar das evidências dos efeitos prejudiciais dos AGT na função e reatividade vasculares, os mecanismos moleculares envolvidos nesse contexto não estão completamente esclarecidos.[35]

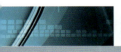

Referências bibliográficas

1. Curi R, Pompéia C, Miyasaka CK, et al. Entendendo a gordura – os ácidos graxos. São Paulo: Manole, 2002. p.580.
2. Bays H, Mandarino L, DeFronzo RA. Role of the adipocyte, free fatty acids, and ectopic fat in pathogenesis of type 2 diabetes mellitus: peroxisomal proliferator-activated receptor agonists provide a rational therapeutic approach. J Clin Endocrinol Metab. 2004;89(2):463-78.
3. Hirabara SM, Silveira LR, Abdulkader F, et al. Time-dependent effects of fatty acids on skeletal muscle metabolism. J Cell Physiol. 2007;210(1):7-15.
4. Calder PC. Immunoregulatory and anti-inflammatory effects of ω-3 polyunsaturated fatty acids. Braz J Med Biol Res. 1998;31:467-90.
5. Lusis AJ. Atherosclerosis. Nature. 2000;407(6801):233-41.
6. Rumsey SC, Obunike JC, Arad Y, et al. Lipoprotein lipase-mediated uptake and degradation of low density lipoproteins by fibroblasts and macrophages. J Clin Invest. 1992;90:1504-12.
7. Schaffer J E. Lipotoxicity: when tissues overeat. Curr Opin Lipidol. 2003;14(3):281-7.
8. Rangaswamy S, Penn MS, Saidel GM, et al. Exogenous oxidized low-density lipoprotein injures and alters the barrier function of endothelium in rats in vivo. Circ Res. 1997;80:37-44.
9. Tsao PS, Lewis NP, Alpert S, et al. Exposure to shear stress alters endothelial adhesiveness: role of nitric oxide. Circulation. 1995;92:3513-9.
10. Tervaert JW. Translational mini-review series on immunology of vascular disease: accelerated atherosclerosis in vasculitis. Clin Exp Immunol. 2009;156(3):377-85.
11. Ross R. Atherosclerosis: an inflammatory disease. N Engl J Med. 1990;340:115-26.
12. Libby P, Ridker PM, Maseri A. Inflammation and atherosclerosis. Circulation. 2002;105:1135-43.
13. Kempe S, Kestler H, Lasar A, et al. NF-B controls the global pro-inflammatory response in endothelial cells: evidence for the regulation of a pro-atherogenic program. Nucleic Acids Res. 2005;33(16):5308-19.
14. Rogers JA, Fusler JW. Regulation of NF-κB activation and nuclear translocation by exogenous nitric oxide (NO) donors in TNF-α activated vascular endothelial cells. Nitric Oxide. 2007;16:379-91.
15. Winther MPJ, Kanters E, Kraal G, et al. Nuclear factor κB signaling in atherosclerosis. Arterioscler Thromb Vasc Biol. 2005;25:904-14.
16. Trumbo P, Schlicker S, Yates AA, et al. Dietary reference intakes for energy, carbohydrate, fiber, fat, fatty acids, cholesterol, protein and amino acids. J Am Diet Assoc. 2002;102(11):1621-30.
17. Carluccio MA, Masaro M, Bonfrate C, et al. Oleic acid inhibits endothelial activation. Arterioscler Thromb Vasc Biol. 1999;19:220-8.
18. Hu FB, Stampfer MJ, Manson JE. Dietary fat intake and the risk of coronary heart disease in women. N Engl J Med. 1997;337:1491-9.
19. Oh K, Hu FB, Manson JE, et al. Dietary fat intake and risk of coronary heart disease in women: 20 years of follow-up of the nurses' health study. Am J Epidemiol. 2005;161:672-9.
20. Schaefer JR, Maisch B, Klumpp S, et al. Why does atherosclerosis occur where it occurs? Atherosclerosis. 2005;180:417-8.
21. Billet MA, Bruce JS, White DA, et al. Interactive effects of dietary cholesterol and different saturated fatty acids on lipoprotein metabolism in the hamster. Br J Nutr. 2000;84:439-47.
22. Basu A, Devaraj S, Jialal I. Dietary factors that promote or retard inflammation. Arterioscler Thromb Vasc Biol. 2006;26(5):995-1001.
23. Hotamisligil GS. Inflammatory pathways and insulin action. Int J Obes Relat Metab Disord. 2003;27(Suppl 3):S53-S55.
24. de Pascale C, Graham V, Fowkes R, et al. Suppression of nuclear factor-kappaB activity in macrophages by chylomi cron remnants: modulation by the fatty acid composition of the particles. FEBS J. 2009;276:5689-702.

25. Ramirez-Tortosa MC, Urbano G, Lopez-Jurado M, et al. Extra-virgin olive oil increases the resistence of LDL oxidation more than refined olive oil in free-living men with peripheral vascular disease. J Nutr. 1999;129:2177-83.
26. De Caterina R, Cybulsky MI, Clinton SK, et al. The Omega-3 fatty acid docosahexaenoate reduces cytokine-induced expression of proatherogenic and proinflammatory proteins in human endothelial cells. Arterioscler Thromb. 1994;14:1829-36.
27. Schwab JM, Chiang N, Arita M, et al. Resolvin E1 and protectin D1 activate inflammation-resolution programmes. Nature. 2007;447:869-74.
28. Moncada S, Higgs EA. Endogenous nitric oxide: physiology, pathology and clinical relevance. Eur J Clin Invest. 1991;21:361-74.
29. de Caterina R, Massaro M. Omega-3 fatty acids and the regulation of expression of endothelial pro-atherogenic and pro-inflammatory genes. J Membr Biol. 2005;206:103-16.
30. George J, Mulkins M, Casey S, et al. The effects of N-6 polyunsaturated fatty acid supplementation on the lipid composition and atherogenesis in mouse models of atherosclerosis. Atherosclerosis. 2000;150(2):285-93.
31. Kim DN, Schmee J, Lee CS, et al. Comparison of effects of fish oil and corn oil supplements on hyperlipidemic diet induced atherogenesis in swine. Atherosclerosis. 1991;89:191-201.
32. Ascherio A, Hennekens CH, Buring JE, et al. Trans fatty acids intake and risk of myocardial infarction. Circulation. 1994;89:94-101.
33. Mozaffarian D, Katan MB, Ascherio A, et al. Trans fatty acids and cardiovascular disease. N Engl J Medice. 2006;354:1601-3.
34. Lopez-Garcia E, Schulze MB, Meiges JB, et al. Consumption of trans fatty acids is related to plasma biomarkers of inflammation and endothelial dysfunction. J Nutr. 2005;135:562-6.
35. de Roos NM, Siebelink E, Bots ML, et al. Trans monounsaturated fatty acids and saturated fatty acids have similar effects on postprandial flow-mediated vasodilation. Eur J Clin Nutr. 2002;56:674-9.

CAPÍTULO 2

Metabolismo das HDL

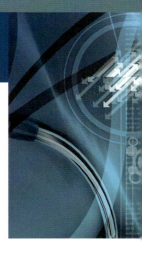

Antonio G. Laurinavicius ▪ Renato Jorge Alves

Relação entre HDL-colesterol (HDL-c) e risco cardiovascular

Desde as primeiras décadas do século, a hipercolesterolemia foi apontada como um dos principais fatores de risco para a aterosclerose, condição que representa hoje a principal causa de morte no mundo. Foi claramente demonstrado que o risco cardiovascular é diretamente proporcional aos níveis plasmáticos de colesterol, caindo de forma igualmente proporcional com a redução terapêutica da colesterolemia. Entretanto, desde que a ultracentrifugação permitiu classificar as lipoproteínas conforme seu grau de densidade, ficou claro que as lipoproteínas de maior densidade apresentavam características funcionais, comportamento metabólico e correlação epidemiológica fortemente discrepantes das outras lipoproteínas plasmáticas.

Observou-se que as *lipoproteínas de alta densidade* (High Density Lipoprotein, ou HDL) e o colesterol nelas transportado (HDL-c) apresentavam correlação inversa com o risco cardiovascular, sugerindo um papel protetor dessas partículas em relação à doença aterosclerótica.[1] No *Estudo de Framingham* registrou-se um aumento de 25% na incidência de doença arterial coronariana (DAC) para cada diminuição de 5 mg/dL no HDL-c,[2] motivo pelo qual o HDL-c foi considerado um "fator de risco cardiovascular negativo". No mesmo estudo, a incidência de eventos coronarianos em indivíduos que apresentavam níveis de HDL-c abaixo de 35 mg/dL foi oito vezes maior que em indivíduos com níveis acima de 65 mg/dL. Por outro lado, o *Lipid Research Clinics Coronary Primary Prevention Trial* pontuou uma redução do risco de eventos em torno de 6% a cada aumento de 1 mg/dL no HDL-C.

O *Helsinki Heart Study*, que testou a genfibrozila no contexto da prevenção primária, sugeriu uma redução de 2% a 3% na incidência de eventos coronarianos a cada aumento de 1% no HDL-c.[3] Este último achado foi posteriormente reforçado por uma análise que incluiu quatro estudos prospectivos e registrou uma redução do risco cardiovascular de 2% em homens e 3% em mulheres a cada aumento de 1 mg/dL no HDL-c.[4] Conforme esses dados, o impacto do HDL-colesterol baixo como fator de risco cardiovascular é comparativamente ainda maior entre as mulheres, a população que apresenta fisiologicamente as concentrações plasmáticas médias de HDL-c mais elevadas. Foi demonstrado que o HDL-c baixo é a alteração lipídica mais frequentemente observada em pacientes coronarianos, superando a prevalência da hipercolesterolemia,[5] e que a relação "Colesterol total/HDL-c", conhecida como "índice de Castelli" ou "índice aterogênico", tem uma acurácia superior que o valor isolado do colesterol total ou do LDL-c na estimação do risco cardiovascular.[6]

Do mesmo modo, o estudo INTERHEART identificou a relação apoB/apoAI e a relação LDL-c/HDL-c, como os mais acurados preditores de eventos cardiovasculares. Uma análise *post hoc* do estudo TNT apontou o HDL-c baixo como importante preditor de eventos mesmo em pacientes tratados com estatinas e com níveis de LDL-c < 70 mg/dL,[7] reforçando o papel desta condição na determinação do chamado "risco residual". Dados do estudo MIRACL (*Myocardial Ischaemia Reduction with Agressive Cholesterol Lowering*) sugerem que os níveis de HDL-c, na apresentação dos pacientes com síndrome coronariana aguda, têm maior influência no prognóstico em curto prazo que os níveis de LDL-c.[8] Da mesma forma, demonstrou-se que a presença de HDL-c baixo aumenta significativamente o risco de reestenose após angioplastia,[9] assim como o risco de eventos após revascularização cirúrgica.

Estrutura e classificação da HDL

As HDL constituem um conjunto heterogêneo de lipoproteínas plasmáticas caracterizadas por apresentar um componente proteico proporcionalmente maior que o das outras lipoproteínas, representando entre 40% e 55% de sua estrutura, fato que lhe confere alta densidade (1,063 a 1,210 g/mL). Ao mesmo tempo, a HDL é a menor das lipoproteínas, sendo bastante variável em termos de forma, composição e carga de superfície.[10] O diâmetro dessas partículas varia de 8 a 13 nm, sendo compostas basicamente por colesterol esterificado (entre 10% e 20% de sua estrutura), colesterol livre (5%), triglicérides (7%), fosfolipídeos (25%) e apolipoproteínas (aproximadamente 50%). Além disso, a HDL aloja proteínas transportadoras e enzimas fundamentais para o metabolismo lipídico e para a atividade anti-inflamatória da partícula. Entre elas: a Lecitina Colesterol Acil Transferase (LCAT); a Proteína Transportadora de Ester de Colesterol (CETP); a Proteína Transportadora de Fosfolipídeos (PLTP); e a Paraoxonase (PON-1).

As apolipoproteínas, ou *apos*, constituem a fração proteica estrutural das lipoproteínas. No caso da HDL, a principal apolipoproteína é a apo A-I, que representa entre 70% e 80% de seu conteúdo proteico e que desenvolve importantes funções reguladoras no metabolismo do HDL-c. A apo A-II representa em torno de 20% da fração proteica, enquanto as concentrações de outras apolipoproteínas, como a apo A-IV, apo A-V, apo C-I, apo C-II, apo C-III, apo D e apo E, são significativamente inferiores. Embora virtualmente todas as HDLs contenham apo A-I, somente algumas contêm apo A-II, cuja presença caracteriza, portanto, um grupo específico de HDLs. Por esse motivo, as HDLs têm sido classificadas em "A-I HDLs" (contendo exclusivamente apo A-I) e "A-I/A-II HDLs" (contendo tanto apo A-I como apo A-II), tendo sido demonstrado que as primeiras são mais eficientes na captação do colesterol.[11]

Quando observadas à microscopia eletrônica, as partículas de HDL podem aparecer tanto na forma esférica como na forma discoidal. A HDL esférica possui um núcleo hidrofóbico composto principalmente por ésteres de colesterol e pequenas quantidades de triglicérides, circundados na superfície por uma camada hidrofílica de fosfolipídeos, colesterol livre e apolipoproteínas. Essas partículas esféricas representam as HDLs "maduras", já saturadas com o colesterol captado no processo de *transporte reverso*. A HDL discoidal, conhecida como *nascente de HDL*, é ainda pobre em colesterol, representando partículas em estágios iniciais do *transporte reverso*.

Outra forma de subclassificar as HDL é por meio da ultracentrifugação zonal, por meio da qual podem ser identificadas três subpopulações com base em sua densidade: HDL-1 (a maior e mais leve), HDL-2 (intermediária) e HDL-3 (a menor e mais densa), que parecem diferir no seu significado clínico.[12] Do ponto de vista fisiológico, estas subpopulações representam diferentes estágios evolutivos da HDL, sendo a HDL-3 a forma mais jovem, menos rica em ésteres de colesterol e, portanto, menor e mais densa (dado o conteúdo proporcionalmente maior de proteínas). Por outro lado, a HDL-2 representa a partícula mais madura, rica em colesterol esterificado e, portanto, maior e menos densa. A HDL-1 é escassa e pouco relevante em seres humanos, sendo expressiva em outras espécies animais.

Embora tenha sido demonstrado que a HDL-3 apresenta uma maior capacidade de captação do colesterol que a HDL-2 e que, além disso, é mais eficiente na inibição da oxidação da LDL, não existem evidências conclusivas que uma ou outra subpopulação seja especificamente mais protetora que a outra. Correlacionando essas subpopulações com seu conteúdo em apolipoproteínas, verificou-se que as "A-I/A-II HDLs" correspondem à faixa de densidade da HDL-3, enquanto as "A-I HDL" correspondem tanto a HDL-2 como HDL-3. Conjugando densidade e tamanho, as HDL têm sido classificadas ainda mais especificamente por meio da eletroforese em gel de poliacrilamida não desnaturante em: HDL-2a (diâmetro de 9,2 nm); HDL-2b (10,6 nm); HDL-3a (8,4 nm); HDL-3b (8 nm); e HDL-3c (7,6 nm).[13] Mais recentemente, a espectroscopia por ressonância magnética tem permitido quantificar HDL total, HDL-2a, HDL-2b e HDL-3, mantendo excelente correlação com a ultracentrifugação e com a vantagem de ser uma técnica mais rápida e, portanto, potencialmente mais aplicável em larga escala.[14]

Quando separadas com base em suas cargas de superfície por meio de eletroforese em gel de agarose, as HDLs exibem diferentes padrões de migração eletroforética, dependendo da fase evolutiva da partícula e, portanto, de sua composição (Figura 2.1). A maior parte das HDL concentra-se na banda "alfa", mas também são identificadas partículas nas bandas "pré-alfa", "pré-beta" e "gama". As HDL alfa-migrantes são as partículas esféricas que representam, como dissemos, a maior proporção do HDL-c plasmático, incluindo a HDL-2 e a HDL-3. As partículas com padrão de migração pré-beta são as *nascentes de HDL*, em sua forma monomolecular de apo A-I ou no formato discoidal, contendo duas ou três moléculas de apo A-I agregadas a pequenas quantidades de fosfolipídeos e colesterol livre. Uma subpopulação menor de gama-HDL tem sido descrita como partículas discoidais contendo apo-E e fosfolipídeos.[15]

É importante enfatizar que essas subclassificações não são rotineiramente aplicadas na prática clínica, pois seu valor discriminatório em termos de estratificação de risco cardiovascular, assim como seu custo-eficácia, não foram ainda firmemente estabelecidos.

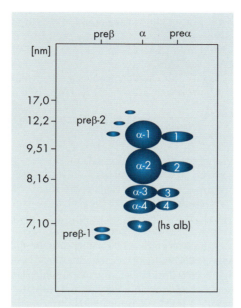

Figura 2.1 Classificação das partículas de HDL pela eletroforese em gel bidimensional.
Fonte: Aztalos *et al.*

Metabolismo da HDL e transporte reverso

O metabolismo da HDL-c é complexo e, ainda, não completamente elucidado. A complexidade do sistema metabólico da HDL deriva de sua estreita inter-relação com múltiplas vias metabólicas e enzimáticas, podendo ser considerado um dos pontos de integração do metabolismo lipídico e glicídico. A principal função proposta para a HDL é conhecida como *transporte reverso*, processo pelo qual a HDL media a remoção do excesso de colesterol periférico, permitindo seu transporte até o fígado para sua subsequente excreção biliar.[16] Ao formular a teoria do *transporte reverso*, Glomset e colaboradores descreveram o fluxo centrípeto de colesterol, mediado pelas HDLs, a partir do endotélio para o fígado.[17] Esse fluxo preveniria a formação da placa aterosclerótica ao evitar o depósito subendotelial do colesterol e seria dependente das HDL, justificando a associação inversa do HDL-c com o risco cardiovascular.[18] Didaticamente, o início do processo pode ser identificado na síntese de apo A-I, que acontece no fígado e, em grau menor, em nível intestinal (Figura 2.2). Uma vez na circulação, a molécula de apo A-I é enriquecida com fosfolipídeos provenientes da hidrólise das lipoproteínas ricas em triglicérides. A partícula resultante assume então uma morfologia discoidal e é denominada HDL *nascente* (correspondente à fração identificada na eletroforese como *pré-β-HDL*).

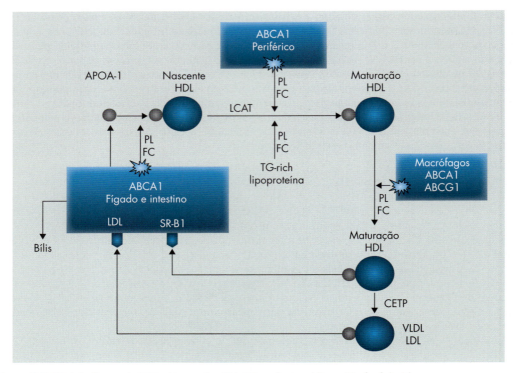

Figura 2.2 Metabolismo da HDL. Hausenloy DJ. FC: colesterol livre; PL: fosfolipídeos.

Por meio da ligação da apo A-I ao receptor *ATP Binding Cassette A-1* (ABCA1), presente na membrana celular em nível endotelial, HDL *nascente* recebe colesterol livre (proveniente principalmente dos macrófagos locais) que logo é esterificado pela enzima *lecithin:cholesterol acyltransferase* (LCAT), migrando para o *core* da partícula e conferindo a esta última formato esférico. Esta partícula, ainda relativamente pequena, corresponde à fração identificada na ultracentrifugação como HDL-3. O transportador ABCA1 promove o efluxo do colesterol e tem um papel central na regulação dos níveis de colesterol intracelular no fígado e no intestino, bem como nas células periféricas e proporciona uma chave para o conhecimento do mecanismo de *transporte reverso* do colesterol.[19] Colesterol adicional é posteriormente adquirido por meio da interação com o receptor ABCG1, assim como, em grau menor, por difusão simples.

A lipidação e o remodelamento contínuos das HDL promove o aumento progressivo do tamanho da partícula que, uma vez madura, corresponde à fração identificada na ultracentrifugação como HDL-2. A partícula madura de HDL, rica em colesterol, é alvo da *Cholesteryl Ester Transfer Protein* (CETP), glicoproteína que promove a transferência do colesterol contido na HDL para as lipoproteínas ricas em triglicérides (VLDLs, QMs e seus remanescentes), que contêm apo-B, em troca de triglicérides. O resultado desse processo é a redução do HDL-c e a obtenção de HDLs proporcionalmente mais ricas em triglicérides. Essas HDL ricas em triglicérides tornam-se alvo das enzimas *lipase hepática* (LH) e *lipase endotelial* (LE) que, hidrolisando seus triglicérides e fosfolipídeos, participam ativamente do remodelamento dessas partículas. O verdadeiro significado deste processo mediado pela CETP e seu impacto na aterogênese não foram ainda completamente esclarecidos. De qualquer forma, é a ação da CETP que justifica a característica associação entre hipertrigliceridemia e HDL-c baixo, binômio que compõe a síndrome metabólica e que confere, reconhecidamente, alto risco cardiovascular.

Concluindo o ciclo do *transporte reverso*, o colesterol transportado pelas HDL maduras é finalmente captado pelo fígado (mas também nos órgãos esteroidogênicos) por meio do receptor *scavenger* B1

Metabolismo das HDL

(SR-B1), para ser posteriormente excretado por meio da bile (e, eventualmente, reabsorvido no intestino) ou reutilizado na síntese de VLDL. A duração total do ciclo, ou seja, a vida média da HDL, é de aproximadamente de 5 a 6 dias. É interessante notar que o *transporte reverso* do colesterol dos tecidos para o fígado através das partículas de HDL ocorre diretamente pela sua captura hepática por meio dos receptores SR-B1 ou indiretamente pela transferência de seu conteúdo de ésteres de colesterol, por meio da CETP, para as lipoproteínas ricas em triglicérides, que também são posteriormente capturadas no fígado por meio do receptor da apo-E. Os remanescentes de HDL, pobres em lipídeos, também são finalmente captados pelo fígado, enquanto a apo A-I é catabolizada principalmente pelos rins via receptores *cubilina/megalina*.

Determinantes das concentrações plasmáticas do HDL-c

Pelo menos 40% da variabilidade inter-individual do HDL-c é geneticamente determinada.[20] As concentrações plasmáticas de HDL-c variam fisiologicamente conforme sexo e faixa etária. Observa-se que os grupos com níveis mais altos de HDL-c são justamente aqueles de menor risco cardiovascular. Da mesma forma, espécies animais com pouca susceptibilidade a aterosclerose apresentam níveis médios mais altos de HDL-c do que espécies mais propensas ao desenvolvimento da doença. Mulheres entre os 35 e 65 anos de idade apresentam concentrações médias de HDL-c aproximadamente 20% maiores que homens da mesma idade.[21] Na infância, homens e mulheres têm níveis altos e similares de HDL-c. Com a puberdade, o HDL-c dos homens cai para níveis menores que o das mulheres e se mantém dessa forma o resto da vida.[22] Assim, mulheres de 25 anos apresentam concentrações médias de 55 mg/dL, observando-se uma trajetória curvilinear com a idade, provavelmente relacionada ao contexto hormonal.

Em torno dos 50 anos, observa-se o pico máximo de concentração de HDL-c (60 mg/dL), com queda lenta e progressiva a partir deste momento. Desta forma, aos 70 anos, a concentração média de HDL-c é novamente de 55 mg/dL.[23] Por outro lado, aos 25 anos de idade, homens apresentam concentrações médias de 47 mg/dL. Em média, essas concentrações sobem muito discretamente com a idade, chegando a 50 mg/dL aos 70 anos. É possível que a constatação do aumento da concentração média de HDL-c em homens idosos seja fruto de viés estatístico, pois indivíduos com HDL-c mais alto têm uma chance maior de chegar aos 70 anos de idade em relação a portadores de HDL-c baixo. O determinante maior das concentrações de HDL-c é o índice de massa corpórea (IMC). Mulheres com sobrepeso apresentam taxas de HDL-c similares às de homens magros. Williams e colaboradores demonstraram que a perda ponderal em pacientes com sobrepeso aumenta o HDL-C, independentemente do nível de atividade física.[24] Outros determinantes de grande impacto foram o consumo de álcool, associado ao aumento do HDL-c, e o tabagismo, associado à redução do HDL-c.

Dissociação entre concentração do HDL-c e função das HDLs em determinados subgrupos

Apesar da associação existente entre níveis moderadamente baixos de HDL-c (< 35 mg/dL) e maior incidência de eventos cardiovasculares, existem relatos de grupos de portadores de HDL-c baixo (hipoalfalipoproteinemia) que não apresentam aumento do risco cardiovascular[25] e de portadores de HDL-c extremamente alto (hiperalfalipoproteinemia), nos quais foi documentado aumento do risco cardiovascular.[26] No primeiro grupo, destaca-se o caso da *ApoA-I Milano*, mutação da apoA-I inicialmente descrita por Franceschini e colaboradores em famílias da localidade italiana Limone sul Garda e caracterizada por níveis muito reduzidos de HDL-c, hipertrigliceridemia, aumento no tamanho médio das partículas HDL e associação com marcada longevidade. Estes relatos sugerem que, em determinados subgrupos, os níveis de HDL-c podem não apresentar a clássica relação inversa com a aterosclerose.[27] Por outro lado, existe consenso crescente de que a simples aferição do HDL-c pode não refletir de forma adequada a eficiência do *transporte reverso*, pois se trata de uma avaliação estática de um fluxo altamente dinâmico e dependente de múltiplas vias enzimáticas.

17

Assim, medir o HDL-c pode não ser a forma mais adequada de avaliar o fluxo de colesterol mediado pelas HDLs. Alem disso, depois da formulação da teoria do *transporte reverso*, foram descritas outras funções ateroprotetoras das HDLs, aparentemente independentes do colesterol nelas transportado (Figura 2.3). Estas funções incluem os efeitos antioxidante (via *paraoxonase*), anti-inflamatório, antiapoptótico, antitrombótico e antiproliferativo, assim como a preservação da função endotelial (via aumento da biodisponibilidade de óxido nítrico). Considerando que a simples medida do HDL-c pode não fornecer uma adequada avaliação funcional da partícula, existe preocupação crescente com a possível dissociação quantidade/função em determinados subgrupos de pacientes, nos quais altos níveis de HDL-c podem ser marcadores de HDL disfuncional.

Propriedades biológicas da HDL
Transporte reverso do colesterol
Efeito antioxidante
Efeito vasodilatador
Efeito anti-inflamatório
Efeito antiproliferativo
Efeito antiapoptótico
Efeito antitrombótico

Figura 2.3 Propriedades biológicas da HDL.

Referências bibliográficas

1. Miller GJ, Miller NE. Plasma High density lipoprotein concentration and development of ischaemic heart disease. Lancet. 1975;I:16-9.
2. Gordon T, Castelli WP, Hjortland MC, et al. High density lipoprotein as a protective factor against coronary heart disease: the Framingham study. Am J Med. 1977;62:707-14.
3. Frick MH, Elo MO, Haapa K, et al. Helsinki Heart Study: primary prevention trial with gemfibrozil in middle-aged men with dyslipidemia: safety of treatment, changes in risk factors, and incidence of coronary heart disease. N Engl J Med. 1987;317:1237-45.
4. Gordon DJ, Probstfield JL, Garrison RJ, et al. High density lipoprotein cholesterol and cardiovascular disease: four prospective American studies. Circulation. 1989;79:8-15.
5. Genest JJ, McNamara JR, Salem DN, et al. Prevalence of risck factors in men with premature coronary heart disease. Am J Cardiol. 1991;67:1185-9.
6. Lewington S, Whitlock G, Clarke R, et al. Blood cholesterol and vascular mortality by age, sex, and blood pressure: a meta-analysis of individual data from 61 prospective studies with 55,000 vascular deaths. Lancet. 2007;370(9602):1829-39.
7. Barter P, Gotto AM, LaRosa JC, et al. HDL cholesterol, very low levels of LDL cholesterol, and cardiovascular events. N Engl J Med. 2007;357:1301-10.
8. Schwartz GG, Olsson AG, Ezekowitz MD, et al. Myocardial Ischemia Reduction with Aggressive Cholesterol Lowering (MIRACL) Study Investigators. Effects of atorvastatin on early recurrent ischemic events in acute coronary syndromes: the MIRACL study: a randomized controlled trial. JAMA. 2001;285:1711-8.
9. Shah PK, Amin J. Low high density lipoprotein levels is associated with increased restenosis rate after coronary angioplasty. Circulation. 1992;85:1279-85.
10. Link JJ, Rohatgi A, de Lemos JA. HDL Cholesterol: physiology, pathophysiology and manegement. Curr Probl Cardiol. 2007;32:268-314.

Metabolismo das HDL

11. Cheung M, Albers JJ. Characterization of lipoprotein particles by immunoaffinity chromatography: particles containing A-I and A-II and particles containing A-I but no A-II. J Biol Chem. 1984;259:12201-9.
12. Gofman JW, Delalla O, Glazier F, et al. The serum lipoprotein transport system in health, metabolic disorders, atherosclerosis and coronary artery disease. Plasma. 1954;2:413-84.
13. Blanche PJ, Gong EL, Forte TM. Characterization of human high-density lipoprotein by gradient gel electrophoresis. Biochim Biophys Acta. 1981;665:408.
14. Otvos JD, Jeyarajah EJ, Bennett DW. Quantification of plasma lipoproteins by prton nuclear magnetic resonance spectroscopy. Clin Chem 1991;37:377-86.
15. Rye KA, Barter PJ. Formation and metabolism of prebeta-migrating, lipid-poor apolipoprotein A-I. Arterioscler Thromb Vasc Biol. 2004;24:421-8.
16. von Eckardistein A, Nofer JR, Assman G. High density lipoproteins and arteriosclerosis. Role of cholesterol efflux and reverse cholesterol transport. Arterioscler Thromb Vasc Biol. 2001;21:13-27.
17. Glomset JA. The plasma lecithin:cholesterol acyl-transferase reaction. J Lipid Res. 1968;9:155-63.
18. Eisenberg S. High density lipoprotein metabolism. J Lipid Res. 1984;25:1017-45.
19. Neufeld TB, Stonik JA, Demosky Jr SJ, et al. The ABCA1 transporter modulates late endocytic trafficking: insights from the correction of the genetic defect in Tangier disease. J Biol Chem. 2004;279:15571-8.
20. Knoblauch H, Bauerfeind A, Toliat MR, et al. Haplotypes and SNPs in 13 lipid-relevant genes explain most of the genetic variance in high-density lipoprotein and low-density lipoprotein cholesterol. Hum Mol Genet. 2004;350:1505-15.
21. WHO MONICA Project Principal Investigators. The World Health Organization MONICA Project: a major international collaboration. J Clin Epidemiol. 1988;41:105-14.
22. Heiss G, Johnson NJ, Reiland S, et al. The epidemiology of plasma- high density lipoprotein cholesterol levels: the Lipid Research Clinics Program Prevalence Study: summary. Circulation. 1980;62:IV-116/IV-136.
23. de Backer G, de Bacquer D, Kornitzer M. Epidemiological aspects of high density lipoprotein cholesterol. Atherosclerosis. 1998;137 Suppl:S1-S6.
24. Williams PJ, Krauss RM, Vranizan KM, et al. Changes in lipoprotein subfractions during diet-induced and exercise-induced weightloss in moderately overweight men. Circulation. 1990;81:1293-304.
25. Franceschini G, Sirtori CR, Capurso A, et al. A-I Milano apoprotein. Decreased high density lipoprotein cholesterol levels with significant lipoprotein modifications and without clinical atherosclerosis in an Italian family. J Clin Invest. 1980;66(5):892-900.
26. Matsuzawa Y, Yamashita S, Kameda K, et al. Marked hyper-HDL2-cholesterolemia associated with premature corneal opacity: a case report. Atherosclerosis. 1984;53:207-12.
27. Barter PJ, Rye KA. Relationship between the concentration and antiatherogenic activity of high-density lipoproteins. Curr Opin Lipidol. 2006;17:399-403.

CAPÍTULO 3

Metabolismo das Lipoproteínas de Baixa Densidade

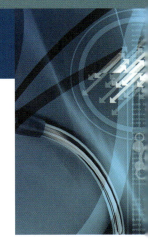

Paulo Henrique Nascimento Harada

Introdução

Os lipídeos e as lipoproteínas (LP) constituem comprovadamente o mais importante fator de risco para aterosclerose coronária. Dentre as lipoproteínas, a de baixa densidade (LDL – *low density lipoprotein*) é fator independente de risco de eventos cardiovasculares e representa alvo terapêutico primordial na prática clínica. Os distúrbios das lipoproteínas são genericamente denominados dislipidemias, mas o termo mais preciso é dislipoproteinemia. Tal termo é mais abrangente do ponto de vista metabólico, pois contempla as apoproteínas (apo) sem as quais não haveria viabilidade do sistema.

Como os lipídeos são moléculas hidrofóbicas, necessitam de "empacotamento" em lipoproteínas para seu trânsito no sistema circulatório, hidrofílico. Os principais lipídeos do organismo são colesterol, éster de colesterol (EC), triglicérides (TG) e fosfolípides (FLP). A ponte desses componentes com o meio aquoso se dá pelas apos, proteínas com estrutura polar e apolar.

Portanto, as LPs são macromoléculas compostas de envelope de FLPs e colesterol livre, e centralmente contêm ECs e TGs. As apos são parte desse complexo e têm as seguintes funções: montagem e secreção das LPs (apoB100 e apoB48), integridade estrutural (apo B, apoE, apoA1, apoA2), coativador ou inibidor enzimático (apoA1, apoC1, apoC2, apoC3) e ligação a receptores específicos (apoA1, apoB100, apoE). As principais LPs do organismo e suas respectivas apos são: HDL (*high density lipoprotein*/apo A), VLDL (*very low density lipoprotein*/apoB100, apoE e apoC), IDL (*intermediate density liprotein*/apo100), LDL (*low density lipoprotein*/apoB100) e quilomícrons (apoB48).

O metabolismo e a regulação de suas atividades envolvem mecanismos diversos, que englobam desde controle de expressão gênica a interações moleculares extracelulares. Muitas vezes encarados como distante da realidade clínica, esses conhecimentos de pesquisa básica são de fundamental importância prática. Diversos fármacos já foram desenvolvidos a partir do entendimento da modulação desses processos, exemplos de sucesso da pesquisa translacional.

Estrutura e metabolização das LDL

As LDL são as principais carreadoras de colesterol nos mamíferos evoluídos. São constituídas predominantemente de ECs e apoB100 (uma para cada LDL), e apenas 4% a 8% de sua massa são de TGs. A LDL vem do metabolismo de proteínas ricas em triglicerídeos sintetizadas pelos hepatócitos. Esta cadeia inicia-se com VLDL que, sob ação de lipases lipoproteicas, diminui a quantidade de TGs e outras apos que não a apoB100. A IDL resultante recebe ésteres de colesterol por troca com TGs com HDL e, sob ação de lipases, teremos LDL.

No entanto, altos níveis de TGs no plasma podem também aumentar os níveis destes nas LDLs e provocar a diminuição de ECs. Assim, teremos LDLs pequenas e densas, com maior potencial aterogênico.

Níveis elevados de apoB100 são um importante marcador de risco cardiovascular. Níveis semelhantes de LDL podem apresentar conteúdo proteico diferente, conceito da densidade das lipoproteínas. Há evidências do valor preditivo da densidade para eventos coronarianos, mas isso requer estudos para elucidar seu papel na associação com fatores de risco clássico.[1]

A interação das LDL com as células se dá pela ligação da apoB100 com o receptor de LDL (LDL-R), caracteristicamente com alta afinidade e sujeita à saturação. Esta ligação ativa proteínas *clathrin*, que polimerizam e formam endossoma com enzimas catabólicas (colesterol éster hidrolase e catepsinas). Assim, libera-se colesterol livre intracelularmente e LDL-R se desliga e volta para membrana plasmática. A Figura 3.1 apresenta o metabolismo das lipoproteínas.

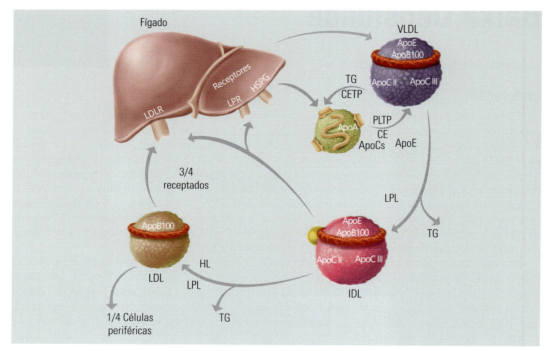

Figura 3.1 Metabolismo das lipoproteínas: produção de VLDL (*very low density liprotein*) com apoE apresentada por esta. Delipidação por lipase lipoproteica (LPL) e formação de IDL (*intermediate-density lipoprotein*). Esta pode ser captada por HSPG (*heparan sulfate proteoglicans*), LDLR (receptor de LDL) e LRP (*LDLR related protein*). Mas pode ser mais delipidada por HL (lipase hepática) ou LPL para formar a LDL, livre de apoE. Há interação de HDL com VLDL, em que, por meio de CETP (proteína de transferência de éster de colesterol) e PLTP (proteína de transferência de fosfolipase), a HDL recebe TG (triglicérides) e VLDL, CE (éster de colesterol).

LDL e processo aterogênico

O acúmulo de LDL na parede arterial é dependente e proporcional ao tempo de circulação, a seus níveis e permeabilidade da membrana endotelial. Estudos ultraestruturais mostraram emaranhamento de LDL com moléculas de matriz extracelular de coelhos após consumo de dieta aterogênica.[2]

A deposição de LDL na íntima capilar parece advir da retenção desta por suas interações com a matriz extracelular. Sítio específico de apoB interage com proteoglicanos da parede sem qualquer relação com função ligante ao receptor de LDL.[3] Mais especificamente, proteoglicanos ricos em sulfato de condroitina na matriz da íntima retêm as LDL como processo inicial da aterosclerose.[4] As células musculares lisas da camada média são induzidas a sintetizar proteoglicanos mediante aumento da tensão cíclica de sua parede.[5]

Metabolismo das Lipoproteínas de Baixa Densidade

As diferentes subfrações de LDL parecem ter níveis de interação diferenciada com a matriz extracelular da íntima, onde as partículas pequenas e densas têm maior afinidade que as restantes.[6] Estas são presentes em indivíduos com níveis de HDL baixo e alto de TGs, característico dos pacientes com síndrome metabólica e diabéticos. A tendência de retenção de LDL nesses indivíduos explica seu risco para progressão da aterosclerose, mesmo mediante níveis não elevados de LDL.

A interação das LDL com os proteoglicanos da íntima é modulada por enzimas que promovem sua retenção na placa aterosclerótica. A lipase lipoproteica local, produzida por macrófagos, pode ser ponte de ligação das LDL independentemente de sua atividade enzimática.[4] Ou seja, apesar da atividade antiaterosclerótica da lipase lipoproteica microvascular, a sua variante local promove retenção das LDL e aterogênese. Fosfolipases super expressas em ateroma processam as LDL de forma que aumentam sua ligação com proteoglicanos.[7] Portanto, além da permeabilidade da íntima, a interação das LDL com proteoglicanos da íntima aumentam o tempo de permanência das LDL em região subendotelial.

A retenção das LDL na íntima priva-as da proteção de enzimas antioxidantes plasmáticas.[8] Extravasamento de sangue de microvasos em lesões mais avançadas levam à deposição de heme com catalisação oxidativa por meio do ferro contido nessa proteína. Outra via oxidativa é a metabolização por mieloperoxidases e fosfolipases. Fosfofolipídeos oxidados ativam vias pró-inflamatórias de células dos vasos arteriais, leucócitos e macrófagos.

Oxidação e modificação da LDL

O complexo lipoproteico das LDL é bastante suscetível a processos oxidativos, mas no plasma se mantém razoavelmente estável. No entanto, quando purificado, deteriora-se rapidamente. O LDL oxidado (OxLDL) é fundamental na formação das células espumosas, macrófagos repletos de colesterol.

A absorção de LDL pelos macrófagos acontece principalmente por duas vias, receptores de LDL (LDLR) e receptores *scavenger* (SR). Os LDLR ligam-se a LDL não oxidada, têm cinética lenta e são desativados com aumento de conteúdo de LDL intracelular, logo, com limitada capacidade. Já os SR ligam-se ao OxLDL, têm cinética acelerada e não são suprimidos pelos níveis de LDL, parecem ter papel importante na formação das células espumosas. O bloqueio dos SRs macrofágicos é uma forma de controle dessas células, porém com potencial de interferir em outras funções fundamentais dos macrófagos – defesa imunológica e metabolização de células apoptóticas.

A encubação de LDL com cobre (Cu^{2+}) por algumas horas leva à sua oxidação e ao desenvolvimento de novas propriedades biológicas. Chamado de LDL minimamente oxidado (mmLDL), é ainda reconhecido pelo LDLR, mas não pelos receptores *scavenger* neste estágio oxidativo.[9]

A partícula heme da hemoglobina (Hb) e seu átomo de ferro têm forte ação oxidante sobre o LDL, particularmente quando ativada por peróxidos. Pequenas quantidades de Hb estão constantemente extravasando eritrócitos e isto ocorre em regiões de fluxo turbulento, como bifurcações vasculares e arco aórtico. Nos pacientes dialíticos, há alto grau de hemólise e aumento desse processo. Grande parte da OxLDL encontrada no plasma de pacientes dialíticos parece advir de oxidação induzida por heme da Hb.[10]

O potencial oxidativo das Hbs é bloqueado no plasma por sua ligação com haptoglobina (Hp).[11] A Hp é um dímero e pode ser composta de duas variantes alélicas, Hp1 e Hp2. Hp2 tem menor poder inibidor do potencial oxidativo da Hb e, quando associado a Hb glicada (HbA1C) de diabéticos, este processo torna-se ainda mais insuficiente.[12] Pacientes com fenótipo Hp2/Hp2, presente em 37% da população branca, têm risco cardiovascular maior que os Hp1/Hp1 e Hp1/Hp2.[13]

Incubação in vitro de partículas de LDL com células endoteliais, musculares lisas e monócitos/macrófagos (presentes na placa de ateroma) leva à oxidação destas. Algumas enzimas parecem ser importantes na propriedade destas células, como lipoxigenases, mieloperoxidases, NADPH (*nicotinamide adenine dinucleotide phosphate*) oxidase.

Propriedades aterogênicas das OxLDL

As OxLDL atraem monócitos e linfócitos B, além de diminuir a motilidade dos macrófagos, o que os impede de sair da placa de ateroma. O mmLDL teria efeito indireto na atração por liberação de interleucina-8 (IL-8). Estudos sugerem que alguns dos efeitos biológicos ocorreriam por fosfolipídeos oxidados (OxPLs), que ativariam quinases e fosfolipase A2 citosólica de células endoteliais.[14] Esta fosfolipase libera ácido araquidônico que, após oxidação, promove adesão de monócitos às células endoteliais.[15]

O início e a manutenção das respostas inflamatórias celulares, por algum tempo, foram um mistério. Porém, houve recentemente a descoberta dos receptores *toll like* (TLR), com evidências de que polimorfismos no gene do TLR-4 causariam menor risco de aterosclerose e eventos coronarianos.[16] Mas ainda não se sabe de sua interação com as LDL modificadas.

A resposta imune que ocorre na aterosclerose deve ser vista no contexto de ação coordenada mediante patógenos percebidos. Entre esses temos agentes virais, bacterianos, proteínas aberrantes, como *heat shock proteins*, proteínas glicadas. As OxLDL e mmLDL são importantes desencadeadoras de reações celulares e humorais.[17] De acordo com estudos em animais, o conteúdo de OxLDL na parede arterial teve forte relação com títulos séricos de anticorpos antiOxLDL, assim como a evolução ou a regressão de aterosclerose.[18]

Mediante essas informações, naturalmente procurou-se métodos de controle desse processo oxidativo. No entanto, *trials* com vitamina C e E foram em sua maioria negativos para desfechos cardiovasculares. Há muitas questões a serem consideradas mediante os frustrantes achados dos *trials* clínicos, principalmente com vitamina E. Entre elas, a de não compreendermos os processos oxidativos em sua totalidade; de não termos como identificar os pacientes com maior estresse oxidativo (que poderiam ter maior benefício); do baixo potencial antioxidante das vitaminas; do tempo de uso insuficiente; do uso tardio na história natural da aterosclerose.

Outro desafio é a translação desses achados para avaliação de risco na prática clínica. A partir do desenvolvimento de anticorpos monoclonais, houve a mensuração de níveis séricos de OxLDL, mas sem papel definido na prática clínica.[19] Níveis plasmáticos de OxLDL foram associados à atividade micro e macrovasomotora em resposta à bradicinina.[20]

Níveis de OxPL/apoB foram associados à presença e à extensão de doença arterial coronária (DAC). Associadamente, houve importante correlação deste marcador com níveis de Lp(a), com R = 0,83 e $p <$ 0,001. Com este achado e o de outros estudos, levanta-se a hipótese de que a Lp(a) seria potente ligador e transportador de OxPL, e que justificaria seu papel aterotrombótico. Importante associação de OxLDL e síndrome coronariana aguda sugere papel instabilizador de placa.[21]

Já houve achado de valor preditivo de PxPL/apoB sobre o escore de risco de Framinghan;[22] no entanto, devemos buscar evidências mais sólidas em grandes populações e ajustar para os fatores de risco clássicos e emergentes. Ou seja, precisamos saber se esta informação é complementar ou redundante para aplicá-la na prática clínica.

Genética das lipoproteínas de baixa densidade

ApoB é proteína fundamental na montagem das partículas carreadoras ricas em triglicerídeos, VLDL no fígado (apoB100) e quilomícrons no intestino (apoB48), assim como LP(a), IDL e LDL (apoB100). As duas isoformas são derivadas de um único gene, mas a formação da apo-48 ocorre pela edição do mRNA da apoB nas células intestinais.

Regulação e edição do gene da apoB

O gene de apo B encontra-se no cromossomo 2 e contém 29 éxons (sequências de nucleotídeos do DNA que serão transcritas e transformadas em proteínas) e 28 introns. Estudos sugerem que há acelerador distante do gene da apoB, localizado entre 62 e 56 Kb *upstream* do gene apoB. Há alguns fatores de transcrição de apoB como C/EBP, HNF-3 (fator nuclear hepático), HNF-4 e outros que se ligariam a acelerador intestinal e promotor proximal.

A modulação da expressão gênica da apo B é motivo de estudos para seu entendimento. Pesquisas recentes sugerem que a adiponectina de alto peso molecular (níveis séricos inversamente proporcionais à obesidade visceral) diminuiria a expressão de apoB viaHNF-4[23] e que a dieta aumentaria mRNA apoB e produção de VLDL via betaína homocisteína S-metiltransferase.[24] Evidências sugerem que a expressão de apoB é constitutiva e que a regulação de VLDL ocorreria por meio de degradação pós-translacional.

Metabolismo das Lipoproteínas de Baixa Densidade

A expressão de apoB já é alvo de intervenção terapêutica, em que temos estudos farmacológicos em fase III de uma droga antisense para o mRNA da apoB, mipomersem. A ação desta droga seria pela ligação ao mRNA da apoB, e este complexo seria hidrolisado pela endorribonuclease H com bloqueio da tradução gênica da apoB. Estudo prospectivo em pacientes com hipercolesterolemia familiar homozigótica em terapia antilipêmica máxima baixaram 24,7% seus níveis de LDLc e 26,8% os de apoB, resultados animadores no contexto de pacientes com aterosclerose de evolução galopante.[25]

Mutações no gene da apoB e hipercolesterolemia familiar

Como a metabolização plasmática das LDL se dá pela interação apoB e LDLR, pacientes com importante alterações nos níveis de LDL e com função de LDLR normal foram estudados.

A síndrome da apoB defeituosa familiar (FDB) é de herança autossômica dominante e tem incidência de 1/1000 na Europa. Caracteriza-se pela alteração estrutural da apoB, o que causa diminuição de seu *clearance* plasmático. Cursa com aumento importante de LDL, xantomas e doença aterosclerótica coronária precoce, sendo uma das causas da hipercolesterolemia familiar (HF). No entanto, esta última caracteriza-se mais frequentemente por LDLR defeituoso.

A hipobetalipoproteinemia familiar (FHB) é doença autossômica codominante que altera a expressão de apoB, com diminuição de sua expressão ou aumento de seu *clearance*. Sua incidência é de 1:500 nos heterozigotos e 1 em 1 milhão no homozigotos. Indivíduos heterozigotos apresentam níveis de LDL e apoB em torno de 1/3 do normal, atestados em exames de rotina, têm vida normal e provavelmente são mais protegidos da aterosclerose. Na sua forma homozigótica, pode se comportar como abetalipoproteinemia; no entanto, esta última apresenta alteração na MTP (*microsomal triglyceride transfer protein*), que mede transporte intracelular de lipídeos em intestino e fígado.[26]

Regulação pós-tradução e co-tradução

Nas duas últimas décadas, há uma tendência a se pensar que a maior parte das apoB produzidas são degradadas, sugerindo uma importante regulação pós-tradução.[27] A produção de apoB seria constitucional e a modulação viria por este mecanismo.

Sugere-se que fatores metabólicos modulem esta edição, em que a disponibilidade de lipídeos no retículo endoplasmático (RE) parece ser a principal determinante da quantidade de apoB secretada.[28] Caso haja poucos lipídeos no meio intracelular, a apoB é encaminhada para vias de degradação. Portanto, o controle de secreção das apoBs se dá após a translação gênica desta.

Após a tradução do mRNA em proteínas no RE, a maioria das proteínas é translocada para o lúmen do RE. Contrariamente às outras proteínas, a apoB fica exposta ao citosol e ao lúmen do RE. Uma teoria possível é a de que uma estrutura secundária do mRNA da apoB seria inserida e resultaria na adesão de sua proteína na membrana externa do RE, a co-tradução.[29]

Degradação proteasomal e não proteasomal das apoB

Após a tradução gênica e a formação de aminoácidos, temos a cadeia proteica da apoB. Um passo a mais no controle de qualidade da apoB, mas também de outras proteínas, seria a ação do sistema ubiquitina-proteasomal.

A apoB encaminhada para degradação passaria primeiramente pela ação de ubiquitinas (enzimas) em um processo dependente de ATP.[30] Também há participação de *heat shock proteins* 70 e 90 (HSP). Há uma ligação covalente da ubiquitina a apoB e, na sequência, desnovelação e degradação após passagem pelo proteasoma.

Há evidências crescentes de que falta de "lipidação" da apoB levaria à degradação proteasomal. Outro modulador do processo são os inibidores de proteasomas, e com isso o acúmulo de apoB no RE. Estas proteínas podem ser secretadas mediante síntese lipídica. Há diversas proteínas moduladoras desse processo, e a lista cresce continuamente com a progressão dos estudos. A degradação co-traducional evitaria uma sobrecarga proteica ao RE sob intensa demanda.

Outra via não tão bem compreendida seria a da degradação não proteasomal das apoBs. Inibidores proteasomais, por exemplo, não afetam a degradação estimulada pelos ácidos graxos ômega 3 ou insulina.[31] Uma proteína, ER-60, está associada à degradação intraRE não proteasomal. Em modelo de hamster resistente à insulina, o aumento da produção de VLDL acompanha a diminuição de ER-60, ou seja, um possível mecanismo de aumento de VLDL nos resistentes a insulina, secundário à baixa degradação por esta via.[32] A Figura 3.2 apresenta a regulação da síntese de VLDL nos hepatócitos.

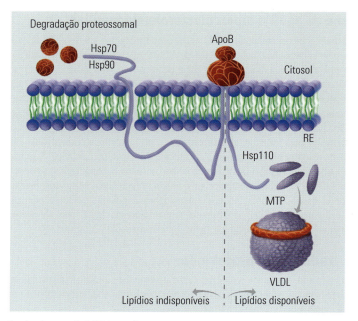

Figura 3.2 Regulação da síntese de VLDL nos hepatócitos. A apoB é translocada por cotranslação por meio de Hsp110 (*heat shock protein*) para RE (retículo endoplasmático) e, na disponibilidade de lipídeos, forma VLDL (*very low density liprotein*) por meio da MTP (*microsomal triglyceride transfer protein*). Na indisponibilidade de ácidos graxos/lipídeos, há retranslocação da apoB para citosol e direcionada degradação proteasomal.

Montagem das lipoproteínas contendo apoB

A secreção e a montagem de VLDL pelos hepatócitos dependem de alguns passos e exigem apoB, proteína de transferência de triglicérides microsomal (MTP), e suprimento de lipídeos. Como dito anteriormente, a disponibilidade de triglicérides e outros lipídeos é importante regulador da montagem de VLDL. Em tentativas de inibição da MTP, os pacientes apresentaram clínica de má absorção intestinal e esteatose hepática.[33]

A montagem pode ser descrita em três fases: 1 – pré-VLDL, lipoproteína primordial, não secretada; 2 – VLDL2, uma forma pobre em TGs, que poderia ser secretada ou mais enriquecida com lipídeos; 3 – VLDL1, rica em triglicérides.

A adição de lipídeos para formação de VLDL rica em triglicerídeos acontece enquanto a apoB está ainda ligada ao translocon, mas também ao RE liso. Nas fases mais precoces, a MTP é fundamental para disponibilização lipídica e evitar a degradação da apoB. Parece que a VLDL madura é formada no RE, mas não exclusivamente. Há evidências de que há agregação lipídica pós-RE no complexo de Golgi, via independente da MTP.[34]

As lipoproteínas contendo apoB têm diâmetro de 200 nm no fígado, enquanto vesículas de transporte clássico têm de 50 nm a 80 nm. Duas proteínas, proteína coatamer (COP II) e Sar1, parecem ter papel importante no processo de transporte para o meio extracelular. O melhor entendimento desses mecanismos seria um possível alvo para novas intervenções terapêuticas.

Metabolismo plasmático das LDL

Após a liberação da partícula madura de VLDL pelo fígado, há proteoglicanos e receptores com alta afinidade a esta partícula no meio extracelular. Alguns mecanismos protegem-na da recaptura pelos hepatócitos: 1- apoE, importante ligante, fica com seus domínios internalizados no meio lipídico; 2 - há enriquecimento desta partícula com apoCIII, inibidor da lipase lipoproteica (LPL); 3 - baixa quantidade de LPL nos capilares hepáticos.

No plasma, as lipoproteínas sofrerão hidrólise por LPL, lipase hepática (HL) e lipase endotelial, mais recentemente descoberta.[35]

A LPL fica ligada a proteoglicanos do endotélio capilar de musculatura esquelética e adipócitos. A apo-E é importante na desaceleração da VLDL nos capilares por sua interação com o glicocálix dos proteoglicanos endoteliais. Pacientes com apoE disfuncional ou defeito genético têm acúmulo de partícula chamada β VLDL (rica em TGs) pela incapacidade de interação com LPL.

Após a perda progressiva de TGs, a lipoproteína torna-se uma partícula remanescente e adquire a capacidade de interagir com receptores de internalização hepáticos. É importante ressaltar que a função das lipoproteínas é redistribuir TGs dos hepatócitos (VLDL) e do intestino (quilomícrons) para sítios de acúmulo (tecido gorduroso) e uso (musculatura esquelética), devendo desaparecer rapidamente; do contrário, irá se acumular na pele e parede arteriais.

Acredita-se que estes remanescentes das lipoproteínas (IDL no caso da VLDL) devem ainda ser hidrolisadas pela HL antes de ligação com receptores hepáticos. A IDL é internalizada pelos hepatócitos via LDLR e proteína relacionada a LDLR (LRP) ou perde a apoE para se tornar LDL. A LDL, no entanto, tem como único caminho para sua remoção do plasma os LDLR.

A ação da LPL é modulada por algumas proteínas das VLDL, sendo estimulada por apoCII e apoA-V e inibida pela apoCIII, angptl3 e angptl4. Há grande interesse em entender o catabolismo das VLDL e sua interação com o endotélio, para assim diminuir a produção de LDL por mecanismos complementares à ação das estatinas.

Os estágios finais dos remanescentes de lipoproteínas envolvem aprisionamento pelos sinusoides hepáticos, além de ligação a receptores para internalização e remoção da circulação. Os LDLR parecem ser os principais responsáveis pela remoção de VLDL, e o LRP funcionaria como um sistema-tampão em momentos de sobrecarga. O balanço entre remoção e secreção de VLDL visa sempre evitar o acúmulo de lipídeos nos hepatócitos (esteatose).

Uma protease chamada PCSK9 (Proproteína Convertase Subtilisina Kexina Tipo 9) é responsável pela degradação dos LDLR. A PCSK9 atua por ligar-se aos LDLR tanto na superfície hepática como dentro do hepatócito, levando a fusão do endosoma contendo PCSK9, LDL e LDLR com o lisosoma. Isto leva a degradação tanto da LDL como do LDLR. A PCSK9 reduz a recilcagem do LDLR para a superfície do hepatócito. A hiperexpressão da PCSK9 é uma rara causa da HF, já a perda de função dos gene da PCSK9 leva a hiperexpressão do LDLR, colesterol mais baixo e redução do risco cardiovascular.[36] De fato, anticorpos monoclonais contra a PCSK9 como o Alirocumabe e Evolocumab foram recentemente aprovados para uso humano reduzindo o LDL-c em até 60%. Esse benefício ocorre independentemente do uso de dietas hipolipemiantes ou estatinas.[36]

Modulação celular do conteúdo de colesterol

As células possuem dois meios de adquirir colesterol para suas necessidades: síntese no retículo endoplasmático ou obtenção pelas LDLs. Níveis adequados de colesterol são mantidos por alguns mecanismos: 1 - Síntese no retículo endoplasmático/mediada pela HMG-CoA; 2 - Endocitose via LDL-R/ mediada pela SREBP2 (*sterol regulating element binding protein2*); 3 - Efluxo para proteínas receptoras (apoA1 e HDL) via ABCA-1 (ATP – *binding cassette transporter*); 4 - Esterificação intracelular via ACAT (*Acetyl-Coenzyme A acetyltransferase*).

SREBP2 regula a síntese de colesterol e a captação via LDL-R em nível de transcrição gênica. Na ausência de colesterol, liga-se a SCAP (SREPB – *cholesteril activated protein*), que cliva SREPB em dois fragmentos. Estes, por sua vez, aumentarão a atividade transcricional de genes envolvidos na homeostase do colesterol como HMGCo-A redutase, LDLR e PCSK9. O conteúdo de colesterol das membranas regula a via do ACAT (esterificação do colesterol) em nível de regulação proteica.

O efluxo de colesterol depende em parte de ABCA-1, que é controlado por hidroxisterois ligantes de receptor específico hepáticoX (LXR/fatores reguladores transcricionais). Portanto tanto faz, a homeostase intracelular se dá pelo controle de captura pelos LDLRs, diminuição da síntese (modulação da HMG Coa), estoque em forma de ésteres de colesterol e aumento do seu efluxo.

Conclusões

As LDLs têm papel central na aterogênese, e a redução de seus níveis constitui a principal medida clínica implementada para controle de sua progressão. A despeito da grande evolução na redução de seus níveis, há um importante risco residual ainda não controlado.

Portanto, a compreensão detalhada de sua homeostase por transcrição gênica, regulação da tradução do mRNA, controle proteasomal, metabolismo plasmático e celular e os diferentes padrões de LDL são fundamentais para novas estratégias terapêuticas.

As patologias ateroscleróticas cardiovasculares continuam representando imensa carga sobre a saúde em todo o mundo. Metas mais agressivas de LDL-c provavelmente não controlarão isoladamente o cenário atual das doenças ateroscleróticas. Portanto, a busca de novas frentes terapêuticas é fundamental para somar forças aos avanços conquistados até o momento.

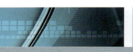

Referências bibliográficas

1. El Harchaoui K, van der Steeg WA, Stroes ES, et al. Value of LDL particle number and size as predictors of CAD in apparently healthy men and women: the EPIC-Norfolk Prospective Ppulation Study. J Am Coll Cardiol. 2007;49:547-53.
2. Nieelstein PF, Fogelman AM, Mottino G, et al. Lipid acumullation in rabbit aortic intima 2 hours after bolus infusion of low-density lipoprotein. A deep-tech and immunolocalization study of ultrarapidly frozen tissue. Arterioscler Thromb. 1991;11:1795-805.
3. Boren J, Oiln K, Lee I, et al. Identification of the principal proteoglycan-biding site in LDL. A single-point mutation in apoB110 severely affects proteoglycan interaction without affecting LDL receptor binding. J Clin Invest. 1998;101:2658-64.
4. Tabas I, Wlliams KJ, Boren J. Subendothelial lipoprotein retention as the initiating process in atherosclerosis: update and therapeutic implications. Circulation. 2007;116:1832-44.
5. Lee RT, Yamamoto C, Feng Y, et al. Mechanical strain induces specific changes in the synthesis and organization of proteoglycans by vascular smooth muscle cells. J Biol Chem. 2001;276:13847-51.
6. Berneis KK, Krauss RM. Metabolic origins and clinical significance of LDL heterogeneity. J Lipid Res. 2002;43:1363-79.
7. Sartipy P, Camejo G, Svensson L, et al. Phospholipase A2 modification of lipoproteins: Potencial effects on atherogenesis. Adv Exp Med Biol. 2002;507:3-7.
8. Steinberg D. Atherogenesis in perspective: hypercholesterolemia and inflammation as partners in crime. Nat Med. 2002;8:1211-7.
9. Berliner JA, Territo MC, Sevanian A, et al. Minimally modified low-density lipoprotein stimulates monocyte endothelial interactions. J Clin Invest. 1990;85:1260-6.
10. Ziouzenkova O, Asatryan L, Akmal M, et al. Oxidative crosslinking of apoB100 and hemoglobin results in low-density lipoprotein modification in blood. Relevance to atherogenesis caused by hemodialisys. J Biol Chem. 1999;274:18916-24.
11. Miller YI, Altamentova SM, Shaklay N. Oxidation of low-density lipoprotein by hemoglobin stems from a heme-initiated globin radical: antioxidant role of haptoglobin 248. Biochemistry. 1997;36:12189-98.
12. Asleh R, Marsh S, Shilkrut M, et al. Genetically determined heterogeneity in hemoglobin scavenging and susceptibility to diabetic cardiovascular disease. Circ Res. 2003;92:1193-200.
13. Burbea Z, Nakhoul F, Zoabi R, et al. Haptoglobin phenotype is an independent risk factor for cardiovascular disease in individuals with diabetes: the strong heart study. J Am Coll Cardiol. 2002;40:1984-990.

Metabolismo das Lipoproteínas de Baixa Densidade

14. Leitinger N. Oxidized phospholipids as modulators of inflammation in atherosclerosis. Curr Opin Lipidol. 2003;14:421-30.
15. Huber J, Furnkranz A, Bochkov VN, et al. Specific monocyte adhesion to endothelial cells induced by oxidized phospholipids involves activation of cPLA2 and lipoxygenase. J Lipid Res. 2006;47:1054-62.
16. Kiechl S, Lorenz E, Reindl M, et al. Toll-like receptor 4 polymorphisms and atherogenesis. N Engl J Med. 2002;347:185-92.
17. Witzum JL. The oxidation hypothesis of atherosclerosis. Lancet. 1994;344:793-5.
18. Tsimikas S, Palinski W, Witzum JL. Circulating autoantibodies to oxidized LDL correlate with arterial accumulation and depletion of oxidized LDL in LDL-receptor-deficient mice. Arterioscler Thromb Vasc Biol. 2001;21:95-100.
19. Itabe H, Yamamoto H, Imanaka T, et al. Sensitive detection of oxidatively modiied low-density lipoprotein using a monoclonal antibody. J Lipid Res. 1996;37:45-53.
20. Matsumoto T, Takashima H, Ohira N, et al. Plasma level of oxidized low-density lipoprotein is an independent determinant of coronary macrovasomotor and microvasomotor responses induced by bradykinin. J Am Coll Cardiol. 2004;44:451-7.
21. Tsimikas S, Brlilakis ES, Miller ER, et al. Oxidized phospholipis, Lp(a) lipoprotein, and coronary artery disease. N Engl J Med. 2005;353:46-57.
22. Kiechl S, Willeit J, Mayr M, et al. Oxidized phospholipids, lipoprotein(a), lipoprotein-associated phospholipase A2 activity and 10-year cardiovascular outcomes: prospective results from the Bruneck study. Arterioscler Thromb Vasc Biol. 2007;27:1788-95.
23. Neumeier M, Sigruener A, Eggenhofer E, et al. High molecular weight adiponectin reduces apolipoprotein B and E release in human hepatocytes. Biochem Biophys Res Commum. 2007;352:543-8.
24. Sparks JD, Collins HL, Chirieac DV, et al. Hepatic very-low-density lipoprotein and apolipoprotein B production are increased following in vivo induction of betaine-homocystein S-methyltransferase. Biochem J. 2006;395:363-71.
25. Raal FJ, Santos RD, Blom DJ, et al. Mipomersen, an apolipoprotein B synthesis inhibitor, for lowering of LDL cholesterol concentrations in patients with homozygous familial hypercholesterolaemia: a randomised, double-blind, placebo-controlled trial. Lancet. 2010;375(9719):959-61.
26. Linton MF, Farese RV, Young SG. Familial hypobetalipoproteinemia. J Lipid Res. 1993;34(4):521-41.
27. Avramoglu RK, Adeli K. Hepatic regulation of apolipoprotein B. Rev Endocr Metabol Disord. 2004;5:293-301.
28. Fisher EA, Ginsberg HN. Complexity in secretory pathway: the assembly and secretion of apolipoprotein B-containing lipoproteins. J Biol Chem. 2002;277:17377-80.
29. Pease RJ, Harrison GB, Scott J. Cotranslocational insertion of apolipoprotein B into inner leaflet of endoplasmic reticulum. Nature. 1991;353:448-50.
30. Fisher EA, Zhou M, Mitchell DM, et al. The degradation of apolipoprotein B100 is mediated by ubiquitin-proteasome pathway and involves heat shock protein 70. J Biol Chem. 1997;272:20427-34.
31. Fisher EA, Ginsberg HN. Complexity in the secretory pathway: the assembly and secretion of apolipoprotein B-containing lipoproteins. J Biol Chem. 2002;277:17377-80.
32. Qiu W, Kohen-Avramoglu R, Rashid-Kolvear F, et al. Overexpression of the endoplasmic reticulum 60 protein ER-60 downregulates apoB100 secretion by inducing its intracellular degradation via a non proteasomal pathway: evidence for an ER-60-mediated and pCMB-sensitive intracellular degradative pathway. Biochemistry. 2004;43:4819-31.
33. Chandler CE, Wilder DE, Pettini JL, et al. CP-346086: An MTP inhibitor that lowers plasma cholesterol and tryglicerides in experimental animals and in humans. J Lipid Res. 2003;44:1887-901.
34. Olofsson SO, Boren J. Apolipoprotein B: a clinically important apolipoprotein which assembles atherogenic lipoproteins and promotes the development of atherosclerosis. J Inter Med. 2005;258:395-410.
35. Broedl UC, Maugeais C, Millar JS, et al. Endothelial lipase promotes the catabolism of apoB-containig lipoproteins. Circ Res. 2004;94:1554-61.
36. Graham MJ, Lemonidis KM, Whipple CP, et al. Antisense inhibition of proprotein convertase subtilisin;kexin type 9 reduces serum LDL in hyperlipemic mice. J Lipid Res. 2007;48:763-7.

CAPÍTULO 4

Metabolismo da Lipoproteína(a)

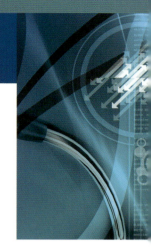

Raul Cavalcante Maranhão ▪ Priscila Oliveira Carvalho

Histórico

A lipoproteína (a) [Lp(a)] foi descoberta pelo geneticista norueguês Kåre Berg, em 1963, quando investigava variações genéticas da LDL utilizando método de imunodifusão. Berg observou que alguns indivíduos, além do antígeno correspondente às LDL, apresentavam um segundo antígeno, que denominou proteína (a).[1,2] Físico-quimicamente, a Lp(a) foi caracterizada como uma lipoproteína com migração pré-beta na eletroforese, ou seja, na mesma faixa das VLDL. No entanto, na ultracentrifugação, a Lp(a) localizava-se perto da faixa de densidade das HDL.[3] Daí uma das denominações iniciais da Lp(a), de *sinking pre-beta* (pré-beta mergulhante).

Em 1972, começou-se a estabelecer a relação entre Lp(a) e doença cardiovascular, quando Dahlen e colaboradores[4] relataram que pacientes com *angina pectoris* apresentavam dupla banda pré-beta na eletroforese com frequência maior do que na população geral. A banda pré-beta extra correspondia à lipoproteína descoberta por Berg, como se constatou posteriormente, e sua relação com a doença arterial coronária consolidou-se nos trabalhos que se seguiram.[5-8]

Estrutura da Lp(a) e apolipoproteína(a)

A partícula de Lp(a) constitui-se de um complexo macromolecular de estrutura esférica de cerca de 25 nm de diâmetro, na faixa de densidade de 1,05 a 1,12 g/mL e com peso molecular de aproximadamente 5.000 KDa. A estrutura da Lp(a) assemelha-se à das LDL, pelo tamanho e pela composição lipídica das partículas, e a presença da apolipoproteína B100 (apo B100). A diferença estrutural maior, comparativamente às LDL, é que a Lp(a) apresenta uma segunda proteína, além da apo B, a apolipoproteína (a) [apo(a)].[9-14] A apo (a) está ligada à apoB100 por meio de interações não covalentes e de uma única ponte dissulfeto entre apo(a)Cys4057 e apoBCys4326.[15-18] A presença de apo(a), portanto, determina as diferenças na densidade e na mobilidade eletroforética entre a LDL e a Lp(a).[19]

A apo(a) é uma glicoproteína que ocorre em várias isoformas e cujo peso molecular varia amplamente de 400 kDa a 700 kDa. Para comparação, a apo B100 tem peso molecular em torno de 550 kDa,[20] enquanto o peso molecular da apo A1 e das apos C's está na faixa de 7 e de 29, respectivamente.

Uma descoberta fundamental foi a de que a apo(a) apresenta marcante homologia com o plasminogênio,[21-28] umas das proteínas do sistema fibrinolítico. A apo(a) é composta por um domínio de protease inativa ou serina-protease, cuja sequência de aminoácidos coincide com a do plasminogênio em 94%.[22] Além deste, há outros dois domínios constituídos de estruturas tridimensionais de cadeia pesada e altamente glicosiladas. Essas estruturas foram denominadas *kringles* por lembrarem a forma de uma rosca dinamarquesa.[29-31]

O domínio serina-protease da apo(a) apresenta a substituição do aminoácido serina por arginina no sítio de ativação equivalente ao do plasminogênio.[21] Isto impede a conversão da Lp(a) em protease ativa

Dislipidemias e Prevenção da Aterosclerose

por ação do ativador tecidual do plasminogênio (t-PA), uroquinase ou estreptoquinase, como ocorre com o plasminogênio.[22]

O domínio *kringle* da apo(a) é semelhante ao *kringle* V (KV) do plasminogênio com apenas 9% de substituição de aminoácidos, enquanto o *kringle* IV (KIV), que aparece apenas uma vez na estrutura do plasminogênio, contém dez tipos diferentes (KIV tipo 1 a 10). Em apenas um deles, o KIV tipo 2, ocorre de forma repetida na sequência da apo(a), que coincide em cerca de 82% a 84% da sequência de aminoácidos do KIV no plasminogênio.[22] Assim, o KV apresenta-se como cópia única e o KIV repete-se de 10 a 40 vezes na estrutura da apo(a). O número de repetições do KIV é geneticamente determinado, podendo variar de 12 a 51, resultando em 34 diferentes isoformas de apo(a).[21,30,32-35]

Utilizando-se métodos de eletroforese e *immunoblotting*, foram identificadas seis isoformas diferentes da Lp(a): Lp(a)F, Lp(a)B, Lp(a)S1, Lp(a)S2, Lp(a)S3 e Lp(a)S4. As denominações F, S e B das isoformas para apo(a) foram designadas de acordo com sua mobilidade comparada à mobilidade da apo B100. F vem do inglês *fast*, de mobilidade rápida; S, do inglês *slow*, de mobilidade lenta; e B, referente à mobilidade similar à da apo B100.[32] A isoforma é determinante na concentração plasmática da Lp(a), pois representa fator limitante na síntese da Lp(a). Proteínas menores são secretadas de maneira mais eficiente do que aquelas de maior peso molecular.[36] Isoformas com menor número de repetições do KIV tipo 2, ou seja, sequências de apo(a) menores, tendem a determinar concentrações mais elevadas da Lp(a) e maior atividade pró-aterotrombogênica.[31,37] Há, portanto, uma forte correlação inversa do peso molecular das isoformas de apo(a) e a concentração plasmática da Lp(a).

A possível existência de uma sétima isoforma, denominada *null* [Lp(a)0] e que levaria à ausência da lipoproteína no plasma, é muito discutida, já que à medida que foram sendo utilizados métodos mais sensíveis para detectar níveis mínimos da Lp(a), foi-se verificando que não existem indivíduos verdadeiramente negativos.[32] Não existem tampouco indivíduos com mais de duas isoformas de apo(a). As isoformas de maior ocorrência na população são as isoformas S2 e S3.[38]

A presença da apo B100 na Lp(a) faz com que esta lipoproteína se coprecipite com as LDL nos ensaios atualmente em uso para a separação de lipoproteínas por método de precipitação química. Isto acarreta a interferência nos valores de LDL calculados pela fórmula de Friedewald, conforme alertado por Scanu e colaboradores.[39] Assim, se a concentração de Lp(a) em um paciente for alta, o cálculo do LDL-colesterol pela fórmula não é exato sem as correções, levando em conta a concentração de Lp(a).[40]

Metodologia para determinação de Lp(a)

A abordagem metodológica mais comumente utilizada para quantificar a Lp(a) consiste na determinação da concentração da apo(a) usando anticorpos monoclonais anti-apo(a). Os primeiros *kits* comerciais determinavam a Lp(a) por radioimunoensaio[41] ou imunodifusão radial.[42] Atualmente, são muito utilizados o método de enzima imunoensaio (ELISA)[43] e métodos baseados em nefelometria ou turbidimetria.[44] A ampla variação no peso molecular da apo(a) faz com que a relação entre massa e concentração molar varie entre os indivíduos. Quando o método de doseamento de Lp(a) utiliza anticorpos que reagem com a região *kringle* da apo(a), que apresenta grande variabilidade individual, podem ocorrer diferenças na reação não relacionadas à concentração molar. Daí as diferenças quanto aos valores normais plasmáticos de Lp(a) em amostras populacionais diversas. Neste contexto, há dificuldades na padronização da metodologia para determinação de Lp(a) de forma a permitir uma comparação mais exata dos diversos estudos. Até hoje, ainda estão sendo desenvolvidos novos métodos para determinação da Lp(a), como o baseado em imunoafinidade em gel descrito no ano corrente.[40]

Síntese e metabolismo de Lp(a)

Apesar das semelhanças estruturais entre a Lp(a) e a LDL, a síntese e o metabolismo da Lp(a) são totalmente independentes da síntese e do metabolismo da LDL. Detalhes da síntese e do metabolismo da Lp(a) não foram ainda completamente elucidados.[45] Estudos *in vivo* mostram o fígado como o principal sítio de síntese de Lp(a),[46,47] embora, em macaco Rhesus, traços de RNA mensageiro expressando apo(a) tenham sido identificados em outros órgãos.[48] No homem, foram encontrados, na urina, frag-

Metabolismo da Lipoproteína(a)

mentos de apo(a) sugerindo que a bexiga tenha um papel no catabolismo da Lp(a).[49,50] Após transplante hepático, a isoforma do doador do órgão passa a predominar na circulação do receptor.[51] Estudos *in vitro* demonstram que a síntese da apo(a) é promovida pelos hepatócitos e a associação desta com a apo B100 deve ocorrer na superfície celular.[52,53] Assim, ainda restam dúvidas quanto aos locais de síntese da Lp(a), o tempo necessário para a apo(a) se ligar a apo B100 e também ao modo e ao local onde ocorreria essa ligação. O que se sabe é que não há coordenação entre as vias de síntese de apo(a) e de apo B100, tampouco entre a síntese de Lp(a) e a do plasminogênio, o seu análogo estrutural.

A Lp(a) não é derivada do catabolismo de outra lipoproteína, como ocorre com a LDL circulante.[54] Apesar de a LDL ser derivada de uma lipoproteína precursora, a VLDL, que após ser sintetizada pelo fígado, vai perdendo seus triglicérides na circulação até se transformar em LDL, algumas experiências têm demonstrado que pelo menos uma parte da LDL possa ser sintetizada diretamente como tal pelo fígado.[55] Em hipertrigliceridêmicos, a Lp(a) está reduzida, provavelmente por aumento do *clearance* plasmático da lipoproteína.[56] No entanto, quando a lipólise das VLDL foi estimulada pela inoculação de heparina durante procedimento de cateterismo em pacientes normolipidêmicos, houve redução dos níveis de triglicérides sem que houvesse alterações na concentração de Lp(a). Isto confirma que os níveis de Lp(a) não estão ligados à atividade da lipase lipoproteica.[57]

A maneira pela qual ocorre a captação celular da Lp(a) ainda não está bem estabelecida. Vários estudos demonstraram que a Lp(a) se liga aos receptores específicos da LDL, embora com menos afinidade.[31,58-61] Duas possibilidades que podem explicar essa diferença na afinidade são de que alguns domínios da Lp(a) próximo ao domínio de ligação a receptores de LDL podem estar cobertos pela apo(a) ou porque a apo(a) não está ligada a apo B100 no sítio de ligação do receptor, ocasionando modificações na região de ligação da apo B100.[62] Entretanto, quando a apo(a) é dissociada da Lp(a) por clivagem das pontes dissulfeto, a capacidade de ligação da lipoproteína aumenta, tornando-se equivalente à das LDL.[58] No rato, a Lp(a) humana marcada com éster de colesterol radioativo é captada principalmente pelo fígado, com padrão de distribuição nos tecidos bastante parecidos com o da LDL humana quando injetada naquele animal.[63] A Lp(a) humana, injetada em coelhos e camundongos transgênicos com aumento da expressão hepática dos receptores de LDL, foi removida mais rapidamente,[64-65] indicando que esses receptores participam do metabolismo da Lp(a).

Por outro lado, também há evidências de que o receptor da LDL possa não ser tão importante na remoção plasmática da Lp(a). Em grandes estudos clínicos, reportou-se não haver efeito das estatinas sobre a concentração da Lp(a). Como as estatinas induzem superexpressão dos receptores da LDL,[66-67] seria esperada maior remoção da Lp(a) e diminuição dos seus níveis plasmáticos, caso o receptor fosse crucial neste processo. Outros receptores também podem estar envolvidos na captação da Lp(a), como o receptor de asialoglicoproteína,[68] o receptor constituído da glicoproteína megalina 330[69] e os receptores *scavenger* dos macrófagos.[70] A capacidade dos macrófagos de captarem a Lp(a) tem um significado especial, tendo em vista que a captação de lipoproteínas em excesso pelos macrófagos, com sua subsequente transformação em células espumosas, é justamente o principal mecanismo de aterogênese.

Outros estudos demonstraram elevados níveis plasmáticos de Lp(a) em pacientes com hipercolesterolemia familiar heterozigótica, comprovadamente deficientes em receptores de LDL.[64,71] Levando em consideração que este aumento é consequência direta de um defeito no receptor que interage com apo B100 da Lp(a), seria de se esperar que o defeito genético na própria apo B100 causasse a mesma situação, como acontece com a LDL; no entanto, esta condição não foi confirmada, uma vez que os níveis plasmáticos de Lp(a) não foram afetados por mutação da apo B100.[72] Além disso, foi demonstrado que apenas uma pequena fração de Lp(a) se liga a células de hepatoma, via receptor de LDL, e que a maior parte da lipoproteína se associa a essas células por meio de outro mecanismo celular.[73] Portanto, embora o receptor de LDL atue na remoção da Lp(a), seu papel nesse processo é limitado.

As experiências realizadas até agora não evidenciaram função fisiológica da Lp(a) no transporte ou na regulação do metabolismo de lipídeos. Até o momento, a Lp(a) permanece conceitualmente apenas como uma "lipoproteína patogênica". Em indivíduos em que a concentração da Lp(a) é apenas residual, não foram relatadas deficiências orgânicas ou predisposição para quaisquer doenças.[7]

A Lp(a) não é lipoproteína exclusiva do homem, tendo sido detectada também em algumas espécies de primatas como chimpanzés, orangotangos, gorilas, macacos Rhesus e babuínos.[74-75] A Lp(a) está também presente em suínos[76] e no porco-espinho,[77] mas não é encontrada na circulação de coelhos, de cachorros, de bovinos, em ratos ou em camundongos.[75]

Pelo fato de a presença da Lp(a) estar restrita à circulação de mamíferos mais evoluídos e do alto grau de homologia entre a apo(a) e o plasminogênio humanos, pode-se especular que, embora a lipoproteína não tenha função vital, os genes tenham surgido de um precursor comum durante a evolução dos primatas.[78]

Aspectos genéticos e étnicos da apo(a)

No homem, o gene codificador da proteína apo(a), o *LPA*, foi clonado e sequenciado pela primeira vez em 1987[13] e apresenta até 70% de homologia com o gene do plasminogênio humano.[20-22] Assim, o gene LPA está localizado no mesmo *cluster* do gene do plasminogênio, no braço longo do cromossomo 6 na região 6q2.6-2.7.[13,32] O gene LPA é caracterizado por 10 variantes diferentes presentes no domínio do KIV e por múltiplas repetições, que variam de 2 a 43, no domínio do KIV tipo 2.[13,22,79-81] O KIV tipo 2 apresenta-se em duas formas (tipo 2A e tipo 2B), que são indistinguíveis em sua sequência de aminoácidos, diferindo apenas por três mutações silenciosas na sua sequência codificadora.[22,79-81] O número de repetições do KIV tipo 2 é diretamente proporcional ao tamanho da proteína, e este é um fator limitante na síntese de Lp(a), pois o tamanho da isoforma é inversamente proporcional à eficiência da secreção de apo(a), bem como à concentração de Lp(a) no plasma.[31,37,81-84] Gaubatz e colaboradores[85] encontraram 11 diferentes isoformas de apo(a) no mesmo lócus, enquanto Lackner e colaboradores[86] e Kamboh e colaboradores[87] detectaram pelo menos 20 isoformas.

Devido a esta impressionante variabilidade genética da apo(a), e talvez pelo envolvimento de outros genes, ligados à síntese e metabolismo da Lp(a),[88-89] os níveis plasmáticos desta lipoproteína podem variar mais de mil vezes entre os indivíduos de uma mesma população,[90-91] além dos diversos polimorfismos já descritos no gene da apo(a).[79-80,92-98] Boerwinkle e colaboradores[99] estimaram que o gene LPA seja responsável por 91% da variação na concentração da Lp(a). Desta variação, 69% se devem ao número de repetições do KIV tipo 2 e 22% a outros fatores.

Entretanto, a frequência alélica varia ainda mais de acordo com a etnia, indicando que o fator racial tem influência importante sobre os níveis de Lp(a). Alelos que resultam em altas concentrações de Lp(a), como o Lp[B], são raros na população caucasiana, enquanto alelos que resultam em baixas concentrações, como Lp,[54] são mais frequentes. Os níveis plasmáticos de Lp(a) apresentam uma distribuição não gaussiana em indivíduos brancos e orientais, sendo semelhantes nesses indivíduos, enquanto na população africana, tanto em afro-americanos quanto em africanos do Congo, a distribuição é gaussiana e os níveis de Lp(a) são mais elevados, alcançando médias até duas vezes superiores às da população caucasiana.[100-102]

Em estudo com vários grupos étnicos, o polimorfismo da Lp(a) influenciou em 17% a 77% na variação das concentrações de Lp(a).[103] Gavish e colaboradores[84] demonstraram que 80% da variação nos níveis de Lp(a) foram decorrentes do número de *kringles* (razão KIV/KV). Em outro estudo com gêmeos mono e dizigótico e seus pais, demonstrou-se que quase toda a variação nas concentrações plasmáticas de Lp(a) pode ser atribuída a fatores genéticos, inclusive aqueles que não são decorrentes do polimorfismo de apo(a).[104] Dumitrescu e colaboradores[105] analisaram 19 polimorfismos em mais de 7 mil participantes de um banco nacional de nutrição, divididos em três subpopulações: brancos não hispânicos, negros não hispânicos e americanos mexicanos. Observou-se que 15 dos 19 polimorfismos testados estavam fortemente associados com os níveis de Lp(a) em pelo menos uma das subpopulações, seis deles em pelo menos duas e nenhum em todas as três subpopulações. Isso explica os efeitos aditivos desses alelos associados com uma variação de até 11% em populações étnicas distintas. Esses dados são consistentes com outros estudos que demonstram pouco ou nenhum efeito de outros fatores, como o gênero e idade, sobre as concentrações de Lp(a).[43] O fator genético é o principal responsável por esta variação. É importante ressaltar que, apesar de a idade não influenciar os níveis plasmáticos de Lp(a), em recém-nascidos esses valores são baixos e aumentam significativamente até cerca de seis meses de idade.[106]

Lp(a) e outros fatores

Alguns grupos de pesquisadores têm investigado fatores não genéticos que poderiam afetar os níveis de Lp(a) na circulação. Guyton e colaboradores[100] não encontraram relação entre Lp(a) e lipídeos plasmáticos como colesterol total, colesterol de LDL e HDL e triglicérides, mas mostraram correlação positiva fraca com os níveis de apo B, que poderia ser explicada pelo fato de Lp(a) conter esta proteína em sua estrutura. Entretanto, em outros estudos, nem mesmo a correlação com a apo B foi encontrada.[104,43] Foi observado em população saudável de origem japonesa que indivíduos com níveis plasmáticos de Lp(a) elevados (> 300 mg/L) também apresentaram níveis plasmáticos elevados de apo B e apo C-II e aumento da razão apo B/apo A-I.[108]

Em estudos em que foi constatada correlação entre a Lp(a) e a LDL por doseamento usando método de precipitação, quando os valores de LDL foram recalculados pela fórmula de Friedewald com as correções para a Lp(a), descontando a contribuição desta lipoproteína no colesterol de LDL, esta correlação deixou de existir.[108] Em outro estudo, o perfil lipídico e a concentração no sangue de proteína C reativa também não se relacionaram com a concentração de Lp(a). Em contrapartida, foi encontrada uma associação inversa entre Lp(a) e níveis de triglicérides.[43] No estado pós-prandial, demonstrou-se apo(a) em frações lipoproteicas ricas em triglicérides e, no jejum, cerca de 4% da apo(a) plasmática estavam na fração de VLDL.[109,110] Dessa maneira, foi sugerido que o catabolismo de apo(a) seria mais rápido quando esta apolipoproteína se localizasse nas lipoproteínas ricas em triglicérides, em comparação a sua presença na Lp(a), o que poderia explicar a associação inversa entre os níveis plasmáticos desta lipoproteína e triglicérides.[43]

No tocante a efeitos do etilismo na concentração de Lp(a), os resultados são contraditórios e variam com o padrão de ingesta alcoólica. Valimaki e colaboradores[111] sugerem que a ingestão moderada de álcool pode levar a um aumento nos níveis de Lp(a), mas Marth e colaboradores[112] encontraram diminuição de Lp(a) em indivíduos que ingeriam mais de 200 g de etanol por dia por vários anos. Além disso, Budzynski e colaboradores[113] encontraram Lp(a) aumentada logo após a cessação da ingesta alcoólica, com tendência a diminuir nos meses de abstinência subsequentes.

O hábito de fumar tende a diminuir os níveis de Lp(a) em mulheres pós-menopausadas com doenças cardiovasculares,[114] bem como em pacientes fumantes que sofreram dissecção aórtica, quando comparados a indivíduos não fumantes.[115]

Vários estudos têm sugerido que a Lp(a) pode estar sujeita à regulação pelos estrógenos, cuja atividade diminui a concentração da Lp(a).[116] Na menopausa, há tendência a aumento da lipoproteína.[117] Além disso, as concentrações de Lp(a) variam durante o ciclo menstrual[119] e na gravidez.[120]

Em crianças obesas, verificou-se que a perda de mais de 6% do índice de massa corpórea diminuiu a Lp(a), principalmente naquelas com apo (a) de menor peso molecular.[118]

Fisiopatologia da Lp(a)

As concentrações plasmáticas de Lp(a) têm caráter hereditário, apresentando grande variação interindividual e, praticamente, não são alteradas por fatores ambientais,[14] com tendência a se manterem constantes ao longo da vida. Na população geral, as concentrações de Lp(a) podem variar de valores abaixo de 1 mg/dL a valores acima de 1.000 mg/dL.

Aumentos nos níveis de Lp(a) decorrem de comportamento semelhante ao das proteínas de fase aguda. Da mesma forma que a haptoglobina, a alfa-1-antitripsina e a proteína C reativa, a Lp(a) apresenta padrão de aumento transitório em presença de processos inflamatórios ou de danos tissulares. Isto pode acontecer, por exemplo, após episódio de infarto agudo de miocárdio ou após a realização de algum procedimento cirúrgico.[121] No infarto agudo do miocárdio, a Lp(a) aumenta consideravelmente durante cerca de 24h a contar do início do quadro, retornando aos valores basais em aproximadamente 30 dias.[122] Em pacientes obesos não diabéticos estudados no pós-infarto de miocárdio, os níveis elevados de Lp(a) foram altamente significativos como marcador de risco.[123]

A Lp(a) encontra-se aumentada em doenças de caráter inflamatório crônico como o lúpus eritematoso sistêmico,[124] a artrite reumatoide,[125] a síndrome da imunodeficiência adquirida[126] e em condições

Dislipidemias e Prevenção da Aterosclerose

como o pós-transplante cardíaco,[127] insuficiência renal crônica[128-130] e hipertensão arterial pulmonar.[132] Pelo contrário, doenças hepáticas e o uso abusivo de hormônios esteroides diminuem os níveis de Lp(a).[132]

Não está bem estabelecida a relação da Lp(a) com o diabetes melito. No que toca ao diabetes tipo 1, alguns estudos relataram níveis mais altos de Lp(a) nesta doença,[133-136] enquanto outros não encontraram essa relação,[137-140] e o mesmo acontece em relação ao diabetes tipo 2.[137, 141-142] Um estudo prospectivo em 26.746 mulheres americanas mostrou que houve incidência maior de diabetes tipo 2 entre as que tinham níveis menores de Lp(a),[143] corroborando resultados prévios encontrados por Rainwater e colaboradores nesta mesma população.[144] Embora estes resultados possam sugerir um efeito antidiabetogênico da Lp(a), o fato é que os níveis de insulina plasmática se correlacionam negativamente com os de Lp(a), e a hiperinsulinemia é frequente no diabetes tipo 2. Outra característica descrita da Lp(a) no diabetes é que os níveis da lipoproteína estão mais elevados no sexo feminino do que no masculino, o que, como vimos, não acontece na população geral.[145]

Embora ainda não esteja inequivocamente estabelecida a relação Lp(a) e o processo de aterogênese, vários mecanismos de participação da Lp(a) na aterogênese têm sido propostos. Um deles consistiria na deposição direta da lipoproteína na parede arterial, como acontece com a LDL e LDL-oxidada. O fato de a Lp(a) estar mais sujeita à oxidação do que a própria LDL[146] pode facilitar a captação pelos macrófagos pela via dos receptores *scavenger*.[147] Trata-se do mecanismo mais universal de aterogênese, em que os macrófagos se locupletam do colesterol da LDL e, eventualmente, da Lp(a), e se transformam em células espumosas, precursoras da aterosclerose.[60,148] Outro mecanismo pró-aterogênico da Lp(a) seria a correlação inversa entre os níveis da lipoproteína e a reatividade vascular, mostrada por Wu e colaboradores. Neste caso, o aumento plasmático da Lp(a) seria indutor de disfunção endotelial.[149]

Alguns estudos têm verificado associações entre Lp(a) e citocinas inflamatórias incluindo fator de necrose tumoral-alfa (TNF-α), fator de crescimento transformador-beta (TGF-β), interleucina 6 (IL-6) e proteína quimioatrativa de monócitos-1 (MCP-1).[150] É interessante ressaltar que o gene da apo(a) contém múltiplos elementos de resposta de IL-6,[151] e estudos *in vitro* demonstraram que a expressão do gene apo(a) é aumentada pela IL-6, levando ao acúmulo de partículas de Lp(a).[152-153] Confirmando esses estudos, foi demonstrado por imunohistoquímica[154] que ocorre acúmulo da Lp(a) em tecidos inflamatórios. Portanto, devido à afinidade da Lp(a) pelas proteínas de matriz extracelular, é possível que as concentrações elevadas da lipoproteína durante o processo inflamatório provoquem um acúmulo da Lp(a) na artéria, o que contribuiria para o desenvolvimento da aterosclerose.

Na esteira da descoberta da homologia da apo(a) com o plasminogênio, causou grande excitação no meio científico um mecanismo que ligaria a trombogênese e a aterogênese com as lipoproteínas plasmáticas através da Lp(a). Trata-se da hipótese de que a Lp(a) interferiria no sistema de fibrinólise.[155] Sugere-se que a Lp(a) exerça uma espécie de competição com o plasminogênio por sítios de ligação a células endoteliais, inibindo a fibrinólise e promovendo trombose intravascular.[155-158] Neste cenário, a Lp(a) seria um elo entre aterogênese e trombogênese, daí o interesse redobrado neste possível mecanismo.

Tem sido estudada a possibilidade de haver acúmulo de Lp(a) no estado pós-prandial em paciente com doença cardiovascular, por competição entre Lp(a) e remanescentes de quilomícron gerados pela absorção de gordura da dieta. Contudo, esta possibilidade foi excluída pelos resultados que mostraram que os níveis de Lp(a) não se alteram após a alimentação gordurosa nestes pacientes.[159]

Uma questão interessante foi levantada por Edelberg e colaboradores,[160] que observaram que Lp(a) interfere *in vitro* com ação trombolítica do t-PA. No entanto, Tranchesi e colaboradores[161] testaram a hipótese em pacientes submetidos à trombólise pós-infarto agudo de miocárdio com rt-PA e não observaram diferença na frequência de reestenose em pacientes com Lp(a) alta.

Lp(a) como fator de risco da aterosclerose

Os estudos transversais realizados até os dias atuais têm confirmado amplamente a associação entre os níveis de Lp(a) e o risco de se desenvolver doença arterial coronária, independentemente de outros fatores de risco.[108,162-170] Kostner e colaboradores[162] estimaram o risco como sendo 2,3 vezes maior em pacientes com Lp(a) acima de 50 mg/dL em população europeia. A relação entre Lp(a) e doença coroná-

Metabolismo da Lipoproteína(a)

ria e infarto cerebral foi confirmada por Murai e colaboradores[164] em população japonesa e por Rhoads e colaboradores[165] em descendentes de japoneses residentes no Havaí. Nesse último trabalho, foi reportado que em indivíduos abaixo de 60 anos e Lp(a) acima de 30 mg/dL o risco era 2,5 vezes e se atenuava com o avançar da idade, caindo para 1,6 na faixa de 60 a 69 anos e para 1,2 vez em indivíduos acima de 70 anos. Um quadro de risco por faixa etária muito parecido foi encontrado na população da Turquia.[171] Em população brasileira, na cidade de São Paulo, Maranhão e colaboradores[169] encontraram risco de desenvolvimento de doença coronária 2,3 vezes maior em indivíduos com Lp(a) acima de 25 mg/dL.

Smolders e colaboradores,[172] ao rever 31 estudos, tanto transversais quanto prospectivos, englobando cerca de 50 mil indivíduos, sugeriram que Lp(a) elevada pode estar associada a risco para acidente vascular encefálico. Recentemente, alguns estudos, embora com casuística muito restrita, sugeriram que a Lp(a) possa ser um marcador de angina instável, o que não ocorre em relação à angina estável.[173-174]

Com referência aos estudos prospectivos, a estratégia mais fidedigna para se avaliar fatores de risco, vários deles já foram publicados até o momento. Ao contrário dos estudos transversais, os prospectivos não têm sido tão assertivos em apontar a Lp(a) como fator de risco independente. São um tanto conflitantes, e foram reportadas desde fortes associações positivas até ausência completa de associação entre Lp(a) e doenças cardiovasculares.[82,175-180] No entanto, a maioria dos trabalhos prospectivos sustenta a hipótese de que a Lp(a) seja, realmente, um fator de risco independente para a doença cardiovascular.

Em um dos primeiros, realizado em Boston, EUA, com quase 15.000 homens entre 40 e 84 anos de idade, não houve prevalência de Lp(a) alta entre os que viriam, subsequentemente, a apresentar infarto agudo de miocárdio.[181] No estudo prospectivo conduzido em Quebec, Canadá, por cinco anos em 2 mil homens entre 47 e 76 anos de idade, a Lp(a) também não apareceu como fator de risco independente para eventos cardíacos, embora, aparentemente, Lp(a) alta tivesse exacerbado a potência como fatores de risco tanto da hipercolesterolemia quanto da concentração baixa de HDL-colesterol.[182]

Já na meta-análise de 27 estudos prospectivos feita por Danesh e colaboradores,[183] apareceu uma clara associação independente entre Lp(a) e doença arterial coronária. Nos estudos compilados, envolvendo cerca de 5.500 indivíduos, em 9 deles havia indivíduos com doença preexistente: doença arterial coronária, diabetes ou insuficiência renal. Os estudos apresentaram algumas diferenças quanto ao armazenamento das amostras, métodos de análises, mas, na avaliação dos autores da meta-análise, nenhuma heterogeneidade foi significativa na interpretação do conjunto dos dados.

Em meta-análise mais recente, arrolando 36 estudos prospectivos com mais de 126 mil indivíduos, foi encontrada correlação positiva contínua, embora modesta, da concentração da Lp(a) com desenvolvimento de doença coronária e acidente vascular encefálico.[184]

Outra meta-análise enfocou a relação entre as isoformas da apo(a) e doença arterial coronária, englobando 40 estudos prospectivos e um total de 58.000 participantes. Concluíram os autores que a presença de isoformas de apo(a) menores aumenta em duas vezes o risco de desenvolver doença arterial coronária e também de acidentes vasculares encefálicos, sendo este padrão independente da concentração de Lp(a) e dos fatores de risco clássicos.[185]

Outro aspecto importante refere-se aos níveis extremamente altos de Lp(a), se eles podem representar um fator de risco de maior peso. Neste sentido, estudo prospectivo dinamarquês em mais de 9.000 indivíduos de ambos os sexos com seguimento de 10 anos mostrou que níveis extremamente elevados de Lp(a), ou seja, ≥ 120 mg/dL, predizem aumento do risco da doença coronária que chega a ser de 3 a 4 vezes maior do que nos indivíduos com Lp(a) < 5 mg/dL.[186]

Como vimos, além da doença arterial coronária, a Lp(a) pode ser também fator de risco de aterosclerose em outros leitos arteriais, como no caso da doença cerebral isquêmica,[187] em que o risco aparece com valor de corte de Lp(a) de 30 mg/dL. Em estudo prospectivo americano com cerca de 18.000 participantes, observou-se que mulheres caucasianas e homens e mulheres afro-descendentes com Lp(a) alta tiveram maior incidência da doença cerebral isquêmica em um período de 13 anos de observação. Homens caucasianos, no entanto, não apresentaram risco aumentado associado a Lp(a) alta.[188]

A aterogênese é comumente fator causal do aneurisma aórtico abdominal, enquanto o aneurisma aórtico torácico é decorrente da dissecção aórtica e não está associado à aterosclerose.[189] Níveis de Lp(a) aparecem mais elevados no aneurisma abdominal do que no aneurisma torácico, o que é consentâneo com o conceito de a lipoproteína estar associada com a aterogênese.[190]

Um aspecto importante é o da relação que a Lp(a) possa manter com o gênero. Neste sentido, apesar de não haver diferença entre os sexos nas concentrações de Lp(a), níveis mais elevados da lipoproteína parecem ser fatores de risco mais importantes no sexo feminino do que no masculino.[191] Níveis elevados de triglicérides e Lp(a) mostram-se preditivos da presença de doença arterial coronária em mulheres pós-menopausa.[192] Um achado interessante foi o de que mulheres com doença coronária tenham apresentado níveis de Lp(a) duas vezes mais altos do que homens com a doença.[193] Em estudo que avaliou a associação de Lp(a) com calcificação arterial coronária em população americana assintomática, a concentração de Lp(a) foi fator preditivo da presença e intensidade de calcificação nas mulheres. Em homens, houve correlação positiva com calcificação apenas em fumantes.[194] Já em outro estudo realizado em irmãos com história de infarto do miocárdio prematuro, não houve diferença na concentração de Lp(a) entre homens e mulheres.[195]

Knoflach e colaboradores,[196] ao avaliar fatores de risco para aterosclerose em mulheres jovens, mostraram que os níveis de Lp(a) relacionavam-se com a razão íntima-média carotídea, enquanto fatores de risco clássicos como obesidade e síndrome metabólica não tiveram influência sobre este parâmetro.

Efeitos de dietas e atividade física sobre a concentração de Lp(a)

Em geral, os níveis séricos da Lp(a) não tendem a mudar em função de diferentes padrões dietéticos. No entanto, há relatos de que a substituição de gorduras poli-insaturadas por monoinsaturadas ou saturadas resulte em diminuição da Lp(a).[197-199] É importante sublinhar que este efeito é exatamente o oposto do que se espera encontrar em relação ao LDL-colesterol. Um estudo da Tanzânia comparando população de pescadores com outra que consumia dieta basicamente vegetariana e com pouca ingesta de peixes sugeriu que a maior ingesta de peixes diminua a Lp(a), provavelmente devido à influência do conteúdo dietético de ômega-3.[35]

A restrição calórica pode diminuir os níveis de Lp(a), como foi encontrado em estudo com indivíduos obesos com Lp(a) alta. Após 6 semanas de dieta com restrição calórica, os níveis de Lp(a) diminuíram.[200] Em outro estudo com restrição calórica e suplementação com fibras em homens obesos, simultaneamente à perda de peso, também houve diminuição da Lp(a).[201] A ingesta de proteínas de soja não teve efeito sobre os níveis de Lp(a), de acordo com análise de 22 estudos de vários países conduzida pelo Comitê de Nutrição da "American Heart Association", onde houve apenas diminuição do LDL-colesterol.[202]

No tocante à atividade física, parece que seus efeitos sobre a Lp(a) dependem da intensidade e duração da atividade física em questão. Recentemente, foi relatada forte associação entre atividade física intensa e concentração mais baixa de Lp(a) (< 30 mg/dL).[203]

Efeitos de fármacos sobre a concentração de Lp(a)

As intervenções terapêuticas hipolipemiantes tradicionais, como estatinas ou fibratos, não resultam consistentemente em diminuição da concentração de Lp(a). Com o uso da mesma estatina, a atorvastatina, foi encontrado tanto ausência de efeito sobre a Lp(a), na dose de 20 mg/dia durante 24 semanas em indivíduos,[204] quanto diminuição dos níveis da lipoproteína em indivíduos hipercolesterolêmicos sem doença. Neste último estudo, duplo-cego e com placebo, utilizando doses de 10 ou 40 mg/dia por 12 semanas, a concentração de Lp(a) diminuiu significativamente.[205] Estudos comparando lovastatina ou sinvastatina e genfibrozila mostraram maior eficácia do genfibrozila em diminuir a Lp(a).[206-207]

Em um estudo a ezetimiba, um bloqueador de absorção do colesterol no intestino, reduziu os níveis de Lp(a) em até 29%.[208] Contudo, esses dados não foram reproduzidos em estudos mais robustos.

A inulina, uma fibra alimentar solúvel, ministrada a indivíduos jovens saudáveis, foi capaz não só de melhorar o perfil lipídico, mas também de diminuir os níveis de Lp(a).[209]

Outro composto amplamente utilizado no tratamento de dislipidemia, a vitamina niacina, ou ácido nicotínico, diminui também efetivamente os níveis de Lp(a) quando administrada em altas doses (de 2 a 3 g/dia).[210] Carlson e colaboradores[211] mostraram que pacientes que receberam dose de 2 e 4 g/dia exibiram uma diminuição nos níveis de Lp(a) de 25% e 38%, respectivamente. Em doses menores (1 g/dia), a niacina não mostrou tamanha efetividade. O etofibrato, uma droga híbrida que combina niacina e clofibrato, reduziu os níveis de Lp(a) em 26% na dose de 1 g/dia em pacientes dislipidêmicos tipo IIb.[212] Além disso, em pacientes com hiperlipidemia tipos IIa e IIb, foi verificado que o tratamento com neomicina administrada isoladamente reduzia a concentração da Lp(a) em 24%, enquanto sua associação com a niacina resultava em diminuição de 45%. Este efeito é conseguido com doses altas de ambas as drogas.[213]

Em 1996, a "Food and Drug Administration" aprovou o uso da niacina *extended-release* (niacina ER) nas dislipidemias.[214] O uso desse fármaco diminuiu os níveis de Lp(a) em pacientes diabéticos com dislipidemia.[215] Tanto a niacina ER quanto a niacina convencional em altas doses são fármacos interessantes na terapia das dislipidemias, já que, além de diminuírem os níveis de LDL-colesterol, aumentam os de HDL-colesterol e diminuem os de Lp(a).[14,215-216] Entretanto, infelizmente, altas doses desta droga podem estar associadas a alguns efeitos adversos indesejáveis como enxaquecas, *flushing*, diarreia, vômito, aumento da frequência cardíaca e toxicidade hepática. Os efeitos mais comuns, como *flushing* e cefaleia, podem ser amenizados com administração de aspirina 30 minutos antes da administração da niacina.[14,217-219] A propósito, a aspirina é também agente redutor dos níveis de Lp(a). Em estudo *in vitro*, a aspirina reduziu a expressão da apo(a) em cultura de hepatócitos em 73%.[220] Estudo clínico com 70 pacientes japoneses com níveis de Lp(a) elevados (> 30 mg/dL) apresentaram redução de 20% da Lp(a) com doses baixas de aspirina (81 mg/dia).[221] É interessante notar que, no estudo internacional *Women's Health Study*, mulheres com Lp(a) alta e que apresentavam o alelo polimórfico da apo(a) parecem se ter beneficiado mais do tratamento com aspirina do que as não portadoras deste alelo.[222]

A aférese de LDL, usada no tratamento das grandes hipercolesterolemias, também diminui a concentração de Lp(a)[223] em mais de 50%. A aférese de LDL foi realizada em pacientes com níveis muito altos de Lp(a) (≥ 60 mg/dL), em estudo envolvendo vários centros de aférese da Alemanha. Neste caso, a indicação da aférese foi feita com base no fato de se tratar de pacientes com doença arterial coronária, com presença de fatores de risco adicionais, nos quais a Lp(a) muito alta poderia aumentar significativamente o risco de eventos.[218,224] Foi observado que os níveis de Lp(a) foram reduzidos em mais de 70%, paralelamente com o decréscimo da média anual de eventos coronários adversos.[225] No *set-up* clínico real, embora aférese de LDL seja capaz de diminuir as concentrações de Lp(a), pela sua similaridade estrutural com a LDL, sua indicação nos casos de Lp(a) muito alta fica limitada pelo fato de este procedimento ser muito dispendioso, demorado, sendo reservado usualmente para indivíduos com formas extremas de hipercolesterolemia.

Na reposição hormonal, o tratamento com hormônios gonadais, no homem com andrógenos e na mulher tanto com estrógenos isolados quanto em combinação com progesterona, parece diminuir as concentrações de Lp(a).[226-231] Bermudez e colaboradores[232] opinam que a ausência do estrógeno após a menopausa seja fator desencadeante de aumento nos níveis de Lp(a). Mesmo tendo em vista os efeitos benéficos da terapia estrogênica sobre a Lp(a) e outros lipídeos plasmáticos, é preciso ter em mente as controvérsias sobre a reposição hormonal no que concerne ao risco aumentado de certas neoplasias malignas e acidentes tromboembólicos.

Os inibidores de aromatase, usados no tratamento de carcinoma mamário em mulheres pós-menopausa e com receptor de estrógeno positivo, parecem não ter efeito sobre os níveis de Lp(a).[14,230, 233-234] Outros agentes possivelmente redutores de níveis de Lp(a) citados na literatura incluem a carnitina-L (2 g/dia)[235] e uma combinação de lisina-L e ascorbato (3 g/dia de cada).[236] Um estudo recente indicou que o anticorpo tocilizumabe, capaz de bloquear a sinalização de IL-6, pode diminuir a Lp(a).[153] É válido mencionar terapias ainda em fase experimental que utilizam RNA de interferência para reduzir a expressão de apo(a),[237] e ainda o uso de peptídeos sintéticos para inibir a produção de Lp(a).[238] O mipomersen, aprovado para uso comercial em 2008, pode ser promissor também para diminuir os níveis de Lp(a). O mipomersen é um oligonucleotídeo antisenso que atua no RNA mensageiro, inibindo a síntese de apoB pelo fígado e reduzindo no plasma a concentração das lipoproteínas que contêm apoB. Mostrou-se que este medicamento pode reduzir não só o LDL-colesterol quanto a Lp(a).[239] Anticorpos monoclonais contra a proproteína convertase subtilisina kexina 9 (PCSK9) como o Alirocumabe e Evolocumabe reduzem a Lp(a) entre 25% a 30%, contudo, ainda não se conhece o mecanismo pelo qual isso ocorre.[240] Mais recentemente um oligonucleotídeo antisenso contra a apo(a) foi desenvolvido e um estudo fase 2 mostram reduções da Lp(a) de até 80%.[241]

Conclusões

Quase meio século após a descoberta da Lp(a) por Berg, ainda pairam dúvidas sobre o real peso deste parâmetro como fator de risco das doenças cardiovasculares e sobre os mecanismos que verdadeiramente liguem a Lp(a) à aterogênese. Em recente painel de consenso da Sociedade Europeia de Aterosclerose, recomendou-se a redução dos níveis de Lp(a) acima de 50 mg/dL, a ser conseguida por tratamento com niacina (1 a 3 mg/ dia) ou aférese de LDL em casos extremos.[179] Na prática clínica, o encontro de concentrações de Lp(a) acima de 25 mg/dL ou 30 mg/dL deve levar o facultativo, no mínimo, a ser mais enérgico no tratamento dos outros fatores de risco da aterosclerose.

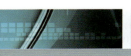

Referências bibliográficas

1. Berg K. A new serum type system in man--the Ld system. Acta Pathol Microbiol Scand. 1963;59:369-82.
2. Berg K. Studies on the reaction between Lp(a+) human sera and anti-lp(a)-sera from rabbits. Acta Pathol Microbiol Scand. 1964;62:613-22.
3. Hewitt D, Milner J, Owen AR, et al. The inheritance of sinking-pre-beta lipoprotein and its relation to the Lp(a) antigen. Clin Genet. 1982;21(5):301-8.
4. Dahlén G, Ericson C, Furberg C, et al. Studies on an extra pre-beta lipoprotein fraction. Acta Med Scand Suppl. 1972;531:1-29.
5. Frick MH, Dahlén G, Furbery C, et al. Serum pre-beta-1 lipoprotein fraction in coronary atherosclerosis. Acta Med Scand. 1974;195(5):337-40.
6. Dahlén G, Berg K, Gillnäs T, et al. Lp(a) lipoprotein/pre-beta1-lipoprotein in Swedish middle-aged males and in patients with coronary heart disease. Clin Genet. 1975;7(4):334-41.
7. Krempler F, Kostner G, Bolzano K, et al. Studies on the metabolism of the lipoprotein Lp (a) in man. Atherosclerosis. 1978;30(1):57-65.
8. Berg K, Dahlén G, Børresen AL. Lp(a) phenotypes, other lipoprotein parameters, and a family history of coronary heart disease in middle-aged males. Clin Genet. 1979;16(5):347-52.
9. Gaubatz JW, Heideman C, Gotto AM Jr, et al. Human plasma lipoprotein [a]. Structural properties. J Biol Chem. 1983;258(7):4582-9.
10. Gaubatz JW, Chari MV, Nava ML, et al. Isolation and characterization of the two major apoproteins in human lipoprotein [a]. J Lipid Res. 1987;28(1):69-79.
11. Fless GM, ZumMallen ME, Scanu AM. Physicochemical properties of apolipoprotein(a) and lipoprotein(a-) derived from the dissociation of human plasma lipoprotein (a). J Biol Chem. 1986;261(19):8712-8.
12. Seman LJ, Breckenridge WC. Isolation and partial characterization of apolipoprotein (a) from human lipoprotein (a). Biochem Cell Biol. 1986;64(10):999-1009.
13. Utermann G, Menzel HJ, Kraft HG, et al. Lp(a) glycoprotein phenotypes. Inheritance and relation to Lp(a)-lipoprotein concentrations in plasma. J Clin Invest. 1987 Aug;80(2):458-65.
14. McCormick SP. Lipoprotein(a): biology and clinical importance. Clin Biochem Rev. 2004;25(1):69-80.
15. Brunner C, Kraft HG, Utermann G, et al. Cys4057 of apolipoprotein(a) is essential for lipoprotein(a) assembly. Proc Natl Acad Sci U S A. 1993;90(24):11643-7.
16. Koschinsky ML, Côté GP, Gabel B, et al. Identification of the cysteine residue in apolipoprotein(a) that mediates extracellular coupling with apolipoprotein B-100. J Biol Chem. 1993;268(26):19819-25.
17. McCormick SP, Ng JK, Taylor S, et al. Mutagenesis of the human apolipoprotein B gene in a yeast artificial chromosome reveals the site of attachment for apolipoprotein(a). Proc Natl Acad Sci U S A. 1995;92(22):10147-51.
18. Callow MJ, Rubin EM. Site-specific mutagenesis demonstrates that cysteine 4326 of apolipoprotein B is required for covalent linkage with apolipoprotein (a) in vivo. J Biol Chem. 1995;270(41):23914-7.
19. Simons K, Ehnholm C, Renkonen O, et al. Characterization of the Lp(a) lipoprotein in human plasma. Acta Pathol Microbiol Scand B Microbiol Immunol. 1970;78(4):459-66.
20. Fless GM, Rolih CA, Scanu AM. Heterogeneity of human plasma lipoprotein (a). Isolation and characterization of the lipoprotein subspecies and their apoproteins. J Biol Chem. 1984;259(18):11470-8.

Metabolismo da Lipoproteína(a)

21. McLean JW, Tomlinson JE, Kuang WJ, et al. cDNA sequence of human apolipoprotein(a) is homologous to plasminogen. Nature. 1987;330(6144):132-7.
22. Eaton DL, Fless GM, Kohr WJ, et al. Partial amino acid sequence of apolipoprotein(a) shows that it is homologous to plasminogen. Proc Natl Acad Sci U S A. 1987;84(10):3224-8.
23. Kratzin H, Armstrong VW, Niehaus M, et al. Structural relationship of an apolipoprotein (a) phenotype (570 kDa) to plasminogen: homologous kringle domains are linked by carbohydrate-rich regions. Biol Chem Hoppe Seyler. 1987;368(12):1533-44.
24. Karàdi I, Kostner GM, Gries A, et al. Lipoprotein (a) and plasminogen are immunochemically related. Biochim Biophys Acta. 1988;960(1):91-7.
25. Weitkamp LR, Guttormsen SA, Schultz JS. Linkage between the loci for the Lp(a) lipoprotein (LP) and plasminogen (PLG). Hum Genet. 1988;79(1):80-2.
26. Frank SL, Klisak I, Sparkes RS, et al. The apolipoprotein(a) gene resides on human chromosome 6q26-27, in close proximity to the homologous gene for plasminogen. Hum Genet. 1988;79(4):352-6.
27. Drayna DT, Hegele RA, Hass PE, et al. Genetic linkage between lipoprotein(a) phenotype and a DNA polymorphism in the plasminogen gene. Genomics. 1988;3(3):230-6.
28. Lindahl G, Gersdorf E, Menzel HJ, et al. The gene for the Lp(a)-specific glycoprotein is closely linked to the gene for plasminogen on chromosome 6. Hum Genet. 1989; 81(2):149-52.
29. Berglund L, Ramakrishnan R. Lipoprotein(a): an elusive cardiovascular risk factor. Arterioscler Thromb Vasc Biol. 2004;24(12):2219-26.
30. Lippi G, Guidi G. Lipoprotein(a): from ancestral benefit to modern pathogen? QJM. 2000;93(2):75-84.
31. Scanu AM. Lipoprotein(a): Looking ahead. Nutr Metab Cardiovasc Dis. 2005;15(5):331-3.
32. Utermann G. The mysteries of lipoprotein(a). Science. 1989 Nov 17;246(4932):904-10.
33. Becker L, Webb BA, Chitayat S, et al. A ligand-induced conformational change in apolipoprotein(a) enhances covalent Lp(a) formation. J Biol Chem. 2003;278(16):14074-81.
34. Gaw A, Hobbs HH. Molecular genetics of lipoprotein (a): new pieces to the puzzle. Curr Opin Lipidol. 1994;5(2):149-55.
35. Marcovina SM, Kennedy H, Bittolo Bon G, et al. Fish intake, independent of apo(a) size, accounts for lower plasma lipoprotein(a) levels in Bantu fishermen of Tanzania: The Lugalawa Study. Arterioscler Thromb Vasc Biol. 1999;19(5):1250-6.
36. White AL, Guerra B, Lanford RE. Influence of allelic variation on apolipoprotein(a) folding in the endoplasmic reticulum. J Biol Chem. 1997 Feb 21;272(8):5048-55.
37. Wang W, Hu D, Lee ET, et al. Lipoprotein(a) in American Indians is low and not independently associated with cardiovascular disease. The Strong Heart Study. Ann Epidemiol. 2002;12(2):107-14.
38. Maranhão RC, Pileggi F. Lipoprotein (a): a strong risk factor in atherosclerosis. Arq Bras Cardiol. 1990;54(5):337-42.
39. Scanu AM, Kurschinski D, Conn M, et al. Important limiting features of the precipitation method in estimating LDL cholesterol: interference by IDL and Lp(a). Ateriosclerosis. 1988;8:574a.
40. Kinpara K, Okada H, Yoneyama A, et al. Lipoprotein(a)-cholesterol: A significant component of serum cholesterol. Clin Chim Acta. 2011;412(19-20):1783-7.
41. Albers JJ, Adolphson JL, Hazzard WR. Radioimmunoassay of human plasma Lp(a) lipoprotein. J Lipid Res. 1977;18(3):331-8.
42. Delplanque B, Beaumont V, Lemort N, et al. Lp(a) levels and antiestrogen antibodies in women with and without thrombosis in the course of oral contraception. Atherosclerosis. 1993;100(2):183-8.
43. Jenner JL, Ordovas JM, Lamon-Fava S, et al. Effects of age, sex, and menopausal status on plasma lipoprotein(a) levels. The Framingham Offspring Study. Circulation. 1993;87(4):1135-41.
44. Suk Danik J, Rifai N, Buring JE, et al. Lipoprotein(a), measured with an assay independent of apolipoprotein(a) isoform size, and risk of future cardiovascular events among initially healthy women. JAMA. 2006;296(11):1363-70.
45. Bermúdez V, Arráiz N, Aparicio D, et al. Lipoprotein(a): from molecules to therapeutics. Am J Ther. 2010;17(3):263-73.
46. Liu R, Saku K, Kostner GM, et al. In vivo kinetics of lipoprotein(a) in homozygous Watanabe heritable hyperlipidaemic rabbits. Eur J Clin Invest. 1993;23(9):561-5.
47. Frank S, Hrzenjak A, Kostner K, et al. Effect of tranexamic acid and delta-aminovaleric acid on lipoprotein(a) metabolism in transgenic mice. Biochim Biophys Acta. 1999;1438(1):99-110.
48. Tomlinson JE, McLean JW, Lawn RM. Rhesus monkey apolipoprotein(a). Sequence, evolution, and sites of synthesis. J Biol Chem. 1989;264(10):5957-65.

49. Kostner KM, Maurer G, Huber K, et al. Urinary excretion of apo(a) fragments. Role in apo(a) catabolism. Arterioscler Thromb Vasc Biol. 1996;16(8):905-11.
50. Kronenberg F, Trenkwalder E, Lingenhel A, et al. Renovascular arteriovenous differences in Lp[a] plasma concentrations suggest removal of Lp[a] from the renal circulation. J Lipid Res. 1997;38(9):1755-63.
51. Kraft HG, Menzel HJ, Hoppichler F, et al. Changes of genetic apolipoprotein phenotypes caused by liver transplantation. Implications for apolipoprotein synthesis. J Clin Invest. 1989;83(1):137-42.
52. White AL, Lanford RE. Cell surface assembly of lipoprotein(a) in primary cultures of baboon hepatocytes. J Biol Chem. 1994;269(46):28716-23.
53. Bonen DK, Hausman AM, Hadjiagapiou C, et al. Expression of a recombinant apolipoprotein(a) in HepG2 cells. Evidence for intracellular assembly of lipoprotein(a). J Biol Chem. 1997;272(9):5659-67.
54. Krempler F, Kostner G, Bolzano K, et al. Lipoprotein (a) is not a metabolic product of other lipoproteins containing apolipoprotein B. Biochim Biophys Acta. 1979;575(1):63-70.
55. Stein O, Bar-On H, Stein Y. Lipoproteins and the liver. Prog Liver Dis. 1972;4:45-62.
56. Bartens W, Rader DJ, Talley G, et al. Decreased plasma levels of lipoprotein(a) in patients with hypertriglyceridemia. Atherosclerosis. 1994;108(2):149-57.
57. Santos RD, Vinagre C, Maranhão RC. Lipoprotein lipase does not affect lipoprotein (a) levels in normotriglyceridemic patients. Int J Cardiol. 1995;50(1):79-81.
58. Armstrong VW, Walli AK, Seidel D. Isolation, characterization, and uptake in human fibroblasts of an apo(a)-free lipoprotein obtained on reduction of lipoprotein(a). J Lipid Res. 1985;26(11):1314-23.
59. Armstrong VW, Harrach B, Robenek H, et al. Heterogeneity of human lipoprotein Lp[a]: cytochemical and biochemical studies on the interaction of two Lp[a] species with the LDL receptor. J Lipid Res. 1990;31(3):429-41.
60. Krempler F, Kostner GM, Roscher A, et al. Studies on the role of specific cell surface receptors in the removal of lipoprotein (a) in man. J Clin Invest. 1983;71(5):1431-41.
61. Steyrer E, Kostner GM. Interaction of lipoprotein Lp[a] with the B/E-receptor: a study using isolated bovine adrenal cortex and human fibroblast receptors. J Lipid Res. 1990;31(7):1247-53.
62. Gries A, Fievet C, Marcovina S, et al. Interaction of LDL, Lp[a], and reduced Lp[a] with monoclonal antibodies against apoB. J Lipid Res. 1988;29(1):1-8.
63. Ye SQ, Keeling J, Stein O, et al. Tissue distribution of [3H]cholesteryllinoleyl ether-labeled human Lp(a) in different rat organs. Biochim Biophys Acta. 1988;963(3):534-40.
64. Fan J, Challah M, Shimoyamada H, et al. Transgenic rabbits expressing human apolipoprotein(a) as a useful model for the study of lipoprotein(a). Ann N Y Acad Sci. 2000;902:347-51.
65. Hofmann SL, Eaton DL, Brown MS, et al. Overexpression of human low density lipoprotein receptors leads to accelerated catabolism of Lp(a) lipoprotein in transgenic mice. J Clin Invest. 1990;85(5):1542-7.
66. Kostner GM, Gavish D, Leopold B, et al. HMG CoA reductase inhibitors lower LDL cholesterol without reducing Lp(a) levels. Circulation. 1989;80(5):1313-9.
67. Cobbaert C, Jukema JW, Zwinderman AH, et al. Modulation of lipoprotein(a) atherogenicity by high density lipoprotein cholesterol levels in middle-aged men with symptomatic coronary artery disease and normal to moderately elevated serum cholesterol. Regression Growth Evaluation Statin Study (REGRESS) Study Group. J Am Coll Cardiol. 1997;30(6):1491-9.
68. Hrzenjak A, Frank S, Wo X, et al. Galactose-specific asialoglycoprotein receptor is involved in lipoprotein (a) catabolism. Biochem J. 2003;376(Pt 3):765-71.
69. Niemeier A, Willnow T, Dieplinger H, et al. Identification of megalin/gp330 as a receptor for lipoprotein(a) in vitro. Arterioscler Thromb Vasc Biol. 1999;19(3):552-61.
70. Argraves KM, Kozarsky KF, Fallon JT, et al. The atherogenic lipoprotein Lp(a) is internalized and degraded in a process mediated by the VLDL receptor. Clin Invest. 1997;100(9):2170-81.
71. Boyer H, de Gennes JL, Truffert J, et al. Lp(a) levels in different types of dyslipidemia in the French population. Atherosclerosis. 1990;85(1):61-9.
72. Wiklund O, Angelin B, Olofsson SO, et al. Apolipoprotein(a) and ischaemic heart disease in familial hypercholesterolaemia. Lancet. 1990;335(8702):1360-3.
73. Kostner GM. Interaction of Lp(a) and of apo(a) with liver cells. Arterioscler Thromb. 1993;13(7):1101-9.
74. Hixson JE, Britten ML, Manis GS, et al. Apolipoprotein(a) (Apo(a)) glycoprotein isoforms result from size differences in Apo(a) mRNA in baboons.J Biol Chem. 1989;264(11):6013-6.
75. Rainwater DL, Manis GS, VandeBerg JL. Hereditary and dietary effects on apolipoprotein[a] isoforms and Lp[a] in baboons. J Lipid Res. 1989;30(4):549-58.
76. Shui-Q Y, Rapacz J, Rapacz JH, et al. Lipoprotein(a) in swine. Artheriosclerosis. 1988;8:574.

77. Laplaud PM, Beaubatie L, Rall SC Jr, et al. Lipoprotein[a] is the major apoB-containing lipoprotein in the plasma of a hibernator, the hedgehog (Erinaceus europaeus). J Lipid Res. 1988;29(9):1157-70.
78. Byrne CD, Schwartz K, Meer K, et al. The human apolipoprotein(a)/plasminogen gene cluster contains a novel homologue transcribed in liver. Arterioscler Thromb. 1994;14(4):534-41.
79. Kraft HG, Köchl S, Menzel HJ, et al. The apolipoprotein (a) gene: a transcribed hypervariable locus controlling plasma lipoprotein (a) concentration. Hum Genet. 1992;90(3):220-30.
80. Lackner C, Cohen JC, Hobbs HH. Molecular definition of the extreme size polymorphism in apolipoprotein(a). Hum Mol Genet. 1993;2(7):933-40.
81. Lippi G, Franchini M, Salvagno GL, et al. Lipoprotein[a] and cancer: anti-neoplastic effect besides its cardiovascular potency. Cancer Treat Rev. 2007;33(5):427-36.
82. Kamstrup PR. Lipoprotein(a) and ischemic heart disease--a causal association? A review. Atherosclerosis. 2010;211(1):15-23.
83. Lippi G, Franchini M, Targher G. Screening and therapeutic management of lipoprotein(a) excess: Review of the epidemiological evidence, guidelines and recommendations. Clin Chim Acta. 2011;412(11-12):797-801.
84. Gavish D, Azrolan N, Breslow JL. Plasma Ip(a) concentration is inversely correlated with the ratio of Kringle IV/Kringle V encoding domains in the apo(a) gene. J Clin Invest. 1989;84(6):2021-7.
85. Gaubatz JW, Ghanem KI, Guevara J Jr, et al. Polymorphic forms of human apolipoprotein[a]: inheritance and relationship of their molecular weights to plasma levels of lipoprotein[a]. J Lipid Res. 1990;31(4):603-13.
86. Lackner C, Boerwinkle E, Leffert CC, et al. Molecular basis of apolipoprotein (a) isoform size heterogeneity as revealed by pulsed-field gel electrophoresis. J Clin Invest. 1991;87(6):2153-61.
87. Kamboh MI, Ferrell RE, Kottke BA. Expressed hypervariable polymorphism of apolipoprotein (a). Am J Hum Genet. 1991;49(5):1063-74.
88. Barkley RA, Brown AC, Hanis CL, et al. Lack of genetic linkage evidence for a trans-acting factor having a large effect on plasma lipoprotein[a] levels in African Americans. J Lipid Res. 2003;44(7):1301-5.
89. Broeckel U, Hengstenberg C, Mayer B, et al. A comprehensive linkage analysis for myocardial infarction and its related risk factors. Nat Genet. 2002;30(2):210-4.
90. Ober C, Nord AS, Thompson EE, et al. Genome-wide association study of plasma lipoprotein(a) levels identifies multiple genes on chromosome 6q. J Lipid Res. 2009;50(5):798-806.
91. Crawford DC, Peng Z, Cheng JF, et al. LPA and PLG sequence variation and kringle IV-2 copy number in two populations. Hum Hered. 2008;66(4):199-209.
92. Kalina A, Császár A, Füst G, et al. The association of serum lipoprotein(a) levels, apolipoprotein(a) size and (TTTTA)(n) polymorphism with coronary heart disease. Clin Chim Acta. 2001;309(1):45-51.
93. Zídková K, Kebrdlová V, Zlatohlávek L, et al. Detection of variability in apo(a) gene transcription regulatory sequences using the DGGE method. Clin Chim Acta. 2007;376(1-2):77-81.
94. Catalano M, Cortelazzo A, Yilmaz Y, et al. The LPA gene C93T polymorphism influences plasma lipoprotein(a) levels and is independently associated with susceptibility to peripheral arterial disease. Clin Chim Acta. 2008;387(1-2):109-12.
95. Ferreira H, Costa E, Vieira E, et al. Single nucleotide polymorphisms in the apo(a) kringle IV type 8 domain are not associated with atherothrombotic serum lipoprotein (a) concentration, in a Portuguese paediatric population. Int J Lab Hematol. 2008;30(3):240-3.
96. Trégouët DA, König IR, Erdmann J, et al. Genome-wide haplotype association study identifies the SLC22A3-LPAL2-LPA gene cluster as a risk locus for coronary artery disease. Nat Genet. 2009;41(3):283-5.
97. Kamstrup PR, Tybjaerg-Hansen A, Steffensen R, et al. Genetically elevated lipoprotein(a) and increased risk of myocardial infarction. JAMA. 2009;301(22):2331-9.
98. Clarke R, Peden JF, Hopewell JC, et al. Genetic variants associated with Lp(a) lipoprotein level and coronary disease. N Engl J Med. 2009 Dec 24;361(26):2518-28.
99. Boerwinkle E, Leffert CC, Lin J, et al. Apolipoprotein(a) gene accounts for greater than 90% of the variation in plasma lipoprotein(a) concentrations. J Clin Invest. 1992;90(1):52-60.
100. Guyton JR, Dahlen GH, Patsch W, et al. Relationship of plasma lipoprotein Lp(a) levels to race and to apolipoprotein B. Arteriosclerosis. 1985;5(3):265-72.
101. Parra HJ, Luyéyé I, Bouramoué C, et al. Black-white differences in serum Lp(a) lipoprotein levels. Clin Chim Acta. 1987;168(1):27-31.
102. Cobbaert C, Kesteloot H. Serum lipoprotein(a) levels in racially different populations. Am J Epidemiol. 1992;136(4):441-9.

Dislipidemias e Prevenção da Aterosclerose

103. Sandholzer C, Hallman DM, Saha N, et al. Effects of the apolipoprotein(a) size polymorphism on the lipoprotein(a) concentration in 7 ethnic groups. Hum Genet. 1991;86(6):607-14.
104. Boomsma DI, Kaptein A, Kempen HJ, et al. Lipoprotein(a): relation to other risk factors and genetic heritability. Results from a Dutch parent-twin study. Atherosclerosis. 1993;99(1):23-33.
105. Dumitrescu L, Glenn K, Brown-Gentry K, et al. Variation in LPA is associated with Lp(a) levels in three populations from the Third National Health and Nutrition Examination Survey. PLoS One. 2011;6(1):e16604.
106. Van Biervliet JP, Labeur C, Michiels G, et al. Lipoprotein(a) profiles and evolution in newborns. Atherosclerosis. 1991;86(2-3):173-81.
107. Sakurabayashi I, Saito Y, Kita T, et al. Reference intervals for serum apolipoproteins A-I, A-II, B, C-II, C-III, and E in healthy Japanese determined with a commercial immunoturbidimetric assay and effects of sex, age, smoking, drinking, and Lp(a) level. Clin Chim Acta. 2001;312(1-2):87-95.
108. Armstrong VW, Cremer P, Eberle E, et al. The association between serum Lp(a) concentrations and angiographically assessed coronary atherosclerosis. Dependence on serum LDL levels. Atherosclerosis. 1986;62(3):249-57.
109. Bersot TP, Innerarity TL, Pitas RE, et al. Fat feeding in humans induces lipoproteins of density less than 1.006 that are enriched in apolipoprotein [a] and that cause lipid accumulation in macrophages. J Clin Invest. 1986;77(2):622-30.
110. Cohn JS, Lam CW, Sullivan DR, et al. Plasma lipoprotein distribution of apolipoprotein(a) in the fed and fasted states. Atherosclerosis. 1991;90(1):59-66.
111. Välimäki M, Laitinen K, Ylikahri R, et al. The effect of moderate alcohol intake on serum apolipoprotein A-I-containing lipoproteins and lipoprotein (a). Metabolism. 1991;40(11):1168-72.
112. Marth E, Cazzolato G, Bittolo Bon G, et al. Serum concentrations of Lp(a) and other lipoprotein parameters in heavy alcohol consumers. Ann Nutr Metab. 1982;26(1):56-62.
113. Budzyński J, Kłopocka M, Swiatkowski M, et al. Lipoprotein(a) in alcohol-dependent male patients during a six-month abstinence period. Alcohol Alcohol. 2003;38(2):157-62.
114. Os I, Høieggen A, Larsen A, et al. Smoking and relation to other risk factors in postmenopausal women with coronary artery disease, with particular reference to whole blood viscosity and beta-cell function. J Intern Med. 2003;253(2):232-9.
115. Chen XF, Tang LJ, Jiang JJ, et al. Increased levels of lipoprotein(a) in non-smoking aortic dissection patients. Clin Exp Med. 2008;8(2):123-7.
116. Kostner KM, Kostner GM. Factors affecting plasma lipoprotein(a) levels: role of hormones and other non-genetic factors. Semin Vasc Med. 2004;4(2):211-4.
117. Henriksson P, Angelin B, Berglund L. Hormonal regulation of serum Lp (a) levels. Opposite effects after estrogen treatment and orchidectomy in males with prostatic carcinoma. J Clin Invest. 1992;89(4):1166-71.
118. Brandstätter A, Lingenhel A, Zwiauer K, et al. Decrease of Lp(a) during weight reduction in obese children is modified by the apo(a) kringle-IV copy number variation. Int J Obes (Lond). 2009;33(10):1136-42.
119. Saha AL, Armentrout MA, Hassel SM, et al. Lipoprotein(a) quantitation by enzyme-linked immunoassay: correlation within normal female menstrual cycle. (abstract) Arteriosclerosis. 1989;9:760a.
120. Zechner R, Desoye G, Schweditsch MO, et al. Fluctuations of plasma lipoprotein-A concentrations during pregnancy and post partum. Metabolism. 1986;35(4):333-6.
121. Maeda S, Abe A, Seishima M, et al. Transient changes of serum lipoprotein(a) as an acute phase protein. Atherosclerosis. 1989;78(2-3):145-50.
122. Ornek E, Murat S, Duran M, et al. The relationship between lipoprotein(a) and coronary artery disease, as well as its variable nature following myocardial infarction. Clin Invest Med. 2011;34(1):E14-20.
123. Corsetti JP, Ryan D, Rainwater DL, et al. Lp(a) and risk of recurrent cardiac events in obese postinfarction patients. Obesity (Silver Spring). 2008;16(12):2717-22.
124. Borba EF, Santos RD, Bonfa E, et al. Lipoprotein(a) levels in systemic lupus erythematosus. J Rheumatol. 1994;21(2):220-3.
125. Wang J, Hu B, Kong L, et al. Native, oxidized lipoprotein(a) and lipoprotein(a) immune complex in patients with active and inactive rheumatoid arthritis: plasma concentrations and relationship to inflammation. Clin Chim Acta. 2008;390(1-2):67-71
126. Constans J, Pellegrin JL, Peuchant E, et al. High plasma lipoprotein (a) in HIV-positive patients. Lancet. 1993;341(8852):1099-100.
127. Maranhão R, Santos RD, Furlaneto C, et al. Lipoprotein (a), apolipoproteins and the lipid profile late after heart transplantation. Arq Bras Cardiol. 1994;63(6):465-8.

Metabolismo da Lipoproteína(a)

128. Parra HJ, Mezdour H, Cachera C, et al. Lp(a) lipoprotein in patients with chronic renal failure treated by hemodialysis. Clin Chem. 1987;33(5):721.
129. Takegoshi T, Haba T, Hirai J, et al. Alterations of lipoprotein(a) in patients with diabetic nephropathy. Atherosclerosis. 1990;83(1):99-100.
130. De Lima JJ, Maranhão RC, Latrilha M da C, et al. Early elevation of lipoprotein(a) levels in chronic renal insufficiency. Ren Fail. 1997;19(1):145-54.
131. Santos RD, Foronda A, Ramires JA, et al. Levels of lipoprotein (a) in pulmonary arterial hypertension. Cardiol Young. 2001;11(1):25-9.
132. Doevendans PA, Jukema W, Spiering W, et al. Molecular genetics and gene expression in atherosclerosis. Int J Cardiol. 2001;80(2-3):161-72.
133. Bruckert E, Davidoff P, Grimaldi A, et al. Increased serum levels of lipoprotein(a) in diabetes mellitus and their reduction with glycemic control. JAMA. 1990;263(1):35-6.
134. Haffner SM, Tuttle KR, Rainwater DL. Decrease of lipoprotein(a) with improved glycemic control in IDDM subjects. Diabetes Care. 1991;14(4):302-7.
135. Couper JJ, Bates DJ, Cocciolone R, et al. Association of lipoprotein(a) with puberty in IDDM. Diabetes Care. 1993;16(6):869-73.
136. Salzer B, Stavljenić A, Jürgens G, et al. Polymorphism of apolipoprotein E, lipoprotein(a), and other lipo-proteins in children with type I diabetes. Clin Chem. 1993;39(7):1427-32.
137. Császár A, Dieplinger H, Sandholzer C, et al. Plasma lipoprotein (a) concentration and phenotypes in diabetes mellitus. Diabetologia. 1993;36(1):47-51.
138. Klausen IC, Schmidt EB, Lervang HH, et al. Normal lipoprotein(a) concentrations and apolipoprotein(a) isoforms in patients with insulin-dependent diabetes mellitus. Eur J Clin Invest. 1992;22(8):538-41.
139. Gall MA, Rossing P, Hommel E, et al. Apolipoprotein(a) in insulin-dependent diabetic patients with and without diabetic nephropathy. Scand J Clin Lab Invest. 1992;52(6):513-21.
140. Heller FR, Jamart J, Honore P, et al. Serum lipoprotein(a) in patients with diabetes mellitus. Diabetes Care. 1993;16(5):819-23.
141. Haffner SM, Morales PA, Stern MP, et al. Lp(a) concentrations in NIDDM. Diabetes. 1992;41(10):1267-72.
142. Jenkins AJ, Steele JS, Janus ED, et al. Plasma apolipoprotein (a) is increased in type 2 (non-insulin-dependent) diabetic patients with microalbuminuria. Diabetologia. 1992;35(11):1055-9.
143. Mora S, Kamstrup PR, Rifai N, et al. Lipoprotein(a) and risk of type 2 diabetes. Clin Chem. 2010;56(8):1252-60.
144. Rainwater DL, MacCluer JW, Stern MP, et al. Effects of NIDDM on lipoprotein(a) concentration and apolipoprotein(a) size. Diabetes. 1994;43(7):942-6.
145. Nakhjavani M, Morteza A, Esteghamati A, et al. Serum lipoprotein(a) levels are greater in female than male patients with type-2 diabetes. Lipids. 2011;46(4):349-56.
146. Sattler W, Kostner GM, Waeg G, et al. Oxidation of lipoprotein Lp(a). A comparison with low-density lipoproteins. Biochim Biophys Acta. 1991;1081(1):65-74.
147. Haberland ME, Fless GM, Scanu AM, et al. Malondialdehyde modification of lipoprotein(a) produces avid uptake by human monocyte-macrophages. J Biol Chem. 1992;267(6):4143-51.
148. Krempler F, Kostner GM, Roscher A, et al. The interaction of human apoB-containing lipoproteins with mouse peritoneal macrophages: a comparison of Lp(a) with LDL. J Lipid Res. 1984;25(3):283-7.
149. Wu HD, Berglund L, Dimayuga C, et al. High lipoprotein(a) levels and small apolipoprotein(a) sizes are associated with endothelial dysfunction in a multiethnic cohort. J Am Coll Cardiol. 2004;43(10):1828-33.
150. Stenvinkel P, Heimbürger O, Tuck CH, et al. Apo(a)-isoform size, nutritional status and inflammatory markers in chronic renal failure. Kidney Int. 1998;53(5):1336-42.
151. Wade DP, Clarke JG, Lindahl GE, et al. 5' control regions of the apolipoprotein(a) gene and members of the related plasminogen gene family. Proc Natl Acad Sci U S A. 1993;90(4):1369-73.
152. Ramharack R, Barkalow D, Spahr MA. Dominant negative effect of TGF-beta1 and TNF-alpha on basal and IL-6-induced lipoprotein(a) and apolipoprotein(a) mRNA expression in primary monkey hepatocyte cultures. Arterioscler Thromb Vasc Biol. 1998;18(6):984-90.
153. Schultz O, Oberhauser F, Saech J, et al. Effects of inhibition of interleukin-6 signalling on insulin sensitivity and lipoprotein (a) levels in human subjects with rheumatoid diseases. PLoS One. 2010;5(12):e14328.
154. Yano Y, Shimokawa K, Okada Y, et al. Immunolocalization of lipoprotein(a) in wounded tissues. J Histochem Cytochem. 1997;45(4):559-68.
155. Hajjar KA, Gavish D, Breslow JL, et al. Lipoprotein(a) modulation of endothelial cell surface fibrinolysis and its potential role in atherosclerosis. Nature. 1989;339(6222):303-5.

156. Scott J. Lipoprotein(a). Thrombogenesis linked to atherogenesis at last? Nature. 1989;341(6237):22-3.
157. Miles LA, Fless GM, Levin EG, et al. A potential basis for the thrombotic risks associated with lipoprotein(a). Nature. 1989;339(6222):301-3.
158. Scanu AM, Fless G. Lp(a): a lipoprotein particle with atherogenic and thrombogenic potential. In: Crepaldi G, Gotto AM, Manzato E, et al. Atheroslcerosis VIII. Excerpta Médica. Amsterdam, 1989.
159. Souza DR, Maranhão RC, Varella-Garcia M, et al. Postprandial levels of lipoprotein(a) in subjects with or without coronary artery disease. Int J Cardiol. 1996;53(1):94-6.
160. Edelberg JM, Gonzalez-Gronow M, Pizzo SV. Lipoprotein(a) inhibition of plasminogen activation by tissue-type plasminogen activator. Thromb Res. 1990;57(1):155-62.
161. Tranchesi B, Santos Filho R, Vinagre C, et al. Lipoprotein (a) levels do not influence the outcome of rt-PA therapy in acute myocardial infarction. Ann Hematol. 1991;62(4):141-2.
162. Kostner GM, Avogaro P, Cazzolato G, et al. Lipoprotein Lp(a) and the risk for myocardial infarction. Atherosclerosis. 1981;38(1-2):51-61.
163. Költringer P, Jürgens G. A dominant role of lipoprotein(a) in the investigation and evaluation of parameters indicating the development of cervical atherosclerosis. Atherosclerosis. 1985;58(1-3):187-98.
164. Murai A, Miyahara T, Fujimoto N, et al. Lp(a) lipoprotein as a risk factor for coronary heart disease and cerebral infarction. Atherosclerosis. 1986;59(2):199-204.
165. Rhoads GG, Dahlen G, Berg K, et al. Lp(a) lipoprotein as a risk factor for myocardial infarction. JAMA. 1986;256(18):2540-4.
166. Hoefler G, Harnoncourt F, Paschke E, et al. Lipoprotein Lp(a). A risk factor for myocardial infarction. Arteriosclerosis. 1988;8(4):398-401.
167. Hoff HF, Beck GJ, Skibinski CI, et al. Serum Lp(a) level as a predictor of vein graft stenosis after coronary artery bypass surgery in patients. Circulation. 1988 Jun;77(6):1238-44.
168. Schaefer EJ, Lamon-Fava S, Jenner JL, et al. Lipoprotein(a) levels and risk of coronary heart disease in men. The lipid Research Clinics Coronary Primary Prevention Trial. JAMA. 1994;271(13):999-1003.
169. Maranhão R, Arie S, Vinagre CG, et al. Lipoprotein (a) plasma levels in normal subjects and patients with coronary disease confirmed by coronary cineangiography. Arq Bras Cardiol. 1991;56(2):121-5.
170. Agoston-Coldea L, Rusu LD, Zdrenghea D, et al. Lipoprotein (a) and lipid and non-lipid risk factors in coronaries risk assessment. Rom J Intern Med. 2008;46(2):137-44.
171. Cicek H, Bayil S, Zer Y, et al. Comparison of Lipoprotein(a) levels between elderly and middle-aged men with coronary artery disease. Ann N Y Acad Sci. 2007;1100:179-84.
172. Smolders B, Lemmens R, Thijs V. Lipoprotein (a) and stroke: a meta-analysis of observational studies. Stroke. 2007;38(6):1959-66.
173. Djordjević VB, Cosić V, Stojanović I, et al. Lipoprotein(a) Is the Best Single Marker in Assessing Unstable Angina Pectoris. Cardiol Res Pract. 2011;2011:1753-63.
174. Ornek E, Murat S, Duran M, et al. The relationship between lipoprotein(a) and coronary artery disease, as well as its variable nature following myocardial infarction. Clin Invest Med. 2011;34(1):E14-20.
175. Gurewich V, Mittleman M. Lipoprotein(a) in coronary heart disease. Is it a risk factor after all? JAMA. 1994;271(13):1025-6.
176. Barnathan ES. Has lipoprotein 'little' (a) shrunk? JAMA. 1993;270(18):2224-5.
177. Marcovina SM, Koschinsky ML. Lipoprotein(a) as a risk factor for coronary artery disease. Am J Cardiol. 1998;82(12A):57U-66U; discussion 86U.
178. Gudnason V. Lipoprotein(a): a causal independent risk factor for coronary heart disease? Curr Opin Cardiol. 2009;24(5):490-5.
179. Nordestgaard BG, Chapman MJ, Ray K, et al. European Atherosclerosis Society Consensus Panel. Lipoprotein(a) as a cardiovascular risk factor: current status. Eur Heart J. 2010 Dec;31(23):2844-53.
180. Lippi G, Franchini M, Targher G. Screening and therapeutic management of lipoprotein(a) excess: review of the epidemiological evidence, guidelines and recommendations. Clin Chim Acta. 2011;412(11-12):797-801.
181. Stampfer MJ, Malinow MR, Willett WC, et al. A prospective study of plasma homocyst(e)ine and risk of myocardial infarction in US physicians. JAMA. 1992;268(7):877-81.
182. Cantin B, Gagnon F, Moorjani S, et al. Is lipoprotein(a) an independent risk factor for ischemic heart disease in men? The Quebec Cardiovascular Study. J Am Coll Cardiol. 1998;31(3):519-25.
183. Danesh J, Collins R, Peto R. Lipoprotein(a) and coronary heart disease. Meta-analysis of prospective studies. Circulation. 2000;102(10):1082-5.
184. Erqou S, Kaptoge S, Perry PL, et al. Lipoprotein(a) concentration and the risk of coronary heart disease, stroke, and nonvascular mortality. JAMA. 2009;302(4):412-23.

Metabolismo da Lipoproteína(a)

185. Erqou S, Thompson A, Di Angelantonio E, et al. Apolipoprotein(a) isoforms and the risk of vascular disease: systematic review of 40 studies involving 58,000 participants. J Am Coll Cardiol. 2010;55(19):2160-7.
186. Kamstrup PR, Benn M, Tybjaerg-Hansen A, et al. Extreme lipoprotein(a) levels and risk of myocardial infarction in the general population: the Copenhagen City Heart Study. Circulation. 2008;117(2):176-184.
187. Boden-Albala B, Kargman DE, Lin IF, et al. Increased stroke risk and lipoprotein(a) in a multiethnic community: the Northern Manhattan Stroke Study. Cerebrovasc Dis. 2010;30(3):237-43.
188. Ohira T, Schreiner PJ, Morrisett JD, et al. Lipoprotein(a) and incident ischemic stroke: the Atherosclerosis Risk in Communities (ARIC) study. Stroke. 2006;37(6):1407-12.
189. Schillinger M, Domanovits H, Ignatescu M, et al. Lipoprotein (a) in patients with aortic aneurysmal disease. J Vasc Surg. 2002;36(1):25-30.
190. Takagi H, Manabe H, Kawai N, et al. Circulating lipoprotein(a) concentrations and abdominal aortic aneurysm presence. Interact Cardiovasc Thorac Surg. 2009;9(3):467-70.
191. Lerner DJ, Kannel WB. Patterns of coronary heart disease morbidity and mortality in the sexes: a 26-year follow-up of the Framingham population. Am Heart J. 1986;111(2):383-90.
192. Sposito AC, Mansur AP, Maranhão RC, et al. Triglyceride and lipoprotein (a) are markers of coronary artery disease severity among postmenopausal women. Maturitas. 2001;39(3):203-8.
193. Frohlich J, Dobiásová M, Adler L, et al. Gender differences in plasma levels of lipoprotein (a) in patients with angiographically proven coronary artery disease. Physiol Res. 2004;53(5):481-6.
194. Cassidy AE, Bielak LF, Kullo IJ, et al. Sex-specific associations of lipoprotein(a) with presence and quantity of coronary artery calcification in asymptomatic population. Med Sci Monit. 2004:10(9):CR493-503.
195. Barra S, Cuomo V, Silvestri N, et al. Lipoprotein(a) concentration does not differ betweensexes in healthy offspring of patients with premature myocardial infarction. J Cardiovasc Med (Hagerstown). 2011;12(7):482-6.
196. Knoflach M, Kiechl S, Penz D, et al. Cardiovascular risk factors and atherosclerosis in young women: atherosclerosis risk factors in female youngsters (ARFY study). Stroke. 2009;40(4):1063-9.
197. Hornstra G, van Houwelingen AC, Kester AD, et al. A palm oil-enriched diet lowers serum lipoprotein(a) in normocholesterolemic volunteers. Atherosclerosis. 1991;90(1):91-3.
198. Ginsberg HN, Kris-Etherton P, Dennis B, et al. Effects of reducing dietary saturated fatty acids on plasma lipids and lipoproteins in healthy subjects: the DELTA Study, protocol 1. Arterioscler Thromb Vasc Biol. 1998;18(3):441-9.
199. Jenkins DJ, Kendall CW, Marchie A, et al. Dose response of almonds on coronary heart disease risk factors: blood lipids, oxidized low-density lipoproteins, lipoprotein(a), homocysteine, and pulmonary nitric oxide: a randomized, controlled, crossover trial. Circulation. 2002;106(11):1327-32.
200. Kiortsis DN, Tzotzas T, Giral P, et al. Changes in lipoprotein(a) levels and hormonal correlations during a weight reduction program. Nutr Metab Cardiovasc Dis. 2001;11(3):153-7.
201. Wood RJ, Volek JS, Davis SR, et al. Effects of a carbohydrate-restricted diet on emerging plasma markers for cardiovascular disease. Nutr Metab (Lond). 2006;3:19.
202. Xiao CW. Health effects of soy protein and isoflavones in humans. J Nutr. 2008;138(6):1244S-1249S.
203. Bermúdez V, Aparicio D, Rojas E, et al. An elevated level of physical activity is associated with normal lipoprotein(a) levels in individuals from Maracaibo, Venezuela. Am J Ther. 2010;17(3):341-50.
204. Goudevenos JA, Bairaktari ET, Chatzidimou KG, et al. The effect of atorvastatin on serum lipids, lipoprotein(a) and plasma fibrinogen levels in primary dyslipidaemia--a pilot study involving serial sampling. Curr Med Res Opin. 2001;16(4):269-75.
205. Hernández C, Francisco G, Ciudin A, et al. Effect of atorvastatin on lipoprotein (a) and interleukin-10: a randomized placebo-controlled trial. Diabetes Metab. 2011;37(2):124-30.
206. Ramires JA, Mansur AP, Solimene MC, et al. Effect of gemfibrozil versus lovastatin on increased serum lipoprotein(a) levels of patients with hypercholesterolemia. Int J Cardiol. 1995;48(2):115-20.
207. Nestel P, Simons L, Barter P, et al. A comparative study of the efficacy of simvastatin and gemfibrozil in combined hyperlipoproteinemia: prediction of response by baseline lipids, apo E genotype, lipoprotein(a) and insulin. Atherosclerosis. 1997 Mar 21;129(2):231-9.
208. Nozue T, Michishita I, Mizuguchi I. Effects of ezetimibe on remnant-like particle cholesterol, lipoprotein (a), and oxidized low-density lipoprotein in patients with dyslipidemia. J Atheroscler Thromb. 2010;17(1):37-44.
209. Russo F, Chimienti G, Riezzo G, et al. Inulin-enriched pasta affects lipid profile and Lp(a) concentrations in Italian young healthy male volunteers. Eur J Nutr. 2008;47(8):453-9.
210. Crouse JR 3rd. New developments in the use of niacin for treatment of hyperlipidemia: new considerations in the use of an old drug. Coron Artery Dis. 1996;7(4):321-6.

Dislipidemias e Prevenção da Aterosclerose

211. Carlson LA, Hamsten A, Asplund A. Pronounced lowering of serum levels of lipoprotein Lp(a) in hyperlipidaemic subjects treated with nicotinic acid. J Intern Med. 1989;226(4):271-6.
212. Sposito AC, Mansur AP, Maranhão RC, et al. Etofibrate but not controlled-release niacin decreases LDL cholesterol and lipoprotein (a) in type IIb dyslipidemic subjects. Braz J Med Biol Res. 2001;34(2):177-82.
213. Gurakar A, Hoeg JM, Kostner G, et al. Levels of lipoprotein Lp(a) decline with neomycin and niacin treatment. Atherosclerosis. 1985;57(2-3):293-301.
214. Morgan JM, Capuzzi DM, Guyton JR, et al. Treatment Effect of Niaspan, a Controlled-release Niacin, in Patients With Hypercholesterolemia: A Placebo-controlled Trial. J Cardiovasc Pharmacol Ther. 1996;1(3):195-202.
215. Pan J, Van JT, Chan E, et al. Extended-release niacin treatment of the atherogenic lipid profile and lipoprotein(a) in diabetes. Metabolism. 2002;51(9):1120-7.
215. Pan J, Van JT, Chan E, et al. Extended-release niacin treatment of the atherogenic lipid profile and lipoprotein(a) in diabetes. Metabolism. 2002;51(9):1120-1127.
216. Bruckert E, Labreuche J, Amarenco P. Meta-analysis of the effect of nicotinic acid alone or in combination on cardiovascular events and atherosclerosis. Atherosclerosis. 2010;210(2):353-61.
217. Scanu AM, Bamba R. Niacin and lipoprotein(a): facts, uncertainties, and clinical considerations. Am J Cardiol. 2008;101(8A):44B-47B.
218. Orsó E, Ahrens N, Kilalić D, et al. Familial hypercholesterolemia and lipoprotein(a) hyperlipidemia as independent and combined cardiovascular risk factors. Atheroscler Suppl. 2009;10(5):74-8.
219. McKenney J. New perspectives on the use of niacin in the treatment of lipid disorders. Arch Intern Med. 2004;164(7):697-705.
220. Kagawa A, Azuma H, Akaike M, et al. Aspirin reduces apolipoprotein(a) (apo(a)) production in human hepatocytes by suppression of apo(a) gene transcription. J Biol Chem. 1999;274(48):34111-5.
221. Akaike M, Azuma H, Kagawa A, et al. Effect of aspirin treatment on serum concentrations of lipoprotein(a) in patients with atherosclerotic diseases. Clin Chem. 2002;48(9):1454-9.
222. Chasman DI, Shiffman D, Zee RY, et al. Polymorphism in the apolipoprotein(a) gene, plasma lipoprotein(a), cardiovascular disease, and low-dose aspirin therapy. Atherosclerosis. 2009;203(2):371-6.
223. Armstrong VW, Schleef J, Thiery J, et al. Effect of HELP-LDL-apheresis on serum concentrations of human lipoprotein(a): kinetic analysis of the post-treatment return to baseline levels. Eur J Clin Invest. 1989;19(3):235-40.
224. Stefanutti C, Vivenzio A, Di Giacomo S, et al. Treatment of symptomatic hyperLp(a)lipidemia with LDL-apheresis vs. usual care. Transfus Apher Sci. 2010;42(1):21-6.
225. Jaeger BR, Richter Y, Nagel D, et al. Longitudinal cohort study on the effectiveness of lipid apheresis treatment to reduce high lipoprotein(a) levels and prevent major adverse coronary events. Nat Clin Pract Cardiovasc Med. 2009;6(3):229-39.
226. Albers JJ, Taggart HM, Applebaum-Bowden D, et al. Reduction of lecithin-cholesterol acyltransferase, apolipoprotein D and the Lp(a) lipoprotein with the anabolic steroid stanozolol. Biochim Biophys Acta. 1984;795(2):293-6.
227. Shewmon DA, Stock JL, Rosen CJ, et al. Tamoxifen and estrogen lower circulating lipoprotein(a) concentrations in healthy postmenopausal women. Arterioscler Thromb. 1994;14(10):1586-93.
228. Cheung AP. Acute effects of estradiol and progesterone on insulin, lipids and lipoproteins in postmenopausal women: a pilot study. Maturitas. 2000;35(1):45-50.
229. Suk Danik J, Rifai N, Buring JE, et al. Lipoprotein(a), hormone replacement therapy, and risk of future cardiovascular events. J Am Coll Cardiol. 2008;52(2):124-31.
230. Gaeta G, Lanero S, Barra S, et al. Sex hormones and lipoprotein(a) concentration. Expert Opin Investig Drugs. 2011;20(2):221-38.
231. Parhofer KG. Lipoprotein(a): medical treatment options for an elusive molecule. Curr Pharm Des. 2011;17(9):871-6.
232. Bermúdez Pirela V, Cabrera de Bravo M, Mengual Moreno E, et al. Lipoprotein (a) in an urban population of Venezuela: Evidence that estrogenic deprivation increase in lipoprotein (a) levels is transitory. An Med Interna. 2007;24(7):324-7.
233. Villa P, Suriano R, Ricciardi L, et al. Low-dose estrogen and drospirenone combination: effects on glyco-insulinemic metabolism and other cardiovascular risk factors in healthy postmenopausal women. Fertil Steril. 2011;95(1):158-63.
234. Shlipak MG, Simon JA, Vittinghoff E, et al. Estrogen and progestin, lipoprotein(a), and the risk of recurrent coronary heart disease events after menopause. JAMA. 2000;283(14):1845-52.

Metabolismo da Lipoproteína(a)

235. Sirtori CR, Calabresi L, Ferrara S, et al. L-carnitine reduces plasma lipoprotein(a) levels in patients with hyper Lp(a). Nutr Metab Cardiovasc Dis. 2000;10(5):247-51.
236. Dalessandri KM. Reduction of lipoprotein(a) in postmenopausal women. Arch Intern Med. 2001;161(5):772-3.
237. Frank S, Gauster M, Strauss J, et al. Adenovirus-mediated apo(a)-antisense-RNA expression efficiently inhibits apo(a) synthesis in vitro and in vivo. Gene Ther. 200;8(6):425-30.
238. Sharp RJ, Perugini MA, Marcovina SM, et al. A synthetic peptide that inhibits lipoprotein(a) assembly. Arterioscler Thromb Vasc Biol. 2003;23(3):502-7.
239. Santos RD, Raal FJ, Catapano AL, Witztum JL, Steinhagen-Thiessen E, Tsimikas S. Mipomersen, an antisense oligonucleotide to apolipoprotein B-100, reduces lipoprotein(a) in various populations with hypercholesterolemia: results of 4 phase III trials. Arterioscler Thromb Vasc Biol. 2015 35(3):689-99
240. Stein EA, Raal F Future Directions to Establish Lipoprotein(a) as a Treatment for Atherosclerotic Cardiovascular Disease. Cardiovasc Drugs Ther. 2016 ;30:101-8.
241. Viney NJ, van Capelleveen JC, Geary RS, Xia S, Tami JA, Yu RZ, Marcovina SM, Hughes SG, Graham MJ, Crooke RM, Crooke ST, Witztum JL, Stroes ES, Tsimikas S Antisense oligonucleotides targeting apolipoprotein(a) in people with raised lipoprotein(a): two randomised, double-blind, placebo-controlled, dose-ranging trials. Lancet. 2016;388:2239-2253.

CAPÍTULO 5

Metabolismo das Lipoproteínas Ricas em Triglicérides

Henrique Lane Staniak ■ Antonio G. Laurinavicius

Introdução

A hipertrigliceridemia está associada a excesso de risco cardiovascular.[1] Uma metanálise de 17 grandes estudos encontrou um risco relativo de eventos cardiovasculares de 1,32 para homens e 1,76 para mulheres a cada aumento de 88 mg/dL (1mmol/L) nas concentrações plasmáticas de triglicérides.[1] Apesar disso, o fato de a placa aterosclerótica ser composta basicamente de colesterol sugere que os triglicérides não são diretamente aterogênicos, mas que marcam uma condição metabólica que predispõe ao depósito subendotelial de colesterol e, assim, à formação da placa aterosclerótica.

Corroborando esta hipótese, a hipertrigliceridemia raramente é um achado isolado, acompanhando mais frequentemente um conjunto de alterações conhecido como *Síndrome Metabólica*. Além do aumento nas concentrações plasmáticas dos triglicérides, indivíduos *metabólicos* costumam apresentar redução do HDL-colesterol, aumento da resistência insulínica (que pode se manifestar como alteração da glicemia de jejum ou, inclusive, preencher critérios para o diagnóstico de diabetes melito), hipertensão arterial e obesidade visceral (frequentemente associada à esteatose hepática).

Foi claramente demonstrado que todos esses achados estão associados a excesso de risco cardiovascular por doença aterosclerótica. Para entender de que forma as concentrações plasmáticas de triglicérides modulam o destino final do colesterol plasmático, é necessário reconhecer que, ao se medir os triglicérides plasmáticos, está se avaliando de forma sumária a atividade e a função das lipoproteínas que os transportam na circulação sanguínea. Estas lipoproteínas são as VLDL e os quilomícrons (Qms), partículas definidas conjuntamente com *Lipoproteínas Ricas em Triglicérides* (LRT), em contraste àquelas lipoproteínas proporcionalmente mais ricas em colesterol (LDL e HDL).

É importante enfatizar que, embora ricas em triglicérides, as LRTs contêm em seu interior também uma quantidade relevante de colesterol que deve ser contabilizado, juntamente ao colesterol transportado nas LDL, no cálculo do colesterol aterogênico total, comumente denominado *colesterol não HDL*. É o destino deste colesterol que depende diretamente do metabolismo das LRTs. Por tal motivo, conhecer o metabolismo dessas lipoproteínas é fundamental para entender o papel, direto ou indireto, dos triglicérides na aterogênese.

As lipoproteínas ricas em triglicérides (LRTs)

Os lipídeos são moléculas hidrofóbicas que não se solubilizam no plasma, sendo transportados na circulação sanguínea como complexos lipoproteicos denominados lipoproteínas. Os principais lipídeos transportados na corrente sanguínea são: colesterol, éster de colesterol, fosfolipídeos e triglicérides. As lipoproteínas são macroagregados moleculares, de forma esférica, constituídos por apolipoproteína na periferia e por um núcleo hidrofóbico que contém principalmente colesterol esterificado e triglicérides, envolvido por uma monocamada de lipídeos anfifílicos, os fosfolipídeos, colesterol livre e proteínas.[2]

As apolipoproteínas estão presentes na superfície das lipoproteínas e desempenham importantes funções no metabolismo das lipoproteínas, relacionadas com estabilização da sua estrutura, modulação do seu metabolismo, atuando como ativadores ou bloqueadores enzimáticos e mediação da captação celular das lipoproteínas por receptores específicos.[3]

As lipoproteínas ricas em triglicérides (LRT) são representadas pelos quilomícrons (QM), VLDL e seus remanescentes. Os QM são lipoproteínas compostas por apo B 48, sintetizados no intestino e metabolizados pela via exógena. Os VLDL são lipoproteínas compostas por apo B 100, sintetizados no fígado e metabolizados pela via endógena. Os remanescentes de lipoproteínas são as partículas resultantes da ação da lipase lipoproteica endotelial sobre os QM e os VLDL.[4]

Relação entre aterosclerose e LRT

Os mecanismos fisiopatológicos que explicam o potencial aterogênico de uma lipoproteína são:

a) Sua concentração no plasma, que deve ser alta o suficiente para acúmulo no espaço subendotelial.
b) O tamanho da lipoproteína que deve ser de tamanho reduzido, facilitando sua penetração no espaço subintimal endotelial.
c) Expressão de receptores que são reconhecidos por macrófagos, sendo fagocitados e induzindo à formação de células espumosas e necróticas no espaço subendotelial.

Todos esses fatores são bastante reconhecidos como partículas de LDL; no entanto, são menos estudados, e é menos conhecido o papel das VLDL, QM e seus remanescentes.[5]

Os QM sintetizados no intestino apresentam diâmetro que varia de 75 a 3.000 nm, apresentando grande diâmetro para entrar no espaço subendotelial. Desta forma, os pacientes hiperquilomicronemia raramente apresentam doenças ateroscleróticas. No entanto, remanescente de QM e VLDL, estes ricos em colesterol, apresentam diâmetro suficiente para penetrar no espaço subendotelial,[6,7] e estudos demonstraram presença de LRT em placas ateroscleróticas. Estudos recentes demonstraram relação entre aterosclerose subclínica avaliada por meio da angiotomografia coronariana e triglicérides.[8] As LRT apresentam papel em diversas etapas do processo aterosclerótico, como descrito a seguir e representado na Figura 5.1.

Depósito direto dos remanescentes nas artérias

Os remanescentes de QM e VLDL podem se depositar diretamente nas artérias e por serem proporcionalmente ricos em colesterol, induzem células espumosas no espaço subendotelial.

Inflamação

Hipertrigliceridemia está associada com inflamação sistêmica, tendo sido demonstrada ativação de leucócitos em pacientes com hipertrigliceridemia.[9,10] A migração de monócitos para o espaço subendotelial é evento essencial no processo aterosclerótico, modulada por proteínas que desempenham papel de quimiotaxia, como a MCP-1 e as moléculas de adesão (I-CAM, V-CAM). Estudos demonstram aumento de expressão de MCP-1 e de moléculas de adesão em pacientes com aumento de remanescentes.[11]

Remanescentes de QM aumentam a secreção de interleucinas envolvidas no processo inflamatório, como a IL-1.

Hipercoagulabilidade

A hipertrigliceridemia está associada com hipercoagulabilidade e aumento de ativação plaquetária. Partículas de VLDL e remanescentes de QM aumentam a expressão do fator inibidor de plasminogênio (PAI-1), levando a estado pró-trombótico.[7]

Disfunção endotelial

A função endotelial medida por reatividade vascular é afetada pela presença de LRT. Lundman e colaboradores demonstraram que a infusão de partículas *Quilomicron-like – triglycerides* reduz a reatividade vascular dependente de óxido nítrico.[12]

Alteração do perfil de outras lipoproteínas

O aumento de remanescentes está associado à alteração de outras lipoproteínas, como aumento do LDL pequeno e denso, redução de HDL, tornando um terreno propício para aterosclerose. Em situações de aumento de TRL, por meio da enzima CETP, ocorrem trocas lipídicas, ocorrendo transferência de colesterol para partículas de VLDL e IDL e transferência de TGL para partículas de HDL. Estas se tornam instáveis e são excretadas facilmente pelos rins, ocorrendo diminuição de HDL e consequentemente redução do transporte reverso de colesterol, enquanto o VLDL e o IDL são enriquecidos por colesterol, tornando-se mais aterogênico.[5]

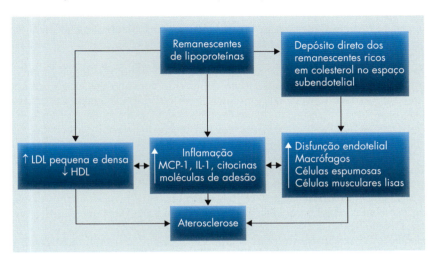

Figura 5.1 Papel dos remanescente das lipoproteínas ricas em TGL na aterosclerose.

Metabolismo dos Qm – A via exógena

A via exógena corresponde ao transporte de lipídeos disponíveis para absorção no trato intestinal, os quais são derivados principalmente da dieta. Em uma menor escala podem ser de origem endógena, constituindo-se de fosfolipídeos e colesterol de origem biliar. A digestão dos lipídeos tem início no estômago, por meio da ação da lipase lingual e lipase gástrica que hidrolisam preferencialmente os triglicérides, constituídos por ácidos graxos de cadeias curta e média. A maior parte da digestão das gorduras é realizada no duodeno, pela ação da lipase pancreática, que hidrolisa os triglicérides de cadeia longa. Os fosfolipídeos e o colesterol esterificado são hidrolisados no intestino pela fosfolipase A2 e pela colesterol esterase, respectivamente.

No duodeno, os ácidos graxos, monoglicerídeos, lisofosfolipídeos e colesterol livre interagem com os sais biliares secretados pela vesícula biliar. Os sais biliares são essenciais para a digestão e absorção dos lipídeos. Estes lipídeos vão se dissolvendo no interior das micelas formadas pelos sais biliares.[13] Em seguida, ocorre entrada destes através da membrana da borda em escova, por absorção passiva. Moléculas de monoglicerídeos originadas da hidrólise de triglicérides são hidrolisadas a ácidos graxos e glicerol pela ação da lipase entérica.

No retículo endoplasmático liso, estes são re-esterificados, formando novamente triglicérides, colesterol esterificado e fosfolipídeos. Os lipídeos formados migram do retículo endoplasmático liso até o retículo endoplasmático rugoso, onde dão origem às partículas denominadas pré-quilomícrons após a incorporação das apos B-48, A-I, A-II e A-IV. Depois, os Qm nascentes são transferidos para o complexo de Golgi e excretados por exocitose.

Os Qm nascentes são ricos em triglicérides e são formados primordialmente por apo B 48 e apo A 1, exclusivamente no intestino.[14] São secretados para dentro dos capilares linfáticos intestinais e passam dos vasos mesentéricos linfáticos para o ducto torácico antes de entrar na corrente sanguínea. Sofrem

Dislipidemias e Prevenção da Aterosclerose

colisões e trocas de partículas, sendo enriquecidos por apo C-II e apo E após entrar em contato com partículas ricas em apo C e apo E como lipoproteínas HDL.[15]

Durante o catabolismo dos quilomícrons, ocorrem trocas de componentes lipídicos com outras lipoproteínas, principalmente triglicérides dos quilomícrons para as HDLs e de colesterol esterificado das HDLs para os quilomícrons, por meio da CETP.

Nos capilares, ocorre ligação com a lipase lipoproteica (LPL), que é ativada pelo cofator apo C-II presente nos Qm, hidrolisando os triglicérides, liberando moléculas de ácido graxo, glicerol e monoglicerídeos. Os ácidos graxos são captados por células musculares para oxidação ou por células do tecido adiposo para serem estocados.

O receptor de LLP é uma substância *heparin like*.[16] Existe uma grande afinidade de ligação da heparina às lipases e, por esse motivo, as enzimas aderidas à superfície endotelial são rapidamente liberadas na circulação sanguínea pela heparina.

A meia-vida dos Qm é extremamente curta, dura cerca de 5 minutos, em que ocorre depleção dos triglicérides, apo A1 e proteína C, resultando na redução do tamanho dos Qm e gerando os "remanescentes", que são ricos em éster de colesterol, apo B 48 e apo E. Os remanescentes são removidos do sangue pelo fígado; no entanto, quando em excesso, podem se acumular no espaço subendotelial, induzindo aterosclerose.[17,18]

Os remanescentes transportam para o fígado o colesterol plasmático de origem da dieta, que pode ser utilizado na síntese de membranas celulares, na síntese de outras lipoproteínas de origem hepática ou ainda ser excretado na bile, na forma de ácidos biliares.[19]

As lipoproteínas circulantes penetram no fígado através da artéria hepática e da veia porta, sendo direcionadas para os sinusoides hepáticos. Os remanescentes de Qm são captados pelos hepatócitos através da ligação com o receptor de LDL (receptor B/E) ou LDL "receptor related protein (LRP)",[20] utilizando apo E como ligante.[21]

Após a captação do remanescente pelas células hepáticas, o colesterol derivado do catabolismo dessas partículas pode suprimir a expressão de receptores de LDL e, desta maneira, influenciar nas concentrações plasmáticas de LDL-c.[19]

Metabolismo das VLDLs – A via endógena

A produção de VLDL ocorre de forma contínua no fígado, e esta produção e sua conversão em LDL é chamada de via endógena. A VLDL é um lipoproteína rica em triglicérides, formada principalmente por apo B -100, apo – E e apo Cs. A produção de VLDL está relacionada à oferta de ácidos graxos para a produção hepática de triglicérides e à formação de VLDL. Existem quatro mecanismos implicados no aporte de ácidos graxos para o fígado:

1. A lipase hormônio sensível induz lipólise no tecido adiposo, que gera ácidos graxos para o fígado.
2. Ocorre captação de Qm e VLDL remanescentes que apresentam moléculas de triglicérides.
3. A redução da captação de ácidos graxos pelos tecidos periféricos após a ação da lipase lipoproteica no Qm e VLDL desvia os ácidos graxos em excesso para o fígado.
4. Síntese "de novo" de triglicérides pelo fígado, que ocorre principalmente em situações de ingestão de carboidratos.

A VLDL é formada no sistema retículo endoplasmático, passa para o aparelho de Golgi, contendo lipídeos, principalmente triglicérides e apolipoproteína B-100, e é lançada na circulação sanguínea.

A insulina apresenta papel regulador da concentração de TRL. No estado pós-prandial, ocorre aumento de insulina que suprime a lipólise do tecido adiposo e a secreção de VLDL hepática, reduzindo a concentração de TRL. No entanto, em situações de resistência à insulina, como no diabetes melito tipo 2, a ação da insulina é inapropriada e ocorre aumento da concentração de TRL.[7]

Logo após sua secreção na circulação, a VLDL entra em contato com outras lipoproteínas e, por meio de colisões com a HDL, adquire desta as apos E e C-II. A apo C-II é um cofator de ativação da LLP.[22] A ação da LLP resulta na hidrólise dos triglicérides da VLDL, que consequentemente se converte em uma partícula com menor diâmetro e maior densidade, denominada IDL. Os ácidos graxos gerados são captados e utilizados como fonte energética pelos tecidos musculares ou estocados pelo tecido adiposo.

54

Metabolismo das Lipoproteínas Ricas em Triglicérides

As partículas de IDL formadas a partir do catabolismo da VLDL podem seguir dois caminhos:[22,23]
1. As partículas de maior tamanho são removidas pelo fígado, através de um mecanismo de endocitose, por ligação tanto ao receptor específico de apo E (receptor E ou receptor de remanescentes) quanto ao receptor de apo B e E (receptor B/E ou receptor de LDL).
2. As partículas de menor tamanho podem ser removidas pelo fígado ou continuarem perdendo triglicérides e fosfolípides por meio da ação da lipase hepática presente no endotélio dos capilares hepáticos. As partículas perdem todas as após, com exceção da apo B-100, e se convertem em LDL. A Figura 5.2 resume as principais etapas do metabolismo das TRL, detalhando a via metabólica exógena e endógena.

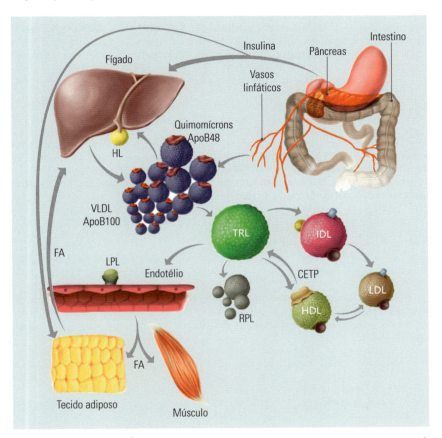

Figura 5.2 Metabolismo lipídico. Ácidos graxos (FA) são absorvidos pelo intestino, convertidos em triglicérides (TGL) e incorporados ao quilomícron (Qm) intestinal. O Qm entra no plasma via sistema linfático intestinal. A lipase lipoproteica (LPL) hidrolisa os TGL em FA, que são captados e oxidados pelas células musculares ou estocados nos adipócitos. As partículas remanescentes, os Qm remanescentes, são removidas da circulação através da ligação apo E com os receptores do LDL ou LDL (*receptor related protein*) dos hepatócitos. VLDL são partículas ricas em TGL e apo B 100 produzidas pelo fígado. São hidrolisadas pela LPL. VLDL remanescentes e IDL são captadas por receptor apo E hepático ou convertidas em LDL. Qm, VLDL e seus remanescentes são definidos como lipoproteínas ricas em triglicérides (TRL). As TRL podem trocar partículas com outras lipoproteínas na circulação, através da enzima *cholesterol-ester-transfer-protein* (CETP), ocorre troca dos ésteres de colesterol da HDL para LDL e TRL e troca de TGL das TRL para HDL e LDL. LDL enriquecido em TGL. As partículas de LDL enriquecidas com TGL são hidrolisadas pela lipase hepática, transformando-se em partículas aterogênicas pequenas e densas, enquanto as partículas de HDL enriquecidas em TGL são catabolizadas e excretadas por via renal.

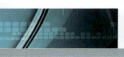

Referências bibliográficas

1. Hokanson JE, Austin MA. Plasma Triglyceride level is a risk factor for cardiovascular independent of High--Density Lipoprotein Cholesterol level: a meta-analysis of population-based prospective studies. J Cardiovasc Risk. 1996;3:213-9.
2. Eisenberg S, Levy R. Lipoprotein metabolism. Adv Lipid Res. 1975;13:1-89.
3. Schaefer EJ, Eisenberg S, Levy RI. Lipoprotein apoprotein metabolism. J Lipid Res. 1978;19:667-87.
4. Havel RJ. Post prandial lipid metabolism: an overview. Proc Nutr Soc. 1977;56(2):659-66.
5. Karpe F. Post prandial lipid metabolism and atherosclerosis. J Intern Med. 1999;246(4):341-55.
6. Proctor SD, Mamo JC. Intimal retention of cholesterol derived from apolipoprotein apo B 100 and apolipoprotein apo B 48 containing lipoproteins in carotid arteries of Watanabe heritable in hyperlipidemic rabbits. Arterioscler Thromb Vasc Biol. 2003;23:1595-600.
7. Fujioka Y, Ishikawa Y. Remnant lipoproteins as strong key particles to atherogenesis. J Atheroscler Thromb. 2009;16(3):145-54.
8. Staniak HL, Bittencourt MS, Santos RD, et al. Assotiation between postprandial triglycerides and coronary artery disease detected by coronary computed tomography angiography. Atherosclerosis. 2014;233(2):381-6.
9. Mohrschladt MF, Weverling AW, de Man FH, et al. Hyperlipoproteinemia affects cytokine production in whole blood samples ex vivo. The influence of lipid lowering therapy. Atherosclerosis. 2000;148:413-9.
10. Van Oostrom AJ, Rabelink TJ, Verseydan C, et al. Activation of leucocytes by post prandial lipemia in healthy volunteers. Atherosclerosis. 2004;148:413-9.
11. Kane JP, Chen GC, Hamilton RL, et al. Remnants of lipoproteins of intestinal and hepatic origin in familial disbetalipoproteinemia. Arteriosclerosis. 1983;3:47-56.
12. Lundman P, Eriksson M, Schenck-Gustafsson K, et al. Transient triglyceridemia decreases vascular reactivity in young, healthy men without risk factors for coronary heart disease. Circulation. 1997;96:3266-8.
13. Levy E. Selected aspects of intraluminal and intracellular phases of intestinal fat absorption. Can J Physiol Pharmacol. 1992;70:413-9.
14. Imaizume K, Fainaru M, Havel RJ. Composition of protein lymph chylomicrons in the rat and alterations produced upon exposure of chylomicrons to blood serum and serum proteins. J Lipid Res. 1978;19:712-22.
15. Patsh J. Influence of lipolysis on chylomicron clearance and HDL cholesterol levels. Eur Heart J. 1998;19(suppl H):H2-H6.
16. Quinn D, Shirai K, Jackson RL. Lipoprotein lipase: mechanism of action and role in lipoprotein metabolism. Prog Lipid Res. 1982;22:35-78.
17. Vinagre CGC. Alterations in chylomicron metabolism in patients submitted to cardiac transplantation. [Tese Doutorado] São Paulo: Faculdade de Ciências Farmacêuticas da Universidade de São Paulo, 1998. p.93.
18. Cooper AD. Hepatic uptake of chylomicron remnants. J Lipid Res. 1997;38:2173-98.
19. Brown MS, Kovanen PT, Goldstein JL Regulation of plasma cholesterol by lipoprotein receptors. Science. 1981;212:628-35.
20. Choi SY, Komaromy MC, Chen J, et al. Acceleration of uptake of LDL but not chylomicrons or chylomicron remnants by cells that secrete apo E and hepatic lipase. J Lipid Res. 1994;35:848-59.
21. Mahley RW, Ruang Y. Atherogenic remnant lipoproteins: role for proteogycans in trapping, transferring and internalizing. J Clin Invest. 2007;117:94-8.
22. Krauss RM, Herbert PN, Levy RI. Further observations on the activation and inhibition of lipoprotein lipase by apolipoproteins. Circ Res. 1973;33:403-11.
23. Brown MS, Goldstein JL. A receptor-mediated pathway for cholesterol homeostasis. Science. 1986;232:34-47.

PARTE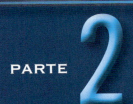

Outros Fatores de Risco para Aterosclerose

CAPÍTULO 6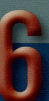

Diabetes, Hiperglicemia, Resistência à Insulina, Obesidade e Aterosclerose

Antonio Carlos Lerario ■ Bernardo Leo Wajchenberg *(in memoriam)*

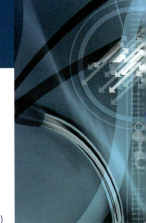

Introdução

Recentes avanços na pesquisa aumentaram de forma significativa a compreensão das causas e mecanismos fisiopatológicos do desenvolvimento da aterosclerose e novas terapias desenvolvidas têm permitindo reduzir ou retardar a sua progressão e reduzir os eventos cardiovasculares agudos na população em geral. Como resultado, dados estatísticos nos Estados Unidos da América mostram que a taxa de mortalidade das doenças circulatórias, ajustada para idade, se reduziu em cerca de 30% desde a década de 1980, fato este, entretanto, não observado em relação à população diabética, que, de forma oposta, vem apresentando índices de mortalidade por eventos cardiovasculares que estão se elevando de forma contínua.[1] Além de serem mais prevalentes quando comparados à população não diabética, os eventos cardiovasculares agudos ocorrem mais em faixas etárias menores, e a maior proteção de que dispõe a mulher não diabética na pré-menopausa ao desenvolvimento de eventos cardiovasculares é perdida quando ocorre o diabetes.[2]

Em pacientes diabéticos, a efetividade das terapêuticas preventivas para a aterosclerose utilizadas na população em geral é menor, e a doença cardiovascular tem se tornado o principal causador de mortalidade nos indivíduos com diabetes.[2] Devido ao seu alto impacto, tanto em termos de mortalidade como de morbidade, o diabetes, especialmente o diabetes tipo 2 (DM2), tende a adquirir uma maior importância como um problema de Saúde Pública, quando considerarmos o impressionante aumento da prevalência do diabetes observado nas últimas décadas em praticamente todo o mundo.[3,4]

Dados epidemiológicos do diabetes e da sua relação com a DCV

Projeções feitas pela Federação Internacional do Diabetes (IDF) estimam existir atualmente 220 milhões de pessoas portadoras de diabetes em todo o mundo e preveem que, com o aumento da prevalência da doença nos próximos anos, acometerá 300 milhões de indivíduos diabéticos em 2025 e 366 milhões em 2030.[3,4] No Brasil, os níveis de prevalência também são elevados e apresentam ainda uma tendência a aumentar. Enquanto, em 1989, o Estudo sobre a Prevalência do Diabetes Melito realizado simultaneamente em nove capitais brasileiras pelo Ministério da Saúde observou que 7,6% dos indivíduos com idades compreendidas entre 30 e 69 anos de idade eram diabéticos, outro estudo de prevalência do diabetes realizado uma década mais tarde no município de Ribeirão Preto (SP) projetou para o País uma prevalência de diabetes de 12,3%, índices estes 50% mais elevados que os do estudo anteriormente citado, e dados atuais do Ministério da Saúde estimam que em nossa população 10 milhões de pessoas sejam portadoras de diabetes.[5,6]

Apesar de já elevados em relação à população em geral, os índices de prevalência do diabetes referentes a camadas da população mais idosas ganham uma maior expressão pelo elevado número de indivíduos acometidos ou que virão a contrair a doença. No Estudo Brasileiro de Diabetes anteriormente citado, a prevalência em indivíduos com faixa etária entre 60 e 69 anos atingira 17,4% da população. Se atualizarmos esses índices aos níveis de prevalência gerais atuais, podemos estimar que, em nosso País, uma em cada seis pessoas aos 60 anos de idade e uma em cada quatro pessoas da população em geral aos 80 anos de idade sejam diabéticas.[5,6]

Entre os diversos fatores que têm sido associados à elevação da frequência do diabetes, destaca-se: o aumento da expectativa de vida da população, a mudança de hábitos alimentares, o estilo de vida mais sedentário e a maior prevalência da obesidade. Apesar de ser reconhecida uma forte relação do diabetes a fatores genéticos, inúmeras evidencias clínicas têm demonstrado uma nítida associação dessa patologia a fatores ambientais, especialmente a obesidade. Uma maior prevalência do diabetes tem sido descrita em populações de países em desenvolvimento, onde ocorre uma intensa migração para regiões urbanas e uma mudança do estilo de vida que contribuem para o aumento da obesidade pelo maior acesso aos alimentos e ao aumento do consumo de gorduras, mudança na composição alimentar baseada em refeições rápidas (*fast-food*), em que se abusa no consumo de refrigerantes, alimentos artificiais e fritos, e pela redução da atividade física resultante do estilo de vida "moderno".[1,2,4,7]

Evidências epidemiológicas da relação do diabetes com a DCV

Inúmeras evidências clínicas e experimentais demonstram uma relação positiva entre o diabetes e a presença de complicações crônicas micro- e macrovasculares, que constituem a principal causa de mortalidade, morbidade, incapacitação e piora da qualidade de vida do paciente diabético.[3,4,7] Estudos multicêntricos randomizados e com elevada casuística realizados na década passada, especialmente o estudo *Diabetes Complications Control Trial* (DCCT) realizado com diabéticos tipo 1 (DM1) e o estudo *United Kingdom Prevention of Diabetes Study* (UKPDS) em diabéticos tipo 2 (DM2),[8,9] não somente indicaram e confirmaram essa relação, mas também demonstraram a correlação dessas alterações com o grau de controle glicêmico e a redução das complicações diabéticas, notadamente nas complicações microvasculares. Em idosos, em que a incidência do DM2 é predominante, a principal complicação crônica é a macroangiopatia. Nesses pacientes, o infarto do miocárdio e o acidente vascular cerebral constituem a principal causa de morte (60% dos óbitos), e o diabetes é referido como causa de morte secundária em aproximadamente 50% nos atestados de óbito que referem como causa primária de morte a doença circulatória.[7,9-11]

A associação entre o diabetes e a doença cardiovascular tem sido demonstrada não somente nos pacientes que apresentam o diabetes clinicamente manifesto, mas também em indivíduos assintomáticos que se encontram em estágios mais precoces da doença, quando a alteração glicêmica ocorre apenas no período pós-prandial, caracterizando a intolerância à glicose, assim como em pacientes que apresentam glicemias de jejum pouco alteradas (entre 100 mg/dL e 126 mg/dL), classificada como glicemia de jejum alterada ou disglicemia.[12-14] A importância de alterações glicêmicas precoces como fator de risco cardiovascular tem sido evidenciada por diversos estudos. Um deles, o Decode,[13] demonstrou uma significante relação entre os níveis da hiperglicemia pós-prandial com a doença coronariana aguda; já o estudo realizado em 117.000 enfermeiras norte-americanas as avaliou prospectivamente por 20 anos, e concluiu que elas apresentaram um risco relativo cardiovascular significantemente aumentado no grupo de mulheres com diabetes durante o período de estudo, indicando que, nessas mulheres, a presença de alterações cardiovasculares chegava a preceder em até 15 anos o diagnóstico clínico do diabetes.[15]

Gerstein considera como importantes os valores da glicemia alterada em jejum por estarem associados frequentemente à hiperglicemia pós-prandial de 2 horas, que permitiriam detectar um risco CV aumentado quando não é realizado o GTT oral. Para tanto, sugere o conceito de *disglicemia*, que corresponderia à presença de níveis glicêmicos entre 100 mg/dL e 126 mg/dL, valores atualmente definidos pela OMS como glicemia alterada de jejum, que estariam associados não somente ao maior risco coronariano, mas também a outras alterações vasculares como: alterações cerebrais, demência, alterações cognitivas, ovários policísticos e alterações neurológicas.[16] Portanto, valores glicêmicos de jejum acima de 100 mg/dl estariam associados de forma contínua a alterações metabólicas, que refletiriam

Diabetes, Hiperglicemia, Resistência à Insulina, Obesidade e Aterosclerose

um aumento também contínuo do risco cardiovascular. O impacto do diabetes na doença coronariana pode ser ainda observado em estudos epidemiológicos com elevada casuística, como os estudos epidemiológicos *Whitehall, Paris Prospective Study* e *Helsinki Policeman Study*, que demonstram que pacientes DM2 apresentam um risco de 2 a 4 vezes maior de desenvolver a doença cardiovascular.[17] Em estudo retrospectivo realizado no Instituto do Coração do Hospital das Clínicas da FMUSP em São Paulo – INCOR, de 2.262 pacientes com IAM em um período de 3 anos, observou-se que. apesar de referido em apenas 12,1% dos pacientes (H: 10,7%; M: 15,8%), ocorria efetivamente em 24,8% (H: 22,9%; M: 29,7%), quando somados a mais 12,8% de diabetes diagnosticados na internação. Durante o período de internação, foram observados níveis elevados de glicemia casual (hiperglicemia de estresse) em outros 13,6% (H: 14,3%; M: 11,7%) indivíduos desta população. Portanto, alterações glicêmicas ocorreram em 37,4% dos indivíduos com IAM (H: 37,2%; M: 41,4%).[18] Além de constituir um fator de risco, as alterações do metabolismo glicêmico também constituem um fator agravante dos eventos cardiovasculares agudos, considerando que os indivíduos diabéticos com infarto do miocárdio apresentam piores desfechos, tanto na hospitalização como na evolução pós-alta e nos resultados da terapêutica intervencionista cirúrgica da doença coronariana, que limita a sua aplicação nesse grupo de pacientes.[18] Apesar de ocorrer predominantemente em pacientes DM2, que é a forma mais prevalente da doença (cerca de 95% dos casos de diabetes), a presença da doença cardiovascular também é elevada em pacientes DM1 que atingem idades maiores que 40 anos e que apresentam sobrepeso ou obesidade, sendo o risco para essas complicações igualmente aumentado.[7,8]

Principais mecanismos fisiopatológicos do DM2

A fisiopatologia do diabetes tipo 2 é caracterizada por um desarranjo complexo do metabolismo energético, que tem como principais alterações a deficiente produção de insulina pelas células beta-pancreáticas e o aumento da resistência periférica à insulina, além de outras alterações fisiopatológicas a elas associadas, como maior produção hepática de glicose, hiperglicemia e hiperinsulinemia, dislipidemia, maior tendência a fibrinólise e trombose, menor supressão da secreção do glucagon pancreático, alterações da secreção de incretinas gastrointestinais e maior deposição lipídica ectópica, especialmente a hepática.[19] A intensidade dessas alterações são variáveis nos diferentes indivíduos em função do grau de predisposição genética ao seu desenvolvimento e em consequência de mudanças ambientais, especialmente o ganho de peso corporal, a obesidade com predomínio intra-abdominal.[19]

O desenvolvimento da doença geralmente é progressivo, iniciando geralmente a partir da quarta ou quinta década da vida, com uma história natural caracterizada inicialmente pela presença da resistência à insulina, geralmente relacionada ao ganho de peso corporal e ao sedentarismo, que é compensada por uma hipersecreção de insulina. Entretanto, com o evoluir do tempo de doença, a célula betapancreática, ao perder gradualmente a sua capacidade secretória de insulina, torna-se incapaz de manter a homeostase glicêmica. Portanto, o desenvolvimento da doença é iniciado alguns anos antes do aparecimento da sintomatologia clínica característica (polifagia, poliúria, polidipsia e emagrecimento significativo não associado à menor ingestão calórica), quando geralmente é feito o diagnóstico clínico do diabetes, Nesta fase, o diagnóstico do desenvolvimento da perda de capacidade de secreção da insulina é determinado por um gradual aumento dos níveis glicêmicos no período pós-alimentar e/ou da glicemia de jejum (pré-diabetes).

A presença do diabetes clínico ocorre após alguns anos de doença, quando o grau de insuficiência secretória torna-se mais acentuado.[19] A determinação de níveis gradualmente elevados da hemoglobina glicosilada são indicativos da deterioração da capacidade secretória da célula beta e de risco para o desenvolvimento do diabetes clínico. Nesses indivíduos, mesmo assintomáticos e com menores níveis de hiperglicemia, a persistência crônica de um estado de desarranjo metabólico leva, com o passar do tempo de doença, frequentemente a alterações funcionais e anatômicas em nervos e vasos sanguíneos que afetam vários tecidos e órgãos, conhecidas como as complicações crônicas do diabetes.[19] (Figura 6.1).

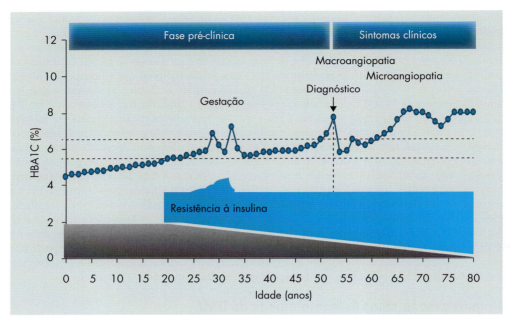

Figura 6.1 História natural do diabetes tipo 2.

Qual é a ligação do diabetes com o risco cardiovascular?

Por ser a principal característica fisiopatológica do diabetes, o estado crônico de hiperglicemia é reconhecido em causar as alterações endoteliais, como demonstra o Estudo Norfolk, que observou uma relação positiva entre os níveis de hemoglobina glicosilada e o risco cardiovascular.[20] A ligação da hiperglicemia com a alteração vascular resultaria tanto da ação deletéria direta da hiperglicemia no endotélio como das alterações metabólicas consequentes da deficiência secretória da insulina nos diferentes tecidos onde atua.

A ação deletéria direta da hiperglicemia associada a uma menor secreção de insulina seria a excessiva glicação não enzimática de proteínas, colágeno, eritrócitos e lipídeos, levando a alterações funcionais e estruturais em diferentes tecidos, incluindo os vasos sanguíneos. Um exemplo disso é a ação aterogênica resultante do aumento da glicação de LDL que facilita a sua oxidação no endotélio e a formação das placas endoteliais.[21] Os níveis elevados de glicose também facilitariam a secreção de hormônios do estresse, levando ao aumento da pressão sanguínea, ativação do sistema renina-angiotensina, aumento dos níveis de PAI-1 e aumento de citoquinas inflamatórias.[22]

Estudando as ações da hiperglicemia em nível molecular, Brownlee atribui como fator causal das alterações do diabetes a excessiva oxidação mitocondrial consequente ao excesso de disponibilização de glicose aos tecidos e células, o que pode levar, inicialmente, a uma alteração funcional e posteriormente estrutural do retículo endotelial e mitocondrial.[23] Como consequência do aumento do aporte de glicose na célula, ocorre um aumento da fosforilização da glicose em glicose-6-fosfato na via glicolítica, que resulta não somente no aumento da produção de piruvato como na ativação das vias secundárias de sua metabolização, como a via dos polióis, a da hexosamina, a da PKC e a dos produtos avançados de glicação. Como resultado, pode ocorrer uma série de alterações bioquímicas intracelulares, que incluem o aumento da produção de sorbitol, o aumento da formação de produtos avançados de glicação, o aumento da produção de radicais H^+ e de peróxido de hidrogênio e a redução da produção de antioxidantes como o glutation, que conjuntamente podem levar a um estado de hiperprodução de superóxidos pela cadeia transportadora mitocondrial de elétrons, que teria um efeito tóxico sobre a mitocôncria, danificando o DNA e alterando a capacidade reprodutiva celular.

Diabetes, Hiperglicemia, Resistência à Insulina, Obesidade e Aterosclerose

A superprodução de superóxidos resulta na ativação de citoquinas celulares, causando aumento da atividade inflamatória e de coagulação; ativação da quinase proteica, reduzindo a óxido nítrico-sintase e a fibrinólise; aumento da endotelina e da permeabilidade vascular, promovendo a aceleração do desenvolvimento da aterosclerose e facilitando a atividade plaquetária, a formação de trombos e provocando uma maior suscetibilidade para a ruptura da placa aterosclerótica.[23,24] Uma segunda possível causa fisiopatológica seria consequente à ação deficiente da insulina que produz um aumento excessivo de ácidos graxos, levando a uma alteração do metabolismo lipídico, aumentando a produção hepática de triglicérides e sérica de moléculas de LDL – pequenas e densas – e levando à redução do HDL, que são fatores reconhecidos de aumento da atividade aterogênica.[22,25,26]

Entretanto, apesar de ser reconhecida a ação deletéria da hiperglicemia crônica para o desenvolvimento e agravamento do processo aterosclerótico, os resultados de estudos clínicos desenhados para evidenciar a ação da manutenção do controle glicêmico em poder prevenir a macroangiopatia diabética não demonstraram resultados consistentes de sua eficácia.[9,27] Grandes estudos clínicos randomizados e controlados de longo prazo, como o UKPDS, o Estudo ACCORD, o Estudo ADVANCE e o estudo VA Diabetes realizados em diferentes populações de diabéticos, apesar de terem obtido de forma contínua um controle glicêmico rigoroso atingindo níveis mais próximos aos fisiológicos (A1C médio de = ou < que 7%) pela utilização de diferentes medicações antidiabéticas orais e insulina, não obtiveram uma redução estatisticamente significativa dos eventos cardiovasculares, apesar de observarem uma redução significativa do risco microvascular.[9,27]

A presença da síndrome metabólica que acomete a maioria dos pacientes DM2 poderia ainda justificar o fato de que o risco cardiovascular é igualmente elevado em fases pré-clínicas do diabetes (pré-diabetes), caracterizadas pela intolerância pós-sobrecarga à glicose oral e à insulina (TAG ou IGT) e a um aumento discreto da glicemia de jejum (> 100 e menores que 126 mg/dL), apesar do nível de hiperglicemia mais modesto.[13,14] Uma evidência clínica indicativa da importância do tratamento concomitante de outros componentes da Síndrome Metabólica, especialmente da dislipidemia e da hipertensão, foi demonstrada pelo estudo que foi uma continuação do Steno 2, que observou uma redução significativa dos eventos macrovasculares em coorte de pacientes tratados de forma intensiva com relação a outros fatores de risco, como a dislipidemia e a hipertensão, além do controle glicêmico.[28] Como a resistência à insulina é reconhecida em ser o fator etiopatogênico principal da síndrome metabólica que, de acordo com a maioria dos estudos epidemiológicos, constitui o risco primordial tanto para o desenvolvimento da doença cardiovascular como do diabetes, acredita-se que a presença da resistência à insulina seja o elo comum entre essas condições.[29] Outra evidência que sugere a contribuição da resistência à insulina se baseia nos resultados de estudos epidemiológicos, demonstrando a presença do maior risco cardiovascular em pacientes com pré-diabetes com níveis de A1C normais, mas que apresentam elevada prevalência de fatores de risco associados à síndrome metabólica e à resistência à insulina.[13,14,22]

A resistência à insulina, o diabetes e a doença cardiovascular

Para explicar a associação entre o diabetes e a doença aterosclerótica, Antonio Ceriello propõe a hipótese de que, em ambas as condições, exista um "solo comum", ou seja, elas apresentem uma causa etiopatogênica comum que seria a presença da resistência à insulina, geralmente associada à presença da obesidade abdominal e à predisposição genética.[16,29] (Figura 6.3).

Para limitar a excessiva deposição gordurosa em adipócitos decorrentes da excessiva oferta crônica de substratos energéticos (glicose e ácidos graxos) advindos da hiperalimentação, citoquinas inflamatórias são secretadas pelo sistema retículo endotelial periadipocitário, visando reduzir a sinalização celular à insulina ao autorregular negativamente a sua ação (resistência à insulina).[29,30] Fisiologicamente, a ação da insulina inicia-se pela sua ligação a receptores de parede celular que, ao fosforilar tirosinas desses receptores, irão desencadear em cadeia a ativação de substratos intracelulares em duas vias de sinalização da insulina: a primeira (principal) irá promover as ações metabólicas da insulina (via da PI 3-quinase), que envolvem a ativação do substrato do receptor de insulina 1 (IRS-1), a fosfatidilinositol quinase PI 3-quinase, fosfoinositol dependente quinase 1 (PDK-1) e a Akt, que promoverão a translocação do transportador de glicose GLUT-4 à membrana celular, captando a glicose para o interior da célula e resultando no aumento da produção de óxido nítrico (NO); e uma segunda via de sinalização (via da MAP quinase, que envolve a ativação dos substratos Shc, Ras e a proteína ativadora da mitogênese – MAP quinase, que irá promover as ações de crescimento e a mitogênese da insulina, pela ativação da endotelina 1 (ET-1), que é um potente vasoconstritor, e a molécula de adesão vascular 1 (VCAM-1) (Figura 6.2).

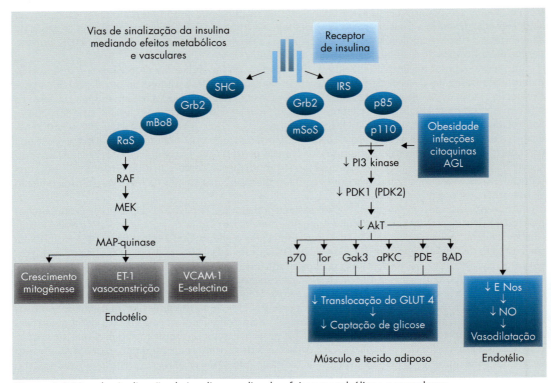

Figura 6.2 Vias de sinalização da insulina mediando efeitos metabólicos e vasculares.

A presença de citoquinas inflamatórias, somada às ações diretas da glicose e de ácidos graxos, causam uma alteração do mecanismo preferencial de ativação intracelular pela insulina que, ao bloquear a via metabólica da PI 3 quinase ao fosforilar substrato IRS-1 em serinas e não em tirosinas, causa um desvio da sinalização insulínica para a via metabólica MAP-quinase, que é associada ao aumento da mitogenese, ET-1, VCAM-1 e E-seletina, promovendo a vasoconstricção e a resistência à insulina (Figura 6.3). Tanto a resistência à insulina como o diabetes estão associados a um maior risco protrombótico (fatores de coagulação VII, XII e fibrinogênio e a supressão da fibrinólise devido à maior concentração do inibidor fibrinolítico PAI-1. Em indivíduos insulinorresistentes, a função endotelial alterada suprime a produção de NO e a síntese de prostaciclina, facilitando a agregação plaquetária Portanto, o estado persistente de resistência à insulina é caracterizado pelo bloqueio da via metabólica (PI3 quinase) da insulina pelo aumento das citoquinas inflamatórias (TNF-alfa, ILB,IL-6 e PCR), que irão produzir no endotélio um desequilíbrio entre a produção de NO e a de substâncias vasoconstritoras na facilitação da formação trombótica, resultando na disfunção endotelial.[22,23,26-29]

Outro fator ligado à resistência à insulina e ao DM2 relaciona-se a alterações no metabolismo lipídico. Indivíduos com resistência à insulina apresentam aumento de VLDL total e de triglicérides e redução do HDL colesterol em comparação a indivíduos com sensibilidade à insulina elevada. Em pacientes diabéticos, ocorre a produção aumentada de partículas grandes de VLDL, que levam a um aumento da LDL pequenas e densas e a uma redução dos níveis da composição e tamanho do HDL colesterol que facilitam o acúmulo e a maior oxidação do colesterol na parede celular, facilitando os processos tromboembólicos.[22,28]

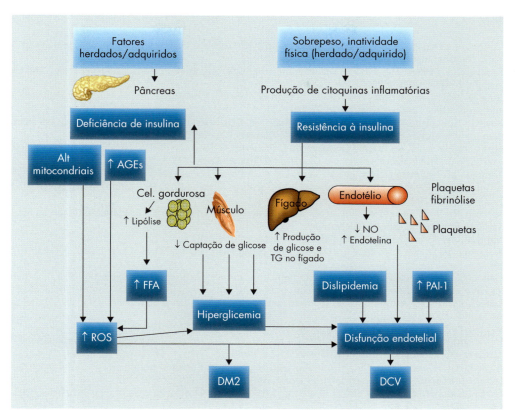

Figura 6.3 A hipótese do "solo comum" das complicações do diabetes.

Considerações finais

A relação entre a resistência à insulina, a obesidade e a síndrome metabólica como fatores de risco tanto para o desenvolvimento do diabetes e das doenças cardiovasculares tem sido consistentemente demonstrada por diferentes estudos epidemiológicos complementados por estudos experimentais, que permitiram uma melhor compreensão da fisiopatologia do desenvolvimento acelerado da aterosclerose, especialmente no diabetes tipo 2. A aterogênese acelerada e o reconhecimento de maior risco para os eventos cardiovasculares agudos em relação aos indivíduos não diabéticos podem ser explicados pela presença da resistência à insulina e dos componentes da síndrome metabólica a ela associada, agravada pela hiperglicemia crônica.

Entretanto, do ponto de vista de aplicabilidade para a terapêutica clínica, os resultados obtidos por estudos clínicos atuais e importantes têm sido desapontadores em demonstrar uma esperada efetividade do controle glicêmico rigoroso para prevenir os eventos cardiovasculares, indicando que o complexo mecanismo dessa relação ainda não é suficientemente conhecido e que faltam marcadores relevantes aplicáveis para o uso clínico. Apesar das convincentes evidências epidemiológicas indicarem a importância do tratamento precoce dos fatores de risco e da manutenção de um estilo de vida saudável e do bom controle glicêmico, novos estudos serão ainda necessários para a melhor compreensão dos mecanismos etiopatogênicos que ligam tanto o diabetes como o pré-diabetes com a doença macrovascular.

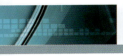

Referências bibliográficas

1. Conquering Diabetes – A Report of Congressionally-Established Diabetes Research Working Group. New York: National Institutes of Health, 1999. p.46.
2. Beckman JA, Creager MA, Libby P. Diabetes and atherosclerosis: epidemiology, pathophysiology, and management. JAMA. 2002;287:2570-81.
3. King H, Albert RE, Herman WH. Global burden of diabetes, 1995-2025: prevalence, numerical estimates, and projections. Diabetes Care. 1998;21:1414-31.
4. Boyle JP, Honeycutt AA, Narayan KM, et al. Projection of diabetes burden through 2050: impact of changing demography and disease prevalence in the US. Diabetes Care. 2001;24:1936-40.
5. Ministério da Saúde do Brasil e Organização Panamericana da Saúde (OPAS). Avaliação do Plano de Reorganização da Hipertensão Arterial e o Diabetes Mellitus no Brasil, 2004. p.23-47.
6. Torquato MT, Montenegro Júnior RM, Viana LA, et al. Prevalence of Diabetes Mellitus and Impaired Glucose Tolerance in the Urban Population Aged 30-69 Years in Ribeirão Preto (São Paulo), Brazil. São Paulo Med J. 2003;121(6):224-30.
7. Morrish NJ, Wang SL, Stevens LK, et al. Mortality and causes of death in the WHO Multinational Study of Vascular Disease in Diabetes. Diabetologia. 2001;44(Suppl 2):S14-S21.
8. Implications of the diabetes control and Complications Trial. Diabetes Care. 1993;16:1517-20.
9. Holman J. 10 Years follow-up of intensive glucose control in type 2 Diabetes. N Engl J Med. 2008;359:1577-89.
10. Haffner SM, Lehto S, Ronnemaa T, et al. Mortality from coronary herat disease in subjects with type 2 diabetes and in nondiabetic subjects with and without prior myocardial infarction. Diabetes Care. 1998;24:1422-7.
11. Lessa I. Relative mortality trends for diabetes mellitus in the Brazilian state capitals, 1950-1985). Bol Oficina Sanit Panam. 1992;113(3):212-7.
12. Diagnosis and Classification of Diabetes mellitus. Diabetes Care. 2006;29:S43-48.
13. In the current definition for diabetes revelant to mortality risk from all causes and cardiovascular and non-cardiovascular diseaases?. Diabetes Care. 2003;26(3)688-96.
14. Alexander CM, Landsman PB, Teutsch SM. Diabetes mellitus, impaired fasting glucose, ateroclerotic risk factors, prevalence and coronary hearth disease. Am J Cardiol. 2000;86:897-902.
15. Hu FB, Stamper MJ, Haffner SM, et al. Elevated risk of cardiovascular disease of type 2 diabetes. Diabetes Care. 2002:25:1129-34.
16. Gerstein HC. Glycosylated hemoglobin: finally ready for prime time as a cardiovascular risk factor. Ann Intern Med. 2004 Sep 21;141(6):421-31.
17. Balkau B, Pyörälä M, Shipley M, et al. Non-cardiovascular disease mortality and diabetes mellitus. Lancet. 1997;350(9092):1680.
18. Lerario AC, Coretti FM, Oliveira SF, et al. The prevalence of diabetes and stress hyperglycemia in the acute myocardial infarction patients. Arq Bras Endocrinol Metabol. 2008;52(3):465-72.
19. Kahn SE. The relative contributions of insulin resistance and beta-cell dysfunction to the pathophysiology of Type 2 diabetes. Diabetologia. 2003;46:3-19.
20. Khaw KT, Wareham N, Bingham S, et al. Association of hemoglobin A1c with cardiovascular disease and mortality in adults: the European prospective investigation into cancer in Norfolk. Ann Intern Med. 2004;141(6):413-20.
21. Younis N, Sharma R, Soran H, et al. Glycation as an atherogenic modification of LDL. Curr Opin Lipidol. 2008;19:378-84.
22. Laakso M. Cardiovascular Disease in type 2 diabetes. From population to man mechanisms. Diabetes Care. 2010;33(2):442-9.
23. Browlee M. Biochemistry and molecular cell biology of diabetic complications. Nature. 2001;414(6865):813-20.
24. Dandona P, Aljara H, Chaudhuri A, et al. The potential influence of of inflamation and insulin resistance on the pathogenesis and treatment of atherosclerosis –related complications of type 2 diabetes. J Clin Endocrinol Metab. 2003;88:2422-9.
25. Kim JA, Montagnani M, Koh KK, et al. Recipocal relationships between insulin resistance and endothelial dysfunction: molecular and pathophysiological mechanisms. Circulation. 2006:113:1888-904.

26. Chahil TJ, Ginsberg HN. Diabetic Dyslipidemia. Endocrinol Metab Clin N Am. 2006;35:496-510.
27. Skyler JS, Bergenstal R, Bonow RO, et al. Intensive control and the presence of cardiovascular events of the Accord, Advance and VADT by a Position Statement of the American Diabetes Association and Cardiology Foundation. Diabetes Care. 2009;32;187-92.
28. Gaede P, Parving H. Pedersen O Effect of multifatorial treatment on mortality in type 2 diabetes. N Engl J Med. 2004;255:580-9.
29. Ceriello A, Motz E. Is Oxidative Stress the Pathogenic Mechanism Underling Insulin Resistance, Diabetes, and Cardiovascular Disease? The Common Soil Hypothesis Revisited. Arterioscler Thromb Vasc Biol. 2004;24:816-23.

CAPÍTULO 7

Hipertensão Arterial Sistêmica

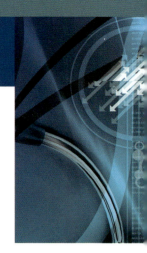

Luiz Aparecido Bortolotto

Dados epidemiológicos

A hipertensão arterial sistêmica (HAS) é uma condição clínica multifatorial caracterizada por níveis elevados e sustentados de pressão arterial (PA), associada frequentemente a alterações funcionais e/ou estruturais dos órgãos-alvo (coração, encéfalo, rins e vasos sanguíneos) e a alterações metabólicas, com consequente aumento do risco de eventos cardiovasculares fatais e não fatais.[1,2]

Apesar de grandes diferenças geográficas, estima-se que a prevalência de hipertensão arterial na população adulta mundial seja de aproximadamente 26%, acometendo em números absolutos algo em torno de 1 bilhão de pessoas, sendo que cerca que 2/3 dos hipertensos vivem em países em desenvolvimento.[3]

Estudos epidemiológicos baseados em uma amostra representativa e aleatória da população brasileira, visando estimar a verdadeira prevalência da hipertensão arterial no Brasil,[4] ainda não foram realizados. No entanto, inquéritos populacionais feitos nos últimos 20 anos em algumas cidades brasileiras, sobretudo da Região Sudeste e Sul, apontaram uma prevalência de HAS acima de 30%.[1] Considerando-se valores de PA > 140/90 mmHg, os 22 estudos brasileiros encontraram prevalências entre 22,3% e 43,9% (média de 32,5%).[1] Nos EUA, a prevalência encontrada no último levantamento foi de 29,3%.[5]

A prevalência de hipertensão arterial é maior entre os idosos e, nestes estudos brasileiros, foi superior a 50% nos indivíduos com idade entre 60 e 69 anos e a 75% naqueles acima de 70 anos.[1] Com relação ao gênero, a prevalência foi de 35,8% nos homens e de 30% em mulheres nos estudos brasileiros, e a revisão de 44 estudos em 35 países revelou uma prevalência global de 37,8% em homens e 32,1% em mulheres.[6]

Por outro lado, os dados de incidência de hipertensão arterial, por apresentarem maiores dificuldades de serem levantados, são mais escassos no Brasil. Há apenas um estudo brasileiro que avaliou trabalhadores de uma indústria petroquímica acompanhados por um período médio de 2 a 9 anos, e estes apresentaram uma incidência anual de hipertensão de 19,7 casos novos a cada 1.000 indivíduos.[7]

Quanto ao controle da hipertensão, na mesma revisão internacional de 44 estudos mencionada anteriormente,[6] controle adequado (valores de pressão arterial < 140/90 mmHg) foi observado em 13,7%, enquanto nos 14 estudos populacionais brasileiros, o controle foi observado em 19,6% de indivíduos.[1] Provavelmente, essas taxas brasileiras devem estar superestimadas devido à heterogeneidade dos estudos realizados, sobretudo porque alguns desses estudos brasileiros incluiu municípios do interior com ampla cobertura do Plano de Saúde da Família,[1] mostrando que os esforços concentrados dos profissionais de saúde, das sociedades científicas e das agências governamentais são fundamentais para se atingir metas aceitáveis de tratamento e controle da hipertensão arterial.

Dislipidemias e Prevenção da Aterosclerose

Mecanismos

Em mais de 90% dos pacientes com hipertensão arterial não se identifica uma origem conhecida para a doença, fazendo parte de um grupo de doenças ou síndromes de base genética resultantes da herança de diferentes anormalidades bioquímicas.[8] Os fenótipos originados por essas anormalidades podem ser modulados por fatores ambientais com consequente variação na intensidade e gravidade da elevação da pressão arterial, assim como no tempo para seu aparecimento e nas lesões dos órgãos-alvo provocadas pelo aumento da pressão arterial.

Na Tabela 7.1, estão resumidos os principais mecanismos fisiopatológicos identificados na gênese da hipertensão arterial primária.[9]

Tabela 7.1 Principais mecanismos fisiopatológicos da hipertensão arterial.

Aumento da atividade do sistema nervoso simpático
Aumento da produção de hormônios retentores de sódio e de vasoconstritores
Ingestão de sódio excessiva e prolongada durante a vida
Ingestão inadequada de potássio e cálcio
Aumento ou secreção inapropriada de renina com consequente maior produção de angiotensina II e aldosterona
Deficiência na produção de vasodilatadores (prostaciclinas, óxido nítrico e peptídeos natriuréticos)
Alterações na expressão do sistema calicreína-cinina
Anormalidades dos vasos de resistência, incluindo lesões seletivas da microvasculatura renal
Obesidade e resistência à insulina
Aumento na atividade de fatores de crescimento vascular
Alterações no transporte iônico celular
Anormalidades vasculares estruturais e funcionais, incluindo disfunção endotelial, aumento do estresse oxidativo e remodelamento vascular
Alterações dos receptores adrenérgicos influenciando a frequência cardíaca, a resposta inotrópica do coração e o tônus vascular

Mecanismos genéticos

Existem evidências da influência genética na origem da hipertensão arterial, baseadas em estudos que mostram maior concordância da pressão arterial em gêmeos monozigóticos do que em dizigóticos e em estudos populacionais, que mostram haver maior similaridade na pressão arterial intra-familiar do que entre famílias.[9] Tambem foram descritas mutações em 10 genes que causam formas mendelianas de hipertensão arterial e em 9 genes causando hipotensão arterial.[8] Todas essas mutações causam alterações na absorção renal de sódio, reforçando a hipótese de Guyton[10] de que o aparecimento da hipertensão arterial depende de disfunção renal geneticamente determinada que promova retenção de sódio e água. A forma monogênica de hipertensão arterial mais estudada é a rara síndrome de Liddle,[11] em que há ativação constitutiva dos canais epiteliais de sódio, resultando em retenção de sódio nos túbulos coletores renais e baixa concentração de renina e aldosterona plasmáticas, e desenvolvimento de hipertensão arterial grave dependente de volume e resistente ao tratamento convencional.

Na maioria dos casos, a hipertensão arterial resulta de uma complexa interação de fatores genéticos e ambientais. Embora estudos genéticos por técnica de *linkage* ou de genes candidatos venham sendo realizados com identificação de variantes genéticas ligadas ao aumento da pressão arterial, o impacto da presença dessas variantes não mostram associações consistentes e reprodutíveis sobre a pressão arterial em populações maiores.

Mecanismos renais

A hipótese de que uma doença renal microvascular primária pudesse ser responsável pelo desenvolvimento da hipertensão arterial sistêmica foi testada em diversos modelos experimentais. A clássica teoria de Guyton[10] parte do princípio de que os pacientes hipertensos apresentam uma deficiência na excreção renal de sódio e, quando submetidos a uma carga maior de sal, há retenção de sódio, água, com consequente maior volume plasmático, além de maior entrada de sódio e cálcio na célula muscular lisa vascular, ocasionando aumento do tônus arteriolar e consequentemente hipertensão. A teoria atual é de que uma lesão renal subclínica e progressiva ocorra ao longo do tempo, levando ao desenvolvimento de lesão da arteríola aferente e também túbulo-intersticial.[12] Numa primeira fase, em um rim normal, a lesão poderia ser iniciada por diversos fatores, incluindo aumento da atividade do sistema renina-angiotensina-aldosterona e do sistema nervoso simpático, principalmente quando facilitados pela presença de alterações genéticas que aumentem a absorção de sódio ou limitem a sua filtração (por exemplo, redução no número total de néfrons). Posteriormente, em outra fase, esses estímulos resultariam em vasoconstrição renal, que poderia levar à isquemia renal, estimulando a migração local de leucócitos e a produção de espécies reativas de oxigênio. Além disso, a geração local de angiotensina II poderia contribuir como outro estímulo para as alterações hemodinâmicas (aumento da resistência vascular, diminuição do coeficiente de ultrafiltração e redução da filtração de sódio) e estruturais (doença microvascular renal), levando ao aparecimento da hipertensão arterial. Por fim, aparecem as alterações renais que são observadas em pacientes hipertensos (mudança da curva pressão-natriurese e aumento da pressão de perfusão renal), mantendo e modulando a hipertensão arterial sensível ao sal.[12]

Sistema nervoso simpático

O aumento da atividade do sistema nervoso simpático promove elevação da pressão arterial e contribui para o desenvolvimento e a manutenção da hipertensão arterial por meio de estímulo ao coração, rins e vasos periféricos, promovendo aumento do débito cardíaco, retenção de volume e aumento da resistência arterial periférica.[13] Adicionalmente, a alteração do balanço autonômico, com aumento do tônus simpático e redução do parassimpático, associa-se a diversas anormalidades metabólicas, tróficas e de viscosidade sanguínea que estão relacionadas com o aumento de mortalidade e morbidade cardiovasculares.[14]

Os mecanismos envolvidos na hiperatividade do sistema nervoso simpático são complexos e envolvem alterações das vias centrais e periféricas do barorreflexo e do quimiorreflexo.[13] A estimulação crônica dos receptores simpáticos induz remodelamento vascular e hipertrofia do ventrículo esquerdo não só por ações diretas e indiretas da própria epinefrina, mas também pela produção de diversos fatores tróficos.[14] Por outro lado, a estimulação simpática renal está aumentada em pacientes hipertensos e poderia contribuir para a patogênese da hipertensão arterial, por mecanismos ligados à diminuição da excreção de sódio e água e consequente expansão do volume intravascular.

Sistema renina-angiotensina-aldosterona

O SRAA compreende a participação de enzimas e proteínas em cadeia, que responde frente a estímulos com o objetivo de manter o equilíbrio hemodinâmico adequado por ações cardíacas, vasculares e renais. A renina é produzida no aparelho justaglomerular renal mediante alterações no volume plamático, pressão arterial e quantidade de sódio, e transforma angiotensinogênio em angiotensina I que, por ação da enzima conversora da angiotensina (ECA), se transforma em angiotensina II.[9] A angiotensina II aumenta a pressão arterial em consequência a diversas de suas principais ações: vasoconstrição por ação direta, estimulação da síntese e liberação da aldosterona, aumento da reabsorção tubular de sódio (por ação direta ou via ação da aldosterona), estímulo de sede e de liberação de hormônio antidiurético, e por aumento da atividade simpática mediada por suas ações no sistema nervoso central.[9] Essas ações são decorrentes de estímulo do receptor AT1 da angiotensina II e promovem hiperplasia e hipertrofia de células musculares cardíacas e dos vasos. A ação da angiotensina II no receptor AT2, por outro lado, leva a efeitos opostos aos da ativação do receptor AT1, com vasodilatação, diferenciação celular e inibição do crescimento celular.[9]

Atualmente, é reconhecida outra enzima conversora da angiotensina (ECA2) que transforma a angiotensina I em angiotensina 1-7.[15] Esta última tem ações em receptores MAS vasculares, levando a efeitos antiagregantes plaquetários e vasodilatadores, contrapondo-se aos efeitos da angiotensina II.[15] Em algumas situações clínicas, como por exemplo a doença hipertensiva específica da gestação, há demonstração de um desbalanço entre a produção de angiotensina 1-7 e angiotensina II, com diminuição importante da primeira, o que poderia explicar o desenvolvimento da hipertensão e de suas complicações nesta situação.[15]

A produção local de angiotensina II controlada pela ECA e outras proteases foi observada em diversos tecidos incluindo parede vascular, coração, cérebro e adrenais. Esta atividade local do SRAA pode ter um importante papel no remodelamento dos vasos de resistência e no desenvolvimento de lesões de órgãos-alvo em hipertensos (hipertrofia do ventrículo esquerdo, insuficiência cardíaca congestiva, acidente vascular encefálico, progressão da doença renal, infarto do miocárdio, aterosclerose, entre outras).[9]

O papel da aldosterona na gênese da hipertensão arterial vem sendo mais bem estudado nos últimos anos, e as evidências mostram que o excesso de aldosterona pode ser um importante fator causal ou agravante da hipertensão arterial.[16] Além disso, a aldosterona está relacionada ao desenvolvimento de fibrose intra e perivascular e de fibrose intersticial no coração, e assim pode contribuir para as lesões de órgãos-alvo cardíacas, vasculares e renais da hipertensão.

Reatividade vascular e disfunção endotelial

Há fortes evidências de que há um aumento da resposta vascular a estímulos vasoconstritores em pacientes hipertensos, sugerindo um papel da maior reatividade vascular no desenvolvimento de hipertensão arterial. Pacientes hipertensos apresentam maior resposta vasoconstrictora à infusão de norepinefrina do que os normotensos.[17] Um dos fatores possivelmente relacionados ao aumento da sensibilidade vascular aos estímulos vasoconstrictores é a disfunção endotelial. Há muitas evidências de que a produção, a liberação e a disponibilidade do óxido nítrico (NO), um potente vasodilatador e inibidor da adesão e agregação plaquetária[18], estão diminuídas tanto na presença de hipertensão como também em pacientes que se tornarão hipertensos, antes mesmo da evidência de pressão arterial elevada. Por outro lado, em hipertensos, há diminuição da vasodilatação mediada pelo endotélio (via ação do NO) e existem evidências de que a inativação do NO e consequente disfunção endotelial estão relacionadas ao aumento do estresse oxidativo e à maior produção de radicais superóxido.[18]

Importância das pressões sistólica e diastólica

Oitenta anos atrás a pressão arterial sistólica era desvalorizada como fator de risco por diversos autores e, em um artigo clássico, o pai da cardiologia moderna, Sir James Mackenzie, considerava a pressão sistólica elevada benigna, pois representava a máxima força cardíaca, enquanto a pressão diastólica aumentada era perigosa, pois se relacionava exclusivamente à resistência periférica, sendo a causa da doença hipertensiva.[19]

Esta visão persistiu por vários anos até os resultados do estudo SHEP publicados em 1991, onde se confirmou que a pressão arterial sistólica tinha um papel deletério dominante em indivíduos idosos e que havia um grande benefício na redução de complicações cardiovasculares ao se diminuir a pressão sistólica, mesmo com a pressão diastólica normal ou baixa.[20] Até essa época, tanto o diagnóstico de hipertensão como a inclusão em ensaios clínicos eram baseados apenas nos níveis da pressão diastólica.

Estudos posteriores ajudaram a esclarecer mais o papel da pressão sistólica e diastólica no risco cardiovascular em diferentes populações. Assim, os estudos de Framingham e outros estudos europeus mostraram que a pressão sistólica em adultos permanece relativamente constante até a idade de 40 anos, e então aumenta progressivamente, enquanto a pressão diastólica aumenta progressivamente até a idade de 50 anos e, após, diminui de tal forma que a pressão de pulso (sistólica menos a diastólica), que é constante até os 40 anos, começa a aumentar progressivamente após os 50 anos.[21, 22] Estudos posteriores da população de Framingham[23] mostraram que o risco de doença coronária foi mais bem relacionado à pressão diastólica até a idade de 40 anos, pela pressão sistólica entre 40 e 60 anos e pela pressão de pulso, após os 60 anos de idade. Além disso, estes estudos indicaram que, quanto mais baixa a pressão diastólica em indivíduos idosos, pior o prognóstico.

A pressão de pulso é consequência do caráter episódico da contração cardíaca, bem como da estrutura e da função da circulação.[22] Assim, embora o débito cardíaco e a resistência periférica total descrevam apropriadamente a pressão arterial média, as origens da pressão de pulso são mais complexas. Intrinsecamente, a pressão de pulso não pode ser explicada por um único modelo de circulação e, assim, depende da ejeção do ventrículo esquerdo e das propriedades da parede arterial, que determinam tanto as características de distensibilidade quanto às de transmissão do sistema arterial.[22, 24] Este padrão hemodinâmico, predominante no indivíduo idoso, tem como consequência um aumento importante da pós-carga cardíaca, com aumento do estresse sistólico da parede ventricular,[24] que leva a repercussões importantes, tais como hipertrofia ventricular esquerda, isquemia miocárdica, hipertrofia da musculatura lisa dos vasos de outros territórios e remodelamento dos pequenos vasos.[24]

A partir dos resultados dos estudos descritos anteriormente, a pressão arterial sistólica é incluída na definição de hipertensão arterial pelas Diretrizes internacionais[25] e brasileiras[1] de hipertensão. Além disso, as atuais diretrizes europeias[25] reconhecem que a pressão arterial sistólica é um fator de risco cardiovascular mais importante que a pressão arterial diastólica em pessoas com mais de 50 anos de idade. O resultado de uma metanálise publicada em 2002 mostra de forma clara o aumento linear e contínuo do risco cardiovascular a partir de níveis pressóricos de 115 mmHg e, ainda, que a cada aumento de 20 mmHg há duplicação do risco de eventos cardiovasculares dentro de uma mesma faixa etária.[26] Assim, também nas mais recentes Diretrizes Brasileiras de Hipertensão,[1] ressaltou-se a importância da hipertensão sistólica como fator de risco cardiovascular maior, sobretudo em indivíduos idosos.

Hipertrofia do ventrículo esquerdo (HVE)

A HVE é definida como um aumento na massa muscular do ventrículo esquerdo e, na hipertensão arterial, é resultante de aumento sustentado na pós-carga, encontrada em cerca de 50% dos pacientes hipertensos com HA leve essencial.[27] Em pacientes com HA mais grave, como os portadores de hipertensão maligna, têm-se observado uma prevalência de quase 100%.[28]

Em resposta à HA, que produz um aumento na carga sistólica associada à elevada resistência vascular sistêmica, os miócitos cardíacos hipertrofiam, isto é, aumentam nas suas dimensões laterais para normalizar a carga.[29] Geralmente, a carga é expressa em termos da relação fundamental de Laplace, na qual a tensão gerada na parede do coração (T) é diretamente relacionada à pressão (P) vezes o raio da cavidade ventricular (r) e inversamente relacionada a duas vezes a parede do vaso (h), T = P·r/2h. Dentro de certos limites, a tensão na parede é normalizada pelo aumento da espessura da parede aproximadamente em proporção ao aumento do estresse sistólico médio.[30] O aumento do volume do miócito é, em grande parte, devido a um aumento de síntese da massa contrátil com um aumento da massa do sarcômero. Essa fase, denominada remodelamento ventricular esquerdo, pode ser vista como necessária e protetora até certo ponto, pois o aumento da espessura da parede ventricular compensa o estresse sistólico originado pelo aumento persistente da pós-carga ventricular.[30] O remodelamento é observado em 22% dos hipertensos não tratados com massa ventricular esquerda normal, e também está associado a maior risco cardiovascular em longo prazo.[31] A partir deste ponto, uma variedade de disfunções acompanha a HVE. A forma clássica de HVE, hipertrofia concêntrica, é definida como um espessamento do septo e da parede posterior do ventrículo esquerdo às custas do volume da câmara, que é a típica adaptação a um aumento da pós-carga que ocorre com a hipertensão de longa duração.[30] Com o aumento do tempo e da gravidade da hipertensão, a espessura relativa da parede (espessura da parede dividida pelo diâmetro do ventrículo esquerdo) também aumenta. A HVE excêntrica, definida como espessamento da parede ventricular com concomitante dilatação da câmara, ocorre na fase final da doença cardíaca hipertensiva e é um precursor da insuficiência cardíaca congestiva.[30] O padrão de HVE pode ter importantes implicações prognósticas, de tal forma que estudos têm demonstrado uma maior mortalidade por todas as causas e eventos cardiovasculares mais frequentes naqueles pacientes com HVE concêntrica.[27]

A patogênese da HVE envolve uma série de outras variáveis além da carga de pressão. Existe uma correlação mais estreita entre volume de ejeção do ventrículo esquerdo e massa ventricular esquerda com pressão arterial diastólica do que com a pressão arterial sistólica.[27] Muitos fatores não hemodinâmicos, incluindo uma variedade de mecanismos hormonais e humorais e fatores de crescimento (catecolaminas, angiotensina II, endotelinas) são também associados com crescimento do miócito cardíaco e vascular.[30] Outros fatores incluem tempo e gravidade da doença hipertensiva, fatores demográficos (idade, sexo, raça), comorbidades (obesidade, diabetes, doença coronária aterosclerótica) e terapia farmacológica concomitante.

A explicação precisa para o risco cardiovascular elevado associado com a HVE ainda não é conhecida, mas vários fatores estão possivelmente envolvidos e podem contribuir para este risco. A HVE é associada com um prejuízo progressivo do fluxo sanguíneo e da reserva da circulação coronariana devido a disfunção endotelial, aumento da resistência vascular coronária e comprometimento da capacidade vasodilatadora arteriolar.[32] Distúrbios arteriolares microvasculares e epicárdicos são exacerbados pelo processo aterogênico em pacientes com doença hipertensiva. Além disso, há uma contração progressiva do volume intravascular em proporção ao aumento da pressão arterial (e resistência vascular) que exacerbam a reologia anormal e as alterações da viscosidade da microcirculação coronariana.[32] Cada uma dessas alterações pode contribuir para o desenvolvimento de ICC, insuficiência arterial coronária, *angina pectoris*, arritmias cardíacas letais e morte súbita.[33] Por fim, associado a estes fatores, ocorre um aumento da deposição de colágeno intersticial, que aumenta mais a rigidez da câmara ventricular e colabora com o desenvolvimento de ICC.[33]

Desde que a presença de HVE pode conotar um número de efeitos deletérios da HA sobre a função cardíaca, muito esforço tem sido despendido para mostrar que o tratamento da hipertensão causará regressão da HVE. Tem-se mostrado que o tratamento com todas as medicações anti-hipertensivas, exceto aquelas que promovem atividade do sistema nervoso simpático, por exemplo, vasodilatadores diretos como a hidralazina quando usada isoladamente, causam regressão de HVE, mas o efeito dos betabloqueadores parece ser menor e o dos inibidores do sistema renina angiotensina aldosterona é mais importante.[34] A regressão da HVE tem-se correlacionado à melhora da função ventricular esquerda e também à diminuição de eventos cardiovasculares entre os hipertensos.[35]

Referências bibliográficas

1. Brandão AA, Rodrigues CI, Consolim-Colombo F, et al. Sociedade Brasileira de Cardiologia/Sociedade Brasileira de Hipertensão/Sociedade Brasileira de Nefrologia. Arq Bras Cardiol. 2010 Jul;95(1 Suppl):1-51.
2. Williams B. The year in hypertension. J Am Coll Cardiol. 2010;55(1):66-73.
3. Kearney PM, Whelton M, Reynolds K, et al. Global burden of hypertension: analysis of worldwide data. Lancet. 2005;365(9455):217-23.
4. Guimarães AC. Hypertension in Brazil. J Hum Hypertens. 2002;16 Suppl 1:S7-S10.
5. Ong KL, Cheung BM, Man YB, et al. Prevalence, awareness, treatment, and control of hypertension among United States adults 1999-2004. Hypertension. 2007;49(1):69-75
6. Pereira M, Lunet N, Azevedo A, et al. Differences in prevalence, awareness, treatment and control of hypertension between developing and developed countries. J Hypertension. 2009;27(5):963-75.
7. Lessa I. Epidemiology of arterial hypertension. In: O Adulto Brasileiro e as Doenças da Modernidade. Epidemiologia das Doenças Crônicas Não-Transmissíveis. São Paulo - Rio de Janeiro: Editora Hucitec-Abrasco, 1998. p.77-96.
8. Lifton RP, Gharavi AG, Geller DS. Molecular mechanisms of human hypertension. Cell. 2001;104(4):545-56.
9. Oparil S, Zaman MA, Calhoun DA. Pathogenesis of hypertension. Ann Intern Med. 2003;139(9):761-76.
10. Guyton AC. Blood pressure control--special role of the kidneys and body fluids. Science. 1991;252(5014):1813-6.
11. Melander O, Orho M, Fagerudd J, et al. Mutations and variants of the epithelial sodium channel gene in Liddle's syndrome and primary hypertension. Hypertension. 1998;31(5):1118-24.

Hipertensão Arterial Sistêmica

12. Johnson RJ, Herrera-Acosta J, Schreiner GF, et al. Subtle acquired renal injury as a mechanism of salt-sensitive hypertension. N Engl J Med. 2002;346(12):913-23.
13. Mark AL. The sympathetic nervous system in hypertension: a potential long-term regulator of arterial pressure. J Hypertens Suppl. 1996;14(5):S159-65.
14. Brook RD, Julius S. Autonomic imbalance, hypertension, and cardiovascular risk. Am J Hypertens. 2000;13(6 Pt 2):112S-122S.
15. Ferrario CM, Trask AJ, Jessup AJ. Advances in biochemical and functional roles of angiotensin-converting enzyme 2 and angiotensin-(1–7) in regulation of cardiovascular function. Am J Physiol Heart Circ Physiol. 2005;289:H2281-H2290.
16. Calhoun DA, Zaman MA, Nishizaka MK. Resistant hypertension. Curr Hypertens Rep. 2002;4(3):221-8.
17. Ziegler MG, Mills P, Dimsdale JE. Hypertensives' pressor response to norepinephrine. Analysis by infusion rate and plasma levels. Am J Hypertens. 1991;4(7 Pt 1):586-91.
18. Cai H, Harrison DG. Endothelial dysfunction in cardiovascular diseases: the role of oxidant stress. Circ Res. 2000;87(10):840-4.
19. O'Rourke MF, Seward JB. Central Arterial Pressure and Arterial Pressure Pulse: New Views Entering the Second Century After Korotkov. Mayo Clin Proc. 2006;81(8):1057-68.
20. SHEP Cooperative Research Group. Prevention of stroke by antihypertensive drug treatment in older persons with isolated systolic hypertension: final results of the Systolic Hypertension in the Elderly Program (SHEP). JAMA. 1991;265:3255-64.
21. Staessen J, Amery A, Fagard R. Isolated systolic hypertension in the elderly. J Hypertens. 1990;8:393-405.
22. Lakatta EG. Arterial and cardiac aging: major shareholders in cardiovascular disease enterprises. III. Cellular and molecular clues to heart and arterial aging. Circulation. 2003;107:490-7.
23. Franklin SS, Larson MG, Khan SA, et al. Does the relation of blood pressure to coronary heart disease risk change with aging the Framingham Heart Study. Circulation. 2001;103:1245-9.
24. Nichols WW, O'Rourke MF, Avolio AP, et al. Effects of age on ventricular vascular coupling. Am J Cardiol. 1985;55:1179-84.
25. Mancia G, De Backer G, Dominiczak A, et al. 2007 Guidelines for the Management of Arterial Hypertension: The Task Force for the Management of Arterial Hypertension of the European Society of Hypertension (ESH) and of the European Society of Cardiology (ESC). J Hypertens. 2007;25:1105-87.
26. Lewington S, Clarke R, Qizilbash N, et al. Age-specific relevance of usual blood pressure to vascular mortality: a meta-analysis of individual data for one million adults in 61 prospective studies. Lancet. 2002;360(9349):1903-13.
27. Kaplan N. Systemic hypertension: mechanisms and diagnosis. In: Braunwald E. Heart disease: a textbook of cardiovascular medicine. 6.ed. Philadelphia: W B Saunders, 2000. p.956.
28. Silva HB, Bortolotto LA, Giorgi DM, et al. Ventricular function by radionuclide ventriculography in malignant hypertension. Hypertension. 1992;19:II210-3.
29. Sonnemblick E, Lejemtel TH. Pathogenesis of Congestive Heart Failure. In: Izzo JL, Black HR. Hypertension Primer: the essentials of high blood pressure. 2.ed. Dallas: Lippincott Williams & Wilkins, 1999.
30. Frohlich ED, Apstein C, Chobanian AV, et al. The heart in hypertension. N Engl J Med. 1992;327:998-1008.
31. Schillaci G, Pasqualini L, Verdecchia P, et al. Prognostic significance of left ventricular diastolic dysfunction in essential hypertension. J Am Coll Cardiol. 2002;39:2005-11.
32. Vogt M, Strauer BE. Systolic ventricular dysfunction and heart failure due to coronary microangiopathy in hypertensive heart disease. Am J Cardiol. 1995;76:48D-53D.
33. Frohlich ED. Fibrosis and ischemia: the real risks in hypertensive heart disease. Am J Hypertens. 2001;14:194S-199S.
34. Fagard RH, Celis H, Thijs L, et al. Regression of left ventricular mass by antihypertensive treatment: a meta-analysis of randomized comparative studies. Hypertension. 2009;54(5):1084-91.
35. Verdecchia P, Angeli F, Pittavini L, et al. Regression of left ventricular hypertrophy and cardiovascular risk changes in hypertensive patients. Ital Heart J. 2004;5(7):505-10.

CAPÍTULO 8

Tabagismo e Doença Cardiovascular

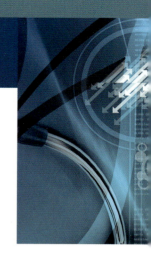

Jaqueline Scholz Issa ■ Tania Marie Ogawa Abe
Simone Soares de Moura

Introdução

Segundo o relatório do *Surgeon General* do Departamento de Saúde e Serviços Humanos dos Estados Unidos da América publicado em 2004, há evidências suficientes para admitir a existência de relação causal entre tabagismo e doença aterosclerótica subclínica, doença arterial coronariana (DAC), acidente vascular cerebral (AVC) e aneurisma de aorta abdominal.[1]

Aproximadamente 1 em cada 5 mortes por doença cardiovascular (DCV) são ocasionadas pelo tabagismo.[2] O tabagismo é o maior fator de risco cardiovascular isolado e modificável na população mundial. É responsável por mais de 1/3 de todos os óbitos por infarto agudo do miocárdio (IAM), com maior incidência na faixa etária entre 40 e 60 anos. Em média, o IAM ocorre com 10 anos de antecedência nos fumantes[3] em relação aos não fumantes. A mortalidade na fase hospitalar é menor no grupo de fumantes, fato conhecido como "paradoxo do fumo" e justificado por diferenças relativas à idade, menor frequência de comorbidades clínicas e menor número de lesões parietais, identificadas pela cinecoronariografia entre os fumantes.[4] O processo trombótico, habitualmente, é o desencadeante do episódio isquêmico agudo nos fumantes e está intimamente relacionado à lesão endotelial, como abordaremos a seguir.

A evolução sócio-economico-cultural das mulheres ocidentais neste século é surpreendente, como também é a incorporação de hábitos e exposição a fatores anteriormente exclusivos ao mundo masculino. Dentre esses fatores, lamenta-se o aumento da prevalência do tabagismo entre as mulheres. Os relatos de efeitos específicos do tabagismo sobre a saúde da mulher são recentes e evidenciam sua ação potencialmente lesiva, conferindo maior risco de exposição para as mulheres que para os homens. Sem hesitação, é possível atribuir ao cigarro, independentemente de outros fatores, a responsabilidade pelo aumento na incidência da doença arterial aterosclerótica nas mulheres antes da menopausa.

O tabagismo é o maior fator de risco para IAM nas mulheres. Estudo com 11.843 homens e mulheres, na faixa etária de 25 a 52 anos, residentes na Noruega, revelou que as mulheres que fumavam mais de 20 cigarros por dia tinham seis vezes mais chances de ter infarto agudo do miocárdio quando comparadas a não fumantes. Nos homens fumantes, o risco aumentou três vezes em relação aos não fumantes.[5]

O uso de anticoncepcionais hormonais em fumantes potencializa os efeitos trombogênicos, e o risco de DAC[6] chega a ser 39 vezes superior.

A menor incidência de eventos isquêmicos nas mulheres antes da menopausa é determinada pelos efeitos cardioprotetores dos estrógenos. Nas mulheres fumantes, é significativamente maior a ocorrência de menopausa precoce e, consequentemente, antecipa-se o risco do aparecimento da doença cardiovascular. Em investigação com 32 mil mulheres de 43 e 50 anos, houve maior prevalência da menopausa entre as fumantes.[7]

Dislipidemias e Prevenção da Aterosclerose

O vasoespasmo coronário está fortemente associado ao tabagismo e pode determinar infarto agudo e morte súbita em fumantes, embora sua ocorrência seja menos frequente que a ruptura da placa endotelial como determinante do evento. O tabagismo está associado a espasmos coronarianos em mulheres na pré-menopausa. Em estudo caso-controle, foram comparadas 21 mulheres portadoras de angina vosoespástica com 59 mulheres de mesma faixa etária, assintomáticas e sadias.[8] O tabagismo esteve presente em 62% das mulheres com espasmos e somente em 17,5% das mulheres assintomáticas e sadias.

O risco de morte súbita em fumantes é 10 vezes maior que em não fumantes e, chega a ser, desproporcionalmente, superior ao risco de IAM, que é de 3,6 vezes, em população masculina na faixa etária de 45 a 75 anos.[9] De todos os fatores de risco para DAC, o tabagismo é o fator preditor de morte súbita mais fortemente relacionado.

O tabagismo está associado à aceleração do processo aterosclerótico na aorta abdominal e a doença vascular oclusiva nas suas bifurcações.[10] O risco de aneurisma abdominal chega ser cinco vezes maior em fumantes pesados em comparação com não fumantes. Nas mulheres, assim como nos homens, diminui a tolerância a caminhadas, inclusive no plano horizontal.[11]

O risco de acidente vascular cerebral (AVC) também é aumentado nos fumantes e guarda relação com maior consumo de cigarros. O Estudo da Saúde das Enfermeiras Americanas mostrou risco 2,58 vezes maior de acidente vascular cerebral nas fumantes em comparação com as não fumantes. Isso inclui o acidente vascular cerebral isquêmico e hemorrágico, e foi tanto maior quanto maior o número de cigarros consumidos.[12] O uso de anticoncepcional em fumantes aumenta em até 22 vezes o risco de AVC.

Na insuficiência cardíaca congestiva, um estudo com 6.704 pacientes, com fração de ejeção ventricular abaixo de 35%, revelou mortalidade e morbidade significativamente aumentada nos fumantes em comparação aos ex-fumantes e aos nunca fumantes, após 41 meses de seguimento. Os pesquisadores[13] concluíram que tão importante quanto prescrever inibidores da enzima conversora e betabloqueadores a essa população é necessário que deixem de fumar.

Existe uma curva dose/reposta entre consumo de cigarro e risco cardiovascular.[14] O risco de morte é o dobro em fumantes e chega a ser quadruplicado em fumantes pesados (mais de 20 cigarros/dia). O consumo de cigarros com teores reduzidos de nicotina e alcatrão não confere proteção cardiovascular,[15] bem como não existe consumo seguro deste produto, mesmo em quantidades reduzidas de até 5 cigarros/dia. Comprovando esses achados, esta investigação de Godtfredsen e colaboradores[16] sobre mudança no hábito de fumar e a mortalidade em 19.732 indivíduos. Este estudo longitudinal com seguimento de 16 anos demostrou que entre os indivíduos que haviam parado de fumar houve redução do risco de mortalidade e entre aqueles que somente reduziram o consumo de tabaco não houve redução de mortalidade.

Segundo dados da Organização Mundial da Saúde (OMS)[17] obtidos por meio da análise em conjunto de inúmeros estudos epidemiológicos, o tabagismo, na presença de outros fatores de risco cardiovascular, como hipertensão e hipercolesterolemia, determina elevação no risco de ocorrência de infarto para 171 eventos por 1.000 pessoas, enquanto, isoladamente, o número de eventos é 45 por 1.000. Na ausência desses fatores, o número de eventos é de 20 por 1.000.

Tabagismo e patogenicidade cardiovascular

Os mecanismos de danos cardiovasculares relacionados ao tabagismo são diversos e atuam sinergicamente na fisiopatologia da doença aterosclerótica e suas manifestações clínicas. Interessante observar que muitos desses efeitos observados em fumantes ativos são também observados em fumantes passivos, principalmente relacionados com a disfunção endotelial, estresse oxidativo, aumento de carboxiemoglobina e resposta inflamatória.[18]

Entre os mecanismos, destacam-se:

1. Disfunção endotelial e estresse oxidativo.

    A fumaça do cigarro promove disfunção endotelial,[19] que pode levar à secreção anormal de fatores de crescimento, moléculas quimiotáticas e citocinas que estimulam o processo inflamatório da aterosclerose. Além disso, os tabagistas também apresentam redução significativa na vasodilatação endotélio-dependente, quando comparados a não tabagistas (alteração dose-dependente e potencialmente reversível). Existe também biossíntese reduzida de óxido nítrico em fumantes, como demonstrou Barua e colaboradores.[20] Essas alterações atuam sinergicamente com a hipercolesterolemia, uma vez que o tabagismo potencializa a disfunção endotelial com o aumento do LDL oxidado.[19]

2. Alterações metabólicas: diminuição do HDL colesterol, aumento do LDL colesterol, oxidação do LDL e resistência à insulina.[21]

O tabagismo altera o metabolismo lipídico, aumentando o colesterol total, LDL, VLDL e diminuindo o HDL. Tabagistas apresentam maiores níveis séricos de malondialdeído, um possível marcador de oxidação e maiores níveis séricos e urinários de F2-isoprostanos, um produto da peroxidação lipídica. Pesquisas com isoprostano (iPs) indicam que ele pode ser utilizado como marcador de estresse oxidativo em fumantes.[22] A interrupção do tabagismo determina redução imediata na concentração dessa substância.[23]

3. Efeito pró-coagulante relacionado ao aumento do fibrinogênio, ativação das plaquetas e aumento de hemácias e leucócitos.[19]

Nas fases finais da aterosclerose, o equilíbrio entre coagulação e sistema fibrinolítico é fundamental para a estabilidade da placa e fluxo sanguíneo. A alteração deste equilíbrio leva à trombose, oclusão vascular e manifestação clínica.

O efeito pró-trombótico do tabagismo talvez seja o fator principal na história natural da aterosclerose e na associação entre tabagismo e morte súbita. O tabagismo acarreta efeitos diretos sobre as propriedades, ativação e agregação plaquetária. Eleva a betatromboglobulina e o fator plaquetário.[19]

Estudos mostram que tabagistas têm maior nível sérico de fibrinogênio, o que pode estar relacionado ao processo inflamatório crônico resultante da injúria ao tecido arterial e a outros órgãos. A elevação do nível sérico de fibrinogênio é um fator de risco cardiovascular.

4. Resposta inflamatória.

O tabagismo induz a uma resposta inflamatória sistêmica traduzida pelo aumento de marcadores inflamatórios como o número de leucócitos e da proteína C reativa, ambos positivamente associados ao risco de doença cardiovascular.[20]

A associação de tabagismo e aumento do número de leucócitos deve-se, pelo menos em parte, ao processo inflamatório localizado na árvore brônquica. Além desse aumento, estudos evidenciam aumento na resposta quimiotática, na adesão e agregabilidade dos leucócitos.[24]

A inalação do monóxido de carbono resultante da queima do cigarro resulta no aumento da carboxiemoglobina. Essa alteração leva ao aumento do número de eritrócitos que, somado ao aumento dos leucócitos, altera à viscosidade sanguínea.

Outras evidências da injúria endotelial causada pelo tabagismo vêm de estudos que demonstram aumento do fator de Von Willebrand, um possível marcador de dano endotelial, 10 a 30 minutos após o consumo de dois cigarros. Os tabagistas liberam menor quantidade de fator ativador de plasminogênio tecidual (TPA) quando estimulados pela substância P (vasodilatador endotélio-dependente), o que torna mais lenta a degradação de fibrinogênio em seus produtos solúveis.[19]

5. Aumento das catecolaminas circulantes.

A ação da nicotina leva à liberação de catecolaminas (norepinefrina e epinefrina), promovendo o aumento da frequência e contratilidade cardíaca, assim como da resistência vascular periférica e da pressão arterial.[19] Essa ação no sistema cardiovascular, atuando sinergicamente com os mecanismos de danos expostos anteriormente, pode precipitar a manifestação clínica da doença aterosclerótica.

6. Aumento da homocisteína e níveis séricos reduzidos de vitaminas C e E.[19]

Considerando a possibilidade de muitos fumantes não interromperem o tabagismo, pesquisas buscam ações que potencialmente possam reduzir risco de exposição. Entre essas medidas, estão os estudos com suplementação de vitaminas C e E. Raitakari e colaboradores[25] observaram efeito benéfico em curto prazo na função endotelial de fumantes com a suplementação de vitamina C. Reilly e colaboradores[26] não obtiveram reversão do estresse oxidativo com a suplementação de vitamina E em fumantes.

Dislipidemias e Prevenção da Aterosclerose

7. Alterações eletrofisiológicas.

O tabagismo leva a alterações eletrofisiológicas, incluindo aumento da ectopia ventricular e atrial, variação nos tempos de condução, especialmente no intervalo QT.

Adicionalmente a essas ações nefastas do tabagismo ao sistema cardiovascular, acrescenta-se ainda ação antiestrogênica[27] nas mulheres, o que potencializa o risco cardiovascular entre elas.

Considerando os conhecimentos atuais, podemos concluir que o meio mais eficaz de reduzir o risco cardiovascular provocado pela fumaça do cigarro é promover a cessação do tabagismo entre os fumantes e proteger a população da exposição passiva à fumaça do cigarro.

Estudo foi realizado para avaliar o comportamento do monóxido de carbono em bares, restaurantes e nos seus trabalhadores fumantes e não fumantes antes e 12 semanas após a adoção da lei que proibiu fumo em ambiente fechados no Estado de São Paulo.[28] Os resultados mostraram redução significativa do monóxido de carbono após a adoção da lei, tanto nos ambientes como nos trabalhadores, fumantes ou não, comprovando que, mesmo entre os fumantes, a exposição passiva aumenta os níveis de monóxido de carbono e, consequentemente, traz mais agravos à saúde.

A expectativa é que se observe também redução do número de hospitalização por infarto do miocárdio, como observado em outras localidades que adotaram leis semelhantes.[29]

Benefícios da cessação do tabagismo

A cessação do tabagismo traz benefícios imediatos e em longo prazo, reduzindo o risco de morbidades relacionadas ao uso do tabaco e melhorando a condição clínica do tabagista.[1]

Nos indivíduos com doença arterial coronariana, a cessação do tabagismo diminui substancialmente o risco de mortalidade. Critchley e Capewell,[30] em recente revisão sistemática de estudos de coorte prospectivos, concluíram que os pacientes tabagistas coronariopatas que cessam o hábito de fumar apresentam redução de 36% no risco de mortalidade por qualquer causa.

Tawardella e colaboradores,[31] em estudo com 967 indivíduos com idade de 30 a 70 anos e passado de evento coronariano agudo, concluiu que o *odds ratio* (OR) para evento subsequente diminui com o *status* tabágico. Os pacientes foram classificados, de acordo com a cotinina sérica, em não tabagistas, ex-tabagistas e tabagistas. Pacientes que referiram uso do tabaco, mas apresentavam nível sérico de cotinina negativo, foram classificados como ex-tabagistas recentes. Considerando o OR de 1,00 para tabagistas, o OR dos ex-tabagistas recentes foi de 0,71; 0,64 para ex-tabagistas e 0,44 para não tabagistas.

Em prevenção primária, os indivíduos que interrompem o tabagismo reduzem em 50% o risco de eventos coronários até o 2º ano após a interrupção. Após este período, o declínio passa a ser gradual e, em até 15 anos, o risco de eventos se iguala ao dos não fumantes.[32] Nas mulheres, a interrupção do tabagismo está associada à redução de 50% a 70% do risco cardiovascular após dois anos de interrupção do tabagismo.[33]

Em prevenção secundária, a interrupção do tabagismo reduz em mais de 35% a morbimortalidade por doenças cardiovasculares.[34] Inúmeras investigações avaliaram o impacto da interrupção tabagismo pós-infarto do miocárdio, como a metanálise realizada por Wilson e colaboradores,[35] que reuniu 12 estudos de coorte, com 5.878 pacientes de seis países, avaliados no período entre 1949 e 1988, com seguimento de 2 a 10 anos. Os dados revelaram que a razão de chance de morte por IAM (*odds ratio*) foi de 0,54 (0,46-0,62, com intervalo de confiança de 95%) nos fumantes que pararam de fumar após o IAM. A redução do risco relativo de morte por interrupção do tabagismo variou de 15% a 61% entre os estudos.

Nos pacientes submetidos à cirurgia de revascularização do miocárdio, observa-se redução significativa de episódios de angina, IAM e reintervenção cirúrgica em seis anos de observação.[3] Também se verificou os mesmos benefícios de redução na morbimortalidade seguimento tardio, por 15 anos, de 415 pacientes submetidos à revascularização do miocárdio cardiovascular com a interrupção do tabagismo.[37]

A intervenção sobre o tabagismo foi considerado pela *American College of Cardiology's Bethesda*[38] como estratégia classe 1, ou seja, existem evidências epidemiológicas e estudos clínicos que comprovam que a relação é altamente custo-eficaz, tanto na prevenção primária quanto na secundária. A intervenção, usualmente, é de curto prazo e, portanto, de baixo custo. Os programas de tratamento custam menos que a manutenção do tabagismo. Os ganhos na expectativa de vida são grandes e maiores quanto mais cedo o indivíduo parar de fumar. De acordo com o estudo dos médicos ingleses (Figura 8.1),[39] os que param de fumar aos 60, 50, 40 ou 30 anos ganham, respectivamente, 3, 6, 9 ou 10 anos na expectativa de vida, ou seja, os que param de fumar aos 30 anos reduzem praticamente em 100% esse o risco.

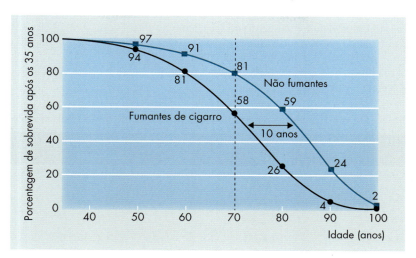

Figura 8.1 Curva de sobrevida dos médicos ingleses, fumantes e não fumantes, após os 35 anos de idade, com percentagem de sobrevida em cada década.
Fonte: (Doll R, Peto R, Boreham J, et al. BMJ 2004; 328: 1519-28)

A comparação com outras estratégias de prevenção de doenças cardiovasculares, especificamente do infarto do miocárdio, demonstra melhor relação custo-eficácia no tratamento do tabagismo (Figura 8.2)

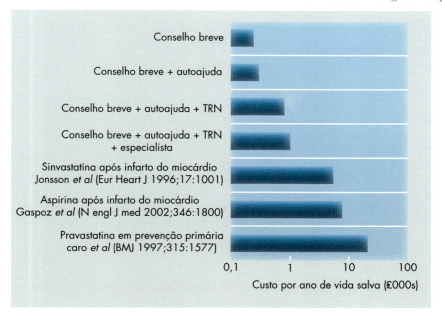

Figura 8.2. Custo-efetividade da intervenção sobre o tabagismo comparada com rotinas estratégicas para prevenção de infarto do miocárdio (custo por ano de vida salva em 1.000 libras esterlinas).
Fonte: (Parrot S, Godfrey C. BMJ 2004; 328: 947-9)

Dislipidemias e Prevenção da Aterosclerose

Os custos variam de acordo com a intensidade da intervenção e o uso de fármacos, com gasto de U$ 1.000 à U$ 4.500 para cada QALY (*quality adjusted life year*) poupado.[40]

Tratamento do tabagismo em paciente com doença cardiovascular

O Programa Ambulatorial de tratamento do tabagismo do InCor – HC-FMUSP foi criado em 1996, é pioneiro no tratamento médico individualizado do tabagista, e a principal abordagem é a prescrição de medicamentos para alívio dos sintomas de abstinência.

Utilizamos medicamentos com eficácia e segurança comprovada (Tabela 8.1)[41] como repositores de nicotina, bupropiona e vareniclina.

Tabela 8.1 Eficácia dos medicamentos para tratamento de tabagismo (usados em monoterapia).[41]

Medicação	Razão de chance (*odds ratio*)	Taxa de abstinência em 6 meses
Goma de nicotina ou pastilha	2,2 (1,5-3,2)	26,1 (19,7-33,6)
Nicotina inalatória	2,1 (1,5-2,9)	24,8 (19,1-31,6)
Spray nasal nicotina	2,3 (1,7-3,0)	26,7 (21,5-32,7)
Adesivos de nicotina	1,9 (1,7-2,2)	23,4 (21,3-25,8)
Bupropiona	2.0 (1,8-2,2)	24,2 (22,2-26,4)
Vareniclina	3,1 (2,5-3,8)	33,2 (28,9-37,8)

As principais contribuições deste serviço são:

- Cardiologista tem capacidade de tratar tabagismo em rotina ambulatorial.[42]
- Mulheres apresentam mais dificuldades que homens na cessação do tabagismo, especificamente com uso de reposição de nicotina.[42]
- Existem opções terapêuticas mais adequadas em função do gênero.[43]
- Essas observações foram validadas por outros pesquisadores.[44, 41]
- Avaliação da efetividade da vareniclina no Programa Ambulatorial,[45] no período de 2007 a 2009, identificou que o uso associado com bupropiona aumenta chance de sucesso do tratamento em comparação com monoterapia, fato já observado em estudo de randomizado,[46] porém, nossa experiência da associação com bupropiona não foi randomizada, e sim motivada por queixas de aparecimento de sintomas depressivos ou quando o paciente não atingiu cessação completa. O fato é que as taxas de sucesso obtidas nesses dois modelos de associação da vareniclina e bupropiona, randomizada e não randomizada, foram muito semelhantes, respectivamente, a 58% *versus* 55%.
- Processo de validação de escala de conforto de tratamento (PAF – Programa de Assistência ao Fumante) para orientação e otimização do uso de fármacos para tratamento de sintomas de abstinência.
- Processo de validação de escala de Consumo Situacional de Tabaco – Jaqueline Issa.[47] Esta escala é uma ferramenta complementar ao escore de Fagerström,[48] visto que a proibição de fumar em locais fechados e a presença de doença podem reduzir o consumo de tabaco e "falsear" o resultado do Escore de Fagerström, implicando em escolhas terapêuticas inadequadas.

Considerações finais

Tabagismo não pode ser negligenciado pelos cardiologistas, sendo a intervenção com maior impacto na redução de morte por doença cardiovascular aterosclerótica.

O sucesso e a segurança do tratamento do tabagismo dependem de uma boa interação entre médico e paciente e da prescrição adequada dos medicamentos, de acordo com o perfil e a necessidade de cada paciente.

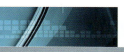

Referências bibliográficas

1. U.S. Department of Health and Human Services. The Health Consequences of Smoking: A Report of the Surgeon General. U.S. Department of Health and Human Services, Center of Diseases Control and Prevention, National Center for Chronic Disease Prevention and Health Promotion, Office on Smoking and Health, 2004.
2. The Health Consequences of Smoking: Cardiovascular Disease. Chapter 8. Washington, DC. U.S. Department of Health and Human Services, 1983.
3. Weiner P, Waizman J, Weiner M, et al. Smoking and first acute myocardial infarction: age, mortality and smoking cessation rate. Isr Med Assoc J. 2000;2:446-9.
4. Barbash GI, Reiner JS, Granges CB, et al. Smoking and acute myocardial infarction survival. Circulation. 1993;87:1427-8.
5. Njolstad I, Arnesen E, Lund-Larsen PG. Smoking, serum lipids, blood pressure, and sex differences in myocardial infarction. A 12- year follow-up of the Finnmark study. Circulation. 1996;93:450-6.
6. The Heath Consequences of Smoking for Human. A report of the Surgeon General. U.S Department of Health and Human Services, 1989.
7. Hartz AJ, Kelber S, Borkowf H, et al. The association of smoking with clinical indicators of altered sex steroids - a study of 50,145 women. Public Health Rep. 1987;102:254-9.
8. Caralis DG, Deligonul U, Kern M J, et al. Smoking is a risk factor for coronary spasm in young women. Circulation. 1992;85:905-9.
9. Kannel WB, Thomas HE. Sudden coronary death: The Framingham study. Ann NY Acad Sci. 1982;382:3-10.
10. Relation of atherosclerosis in young men to serum lipoprotein cholesterol concentrations and smoking. A primary report from the Pathobiological determinants of atherosclerosis in youth (PDAY) Research Group. JAMA. 1990;264:3018-24.
11. Vogt MT, Cauley JA, Kuller LH, et al. Prevalence and correlates of lower extremity arterial disease in elderly women. Am J Epidemiol. 1993;137:559-68.
12. Colditz GA, Bonita R, Stampfer MJ, et al. Cigarette smoking and risk of stroke in middle-aged women. N Engl J Med. 1988;318:937-48.
13. Suskin N, Shet T, Negassa A, et al. Relationship of current and past smoking to mortality and morbidity in patients with left ventricular dysfunction. J Am Coll Cardiol. 2001;37:1677-82.
14. Freund KM, Bellanger AJ, Dagostino RB, et al. The health risks of smoking. The Framinghan Study: 34 years follow-up. Ann Epidemiol. 1993;3:417-24.
15. Parish S, Collins R, Peto R. Cigarette smoking, tar yields, and non-fatal myocardial infarction: 14,000 cases and 32,000 controls in the United Kingdom. Br Med J. 1995;311:471-7.
16. Godtfredsen NS, Holst C, Prescott E, et al. Smoking reduction, smoking cessation, and mortality: A 16-year follow-up of 19,732 men and women from the Copenhagen Centre for prospective population studies. Am J Epidemiol. 2002;156:994-1001.
17. World Health Organization. Technical Report. Series 636. Washington, 1979.
18. US. Department of Health and Human Services. The health consequences of involuntary exposure to tobacco smoke: a report of the Surgeon General. Atlanta, U.S.Department of Health and Human Services, Centers for Disease Control andPrevention, Coordinating Center for Health Promotion, National Center for Chronic Disease Prevention and Health Promotion. Office on Smoking and Health, 2006. [Internet] [Acesso em 04 may 2017]. Disponível em: http://www.surgeongeneral.gov/library/secondhandsmoke/report/fullreport.pdf
19. Trap-Jensen J. Effects of smoking on the heart and peripheral circulation. Am Heart J. 1988;115:263-7.
20. Barua RS, Ambrose JA, Eales-Reynolds LJ, et al. Dysfunctional Endothelial Nitric Oxide Biosynthesis in Healthy Smokers With Impaired Endothelium-Dependent Vasodilatation. Circulation. 2001;104:1905-10.
21. Craig WY, Palomaki GE, Haddow JE. Cigarette smoking and serum lipid and lipoproteinconcentration: an analysis of published data. BMJ. 1989;298:748-8.
22. Toberts LJ, Morrow JD. Measurement of F(2)-isoprostanes as an index of oxidative stress in vivo. Free Radic Biol Med. 2000;28:505-13.
23. Audoly LP, Rocca B, Fabre JE, et al. Cardiovascular responses to the isoprostanes iPF (2 alpha)-III and iPE (2)-III are mediated via the thromboxane A (2) receptor in vivo. Circulation. 2000;101:2833-40.

Dislipidemias e Prevenção da Aterosclerose

24. Lavi S, Prasad A, Yang E, et al .Smoking Is Associated With Epicardial Coronary Endothelial Dysfunction and Elevated White Blood Cell Count in Patients With Chest Pain and Early Coronary Artery Disease. Circulation. 2007;115:2621-7.
25. Raitakari OT, Adams MR, McCredie RJ, et al. Oral vitamin C and endothelial function in smokers: short--term improvement, but no sustained beneficial effect. J Am Coll Cardiol. 2000;35:1616-21.
26. Reilly M, Delanty N, Lawson JA, et al. Modulation of oxidant stress in vivo in chronic cigarettes smokers. Circulation. 1996;94:19-25.
27. Baron JA, La Vecchia C, Levi F. The antestrogenic effect of cigarette smoking in women. Am J Obst. 1990;162:502-14.
28. Issa JS, Abe TMO, Pereira AC, et al. The effect of São Paulo's smoke-free legislation on carbon monoxide concentration in hospitality venues and their workers. Tob Control. 2011;20(2):156-62.
29. Lightwood JM, Glantz SA. Declines in acute myocardial infarction after smokefree laws and individual risk attributable to secondhand smoke. Circulation. 2009;120:1373-9.
30. Critchley JA, Capewell S. Mortality risk reduction associated with smoking cessation in patients with coronary heart disease: a systematic review. JAMA. 2003;290:86-97.
31. Tawardella D, Kupper-Nybelen J, Rothenbacher D, et al. Short-term benefit of smoking cessation in patients with coronary heart disease: estimates based on self-reported smoking data and serum cotinine measurements. Eur Heart J. 2004;25:2101-8.
32. The Health Benefits of Smoking Cessation: A report of the Surgeon General. Whashington, DC, US Department of Health and Human Services, Public Health Service, Centers for Disease Control, Office on Smoking and Health, 1990.
33. Rosemberg L, Palmer JR, Shapiro S. Decline in the risk of myocardial infarction among women who stop smoking. N Engl J Med. 1990;322:213-7.
34. Wilson K, Gibson N, Willan A, et al. Effect of smoking cessation on mortality after Myocardial infarction. Arch Intern Med. 2000;160:939-44.
35. Hermanson B, Omenn G, Kronmal R, et al. Beneficial six-year outcome of smoking cessation in older men and women with coronary artery disease. N Eng J Med. 1988;319:1365-9.
36. Voors AA, Brussel BL, Plokker T, et al. Smoking and cardiac events after venous coronary bypass surgery. Circulation. 1996;93:42-7.
37. 27th Bethesd Conference: Matching the intensity of risk factor management with the hazard for coronary disease events. Task Force 8. Organization of preventive cardiology service. J Am Coll Cardiol. 1996;27:1039-47.
38. Doll R, Peto R, Boreham J, et al. Mortality in relation to smoking: 50 year's observations on male British doctors. BMJ. 2004;328:1519-28.
39. Cromwell J, Bartosch WJ, Fiore MC, et al. Cost-effectiveness of the clinical practice recommendations in the Agency for health Care Policy and research guideline for smoking cessation. JAMA. 1997;278:1759-66.
40. Cupples Me, McKnight A. Randomized controlled trial of health promotion in general practice for patients at high cardiovascular risk. BMJ. 1994;309:993-6.
41. Fiore MC, Jaen CR, Baker TB, et al. Treating tobacco use and dependence: 2008 update. U S Department of Health and Human Services Clinical Practice Guideline executive summary. Respir Care. 2008;53(9):1217-22.
42. Issa JS, Forti N, Giannini SD, et al. Intervenção sobre tabagismo realizado por Cardiologista em rotina Ambulatorial. Arq Bras Cardiol. 1998;70:271-4.
43. Issa JS, Perez GH, Diament J, et al. Efetividade da bupropiona no tratamento de pacientes tabagistas com doença cardiovascular. Arq Bras Cardiol. 2007;88(4):434-40.
44. Perkins KA. Smoking cessation in women. Special considerations. CNS Drugs. 2001;15:391-411.
45. Issa JS, Abe TO, Moura SS, et al. Effectiveness of varenicline combination therapy in real life setting: PAF database study {abstract}. In: SRNT´S 16 th Annual Meeting on February 16-19, Toronto, 2011.
46. Ebbert JO, Croghan IT, Sood A, et al. Varenicline and bupropion sustained release combination therapy for smoking cessation. Nicotine Tob Res. 2009;11:234-9.
47. Avaliação padrão do consume situacional de cigarro. [Internet] [Acesso em 05 may 2017]. Disponível em: http://www.deixardefumar.com.br/docs/avaliacao-dep/enquete3.html#MENOR
48. Fagerström KO, Schneider NG. Measuring nicotine dependence: a review of the Fagerström Tolerance Questionnaire. J Behav Med. 1989;12:159-82.

CAPÍTULO 9

Síndromes das Dislipidemias Genéticas

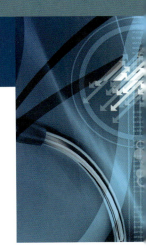

Fabiana Hanna Rached ▪ Carlos Vicente Serrano Jr.

Introdução

As dislipidemias apresentam três tipos principais de classificação: fenotípica, Frederickson (baseado na eletroforese de lipoproteínas) e etiológica.[1] Esta última, na prática clínica, apresenta suma importância no manejo das dislipidemias, dividindo-as em causas primárias e secundárias. A primeira será alvo de discussão neste capítulo.

As dislipidemias genéticas muitas vezes são subdiagnosticadas, o que tem impacto muitas vezes no tratamento dos familiares do caso-índice que podem não ser diagnosticados ou tem seu diagnóstico postergado. Muitas vezes também há coexistência de causas primárias e secundárias de dislipidemias, o que certamente agrava o risco cardiovascular desses pacientes.

As dislipidemias genéticas podem afetar o metabolismo de qualquer uma das lipoproteínas, podendo se expressar fenotipicamente como hipercolesterolemia, hipertrigliceridemia, HDL-colesterol baixo ou como dislipidemia mista. A seguir, iremos discutir as principais dislipidemias genéticas.

Hipercolesterolemia familiar (HF)

No final do século XIX, foi feita uma das primeiras descrições da HF: uma criança que desde os 3 anos de idade apresentava diversos xantomas pelo corpo e que morreu subitamente aos 11 anos. Sua necropsia revelou extensos depósitos de lesões xantomatosas na aorta e em grandes artérias, incluindo as coronárias.[2]

Dentro da síndrome das hipercolesterolemias familiares autossômicas dominantes, podemos destacar três principais etiologias: a clássica HF por defeitos no receptor da LDL, o defeito familiar da apolipoproteína B e a HF3 por defeitos na proproteína convertase subtilisina/kexina tipo 9 (PCSK9).[3] O fenótipo e a história natural dos três defeitos são muito similares e, do ponto de vista clínico, os pacientes podem ser agrupados dentro do diagnóstico da HF. Classicamente, a HF foi descrita como doença de herança autossômica dominante, caracterizada por elevação do colesterol total e do LDL-colesterol (LDL-c), causada por mutações no gene que codifica o receptor da LDL.[4] Trata-se da primeira doença genética do metabolismo lipídico a ser caracterizada clínica e molecularmente.[2]

Datam do final da década de 1970 os primeiros estudos de Michael S. Brown e Joseph L. Goldstein, cujo ápice se traduziu na descoberta do receptor da LDL e da patogênese da HF e o consequente ganho do Prêmio Nobel de 1985, por sua contribuição na elucidação do intrincado mecanismo do metabolismo lipídico.[2] As primeiras descrições de herdabilidade da HF foram feitas por Khachadurian,[5] em 1964, em famílias de HF libanesas. Khachadurian demonstrou que indivíduos de famílias afetadas poderiam apresentar três tipos de perfil lipídico: colesterol aumentado quatro vezes além do normal; colesterol aumentado duas vezes além do normal ou colesterol normal. Deste achado, surgiram evidências da forma homozigótica e heterozigótica da doença. Estima-se que a frequência de heterozigotos seja de 1:200-1:500 na maioria dos países e que existam mais de 10.000.000 de pessoas portadoras de HF no mundo.[6]

Dislipidemias e Prevenção da Aterosclerose

A forma homozigótica é mais rara (1:300.000-1:1.000.000), sendo caracterizada pela forma mais agressiva da doença e apresenta acometimento dos dois alelos do gene que codifica o receptor da LDL.[6] As concentrações do LDL-c são extremamente elevadas, independentemente de estilo de vida. Os portadores de HF homozigótica desenvolvem xantomas planares cutâneos e aterosclerose coronária na adolescência. É interessante notar que a aterosclerose nesses indivíduos começa na raiz da aorta e acomete com frequência a valva aórtica região supra-aórtica e o óstio de coronárias.[7] Os homozigotos podem ser classificados em dois grupos baseados na atividade do receptor da LDL em meio de cultura de fibroblastos: receptor-negativo (menos de 2% de atividade) e receptor-defeituoso (atividade 2% a 25%).[4] As concentrações plasmáticas de LDL-c são inversamente proporcionais ao grau de atividade do receptor da LDL. Os pacientes com mutações "receptor-negativo" apresentam prognóstico pior do que os portadores de mutações "receptor-defeituoso".[4]

O diagnóstico da HF heterozigótica pode ser feita por meio da detecção da mutação do receptor da LDL ou por critérios clínico-laboratoriais.[6] Existem três critérios para o diagnóstico clínico da HF. O critério do *USA Make Early Diagnosis to Prevent Early Death* (US-MEDPED) é baseado principalmente nas concentrações plasmáticas do LDL-c e na história familiar de hipercolesterolemia.[8] Este critério apresenta sensibilidade de 91% e especificidade de 98% para o diagnóstico da HF. Sua vantagem reside na praticidade e na facilidade de sua aplicação. Dependendo da concentração plasmática de LDL-c do paciente e/ou de um parente de primeiro, segundo ou terceiro grau, o diagnóstico pode ser presumido.

Um segundo critério diagnóstico da HF, *UK Simon Broome Register Criteria*, leva em consideração sinais clínicos como xantomas, histórico familiar de DAC precoce e/ou familiares com níveis de LDL-c elevados, levando em conta níveis de LDL-c, os quais podem diferir em crianças e adultos.[9] A presença de xantomas é uma peça-chave para o diagnóstico, e estes se encontram geralmente localizados nas pregas do cotovelo ou no tendão de Aquiles. Porém, não são comuns até que se alcance a quarta década de vida.[10]

Um terceiro critério diagnóstico da HF, desenvolvido pela *Dutch Lipid Clinic Network*, assemelha-se aos critérios do *Simon Broome*, diferindo ao acrescentar um escore diagnóstico numérico: maior de oito pontos como diagnóstico definitivo; de seis a oito, diagnóstico provável; de três a cinco pontos como possível e menor de três afasta-se o diagnóstico.[11] Neste escore, considera-se:

- Um ponto para: DAC precoce familiar, parentes de primeiro grau com níveis de LDL-c acima do percentil 95, doença periférica precoce do paciente.
- Dois pontos para a presença de xantoma em parente de primeiro grau e DAC precoce no paciente.
- Quatro pontos para a presença de halo corneano.
- Seis pontos para a presença de xantoma.
- Segundo os níveis de LDL-c de > 330, 250 a 329, 200 a 249, 155 a 199 mg/dL, respectivamente, com pontos entre oito, cinco, três e um.

A associação entre HF heterozigótica e doença arterial coronária (DAC) está bem estabelecida.[10] Existe um risco cumulativo na ausência de terapia hipolipemiante de doença coronária fatal e não fatal na proporção de 50% em homens de 50 anos e de 30% em mulheres de 60 anos.[12, 13] No estudo do *Simon Broome Register Group*, realizado no período de 1980 até 1995, houve um aumento do risco relativo de morte por doença coronária de 50 vezes para homens (intervalo de confiança 95% – IC95: 17-105) e de 125 vezes para mulheres (IC95: 15-140) na faixa etária 20 a 39 anos.[14]

É importante enfatizar que, mesmo com o advento das estatinas para diminuição do LDL-c, as taxas de eventos cardiovasculares em homens e mulheres portadores de HF sem manifestação prévia de doença coronária nas faixas etárias dos 15 aos 66 anos de idade são respectivamente 3% e 1,6% ao ano.[15] No mesmo estudo, portadores de DAC estabelecida apresentaram taxas anuais médias de eventos cardiovasculares de 15% para os homens e 14% para as mulheres.[15] As taxas anuais de mortalidade para portadores de DAC foram, respectivamente, 1,6% para homens e 0,5% para mulheres, valores considerados muito altos segundo as Diretrizes de Prevenção de Aterosclerose da Sociedade Europeia de Cardiologia de 2007.[16] Apesar disso, o tratamento com estatinas em HF apresenta claros benefícios, como demonstra a coorte de HF estudada por Versmissen e colaboradores, em que o grupo tratado com estatina apresentou uma redução de 76% no risco de doença coronária, comparado ao grupo sem estatina (*hazard ratio* 0,24, $p < 0,001$).[17] Contudo, é importante frisar que, a despeito dos níveis elevados

Síndromes das Dislipidemias Genéticas

de colesterol e elevado risco relativo de DAC, o comportamento clínico da aterosclerose nos pacientes com HF é variável, e muitos indivíduos desenvolvem eventos clínicos tardiamente em sua vida.[9] Este fato foi bem demonstrado na coorte de 526 HFs do *Simon Broome Register Group*, com 2.234 pessoas--ano de seguimento, onde foi observada maior taxa ajustada de mortalidade por DAC na faixa etária de 20 a 29 anos em comparação a faixas etárias mais velhas, ou seja, alguns HFs apresentam evento coronário muito precocemente e outros desenvolvem muito tardiamente ou mesmo não irão morrer de doença cardiovascular.[9] Dessa forma, a estratificação de risco nesta população é muito importante, dada sua implicância em custo-benefício no manejo e no tratamento desses pacientes. Os escores de risco clínicos amplamente utilizados para estratificação, tais como o escore de Framingham, PROCAM (*Prospective Cardiovascular Münster Study*), Reynolds, entre outros, não foram elaborados para pacientes portadores de HF. A V Diretriz Brasileira de Dislipidemia e Prevenção da Aterosclerose recomenda o escore de Framingham para estratificação de risco e, dessa forma, guiar metas terapêuticas.[1] O escore de Framingham na HF frequentemente subestima o risco. Por exemplo, suponhamos um homem de 50 anos, portador de HF, colesterol total de 390 mg/dL, LDL-C de 310 mg/dL, triglicérides 150 mg/dL, HDL-C de 50 mg/dL, PA: 110 × 70 mmHg, sem anti-hipertensivos, não tabagista, apresenta um risco calculado em 10 anos de 8%, ou seja, baixo risco. Sabemos que este paciente submetido de longa data a este nível de colesterol não pode ser abordado como de baixo risco cardiovascular.

Um dos aspectos de grande importância nos pacientes com HF, como mostrado em alguns estudos de caso-controle,[18, 19] inclusive no Brasil,[20, 21] é uma maior prevalência de aterosclerose subclínica tanto carotídea como coronária, quando comparados a indivíduos normolipidêmicos. Estudos prospectivos demonstraram em populações sem HF que a aterosclerose subclínica, tanto carotídea como coronária, é um marcador independente de eventos clínicos.[22, 23] Alguns autores inclusive preconizam que a pesquisa de aterosclerose subclínica deve fazer parte da estratificação de risco de pacientes assintomáticos e, dessa forma, guiar metas terapêuticas a serem atingidas.

Gidding e colaboradores, em diretriz de manuseio da HF, assumiram que a presença de aterosclerose subclínica é um marcador de risco elevado de evento coronário e recomendam que a sua detecção seja feita de forma ativa, considerando-se a alta prevalência de achados nesses indivíduos.[6] Contudo, a importância dessa informação para a estratificação de risco e possíveis benefícios secundários a um tratamento mais agressivo, baseada na identificação da aterosclerose subclínica em portadores de HF, ainda necessita ser comprovada.

O defeito familiar da apoB-100 resulta da mutação no domínio da apoB-100 que se liga ao receptor do LDL.[4] Por enquanto, não existe relato desta mutação na população brasileira. Na Europa Central, estima-se uma frequência de 1:1.000. O fenótipo dos indivíduos afetados é caracterizado por LDL--colesterol elevado, cerca de 100 mg/dL acima em relação aos controles pareados por idade, além de doença coronária precoce. Os homozigotos apresentam valor de LDL-colesterol semelhante aos HFs heterozigotos. O desenvolvimento de doença coronária é mais acelerado nos HFs homozigotos do que nos portadores de deficiência de apoB-100 homozigotos. Clinicamente não é possível distinguir um portador de mutação na apoB-100 de um HF heterozigoto, embora os valores de LDL-colesterol do primeiro sejam menores, assim como o desenvolvimento de xantomas.[4] Os pacientes respondem bem ao tratamento com estatinas, presumivelmente por um maior *clearance* nos remanescentes de VLDL.

A proproteína convertase subtilisina/kexina tipo 9 (PCSK9) é um regulador dos níveis de LDL--colesterol.[24] Foi demonstrado que a PCSK9 se liga ao receptor de LDL e reduz os níveis de LDLR total e da superfície celular ao direcionar este receptor para degradação por lisossomos. Estudo de Cohen e colaboradores já havia demonstrado que mutações no gene do PCSK9 poderia levar a níveis mais baixos de LDL-colesterol e, consequentemente, à menor incidência de doença coronária.

Hiperlipidemia familiar combinada (HFC)

A HFC é uma desordem metabólica caracterizada por elevação nos níveis de colesterol e/ou triglicérides em pelo menos dois membros de uma mesma família; variabilidade no fenótipo do perfil lipídico no mesmo indivíduo e na mesma família; risco de doença arterial coronária prematura.[25]

Dislipidemias e Prevenção da Aterosclerose

A HFC é uma das dislipidemias genéticas com maior prevalência na população geral (0,5% a 2,0%), sendo a mais comum encontrada em portadores de doença coronária (10%) e em sobreviventes de infarto agudo do miocárdio com menos de 60 anos (11,3%).[25]

O diagnóstico genético da HFC é mais complexo de ser feito do que na HF já que não foi encontrado defeito monogênico que explique a variabilidade dos fenótipos. Dessa forma, Veerkamp e colaboradores elaboraram um nomograma diagnóstico para HFC baseado na história familiar, valores do perfil lipídico e dosagem de apolipoproteína B.[26]

O maior diagnóstico diferencial da HFC seria com indivíduos portadores apenas de Síndrome Metabólica (SM). Estudos prévios indicam alta prevalência de SM entre os portadores de HFC (ao redor de 65%). As características em comum de ambas as condições seria: hipertrigliceridemia e/ou HDL-c baixo; associação frequente com outros fatores de risco cardiovasculares não lipídicos, como hipertensão arterial, obesidade abdominal, intolerância à glicose ou diabetes. Porém, algumas diferenças podem ser encontradas entre essas duas condições: apolipoproteína B (apo B) é constantemente elevada em HFC, mas não na SM; LDL-c usualmente é normal ou baixo na SM; o fenótipo lipídico é mais variável na HFC do que na SM; a herdabilidade da doença é muito mais evidente na HFC; o estilo de vida tem um peso muito maior na manifestação clínica e no prognóstico da SM do que na HFC; a manifestação clínica e laboratorial da HFC em geral é mais precoce do que na SM; a SM está mais associada à inflamação (p. ex., PCR mais elevada) e estados pró-coagulantes (p. ex., fibrinogênio elevado).[25]

A estratificação de risco na HFC não foi estudada de forma sistemática em estudos clínicos, porém, possivelmente o uso dos escores clínicos tradicionais devem subestimar o risco real. Teoricamente, baseado em estudos prévios, os pacientes com HFC deveriam ser tratados como de alto risco cardiovascular. A pesquisa de aterosclerose subclínica nesta população deve ser estimulada para otimizar sua estratificação de risco cardiovascular.

Hipertrigliceridemia familiar

A hipertrigliceridemia familiar é uma dislipidemia primária caracterizada pela elevação isolada da VLDL. A prevalência na população encontra-se ao redor de 5% a 10%. Sua base molecular genética é desconhecida, porém acredita-se ser poligênica. O fenótipo caracteriza-se por níveis elevados de triglicérides (de 300 mg/dL a 1.000 mg/dL), com HDL-colesterol baixo.[27]

A associação de doença coronária precoce com Hipertrigliceridemia familiar (HTF) sempre foi considerada menor do que na HFC, porém esta informação foi baseada em estudo de caso-controle de 1976, com pequeno número de pacientes, em que encontraram maior prevalência de indivíduos infartados nos HFCs (17,5%) em comparação aos indivíduos com HTF (4,7%). Estudo mais recente de Hopkins e colaboradores desmistifica esses achados, ao encontrar *odds ratio* semelhante para doença coronária (2,0), para indivíduos com HFC e HTF.[28] Também encontraram que este *odds ratio* diminui quando corrigido para os fatores da síndrome metabólica, mostrando associação deste risco de DAC com os fatores da Síndrome Metabólica. A prevalência de Síndrome Metabólica neste estudo foi elevada tanto em HFC (65%) como em HTF (71%). A partícula de VLDL na HTF é maior do que em indivíduos normais e do que na HFC.

O tratamento consiste em estilo de vida adequado: incentivar dieta e atividade física. Evitar agravantes externos como consumo de bebida alcoólica e uso de medicações que possam agravar a hipertrigliceridemia. Caso o paciente permaneça com valor de triglicérides acima de 500 mg/dL, devemos iniciar terapêutica farmacológica com fibratos.

Síndrome da quilomicronemia familiar

Classicamente, a síndrome da quilomicronemia familiar foi descrita como uma doença autossômica recessiva rara, resultante da deficiência da lipase lipoproteica ou da apolipoproteína CII.[29] A deficiência da lipase lipoproteica muitas vezes é diagnosticada antes dos 10 anos de idade. O quadro pode apresentar-se como pancreatite aguda. Pode ocorrer surgimento de xantomas eruptivos na região de nádegas, ombros e porção extensora de membros. Hepatoesplenomegalia é outra característica que pode ocorrer como decorrência da captura de triglicérides pelo sistema retículo-endotelial. Apesar de classicamente não ser associada à doença coronária precoce, Benlian e colaboradores descreveram o relato de quatro casos com manifestação de aterosclerose precoce.[30] A deficiência de apo CII apresenta quadro clínico semelhante, porém manifestação clínica mais tardia. Mais raramente a doença é associada a outros defeitos monogênicos autossômico recessivos dos genes da ApoAV, do fator 1 de maturação da lipase (LMF1) ou do glicosilfosfatidil inositol ancorado no sítio de ligação 1 da lipoproteína de alta densidade (GPI-HBP1).[29]

O diagnóstico da deficiência familiar de lipase lipoproteica é baseado na demonstração de plasma lipêmico com níveis elevados de quilomícrons e triglicérides e níveis reduzidos ou normais de VLDL, além de baixa atividade da lipase lipoproteica. A deficiência familiar de apo CII apresenta níveis elevados de VLDL, além de níveis reduzidos desta apolipoproteína detectados por eletroforese em gel.

A base do tratamento é o controle com dieta. A ingestão de gordura deve ser reduzida a menos de 20 gramas por dia e menos de 15% da ingestão calórica total. Os triglicérides de cadeia média devem ser as fontes preferidas de gordura. Deve ser evitada ingestão de bebida alcoólica, estrógenos e medicações que possam aumentar os triglicérides.

Hiperlipoproteinemia tipo III (doença da remoção de remanescentes)

Trata-se de uma doença causada por uma mutação no gene da apo E, que leva a um defeito na captação hepática de lipoproteína que contém apo E e interrompe a conversão de VLDL e IDL em partículas de LDL (genótipo E2/E2).[31] Na ausência de outros fatores externos ou de outro defeito genético, os remanescentes não se acumulam, pois também ocorre remoção por meio de outros receptores hepáticos que se ligam, com menor afinidade, a apo B-48 e apo B-100. A ocorrência da dislipidemia está vinculada, por exemplo, a coexistência com HFC ou HF.

O fenótipo é caracterizado por elevação nos níveis de colesterol e triglicérides, além de predisposição à doença coronária e doença vascular periférica. A presença de xantoma palmar é patognomônico desta doença, porém não está sempre presente. O diagnóstico definitivo pode ser feito por detecção do fenótipo E2/E2. O tratamento, de forma geral, é similar a outras formas de hipertrigliceridemia.

Síndromes genéticas com HDL-c baixo

Existem diversas síndromes genéticas descritas na literatura que podem provocar baixos níveis de HDL-c. Em geral, essas doenças também são caracterizadas por evoluírem com doença coronária precoce. As principais condições descritas são:[32]

1. Deficiências em apolipoproteínas: existem raros casos descritos de deficiência na apo A-I/C-III/A-IV, deficiência na apo A-I/C-III e apoA-I. Uma família com deficiência de apoA-I foi bem documentada e caracterizada por Santos e colaboradores.[33] Nesta família, os pacientes homozigotos apresentavam valores muito baixos de HDL-c e doença coronária precoce, não sendo detectado apoA-I em gel de eletroforese.

2. Defeito no transportador ABCA1 (doença de Tangier): o transportador ABCA1 é responsável pelo efluxo de colesterol das células para a partícula de HDL. A doença de Tangier foi caracterizada como sendo o defeito homozigótico na mutação do ABCA1.

3. Deficiência da LCAT: a LCAT (lecitina: colesterol aciltransferase) é uma enzima ativada pela apoA-I na superfície da HDL e é responsável por esterificar colesterol livre em éster de colesterol, transferindo o colesterol para o interior da partícula.

Considerações finais

As dislipidemias genéticas em geral podem estar ligadas ao desenvolvimento de doença coronária precoce. O seu diagnóstico é importante, pois traz implicações em relação ao recrutamento e à avaliação de possíveis familiares afetados. Muitas vezes pode ocorrer uma coexistência entre a dislipidemia genética e as causas secundárias de dislipidemia, o que pode acentuar sua expressão fenotípica.

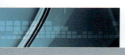

Referências bibliográficas

1. Xavier H. T., Izar M. C., Faria Neto J. R., Assad M. H., Rocha V. Z., Sposito A. C., Fonseca F. A., dos Santos J. E., Santos R. D., Bertolami M. C., Faludi A. A., Martinez T. L. R., Diament J., Guimarães A., Forti N. A., Moriguchi E., Chagas A. C. P., Coelho O. R., Ramires J. A. F. V. Diretriz Brasileira de Dislipidemias e Prevenção da Aterosclerose Arq. Bras. Cardiol. 2013;101 no.4 supl.1 : 1-22.
2. Steinberg D. Thematic review series: the pathogenesis of atherosclerosis. An interpretive history of the cholesterol controversy: part II: the early evidence linking hypercholesterolemia to coronary disease in humans. J Lipid Res. 2005 Feb;46(2):179-90.
3. Varret M, Abifadel M, Rabes JP, et al. Genetic heterogeneity of autosomal dominant hypercholesterolemia. Clin Genet. 2008 Jan;73(1):1-13.
4. Rader D, Cohen J, Hobbs H. Monogenic hypercholesterolemia: new insights in pathogenesis and treatment. J Clin Invest. 2003 Jun;111(12):1795-803.
5. Khachadurian A. The inheritance of essential familial hypercholesterolemia. Am J Med. 1964 Sep;37:402-7.
6. Gidding SS, Champagne MA, de Ferranti SD, Defesche J, Ito MK, Knowles JW, McCrindle B, Raal F, Rader D, Santos RD, Lopes-Virella M, Watts GF, Wierzbicki AS; American Heart Association Atherosclerosis, Hypertension, and Obesity in Young Committee of Council on Cardiovascular Disease in Young, Council on Cardiovascular and Stroke Nursing, Council on Functional Genomics and Translational Biology, and Council on Lifestyle and Cardiometabolic Health.The Agenda for Familial Hypercholesterolemia: A Scientific Statement From the American Heart Association.Circulation. 2015;132:2167-92.
7. Santos RD, Miname MH, Martinez LR, et al. Non-invasive detection of aortic and coronary atherosclerosis in homozygous familial hypercholesterolemia by 64 slice multi-detector row computed tomography angiography. Atherosclerosis. 2008 Apr;197(2):910-5.
8. Williams RR, Hunt SC, Schumacher MC, et al. Diagnosing heterozygous familial hypercholesterolemia using new practical criteria validated by molecular genetics. Am J Cardiol. 1993 Jul 15;72(2):171-6.
9. Risk of fatal coronary heart disease in familial hypercholesterolaemia. Scientific Steering Committee on behalf of the Simon Broome Register Group. BMJ. 1991 Oct 12;303(6807):893-6.
10. Marks D, Thorogood M, Neil HA, et al. A review on the diagnosis, natural history, and treatment of familial hypercholesterolaemia. Atherosclerosis. 2003 May;168(1):1-14.
11. Organization WH. Familial hypercholesterolemia—report of a second WHO COnsultation. Geneva, Switzerland: WHO publication no WHO/HGN/FH/CONS/99.2; 1999.
12. Stone NJ, Levy RI, Fredrickson DS, et al. Coronary artery disease in 116 kindred with familial type II hyperlipoproteinemia. Circulation. 1974 Mar;49(3):476-88.
13. Slack J. Risks of ischaemic heart-disease in familial hyperlipoproteinaemic states. Lancet. 1969 Dec 27;2(7635):1380-2.
14. Mortality in treated heterozygous familial hypercholesterolaemia: implications for clinical management. Scientific Steering Committee on behalf of the Simon Broome Register Group. Atherosclerosis. 1999 Jan;142(1):105-12.
15. Mohrschladt MF, Westendorp RG, Gevers Leuven JA, et al. Cardiovascular disease and mortality in statin-treated patients with familial hypercholesterolemia. Atherosclerosis. 2004 Feb;172(2):329-35.
16. Graham I, Atar D, Borch-Johnsen K, et al. European guidelines on cardiovascular disease prevention in clinical practice: full text. Fourth Joint Task Force of the European Society of Cardiology and other societies on cardiovascular disease prevention in clinical practice (constituted by representatives of nine societies and by invited experts). Eur J Cardiovasc Prev Rehabil. 2007 Sep;14 Suppl 2:S1-113.
17. Versmissen J, Oosterveer DM, Yazdanpanah M, et al. Efficacy of statins in familial hypercholesterolaemia: a long term cohort study. BMJ. 2008;337:a2423.
18. Tonstad S, Joakimsen O, Stensland-Bugge E, et al. Carotid intima-media thickness and plaque in patients with familial hypercholesterolaemia mutations and control subjects. Eur J Clin Invest. 1998 Dec;28(12):971-9.
19. Wiegman A, de Groot E, Hutten BA, et al. Arterial intima-media thickness in children heterozygous for familial hypercholesterolaemia. Lancet. 2004 Jan 31;363(9406):369-70.
20. Santos RD, Meneghelo RS, Chacra AP, et al. Detection of subclinical atherosclerosis by electron beam tomography in females with heterozygous familial hypercholesterolaemia. Heart. 2004 Jan;90(1):92-4.

Síndromes das Dislipidemias Genéticas

21. Martinez LR, Miname MH, Bortolotto LA, et al. No correlation and low agreement of imaging and inflammatory atherosclerosis' markers in familial hypercholesterolemia. Atherosclerosis. 2008 Sep;200(1):83-8.
22. Chambless LE, Heiss G, Folsom AR, et al. Association of coronary heart disease incidence with carotid arterial wall thickness and major risk factors: the Atherosclerosis Risk in Communities (ARIC) Study, 1987-1993. Am J Epidemiol. 1997 Sep 15;146(6):483-94.
23. Kondos GT, Hoff JA, Sevrukov A, et al. Electron-beam tomography coronary artery calcium and cardiac events: a 37-month follow-up of 5635 initially asymptomatic low- to intermediate-risk adults. Circulation. 2003 May 27;107(20):2571-6.
24. Lambert G, Charlton F, Rye KA, et al. Molecular basis of PCSK9 function. Atherosclerosis. 2009 Mar;203(1):1-7.
25. Gaddi A, Cicero AF, Odoo FO, et al. Practical guidelines for familial combined hyperlipidemia diagnosis: an up-date. Vasc Health Risk Manag. 2007;3(6):877-86.
26. Veerkamp MJ, de Graaf J, Hendriks JC, et al. Nomogram to diagnose familial combined hyperlipidemia on the basis of results of a 5-year follow-up study. Circulation. 2004 Jun;109(24):2980-5.
27. Yuan G, Al-Shali KZ, Hegele RA. Hypertriglyceridemia: its etiology, effects and treatment. CMAJ. 2007 Apr;176(8):1113-20.
28. Hopkins PN, Heiss G, Ellison RC, et al. Coronary artery disease risk in familial combined hyperlipidemia and familial hypertriglyceridemia: a case-control comparison from the National Heart, Lung, and Blood Institute Family Heart Study. Circulation. 2003 Aug;108(5):519-23.
29. Brahm AJ, Hegele RA. Chylomicronaemia--current diagnosis and future therapies. Nat Rev Endocrinol. 2015,11:352-62.
30. Benlian P, De Gennes JL, Foubert L, et al. Premature atherosclerosis in patients with familial chylomicronemia caused by mutations in the lipoprotein lipase gene. N Engl J Med. 1996 Sep;335(12):848-54.
31. Sniderman A, Tremblay A, Bergeron J, et al. Diagnosis of type III hyperlipoproteinemia from plasma total cholesterol, triglyceride, and apolipoprotein B. J Clin Lipidol. 2007 Aug;1(4):256-63.
32. Schaefer EJ, Santos RD, Asztalos BF. Marked HDL deficiency and premature coronary heart disease. Curr Opin Lipidol. 2010 Aug;21(4):289-97.
33. Santos RD, Schaefer EJ, Asztalos BF, Polisecki E, Wang J, Hegele RA, Martinez LR, Miname MH, Rochitte CE, Da Luz PL, Maranhão RC. Characterization of high density lipoprotein particles in familial apolipoprotein A-I deficiency. J Lipid Res. 2008 Feb;49(2):349-57.

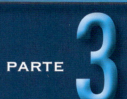

PARTE 3

Avaliação do Risco de Doença Cardiovascular

CAPÍTULO 10

Inflamação como Mecanismo Básico e Sua Inter-relação com Marcadores de Risco

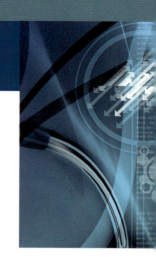

Fabiana Hanna Rached ▪ Carlos Vicente Serrano Jr.

Introdução

Nessas três últimas décadas, o conhecimento sobre a fisiopatologia da aterosclerose apresentou uma grande evolução. O conceito de aterosclerose antigamente aceito e reconhecido era de um processo proliferativo insidioso e passivo.[1] Por meio de estudos experimentais recentes, do advento da biologia celular e da associação desses resultados às observações anatomopatológicas da placa aterosclerótica, podemos afirmar que aterosclerose é uma doença inflamatória crônica de grande complexidade que ocorre na camada íntima das artérias. Múltiplas evidências apontam a inflamação como processo regulatório-chave em todos os estágios do processo ateromatoso:[2]

1. Na ativação do endotélio e no recrutamento monolinfocitário.
2. Na produção local e sistêmica de citocinas proinflamatórias.
3. Na produção de proteases e degradação da capa fibrótica e desestabilização da placa.
4. Na indução da apoptose das células da placa e formação de um *core* lipídico procoagulante.

Esse processo de inflamação tem seu início na primeira e na secunda década de vida. Porém, os sintomas e as complicações decorrentes a ela começam a se apresentar na meia-idade. Assim, o processo de crescimento e de desenvolvimento da placa aterosclerótica ocorre em décadas, iniciando como estria gordurosa em crianças e adolescentes até placas complexas em adultos.

Apesar de se tratar de um processo contínuo, para fins didáticos, iremos dividir o processo ateromatoso em quatro grandes fases: fase inicial da aterogênese; fase de desenvolvimento da estria gordurosa, fase de progressão para placa complexa e fase de rotura da placa.

Fase inicial da aterogênese

Como já foi destacado anteriormente, a inflamação participa da aterosclerose em todas as suas fases: no início, no desenvolvimento e nos eventos finais, como as complicações trombóticas.

Em seu estado normal, as células endoteliais (CEs), que recobrem a superfície da parede arterial, não permitem a adesão de células sanguíneas como os leucócitos. Entretanto, fatores de risco ou desencadeadores da aterosclerose como cigarro, hipertensão, hiperglicemia, dieta rica em gorduras saturadas, obesidade ou resistência à insulina podem instigar a expressão de moléculas de adesão pelas CEs, permitindo a adesão dos leucócitos na parede arterial (Figura 10.1). Um dos responsáveis por permitir essa adesão é a molécula de adesão celular vascular 1(VCAM-1). VCAM-1 liga-se a monócitos e linfócitos T, os dois tipos principais de leucócitos encontrados na fase inicial da placa aterosclerótica. Estudos em ratos submetidos a uma dieta aterogênica evidenciaram a expressão de VCAM-1 pelas ECs tanto em áreas propensas à formação de lesão como já em lesões iniciais.[3] Foi também evidenciado que a expressão de VCAM-1 precede o aparecimento de macrófagos na íntima arterial e o aparecimento da lesão acontece após três semanas.[4] Ao controlar a expressão de VCAM-1 em ratos geneticamente modificados, nota-se que a diminuição de sua expressão leva a uma menor formação de lesões ateroscleróticas.[3]

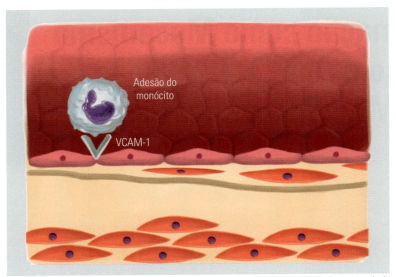

Figura 10.1 Início da aterogênese: adesão celular. As células endoteliais, sob influência da hiperlipidemia e de outros fatores de risco, começam a expressar moléculas de adesão. Monócitos e outras células inflamatórias circulantes interagem com essas moléculas na superfície do endotélio. Após uma fase de rolamento, mediada por moléculas de adesão denominadas selectinas, os monócitos passam para uma fase de adesão firme, caracterizada por interação entre moléculas da família das imunoglobulinas (como VCAM-1) no endotélio e integrinas na superfície do monócito. VCAM-1 = Molécula de adesão celular vascular.

A expressão de VCAM-1 é induzida por diversos fatores. Podemos citar, entre eles, os lipídios oxidados, as citocinas proinflamatórias como IL-1 e fator de necrose tumoral-α (TNF-α), que induzem a expressão de VCAM-1 por meio do mecanismo mediado pelo fator-nuclear β.[5] Sabemos também que a formação de placas ateroscleróticas é influenciada pelo tipo de fluxo sanguíneo. Em áreas onde o fluxo é turbulento, ha uma maior propensão para formação de placas ateroscleróticas. Já em áreas com fluxo laminar, mecanismos antiaterogênicos são deflagrados, como a expressão de uma enzima antioxidante, a superóxido dismutase, e a produção de óxido nítrico, um potente vasodilatador.[6] O aumento do óxido nítrico *per se* pode limitar a expressão de VCAM-1 por inibir a ativação de fator-nuclear β e por impedir a adesão plaquetária.[7]

Após uma fase de rolamento, mediada por moléculas de adesão denominadas selectinas, os monócitos passam para a fase de adesão firme, caracterizada pela interação entre VCAM-1 no endotélio e integrinas na superfície do monócito.

Fase de desenvolvimento da estria gordurosa

Uma vez aderidos ao endotélio arterial, os monócitos penetram por meio do endotélio e entram na íntima do vaso por diapedese, processo dependente de um gradiente quimiotático como é o caso da proteína quimiotática de monócito (MCP-1) (Figura 10.2). Placas de ateroma hiperexpressam MCP-1, e essa citocina é responsável por recrutar monócitos de caráter inflamatório, presentes nos estágios iniciais da placa de ateroma. Dados revelam que em ratos suscetíveis a aterosclerose e sem a habilidade de expressar MCP-1, ha uma redução de 83% na deposição de lipídios e uma menor presença de macrófagos na parede arterial.[8] Essa hipótese foi testada inibindo-se a expressão do receptor da MCP-1, o CCR2, o que revelou uma menor progressão da lesão.[9]

Inflamação como Mecanismo Básico e Sua Inter-relação com Marcadores de Risco

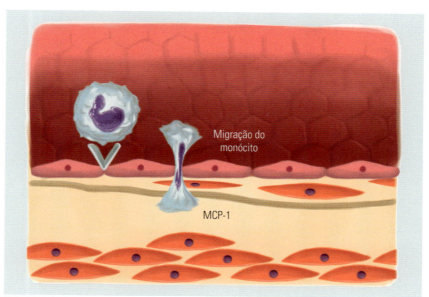

Figura 10.2 Início da aterogênese: migração celular. Após as fases de rolamento e adesão firme, os monócitos e outros leucócitos circulantes migram para a íntima sob influência de fatores quimiotáticos produzidos na região subendotelial. A MCP-1, quimiocina significativamente expressa em todos os estágios da aterosclerose, promove recrutamento de monócitos. Os linfócitos, por outro lado, são predominantemente recrutados para a íntima por outro grupo de quimiocinas. MCP-1 = Proteína quimiotática de monócito.

Na íntima das artérias, monócitos maturam–se em macrófagos que, por apresentarem expressão de receptores *scavenger*, permitem a internalização excessiva de lipídios modificados, principalmente o LDL-oxidada. Ésteres de colesterol acumulam-se no citoplasma e, assim, os macrófagos tornam-se células espumosas (Figura 10.3), que são características desse estágio da aterogênese. Os macrófagos se multiplicam e liberam vários fatores de crescimento e citocinas, amplificando e sustentando os sinais pró-inflamatórios. Um mediador importante para esse processo é o fator estimulador de colônia de macrófago (M-CSF) que é hiperexpressado em placas ateroscleróticas humana.[10,11] A presença de numerosos macrófagos transformados em células espumosas na íntima vascular caracteriza uma lesão aterosclerótica percussora conhecida como estria gordurosa (Figura 10.4).

Alem dos monócitos/macrófagos, os linfócitos T, células da resposta imune adaptativa, participam ativamente da aterogênese (Figura 10.5). Quimiocinas como o interferon-γ, induzidas por macrófagos ativados, são responsáveis por atrair esses linfócitos para a parede arterial inflamada.[12] Essas quimiocinas interagem com o receptor CXCR3, que é expresso pelos linfócitos T na placa aterosclerótica.

Inúmeras outras moléculas de adesão, quimiocinas, citocinas e fatores de crescimento participam desse processo. Porém, VCAM-1, MCP-1, e M-CSF são os mediadores-chave para o início e a progressão da placa de ateroma.

As estrias gordurosas podem ser reversíveis e não causar repercussões clínicas.

Fase de progressão para placa complexa

Enquanto o conjunto de células espumosas é característico da estria gordurosa, a deposição do tecido fibroso define a lesão aterosclerótica mais avançada. Macrófagos e linfócitos T infiltram as lesões ateroscleróticas e localizam-se preferencialmente na borda do ateroma, onde a atividade inflamatória é mais ativa e por onde se dá o crescimento da placa.

Dislipidemias e Prevenção da Aterosclerose

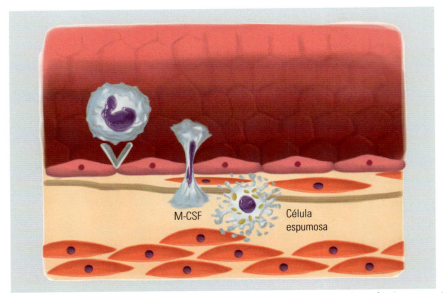

Figura 10.3 Início da aterogênese: a formação das células espumosas. Após o fenômeno migratório, monócitos diferenciam-se em macrófagos por ação de citocinas locais como o M-CSF. Diferenciados, os macrófagos são capazes de incorporar as lipoproteínas modificadas que se acumularam na íntima através dos receptores *scavengers*. Ao contrário dos clássicos receptores de LDL, os receptores *scavengers* permitem internalização excessiva de LDL oxidada, processo que culmina com a formação das células espumosas. M-CSF = Fator estimulador de colônia de macrófago.

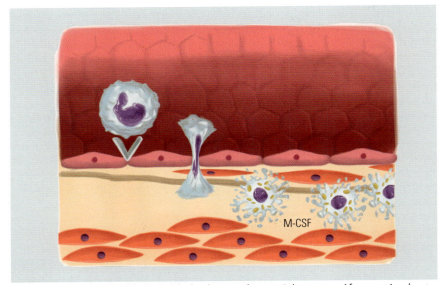

Figura 10.4 A estria gordurosa. Na intimidade da parede arterial, os macrófagos ativados também podem se replicar sob a ação de citocinas, como o M-CSF. A presença de numerosos macrófagos transformados em células espumosas na íntima vascular caracteriza uma lesão aterosclerótica precursora conhecida como estria gordurosa. M-CSF = Fator estimulador de colônia de macrófago.

Inflamação como Mecanismo Básico e Sua Inter-relação com Marcadores de Risco

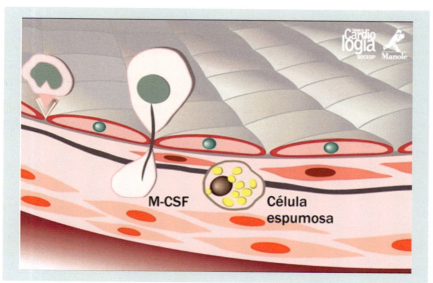

Figura 10.5 O envolvimento de outras células inflamatórias na aterogênese. Além dos monócitos, os linfócitos podem acumular-se nas lesões ateroscleróticas humanas, onde desempenham importantes papéis. Moléculas de adesão, como VCAM-1 e ICAM-1, importantes no processo de adesão dos monócitos ao endotélio, também participam do recrutamento de linfócitos para a íntima. Mastócitos, e mais raramente polimorfonucleares, também parecem estar envolvidos na evolução do ateroma. Mono = monócito; T = linfócito T; B = linfócito B; PMN = leucócitos polimorfonucleares.

Nessa fase, as células musculares lisas (CMLs) sintetizam a matriz extracelular.[13] Essas células migram da túnica média para a íntima em resposta à produção de fator de crescimento derivado de plaqueta secretado pelos macrófagos ativados e pelas células endoteliais. Isso se dá pela degradação da matriz extracelular pela MMP-9 e por outras proteinases.[14] Uma vez na íntima, as CMLs proliferam sob influência de vários fatores de crescimento e secretam proteínas da matriz extracelular, entre eles o colágeno intersticial. É nesse processo que a placa se transforma de uma placa rica em gordura para uma placa fibrosa e muitas vezes calcificada, podendo causar estenose do lúmen do vaso.

A neovascularização proveniente da *vasa vasorum* da artéria permite a progressão da placa aterosclerótica de várias maneiras.[15] Permite a entrada de mais leucócitos nas placas já estabelecidas e favorece a hemorragia intraplaca. Neste fenômeno, há a produção de trombina, que promove a ativação de células endoteliais, de monócitos e macrófagos, de CMLs e de plaquetas.[16] Em resposta à trombina, essas células secretam mediadores inflamatórios, entre eles CD 40L e RANTES (*regulated on activation, normal T cell expressed and secreted*), que promovem o crescimento da placa, tornando-as suscetíveis às complicações trombóticas da aterosclerose.[17]

As plaquetas têm um papel importante nessa fase, secretando mediadores inflamatórios, entre eles CD 40L e fator de crescimento plaquetário, o que favorece o sinergismo entre inflamação e trombose na fisiopatologia da aterotrombose.[17] Destacamos, entre os mediadores plaquetários, CD40L, pois tem grande importância nessa fase de aterogênese. Todas as principais células que participam da aterosclerose expressam essa citocina pró-inflamatória como também o seu receptor CD40. Essa ligação estimula a expressão de moléculas de adesão e a secreção de MMPs envolvidas na degradação da matriz extracelular.[18-20] Essa citocina também tem um efeito protrombótico, ao estimular a exposição de fator tecidual pelas células endoteliais, macrófagos e células musculares lisas, ativando a coagulação extrínseca.[18,21,22]

Fase de rotura da placa

A rotura da placa com sua trombose é a complicação mais temida da aterosclerose (Figura 10.3). Nas tromboses que ocorrem na luz das artérias coronárias, a placa geralmente não causa obstrução ao fluxo sanguíneo. Dados evidenciam que em somente 15% dos casos de infarto há estenose crítica semanas ou meses antes do evento fatal.[23] Sabe-se que o mais importante para a instabilização da placa é o seu nível da atividade inflamatória, mais do que seu grau de estenose.[24]

A placa complexa avançada de ateroma exibe diminuição relativa de células musculares lisas nos locais de rotura e abundância de macrófagos, características histológicas típicas de placas que apresentam rotura ou apresentam trombose coronária fatal.

A síndrome coronária aguda resulta frequentemente de uma rotura da capa fibrosa e raramente de uma erosão superficial, permitindo que o sangue tenha contato com o material trombogênico do core lipídico ou com espaço subendotelial da íntima.[24]

A inflamação pode interferir na integridade do colágeno da capa fibrosa por estimular a destruição das fibras de colágeno já existentes ou bloqueando a produção de novo colágeno.[25] Os linfócitos T ativados têm um importante papel nessa fase. Secretam IFN-γ, que inibem a produção de colágeno pelas células musculares lisas. Podem ainda contribuir para o final da colagenólise. Tanto IL-1 como CD-40L induzem o macrófago a liberar colagenoses, entre elas MMP-1, -8, -9 e -13.[26] A borda da placa, região rica em macrófagos, contém acúmulo de MMP-9. A análise das placas de ateroma revelam a presença de MMP-9 e seu efeito catalítico, o que contribuiria para a desregulação da matriz extracelular, levando à rotura da placa durante complicação aterotrombótica.[27]

Após a rotura, inicia-se a formação de um trombo, que pode tanto levar a uma obstrução total e dramática do fluxo sanguíneo como pode ser não oclusivo e transitório. Isso depende de vários fatores, entre eles a fase de fluidez do sangue, dada principalmente pela relação entre o inibidor do ativador plasminogênio (PAI-1) e a concentração de fibrinogênio.[2,28] Assim, a fibrinólise prejudicada pode justificar a diferença no tamanho do trombo e do evento final.

Podemos ver que a inflamação tem um papel central em todas as fases da aterosclerose – no início, no desenvolvimento, na progressão e na desestabilização da placa.

Princípio para estratificação de risco

A sequência de eventos mostrada anteriormente difere enormemente da perspectiva da aterosclerose como doença passiva de depósito de gordura. Além disso, sabemos que estenose coronária crítica, marcador tradicional de risco para doença cardiovascular, não causa a maioria dos infartos e eventos fatais. Isso nos leva a modificar a estratificação de risco e o tratamento da doença cardiovascular, buscando saídas diferentes nos complexos mecanismos fisiopatológicos da aterosclerose. Nesse contexto, vários marcadores infamatórios associados à doença cardiovascular foram identificados, entre eles as moléculas de adesão como VCAM-1; citocinas como o fator de necrose tumoral TNF, IL-1 e IL-18; proteases como MMP-9; citocinas mensageiras como IL-6; produtos plaquetários como CD40L e MRP 8/14; adipocinas como adiponectina; e, finalmente, proteínas de fase aguda como proteína C-reativa (PCR), PAI-1 e fibrinogênio.[29]

A aplicabilidade clínica de um biomarcador depende de seu custo, de sua facilidade no manejo e na interpretação, de sua reprodutibilidade da medida e de sua habilidade em melhorar a predição de risco, atualmente utilizada.

Diante dessas qualidades, somente a PCR se revelou como o principal biomarcador de aplicação clínica no momento. Isso porque apresenta vantagens como marcador, é estável, apresenta pouca variação circadiana, apresenta custo acessível e mensuração fácil e confiável.[30] Vários estudos prospectivos indicam que a PCR prediz infarto agudo do miocárdio, acidente vascular cerebral e morte cardiovascular mesmo ajustando para o tradicional escore de risco de Framingham.[31] E igualmente como o antecedente familiar, a PCR consegue melhorar a predição de risco por esse mesmo escore, tanto em homens como em mulheres.[32,33]

Vários estudos em andamento e outros no horizonte vão nos ajudar a avaliar o papel de novos e promissores biomarcadores no manejo clínico da aterosclerose e nos alvos terapêuticos. Adiponectina, CD40L, IL-18 e MMP-9 são marcadores adicionais para predizer o primeiro evento cardiovascular baseados em evidências clínicas e experimentais.[34] Também, PCR, sCD40L e adiponectina podem servir como alvo terapêutico no futuro.

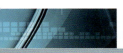

Referências bibliográficas

1. Ross R, Glomset JA. The pathogenesis of atherosclerosis (first of two parts). N Engl J Med. 1976;295:369-77.
2. Libby P. Inflammation in atherosclerosis. Nature. 2002;420:868-74.
3. Cybulsky MI, Iiyama K, Li H, et al. A major role for VCAM-1, but not ICAM-1, in early atherosclerosis. J Clin Invest. 2001;107:1255-62.
4. Li H, Cybulsky MI, Gimbrone MA Jr, et al. An atherogenic diet rapidly induces VCAM-1, a cytokine-regulatable mononuclear leukocyte adhesion molecule, in rabbit aortic endothelium. Arterioscler Thromb. 1993;13:197-204.
5. Sever PS, Dahlof B, Poulter NR, et al. Prevention of coronary and stroke events with atorvastatin in hypertensive patients who have average or lower-than-average cholesterol concentrations, in the Anglo-Scandinavian Cardiac Outcomes Trial--Lipid Lowering Arm (ASCOT-LLA): a multicentre randomised controlled trial. Lancet. 2003;361:1149-58.
6. Gimbrone MA Jr, Topper JN, Nagel T, et al. Endothelial dysfunction, hemodynamic forces, and atherogenesis. Ann N Y Acad Sci 2000;902:230-9; discussion 239-40.
7. De Caterina R, Libby P, Peng HB, et al. Nitric oxide decreases cytokine-induced endothelial activation. Nitric oxide selectively reduces endothelial expression of adhesion molecules and proinflammatory cytokines. J Clin Invest. 1995;96:60-8.
8. Brown BG, Zhao XQ, Chait A, et al. Simvastatin and niacin, antioxidant vitamins, or the combination for the prevention of coronary disease. N Engl J Med. 2001;345:1583-92.
9. Boring L, Gosling J, Cleary M, et al. Decreased lesion formation in CCR2-/- mice reveals a role for chemokines in the initiation of atherosclerosis. Nature. 1998;394:894-7.
10. Clinton SK, Underwood R, Hayes L, et al. Macrophage colony-stimulating factor gene expression in vascular cells and in experimental and human atherosclerosis. Am J Pathol. 1992;140:301-16.
11. Rosenfeld ME, Yla-Herttuala S, Lipton BA, et al. Macrophage colony-stimulating factor mRNA and protein in atherosclerotic lesions of rabbits and humans. Am J Pathol. 1992;140:291-300.
12. Mach F, Sauty A, Iarossi AS, et al. Differential expression of three T lymphocyte-activating CXC chemokines by human atheroma-associated cells. J Clin Invest. 1999;104:1041-50.
13. Raines EW, Ferri N. Thematic review series: The immune system and atherogenesis. Cytokines affecting endothelial and smooth muscle cells in vascular disease. J Lipid Res. 2005;46:1081-92.
14. Mason DP, Kenagy RD, Hasenstab D, et al. Matrix metalloproteinase-9 overexpression enhances vascular smooth muscle cell migration and alters remodeling in the injured rat carotid artery. Circ Res. 1999;85:1179-85.
15. Moulton KS, Heller E, Konerding MA, et al. Angiogenesis inhibitors endostatin or TNP-470 reduce intimal neovascularization and plaque growth in apolipoprotein E-deficient mice. Circulation. 1999;99:1726-32.
16. Croce K, Libby P. Intertwining of thrombosis and inflammation in atherosclerosis. Curr Opin Hematol. 2007;14:55-61.
17. Libby P, Simon DI. Inflammation and thrombosis: the clot thickens. Circulation. 2001;103:1718-20.
18. Mach F, Schonbeck U, Bonnefoy JY, et al. Activation of monocyte/macrophage functions related to acute atheroma complication by ligation of CD40: induction of collagenase, stromelysin, and tissue factor. Circulation. 1997;96:396-9.
19. Schonbeck U, Mach F, Sukhova GK, et al. Regulation of matrix metalloproteinase expression in human vascular smooth muscle cells by T lymphocytes: a role for CD40 signaling in plaque rupture? Circ Res. 1997;81:448-54.

Dislipidemias e Prevenção da Aterosclerose

20. Schonbeck U, Mach F, Sukhova GK, et al. Expression of stromelysin-3 in atherosclerotic lesions: regulation via CD40-CD40 ligand signaling in vitro and in vivo. J Exp Med. 1999;189:843-53.
21. Bavendiek U, Libby P, Kilbride M, et al. Induction of tissue factor expression in human endothelial cells by CD40 ligand is mediated via activator protein 1, nuclear factor kappa B, and Egr-1. J Biol Chem. 2002;277:25032-9.
22. Schonbeck U, Mach F, Sukhova GK, et al. CD40 ligation induces tissue factor expression in human vascular smooth muscle cells. Am J Pathol. 2000;156:7-14.
23. Hackett D, Davies G, Maseri A. Pre-existing coronary stenoses in patients with first myocardial infarction are not necessarily severe. Eur Heart J. 1988;9:1317-23.
24. Libby P. Current concepts of the pathogenesis of the acute coronary syndromes. Circulation. 2001;104:365-72.
25. Amento EP, Ehsani N, Palmer H, et al. Cytokines and growth factors positively and negatively regulate interstitial collagen gene expression in human vascular smooth muscle cells. Arterioscler Thromb. 1991;11:1223-30.
26. Sukhova GK, Schonbeck U, Rabkin E, et al. Evidence for increased collagenolysis by interstitial collagenases-1 and -3 in vulnerable human atheromatous plaques. Circulation. 1999;99:2503-9.
27. Galis ZS, Sukhova GK, Lark MW, et al. Increased expression of matrix metalloproteinases and matrix degrading activity in vulnerable regions of human atherosclerotic plaques. J Clin Invest. 1994;94:2493-503.
28. Naghavi M, Libby P, Falk E, et al. From vulnerable plaque to vulnerable patient: a call for new definitions and risk assessment strategies: Part I. Circulation. 2003;108:1664-72.
29. Hartvigsen K, Chou MY, Hansen LF, et al. The role of innate immunity in atherogenesis. J Lipid Res. 2009;50 Suppl:S388-93.
30. de Ferranti SD, Rifai N. C-reactive protein: a nontraditional serum marker of cardiovascular risk. Cardiovasc Pathol. 2007;16:14-21.
31. Ridker PM. C-reactive protein and the prediction of cardiovascular events among those at intermediate risk: moving an inflammatory hypothesis toward consensus. J Am Coll Cardiol. 2007;49:2129-38.
32. Ridker PM, Buring JE, Rifai N, et al. Development and validation of improved algorithms for the assessment of global cardiovascular risk in women: the Reynolds Risk Score. JAMA. 2007;297:611-9.
33. Ridker PM, Paynter NP, Rifai N, et al. C-reactive protein and parental history improve global cardiovascular risk prediction: the Reynolds Risk Score for men. Circulation. 2008;118:2243-51, 4p following 2251.
34. Ridker PM. Closing the loop on inflammation and atherothrombosis: why perform the CIRT and CANTOS trials? Trans Am Clin Climatol Assoc. 2013;124:174-90.

CAPÍTULO 11

Como Avaliar um Novo Marcador de Risco para a Aterosclerose

Marcio Hiroshi Miname ■ Raul Dias dos Santos Filho

Introdução

A predição de risco cardiovascular é importante para definir prognóstico, traçar metas de tratamento e motivar os pacientes na aderência à modificação do estilo de vida, sendo elemento fundamental no manejo dos pacientes de prevenção primária. Um dos modelos amplamente utilizados em nosso meio e recomendado por diretriz nacional é o escore de risco de Framingham, o qual estima o risco absoluto de evento em 10 anos.[1] Entretanto, já são bem conhecidas na literatura as limitações do escore de Framingham.

Os fatores de risco clássicos para doença cardiovascular (tabagismo, hipertensão, diabetes, hipercolesterolemia) auxiliam na identificação de indivíduos sob risco, porém metade dos pacientes que desenvolvem doença coronária não apresenta nenhum fator de risco ou, no máximo, um fator de risco.[2] Diversos outros escores de risco já foram propostos e avaliados em relação ao seu poder preditivo de risco.[3,4] Concomitantemente, novos marcadores de risco estão sendo constantemente identificados e propostos, inclusive para serem incorporados nos algoritmos preditores de risco.[5] Vale a pena lembrar que fator de risco apresenta relação causal com a doença, o que não ocorre com o marcador de risco. As questões que surgem nesse momento são: Como avaliar esses novos marcadores de risco para aterosclerose? Como definir se acrescentam poder preditivo aos fatores de risco clássicos? Como comparar esses marcadores? O presente capítulo procura discutir esses tópicos.

Identificando um novo marcador de risco

Um novo marcador de risco de preferência deve ser relativamente fácil de medir, acrescentar informação adicional aos fatores de risco tradicionais e ter a capacidade de alterar a forma como os pacientes são tratados.[5] Além disso, deve ser de preferência custo-efetivo, seguro e seus resultados serem aplicados com sucesso em diferentes coortes prospectivas. Antes de avaliar um marcador de risco, devemos procurar responder as seguintes questões: Qual a população de interesse? Qual o desfecho de interesse? Como incorporar aos fatores de risco preexistentes? Qual o melhor modelo estatístico para avaliar o novo marcador de risco?

Uma condição básica do novo marcador de risco é estar associado de forma estatisticamente significativa com o desfecho de interesse. Contudo, significância estatística não significa necessariamente significado clínico ou melhora de um modelo prévio.

Como testar um novo marcador de risco

Uma vez identificado um potencial novo marcador de risco, devemos testar seu desempenho e acurácia. Existem várias formas de avaliar um marcador de risco, cada um com vantagens e desvantagens. A seguir, vamos discutir estas formas.

Risco relativo

O risco relativo é a forma mais comum e intuitiva de entender a associação de determinado marcador com o evento em análise.[5] Trata-se de uma medida de associação que indica em quantas vezes aumenta a probabilidade do evento ocorrer nos indivíduos que possuem determinado marcador alterado, comparando com quem o marcador é normal ou ausente. Por exemplo, compara o risco de um indivíduo diabético ter um infarto do miocárdio em relação ao não diabético. A desvantagem do risco relativo é de que ele não mede acurácia do fator ou marcador de risco em predizer o evento em questão, ou seja, muitos indivíduos que são diabéticos podem nunca ter um infarto e morrerem de outra causa. Isso ocorre porque existe uma sobreposição na distribuição dos fatores ou marcadores de risco da população com e sem evento, ou seja, existem pessoas com o fator ou marcador de risco alterado e que tiveram evento, assim como alguns que não tiveram evento e talvez nunca tenham.[6]

Estatística C

A estatística C é um modelo de discriminação de risco, ou seja, procura medir com qual poder, em função de sensibilidade e especificidade, determinado marcador de risco consegue discriminar os indivíduos que terão evento em comparação com aqueles que não apresentarão evento.[7] Desta forma, uma estatística C de 0,75, significa que, em 75% das vezes, o caso selecionado apresentará maior escore de risco do que o não caso, ambos selecionados de forma randômica. O valor da estatística C varia de 1,0 (discriminação perfeita) a 0,5 (o poder discriminatório é igual ao acaso). A estatística C < 0,70 indica discriminação inadequada, entre 0,70 e 0,80 é aceitável e entre 0,80 e 0,90 é excelente.

A estatística C também apresenta suas limitações. Por exemplo, ela fornece apenas informação sobre o posicionamento de casos e não casos em relação ao seu valor de escore de risco, porém, não informa se o risco estimado e observado são similares (função da calibração). Dessa forma, uma diferença de escore de risco de Framingham de 1,0% *versus* 1,1% pode ter o mesmo efeito de uma diferença de 5% *versus* 20%, caso sua diferença em termos de posicionamento (*ranking*) seja a mesma. Outra característica da estatística C que também pode ser uma limitação é que somente marcadores de risco com elevados valores de risco relativo ou *odds ratio* (maior que 9,0) conseguem atingir valores adequados de estatística C.[7]

Calibração

A avaliação da calibração do modelo procura avaliar se o risco absoluto estimado é semelhante ao risco observado.[5,8] Por exemplo, se um modelo de predição de risco que estima o risco de determinado subgrupo apresentar 10% de eventos em 10 anos, o modelo está bem calibrado, caso o risco observado neste subgrupo for próximo de 10%.

O teste estatístico em geral utilizado para avaliar a calibração do modelo é o teste de Hosmer-Lemeshow. Um valor de $p < 0,05$ indicaria uma calibração ruim, enquanto valores de $p > 0,05$ indicariam um modelo bem calibrado (diferença não significativa entre risco predito e observado). Um marcador pode apresentar valor adequado de estatística C, porém apresentar uma calibração pobre. O teste de Hosmer-Lemeshow apresenta a vantagem de avaliar a acurácia da predição de risco do modelo, a qual é justamente a base para decisões clínicas.

Reclassificação

Pencina e colaboradores[9] propuseram uma nova metodologia para avaliar novos marcadores de risco cardiovascular. Trata-se da reclassificação de risco, ou seja, qual o poder de um novo marcador de risco alterar o estrato de risco do paciente, o que na prática clínica poderia ter grande importância em termos de estabelecer metas de tratamento.

Essa forma de avaliação poderia ser realizada de duas formas: pelo NRI (*Net Reclassification Improvement*) e pelo IDI (*Integrated Discrimination Improvement*).[9] O NRI foca a reclassificação baseado em tabelas, dividido em pacientes com e sem evento cardiovascular, procura quantificar o movimento correto

Como Avaliar um Novo Marcador de Risco para a Aterosclerose

de reclassificação, tanto para cima quanto para baixo. O IDI não divide em categorias e leva em conta sensibilidade e especificidade, tratando as variáveis como variável contínua.

NRI

Segundo Pencina e colaboradores,[9] a reclassificação de indivíduos que apresentaram evento e dos que não apresentaram deve ser feita de forma separada. Dessa forma, qualquer reclassificação para cima de indivíduos que sofreram evento implica melhora da reclassificação, porém, qualquer reclassificação para baixo implicaria piora da reclassificação. O mesmo raciocínio, porém ao inverso, deve ser feito para indivíduos que não sofreram evento. A melhora geral na reclassificação pode ser calculada como uma somatória da proporção de indivíduos reclassificados para cima que sofreram evento menos a proporção de indivíduos reclassificados para baixo que sofreram evento, e dos indivíduos reclassificados para baixo que não sofreram evento menos os reclassificados para cima que não sofreram evento:

- NRI= (P↑evento – P↓evento) – (P↑não evento – P↓não evento)
- P↑evento = proporção de indivíduos com evento que foram reclassificados para cima
- P↓evento = proporção de indivíduos com evento que foram reclassificados para baixo
- P↑não evento = proporção de indivíduos sem evento que foram reclassificados para cima
- P↓não evento = proporção de indivíduos sem evento que foram reclassificados para baixo

IDI

O IDI mede o quanto um paciente se move no *continuum* da estratificação de risco, quando adicionado um novo marcador ao modelo de estratificação de risco.[9] Equivale à diferença em R^2 entre dois modelos. Assim, pode ocorrer de determinado marcador apresentar um NRI estatisticamente significativo, porém com IDI baixo. Por exemplo, considerando a estratificação de risco cardiovascular em 10 anos pelo escore de Framingham, um novo marcador pode hipoteticamente apresentar um NRI de 10%, porém o IDI pode ser baixo (< 1%). Isso na prática significa que a maioria dos indivíduos reclassificados estavam próximos ao limite da categoria de risco – por exemplo, risco no modelo anterior de 19,6% e com novo modelo passaria para 20,3%.

A escolha do método para avaliar o desempenho do novo marcador de risco também depende da pergunta a ser respondida: O novo marcador melhora a classificação em categorias de risco? O novo marcador é melhor em avaliar risco, não dividido em categorias de risco? A primeira pergunta pode ser respondida pelo NRI e segunda, com o uso da curva ROC ou do ISI.

Exemplo de aplicação

A melhor forma de entender o NRI é citar o exemplo dado pelos seus idealizadores no artigo de Pencina e colaboradores (Tabela 11.1).[9]

Os autores citam como exemplo dados da coorte do Framingham Offspring, o qual incluiu 3.264 mulheres e homens elegíveis para o estudo. Os pacientes foram seguidos por 10 anos. O objetivo seria verificar o papel do HDL-c no modelo de predição de risco cardiovascular. Considerando os indivíduos que apresentaram evento coronário, o HDL-c reclassificou para uma categoria superior 29 indivíduos e, para uma categoria inferior, 7 indivíduos. O ganho líquido de reclassificação foi de 0,120. Com relação aos indivíduos que não sofreram evento, 174 foram reclassificados para baixo e 173 foram reclassificados para cima. O NRI foi estimado em 0,121 ($p < 0,001$), ou seja, houve uma melhora na reclassificação de 12%, basicamente à custa de indivíduos que tiveram eventos.[9]

Para melhor entendimento, vide a seguir o cálculo completo do NRI:

- NRI = (P↑evento – P↓evento) – (P↑não evento – P↓não evento)
- NRI = [(29/183) – (7/183)] – [(173/3.081) – (174/3.081)]
- NRI = 0,12021 + 0,00032
- NRI = 0,121

Dislipidemias e Prevenção da Aterosclerose

Tabela 11.1 Reclassificação em modelo com e sem HDL-c. Exemplo de aplicação do NRI segundo Pencina e colaboradores.[9]

Modelo sem HDL	Modelo com HDL			
Pacientes que apresentaram evento cardiovascular				
Frequência	< 6%	6%-20%	> 20%	Total
< 6%	39 (72,22)	15 (27,78)	0 (0,0)	54
6%-20%	4 (3,81)	87 (82,86)	14 (13,33)	105
> 20%	0 (0,0)	3 (12,50)	21 (87,50)	24
Total	43	105	35	183
Pacientes que não apresentaram evento cardiovascular				
< 6%	1.959 (93,24)	142 (6,76)	0 (0,0)	2.101
6%-20%	148 (16,78)	703 (79,71)	31 (3,51)	882
> 20%	1 (1,02)	25 (25,51)	72 (73,47)	98
Total	2.108	870	103	3.081

Fonte: Pencina MJ, *et al.* Statist. Med. 2008; 27: 157-172.[9]

Aplicação dos modelos de validação de novo marcador de risco: Estudo Heinz Nixdorf Recall

Um estudo que exemplifica bem a aplicações de todos esses modelos para validação de um novo biomarcador é o estudo Heinz Nixdorf Recall,[10] o qual comparou o escore de cálcio (CAC) com a proteína C reativa (PCR) na predição de eventos cardiovasculares. Foram incluídos 3.966 indivíduos sem doença coronária conhecida, seguidos por uma média de 5 anos, sendo avaliado morte coronária, infarto agudo do miocárdio não fatal e mortalidade por todas as causas. Os indivíduos eram selecionados e convidados a participar do estudo, sendo excluídos pacientes referidos por seus médicos ou autorreferidos, a fim de evitar viés de seleção. Durante o período de seguimento, ocorreram eventos coronários em 91 indivíduos.

Primeiramente, vamos analisar a associação entre os biomarcadores (CAC e PCR) e os eventos em questão (evento coronário e mortalidade total) (Tabela 11.2):

Na Tabela 11.2, podemos avaliar a associação entre valores de CAC e de PCR com evento coronário e mortalidade total. Podemos verificar que esta associação existe para ambos os marcadores, em particular para seus valores mais elevados (CAC acima de 400 e PCR acima de 3 mL/L). Consideramos a primeira etapa da nossa avaliação como cumprida.

A segunda etapa seria avaliar qual a calibração do modelo com estes marcadores. A calibração foi avaliada pela estatística Hosmer-Lemeshow, com o seguinte resultado:

a) Para o modelo com escore de Framingham valor de qui-quadrado de 11,5 ($p = 0,18$);
b) Para o modelo em que foi associado CAC e PCR, o valor de qui-quadrado cai para 7,1 ($p = 0,53$).

Assim, a calibração está adequada ao acrescentarmos a CAC e PCR no modelo, ou seja, a acurácia do modelo está adequada, pois o predito foi semelhante ao observado.

106

Como Avaliar um Novo Marcador de Risco para a Aterosclerose

Tabela 11.2 Associação de CAC e PCR com evento coronário e mortalidade total.

	Evento coronário		Mortalidade total	
CAC	HR sem ajuste	HR ajustado	HR sem ajuste	HR ajustado
0	1,0	1,0	1,0	1,0
> 0-99	1,75 (0,86-3,58)	1,48 (0,72-3,07)	2,94 (1,66-5,20)	2,45 (1,37-4,38)
100-399	4,19 (2,04-8,59)	3,03 (1,44-6,38)	4,10 (2,21-7,59)	2,82 (1,48-5,36)
> = 400	10,37 (5,24-20,52)	5,92 (2,82-12,45)	6,54 (3,51-12,21)	3,71 (1,89-7,28)
PCR mg/L				
< 1	1,0	1,0	1,0	1,0
1-3	1,19 (0,65-1,92)	0,95 (0,55-1,64)	1,87 (1,16-2,99)	1,72 (1,06-2,79)
> 3	2,56 (1,52-4,31)	1,98 (1,14-3,43)	3,10 (1,91-5,01)	2,53 (1,52-4,23)

Fonte: Möhlenkamp S *et al.* J Am Coll Cardiol 2011; 57:1455-64.[10]

Legenda: HR: *Hazard Ratio*; HR ajustado: *Hazard Ratio* ajustado para escore de risco de Framingham, doença cardiovascular conhecida ou medicação cardiovascular, índice de massa corpórea, PCR ou CAC.

A seguir, devemos analisar qual foi a discriminação do modelo com esses marcadores de risco (estatística C) e qual foi seu poder de reclassificação. Para isso, vamos analisar a Tabela 11.3:

Tabela 11.3 Análise da estatística C e reclassificação do risco pela PCR e CAC.

	Eventos coronários			Mortalidade total	
Modelo	Estatística C	IDI	NRI	Estatística C	IDI
ERF	0,719	–	–	0,695	–
ERF + PCR Valor de *p vs.* ERF	0,732 $p = 0,12$	0,0015 $p = 0,32$	10,5% $p = 0,026$	0,712 $p = 0,044$	0,0043 $p = 0,012$
ERF + CAC Valor de *p vs.* ERF	0,763 $p = 0,0067$	0,0148 $p < 0,0001$	23,8% $p = 0,0007$	0,706 $p = 0,21$	0,0051 $p = 0,0006$

Fonte: Möhlenkamp S *et al.* J Am Coll Cardiol 2011; 57:1455-64.[10]

Legenda: EFR = Escore de risco de Framingham; PCR = proteína C reativa; CAC = escore de cálcio coronário.

A PCR não aumentou de forma significativa a estatística C para eventos coronários, porém, este aumento foi significativo para o evento mortalidade total. A reclassificação pelo IDI para eventos coronários não foi significativo, mas houve uma reclassificação significativa pelo NRI. A reclassificação para o evento mortalidade total foi significativo pelo IDI.

A CAC aumentou de forma significativa a estatística C, além de mostrar melhora da reclassificação pelo IDI e NRI em relação aos eventos coronários. Não apresentou melhora na estatística C para mortalidade total, porém a reclassificação pelo IDI foi significativa para este evento.

107

Considerações finais

A estratificação de risco cardiovascular da forma como ela é realizada à luz do conhecimento atual ainda apresenta falhas. Novos marcadores de risco estão sendo estudados para tentar reduzir estas falhas e tornar mais acurada a estratificação de risco de cada paciente. A avaliação desses novos marcadores pode ser feita de diferentes formas, cada uma avaliando um aspecto distinto, com suas vantagens e desvantagens. Os modelos de avaliação de um novo marcador são importantes, pois podem validar esse marcador para uso na prática clínica, em termos de mudar conduta terapêutica, traçar novas metas de tratamento e estimular os pacientes em relação à aderência ao tratamento.

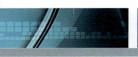

Referências bibliográficas

1. Sposito AC, Caramelli B, Fonseca FA, et al. [IV Brazilian Guideline for Dyslipidemia and Atherosclerosis prevention: Department of Atherosclerosis of Brazilian Society of Cardiology]. Arq Bras Cardiol. 2007 Apr;88 Suppl 1:2-19.
2. Greenland P, Knoll MD, Stamler J, et al. Major risk factors as antecedents of fatal and nonfatal coronary heart disease events. JAMA. 2003 Aug;290(7):891-7.
3. Ridker PM, Buring JE, Rifai N, et al. Development and validation of improved algorithms for the assessment of global cardiovascular risk in women: the Reynolds Risk Score. JAMA. 2007 Feb 14;297(6):611-9.
4. Assmann G, Cullen P, Schulte H. Simple scoring scheme for calculating the risk of acute coronary events based on the 10-year follow-up of the prospective cardiovascular Munster (PROCAM) study. Circulation. 2002 Jan 22;105(3):310-5.
5. Wang TJ. Assessing the role of circulating, genetic, and imaging biomarkers in cardiovascular risk prediction. Circulation. 2011 Feb;123(5):551-65.
6. Ware JH. The limitations of risk factors as prognostic tools. N Engl J Med. 2006 Dec;355(25):2615-7.
7. Cook NR. Use and misuse of the receiver operating characteristic curve in risk prediction. Circulation. 2007 Feb;115(7):928-35.
8. Lloyd-Jones DM. Cardiovascular risk prediction: basic concepts, current status, and future directions. Circulation. 2010 Apr;121(15):1768-77.
9. Pencina MJ, D'Agostino RB, Vasan RS. Evaluating the added predictive ability of a new marker: from area under the ROC curve to reclassification and beyond. Stat Med. 2008 Jan;27(2):157-72; discussion 207-12.
10. Möhlenkamp S, Lehmann N, Moebus S, et al. Quantification of coronary atherosclerosis and inflammation to predict coronary events and all-cause mortality. J Am Coll Cardiol. 2011 Mar;57(13):1455-64.

CAPÍTULO 12

Escores Clínicos na Avaliação de Risco Cardiovascular e Suas Limitações

Leonardo C. Mangili ■ Otávio Celeste Mangili

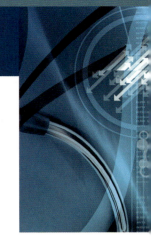

Introdução

As doenças cardiovasculares são a principal causa de morte no mundo e no Brasil. De acordo com dados do DATASUS, causaram aproximadamente 32% dos óbitos registrados em 2006 (http://tabnet.datasus.gov.br/cgi/tabcgi.exe?idb2008/c04.def). Estima-se que, aos 50 anos de idade, o risco para toda a vida de doença cardiovascular aterosclerótica é, em média, de 52% para homens e 39% para mulheres, com ampla variação de acordo com os fatores de risco.[1]

Vários fatores de risco para doença cardiovascular foram identificados e quantificados em diferentes estudos e existem intervenções terapêuticas, tanto farmacológicas quanto comportamentais, para minimizar seu impacto no desenvolvimento de aterosclerose. O estudo caso-controle INTERHEART demonstrou que a otimização de nove fatores de risco potencialmente modificáveis pode reduzir em até 90% o risco de um primeiro infarto agudo do miocárdio (IAM).[2]

A instituição de medidas preventivas, principalmente tratamento farmacológico, para indivíduos assintomáticos depende da estimativa do risco individual.[3] Esta permite comunicar mais claramente riscos aos pacientes e, desta forma, melhorar sua aderência aos tratamentos propostos, além de aumentar o conhecimento da população, de modo geral, sobre as doenças cardiovasculares e seus fatores de risco.

Um estudo realizado no Canadá, com a aplicação de questionários a médicos, demonstrou que, apesar de reconhecer acuradamente os riscos relativos dos pacientes em relação à população geral, clínicos não conseguem traduzi-los para uma estimativa de risco individual absoluto e tendem a superestimá-los.[4] Estudo em serviços de atenção primária revelou que médicos, utilizando fatores de risco isolados, não conseguem classificar adequadamente os pacientes em categorias de risco (baixo, intermediário, alto) em até 79% dos casos.[5] O uso dos riscos relativos para informar e estimar risco individual é, portanto, falho.[6]

Os escores clínicos são as ferramentas que permitem ao clínico estimar o risco de um paciente desenvolver doença. São baseados em modelos estatísticos, geralmente de Cox ou Kaplan-Meier, originados de estudos de coorte em várias populações diferentes. A maior parte destas equações inclui idade, sexo, pressão arterial, tabagismo, diabetes e perfil lipídico. Alguns mais recentes incluem também uso de anti-hipertensivos, proteína C-reativa, história familiar, carência social e hemoglobina glicada.

O algoritmo ideal deveria ser capaz de discriminar os indivíduos em categorias dicotômicas (quem desenvolverá ou não a doença), além de predizer o momento em que a doença se manifestará, ter baixo custo e ser de aplicação simples. No entanto, tal instrumento não existe. Os modelos disponíveis permitem estimar uma taxa de eventos em uma população ao longo de um determinado período (5 anos, 10 anos, 30 anos, por toda a vida), utilizando um conjunto de fatores de risco previamente estabelecidos e classificá-los em categorias de risco (baixo, intermediário e alto).

Apesar de fornecer riscos individuais, a interpretação correta da informação fornecida por modelos de predição de risco é que uma população de pacientes com tais características apresentará o número de eventos preditos (por exemplo, o risco de 23% representa que, entre 100 indivíduos, 23 terão eventos e 77 não).[7]

Como avaliar os instrumentos

Os modelos estatísticos geralmente têm melhor desempenho em populações que se assemelham à coorte que os originaram. O uso em outras populações, portanto, tem de ser testado e validado. Muitas vezes, estes modelos não tem bom desempenho em outras populações ou necessitam de correções para que se tenha a acurácia necessária à prática clínica diária.

Existem dois critérios estatísticos básicos para avaliar escores: calibração e discriminação. A calibração é a capacidade de prever corretamente o risco médio de uma população, enquanto a discriminação é ordenar os indivíduos em relação ao risco.

Um escore com boa calibração prevê a taxa média de eventos da população em estudo, enquanto um modelo que não tenha boa calibração pode superestimar ou subestimar o risco, na população como um todo ou em subgrupos específicos (p. ex., pessoas com etnias diferentes).

A discriminação está relacionada à sensibilidade e especificidade dos escores de risco e pode ser avaliada por meio da área sob curvas ROC (*Receiver Operating Characteristic Curve*) e da estatística C. Quanto mais a área da curva ou a estatística C se aproximam da unidade, maior a capacidade de discriminar os indivíduos com riscos diferentes. A discriminação independe da calibração e, portanto, um modelo pode ordenar corretamente os indivíduos quanto ao seu risco, sem que este corresponda exatamente ao verificado.[7]

A reclassificação dos indivíduos também é uma característica importante quando se avalia um novo modelo de predição de risco. Ela se refere à capacidade de reclassificar indivíduos em categorias de risco mais adequadas à sua taxa de eventos. Pode ser medida por meio do NRI (*net reclassification improvement*) e do IDI (*integrated discrimination index*). Quando um novo modelo comparado ao modelo antigo classifica indivíduos que apresentaram eventos em categorias de risco maior e que não apresentaram eventos em categorias de risco menor, este modelo tem bom NRI e pode, portanto, ser mais útil na prática clínica que o modelo anterior. O IDI mede qual a diferença de risco nos modelos e permite avaliar quanto os indivíduos reclassificados se distanciam da taxa anterior. Para ter relevância clínica, é importante que o novo modelo tenha IDI elevado para não reclassificar apenas indivíduos nos limites das categorias (p. ex., 9,9% de risco para 10,1%).[8]

Escores baseados na coorte de Framingham

O primeiro estudo que avaliou fatores de risco de maneira prospectiva e abrangente foi realizado na cidade de Framingham, no estado de Massachusetts, nos Estados Unidos. O *Framingham Heart Study* iniciou em 1948 e inclui três gerações de moradores da cidade, em um total de 14.428 homens e mulheres. Este estudo identificou variáveis, que depois vieram a ser conhecidas como os fatores de risco convencionais (pressão arterial, tabagismo, diabetes, lipídeos).

Os participantes da primeira coorte tinham todos mais de 50 anos no momento da inclusão. A *Framingham Offspring Cohort*, composta dos filhos dos participantes originais e seus cônjuges, foi recrutada a partir de 1971 e incluiu pessoas em idade mais jovem que a coorte original (a partir de 12 anos de idade). Em 2002, a terceira geração do estudo começou e incluiu outras 4.095 pessoas.

Escore de risco de Framingham (ERF)

O ERF é pioneiro entre os algoritmos e sua primeira versão foi publicada em 1976.[9] Após aperfeiçoamentos e simplificação das variáveis incluídas, ficou amplamente conhecido, e seu uso é recomendado por várias sociedades em suas diretrizes de prevenção.[3,10] A Sociedade Brasileira de Cardiologia recomenda o uso da versão incluída no *Adult Treatment Panel* III (ATPIII) do *National Cholesterol Education Program*, que prevê eventos (morte por doença arterial coronariana, infarto agudo do miocárdio não fatal e angina) em 10 anos e inclui idade, sexo, colesterol total e HDL, pressão arterial, tabagismo (Tabela 12.1).[10]

Escores Clínicos na Avaliação de Risco Cardiovascular e Suas Limitações

Tabela 12.1 Escore de risco de Framingham para doença arterial coronária.

Homens		Mulheres	
Idade	Pontos	Idade	Pontos
20-34	-9	20-34	-7
35-39	-4	35-39	-3
40-44	0	40-44	0
45-49	3	45-49	3
50-54	6	50-54	6
55-59	8	55-59	8
60-64	10	60-64	10
65-69	11	65-69	12
70-74	12	70-74	14
75-79	13	75-79	16

Colesterol Total mg/dL	Idade 20-39	Idade 40-49	Idade 50-59	Idade 60-69	Idade 70-79	Colesterol Total mg/dL	Idade 20-39	Idade 40-49	Idade 50-59	Idade 60-69	Idade 70-79
< 160	0	0	0	0	0	< 160	0	0	0	0	0
160-199	4	3	2	1	0	160-199	4	3	2	1	1
200-239	7	5	3	1	0	200-239	8	6	4	2	1
240-279	9	6	4	2	1	240-279	11	8	5	3	2
≥ 280	11	8	5	3	1	≥ 280	13	10	7	4	2

Fumo	Idade 20-39	Idade 40-49	Idade 50-59	Idade 60-69	Idade 70-79	Fumo	Idade 20-39	Idade 40-49	Idade 50-59	Idade 60-69	Idade 70-79
Não	0	0	0	0	0	Não	0	0	0	0	0
Sim	8	5	3	1	1	Sim	9	7	4	2	1

HDL-colesterol (mg/dL)	Pontos	HDL-colesterol (mg/dL)	Pontos
≥ 60	-1 ≥	60	-1
50-59	0	50-59	0
40-49	1	40-49	1
< 40	2	< 40	2

PA (sistólica, mmHg)	Não tratada	Tratada	PA (sistólica, mmHg)	Não tratada	Tratada
< 120	0	0	< 120	0	0
120-129	0	1	120-129	1	3
130-139	1	2	130-139	2	4
140-159	1	2	140-159	3	5
≥ 160	2	3	≥ 160	4	6

Continua

111

Dislipidemias e Prevenção da Aterosclerose

Tabela 12.1 Escore de risco de Framingham para doença arterial coronária (*continuação*)

Total de pontos	Risco absoluto em 10 anos (%)	Total de pontos	Risco absoluto em 10 anos (%)
< 0	< 1	< 9	< 1
0	1	9	1
1	1	10	1
2	1	11	1
3	1	12	1
4	1	13	2
5	2	14	2
6	2	15	3
7	3	16	4
8	4	17	5
9	5	18	6
10	6	19	8
11	8	20	11
12	10	21	14
13	12	22	17
14	16	23	22
15	20	24	27
16	25	≥ 25	≥ 30
≥ 17	≥ 30		

Framingham General Profile

O *Framingham General Profile* é um modelo de risco sexo específico que utiliza idade, colesterol total e HDL, pressão arterial sistólica, uso de anti-hipertensivos, tabagismo e diabetes em equações que estimam o risco absoluto de eventos cardiovasculares em 10 anos. Este inclui eventos coronarianos (morte por DAC, IAM, insuficiência coronariana e angina), cerebrovasculares (acidente vascular encefálico isquêmico e hemorrágico, ataque isquêmico transitório), doença vascular periférica (claudicação intermitente) e insuficiência cardíaca. É importante observar que, por prever todos os eventos cardiovasculares e não apenas os coronarianos, este escore fornece um valor absoluto de risco muito maior que o ERF.[11]

No estudo que as originou, as equações apresentaram tanto boa discriminação quanto calibração. A estatística C variou de 0,763 (IC 95% 0,746-0,780) em homens e 0,793 (IC 95% 0,772-0,814) em mulheres. Comparado com o ERF, o novo modelo também foi capaz de reclassificar os pacientes, com um NRI estatisticamente significativo tanto para homens quanto para mulheres com 6,65% (*p* = 0,001) e 7,95% (*p* = 0,003), respectivamente.[11]

Foi desenvolvida também uma equação que substitui as variáveis laboratoriais (colesterol total e HDL) pelo índice de massa corporal. Apesar de ser mais simples e não requerer exames de laboratório, esta mantém desempenho razoável, com estatística C de 0,749 (IC 95% 0,731-0,767) para homens e 0,785 (IC 95% 0,764-0,806) para mulheres.[11]

Este modelo tem a vantagem de avaliar outros aspectos das doenças cardiovasculares, como doença cerebrovascular e periférica, que não estão contemplados em outros escores. Para seu uso cotidiano, no entanto, necessita-se de mais estudos.

Lifetime risk

Os modelos de risco geralmente predizem eventos ao longo de um período de tempo relativamente curto (de 5 a10 anos) e um dos fatores que mais alteram o risco é a idade. Os indivíduos jovens (especialmente com menos de 45 anos), portanto, somente terão riscos elevados na presença de grandes alterações em variáveis como pressão arterial e colesterol sérico.[12] Essa avaliação, no entanto, pode propiciar falsa sensação de segurança porque a exposição a fatores de risco apenas moderadamente elevados ao longo do tempo pode resultar no desenvolvimento de aterosclerose em idades mais avançadas.

O modelo de risco para toda a vida (*lifetime risk*) foi derivado das coortes de Framingham e prediz risco de eventos cardiovasculares com uso de apenas quatro fatores de risco: pressão arterial, colesterol, diabetes e tabagismo (Figura 12.1). Sua principal vantagem é detectar risco em pacientes mais jovens que de outra forma não seriam identificados ou candidatos a intervenções terapêuticas. A mudança na exposição a fatores de risco e na incidência de doenças cardiovasculares ao longo das décadas, no entanto, pode prejudicar a calibração do modelo.[13]

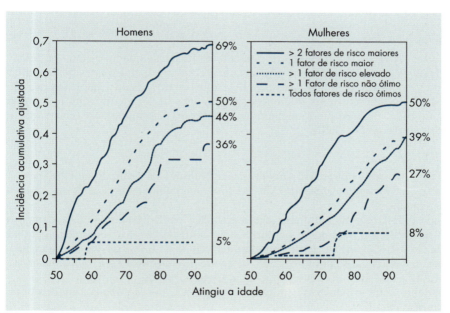

Figura 12.1 Incidência de doenças cardiovasculares, em homens e mulheres, de acordo com a carga de fatores de risco aos 50 anos. Definições: fatores de risco ótimos são CT < 180 mg/dL, PAS < 120 mmHg e PAD < 80 mmHg, não fumante, não diabético; fatores de risco não ótimos são CT = 180-199 mg/dL PAS = 120-139 mmHg ou PAD = 80-89 mmHg, não fumante, não diabético; fatores de risco elevados são CT = 200-239 mg/dL, PAS = 140-159mmHg ou PAD = 90-99 mmHg, não fumante, não diabético; fatores de risco maiores são CT > 240 mg/dL, PAS > 160 mmHg ou PAD > 100 mHg, fumante, diabético. CT: colesterol total; PAS: pressão arterial sistólica; PAD: pressão arterial diastólica.

Foi avaliada a presença e progressão de aterosclerose subclínica em indivíduos jovens (< 50 anos de idade) com risco < 10% em 10 anos, de acordo com o ATP III, por meio de espessura de íntima média de carótida e escore de cálcio, nas coortes dos estudos CARDIA (*Coronary Artery Risk Development in Young Adults*) e MESA (*Multi-Ethnic Study of Atherosclerosis*). Os indivíduos foram separados em dois grupos de acordo com a avaliação do risco para toda a vida (alto e baixo). O grupo com baixo risco em 10 anos e alto risco para toda a vida têm mais aterosclerose subclínica e maior progressão desta ao longo do tempo que o grupo com baixo risco em 10 anos e baixo risco para toda a vida.[14]

Dislipidemias e Prevenção da Aterosclerose

Há propostas, ainda não incorporadas às diretrizes de prevenção, para o uso do *lifetime risk* na estratificação de indivíduos jovens que tenham baixo risco nas avaliações de 10 anos.[15]

Outros modelos

SCORE (*Systematic Coronary Risk Evaluation*)

O projeto SCORE teve o intuito de desenvolver um novo sistema de avaliação de risco para populações na Europa. Foi baseado no conjunto de 12 estudos de coorte europeus, incluindo 205.178 pessoas e 2,7 milhões de pessoas-ano de observação. Foram desenvolvidas equações diferentes para regiões de alto risco e baixo risco da Europa, para doença arterial coronariana e doença cardiovascular não coronariana (somente eventos fatais) utilizando apenas cinco variáveis: sexo, idade, tabagismo, pressão arterial sistólica e colesterol total ou relação colesterol/HDL.[16]

Estudos de validação revelam que essas equações, apesar de terem boa discriminação, com áreas sob a curva ROC entre 0,75 e 0,84, superestimam o risco de eventos. Não foram validados em outras populações e, pela falta de calibração, não devem ser utilizadas na prática clínica antes de novos estudos.[16]

Escore de risco de Reynolds

O escore de risco de Reynolds (nome derivado da fundação que financiou seu desenvolvimento, *Donald W Reynolds Foundation*) é relativamente novo e inclui duas variáveis diferentes em relação ao ERF: a história familiar (pais com IAM antes de 60 anos) e o valor da proteína C-reativa ultrassensível. Existem equações diferentes para homens[17] e mulheres[18] que foram avaliadas em apenas um estudo, demonstrando melhora na calibração, discriminação e reclassificação quando comparados ao escore do ATPIII.

Escore PROCAM

O estudo PROCAM (*Prospective Cardiovascular Münster*) foi realizado na cidade de Münster na Alemanha[19] e originou um novo escore. Dois estudos foram publicados avaliando-se o seu desempenho em outras populações.

O estudo PRIME, que reuniu duas coortes separadas, em Belfast e na França, demonstrou que o PROCAM superestima o risco nestas populações com uma relação do risco predito para o observado de 2,76 (IC 95% 2,28-3,34) na coorte francesa e 1,78 (IC 95% 1,38-2,28) na coorte irlandesa.[20] Esses achados foram confirmados por outro estudo na coorte de *Northwick Park*, que também revelou uma relação de 2,17 e uma área sob a curva ROC de 0,63 (IC 95% 0,59-0,67).[21]

Em conjunto, estes estudos sugerem que o escore PROCAM não tem boa calibração para uso na prática clínica diária.

QRISK (*QRESEARCH Cardiovascular Risk Evaluation*)

O QRISK foi desenvolvido a partir de um banco de dados britânico, utilizado na prática diária, que inclui registros de 10 milhões de pessoas ao longo de 17 anos. Sua primeira versão (QRISK1) utiliza idade, sexo, tabagismo, pressão arterial sistólica, relação colesterol total para HDL, índice de massa corporal, história familiar de doença arterial coronariana (parentes de primeiro grau com menos de 60 anos), medida de "carência social" e tratamento com anti-hipertensivos. Foi desenvolvida a partir da maior coorte já utilizada para esta finalidade com 1,3 milhões de adultos entre 35 e 74 anos de idade.

Na comparação com o modelo de Framingham, o QRISK1 apresentou melhores medidas de discriminação e calibração. Enquanto o ERF superestimou a mortalidade em 35%, o QRISK superestimou em apenas 0,4%. É provável que sua melhor calibração se deva à inclusão de "medidas de carência social" em seu modelo.

Após melhoras no modelo, os autores publicaram o QRISK2, que adicionou etnia, diabetes tipo 2, hipertensão tratada, artrite reumatoide, doença renal e fibrilação atrial. Comparado com o QRISK1,

114

apresentou apenas pequena melhora, mas foi substancialmente melhor que o modelo de Framingham modificado proposto pelo NICE (*UK National Institute for Health and Clinical Excellence*).[22]

Este modelo tem a vantagem de permitir atualizações constantes e de não sofrer vieses de seleção e voluntariedade por se basear em um banco de dados de uso cotidiano e não em uma coorte especificamente recrutada para avaliação de risco. Seu uso, no entanto, não foi testado em populações não britânicas.

Limitações

Além das limitações inerentes à calibração e à discriminação dos modelos de predição de risco, é importante destacar que a aterosclerose evolui ao longo de muitos anos e tem início precoce (< 40 anos). Fatores de risco em níveis não ótimos estão associados a um alto risco de desenvolvimento de doenças cardiovasculares ao longo da vida, mesmo em pacientes com baixo risco no curto prazo (10 anos).[1] A análise crítica de escores de risco revela, no entanto, que pacientes jovens raramente são classificados em categorias de risco alto porque a variável de maior peso nestes modelos é a idade.[12,23]

Os escores clínicos classificam muitos indivíduos que terão eventos cardiovasculares nas categorias de baixo risco. Um estudo clínico evidenciou que quase 70% dos pacientes que tem o primeiro infarto do miocárdio estavam classificados em categorias de risco baixo.[24] Isto limita o acesso a medidas de prevenção a estes indivíduos que possuem "falso baixo risco" e, portanto, é necessário novos instrumentos para melhor discriminá-los.

Outra limitação importante dos escores de risco é subestimar risco em pacientes com diabetes.[25] As diretrizes para prevenção de doença cardiovascular, no entanto, consideraram estes pacientes como de alto risco e recomendam tratá-los como os indivíduos com escores elevados.[3,10]

O uso de novos marcadores de risco poderá, no futuro, prover melhor capacidade de discriminação a estes modelos e permitir que os indivíduos de alto risco sejam identificados na população geral e recebam tratamento adequado.

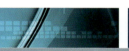

Referências bibliográficas

1. Lloyd-Jones DM, Larson MG, Beiser A, et al. Lifetime risk of developing coronary heart disease. Lancet. 1999;353(9147):89-92.
2. Yusuf S, Hawken S, Ounpuu S, et al. Effect of potentially modifiable risk factors associated with myocardial infarction in 52 countries (the INTERHEART study): case-control study. Lancet. 2004;364(9438):937-52.
3. Sposito AC, Caramelli B, Fonseca FA, et al. [IV Brazilian Guideline for Dyslipidemia and Atherosclerosis prevention: Department of Atherosclerosis of Brazilian Society of Cardiology]. Arq Bras Cardiol. 2007;88 Suppl 1:2-19.
4. Grover SA, Lowensteyn I, Esrey KL, et al. Do doctors accurately assess coronary risk in their patients? Preliminary results of the coronary health assessment study. BMJ. 1995;310(6985):975-8.
5. Montgomery AA, Fahey T, MaKintosh C, et al. Estimation of cardiovascular risk in hypertensive patients in primary care. Br J Gen Pract. 2000;50(451):127-8.
6. Vine DL, Hastings GE. Ischaemic heart disease and cholesterol. Absolute risk more informative than relative risk. BMJ. 1994;308(6935):1040-1.
7. Dent TH. Predicting the risk of coronary heart disease I. The use of conventional risk markers. Atherosclerosis. 2010;213(2):345-51.
8. Pencina MJ, D'Agostino RB Sr, D'Agostino RB Jr, et al. Evaluating the added predictive ability of a new marker: from area under the ROC curve to reclassification and beyond. Stat Med. 2008;27(2):157-72; discussion 207-12.
9. Kannel WB, McGee D, Gordon T. A general cardiovascular risk profile: the Framingham Study. Am J Cardiol. 1976;38(1):46-51.
10. Executive Summary of The Third Report of The National Cholesterol Education Program (NCEP) Expert Panel on Detection, Evaluation, And Treatment of High Blood Cholesterol In Adults (Adult Treatment Panel III). JAMA. 2001;285(19):2486-97.

Dislipidemias e Prevenção da Aterosclerose

11. D'Agostino RB Sr, Vasan RS, Pencina MJ, et al. General cardiovascular risk profile for use in primary care: the Framingham Heart Study. Circulation. 2008;117(6):743-53.
12. Cavanaugh-Hussey MW, Berry JD, Lloyd-Jones DM. Who exceeds ATP-III risk thresholds? Systematic examination of the effect of varying age and risk factor levels in the ATP-III risk assessment tool. Prev Med. 2008;47(6):619-23.
13. Lloyd-Jones DM, Leip EP, Larson MG, et al. Prediction of lifetime risk for cardiovascular disease by risk factor burden at 50 years of age. Circulation. 2006;113(6):791-8.
14. Berry JD, Liu K, Folsom AR, et al. Prevalence and progression of subclinical atherosclerosis in younger adults with low short-term but high lifetime estimated risk for cardiovascular disease: the coronary artery risk development in young adults study and multi-ethnic study of atherosclerosis. Circulation. 2009;119(3):382-9.
15. Nambi V, Ballantyne CM. "Risky business": ten years is not a lifetime. Circulation. 2009;119(3):362-4.
16. Conroy RM, Pyorala K, Fitzgerald AP, et al. Estimation of ten-year risk of fatal cardiovascular disease in Europe: the SCORE project. Eur Heart J. 2003;24(11):987-1003.
17. Ridker PM, Paynter NP, Rifai N, et al. C-reactive protein and parental history improve global cardiovascular risk prediction: the Reynolds Risk Score for men. Circulation. 2008;118(22):2243-51, 4p following 2251.
18. Ridker PM, Buring JE, Rifai N, et al. Development and validation of improved algorithms for the assessment of global cardiovascular risk in women: the Reynolds Risk Score. JAMA. 2007;297(6):611-9.
19. Assmann G, Cullen P, Schulte H. Simple scoring scheme for calculating the risk of acute coronary events based on the 10-year follow-up of the prospective cardiovascular Munster (PROCAM) study. Circulation. 2002;105(3):310-5.
20. Empana JP, Ducimetiere P, Arveiler D, et al. Are the Framingham and PROCAM coronary heart disease risk functions applicable to different European populations? The PRIME Study. Eur Heart J. 2003;24(21):1903-11.
21. Cooper JA, Miller GJ, Humphries SE. A comparison of the PROCAM and Framingham point-scoring systems for estimation of individual risk of coronary heart disease in the Second Northwick Park Heart Study. Atherosclerosis. 2005;181(1):93-100.
22. Collins GS, Altman DG. Predicting the 10 year risk of cardiovascular disease in the United Kingdom: independent and external validation of an updated version of QRISK2. BMJ. 2012 Jun 21;344:e4181. doi: 10.1136/bmj.e4181.
23. Marma AK, Lloyd-Jones DM. Systematic examination of the updated Framingham heart study general cardiovascular risk profile. Circulation. 2009;120(5):384-90.
24. Akosah KO, Schaper A, Cogbill C, et al. Preventing myocardial infarction in the young adult in the first place: how do the National Cholesterol Education Panel III guidelines perform? J Am Coll Cardiol. 2003;41(9):1475-9.
25. Coleman RL, Stevens RJ, Retnakaran R, et al. Framingham, SCORE, and DECODE risk equations do not provide reliable cardiovascular risk estimates in type 2 diabetes. Diabetes Care. 2007;30(5):1292-3.

CAPÍTULO 13

A Importância da Proteína C-Reativa na Avaliação do Risco de Eventos Cardiovasculares e na Terapêutica das Dislipidemias

Weverton Ferreira Leite ▪ José Antonio Franchini Ramires ▪ Hermes Toros Xavier

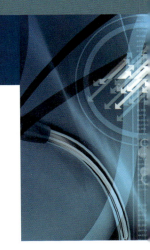

Introdução

As doenças cardiovasculares (DCV) são responsáveis por aproximadamente 20% de todas as mortes em indivíduos com mais de trinta anos. Nesta faixa etária, as DCV de origem aterosclerótica foram responsáveis por 193.309 de 962.938 mortes em 2009 e são as principais causas de morte no Brasil.[1]

Quase a metade de todos os casos de infarto agudo do miocárdio (IAM) e acidente vascular cerebral (AVC) ocorre em indivíduos sem hiperlipidemia, o que está relacionado a evidências recentes de que aterosclerose é doença inflamatória crônica, pró-trombótica da parede vascular,[2] sistêmica, comportamental, multifatorial, de patogênese complexa e autoimune, com participação dos sistemas imunitário adaptativo e inato.[3,4]

Fatores de risco conhecidos desencadeiam uma série de alterações no endotélio coronário, determinando disfunção endotelial que é a base do processo aterosclerótico, e este, da doença arterial coronária (DAC).[5]

Tornou-se imperativo na prática clínica o diagnóstico precoce desse processo inflamatório, tendo em vista adequada profilaxia da progressão e complicações cardíacas do ateroma, como as síndromes miocárdicas isquêmicas instáveis representadas por angina instável, infarto agudo do miocárdio sem supradesnível do segmento ST, infarto agudo do miocárdio com supradesnível do segmento ST (IAMCSST) e morte súbita.[5]

Há vários marcadores inflamatórios passíveis de dosagens laboratoriais, tais como: lipoproteína-fosfolipase A2, interleucina-6, fator de necrose tumoral alfa, molécula de adesão intercelular, molécula de adesão celular vascular, proteína-1 quimioatrativa de monócitos, selectina E e P, ligante CD40 solúvel e proteína C-reativa (PCR). Não é viável do ponto de vista clínico a utilização de rotina desses marcadores, devido ao alto custo e por não serem dosados na maioria dos laboratórios. Por essa razão, ficam reservados às instituições de pesquisa, com exceção da PCR.[5]

A ligação entre metabolismo do colesterol e inflamação na aterosclerose pode ser explicada por macrófagos que reconhecem (e fagocitam) a- cristais de colesterol no núcleo necrótico e em áreas subendoteliais, e b- lipoproteína de baixa densidade (LDL) oxidada, via receptores de superfície Toll-like (TLR-4).[6,7]

PCR e suas isoformas

A PCR não é um mero marcador de atividade inflamatória, mas participa diretamente no processo de aterogênese, por meio de várias de suas ações biológicas,[8-10] e exerce efeitos pró-inflamatórios diretos em células endoteliais humanas, independentemente de LDL.[10,11]

Na placa aterosclerótica, a PCR pode ligar-se à LDL e ativar o sistema do complemento. Dessa ligação decorre estimulação de macrófagos à sua fagocitose (LDL oxidada) e a produzirem fator tecidual, um dos responsáveis pela trombose que ocorre nas síndromes vasculares agudas.[12]

Dislipidemias e Prevenção da Aterosclerose

A PCR pode ser um importante elo entre a inflamação e a trombose, por meio da ativação do sistema de coagulação do sangue via ativação das plaquetas[13] ou por seus prováveis efeitos pró-inflamatórios e pró-trombóticos, que contribuem para a patogênese da progressão e para complicações trombo- oclusivas do ateroma.[5,14]

A PCR-as determina um estado inflamatório e é admitida como marcador de risco aterotrombótico.[2,15]

Existem duas isoformas de PCR, a pentamérica (PCRp ou PCR nativa) e a monomérica (PCRm ou PCR modificada por perda irreversível da simetria ou rearranjo conformacional). Tal rearranjo ocorre após ligações da PCRp às membranas celulares danificadas ou em ambientes oxidativos,[16] entre outros. A PCRm é menos potente que a PCRp.[11,13,16] Ao contrário da PCRp, a PCRm parece ser predominantemente ligada às membranas celulares lesadas.[17]

As isoformas de PCR apresentam diferentes ações biológicas, pró-inflamatórias e anti-inflamatórias, dependendo do contexto na qual atuam.[18]

Ambas isoformas de PCR são capazes de se ligar às plaquetas em repouso ou *in vitro* e de determinar sua ativação;[19] mas apenas as plaquetas aderidas e ativadas, sob condições de fluxo, são capazes de dissociar a PCRp em PCRm em sua superfície e somente essa PCRm formada é capaz de promover recrutamento adicional de mais plaquetas e PCRp, ativar outras plaquetas e gerar mecanismo de *feedback* positivo. Pode, também, contribuir para complicações aterotrombóticas e trombose propriamente dita. Outro achado interessante está relacionado à capacidade da PCRm de se ligar a proteínas da matriz celular, tais como o colágeno I e IV, e fibronectina.[5]

Apenas a PCRm apresenta características pró-trombóticas, por ativação e sinalização intracelular da glicoproteína IIb-IIIa, e leva à agregação plaquetária.[19]

A PCRm é preferencialmente expressa em tecidos e a PCRp pode ser encontrada principalmente no plasma,[20] pois a forma estável, PCRp, representa um estado de repouso da PCR, enquanto as isoformas monoméricas de PCR (de ação curta, $PCRm_m$ e longa, $PCRm_s$) representam pré-formas funcionais da PCR. Assim, a membrana celular atuaria como um possível interruptor universal, que regula a estrutura e as funções da PCR.[20]

É importante destacar que existem várias condições que podem estar associadas a níveis aumentados de PCR, relatadas por diversos autores.[21] Entre elas, temos: ablação, estudo eletrofisiológico ou intervenção coronária percutânea < 3 meses; alcoolismo ou etilista pesado ou abstinência < 3 meses; anemia; AVC < 3 meses; bradi ou taquiarritmia; cardiopatia congênita; câncer < 5 anos; cirurgia cardíaca ou geral < 3 meses; doença arterial obstrutiva periférica ou carotídea; diabetes melito; dissecção de aorta; doença inflamatória crônica; doença inflamatória infecciosa, não infecciosa aguda ou trauma < 3 meses; doença renal crônica em fase de insuficiência renal moderada (creatinina $\geq$ 1,5 mg/dL); hipertensão arterial sistêmica não controlada; hipo ou hipertireoidismo; IAM < 3 meses; insuficiência hepática; miocardiopatia; obesidade; pneumopatia; tabagismo ativo ou abstinência < 3 meses; transplante de órgão prévio; uso de glicocorticoide, imunossupressor ou anti-inflamatório não esteroide < 3 meses; valvopatia; insuficiência cardíaca congestiva.[5]

PCR e avaliação do risco de eventos cardiovasculares (ECV)

Já se passaram 85 anos desde que William Smith Tillett e Thomas Francis Jr. descobriram uma substância no soro de paciente com pneumonia pneumocócica, que se precipita ao reagir contra o polissacarídeo C, fração somática não proteica da parede celular do *Streptococcus pneumoniae* ou *pneumococo*, e a chamam de substância C-reativa.[22,23]

Nos anos seguintes, vários autores aprofundaram os estudos sobre PCR, a saber:

Em 1940, Abernethy TJ e Avery OT estabeleceram que a chamada substância C-reativa é uma proteína (PCR).[23] A seguir, em 1996, Kuller e colaboradores[24] documentaram a relação entre a PCR e a mortalidade por doença cardíaca coronária.

Em 1997, Ridker e colaboradores[25] desenvolveram a metodologia de alta sensibilidade para a dosagem de PCR. Isso possibilitou avaliar níveis menores que 5 mg/L e a denominaram proteína C-reativa de alta sensibilidade (PCR-as), validando-a como biomarcador de DCV.

A Importância da Proteína C-Reativa na Avaliação do Risco de Eventos Cardiovasculares e na Terapêutica das Dislipidemias

No aspecto clínico, ressalta-se que a validade da PCR-as como marcador de doença e preditor de risco cardiovascular foi sugerida com a publicação do Physicians' Health Study.[25]

Em 2002, Ridker e colaboradores[26] validaram a PCR-as, também, como preditor de risco ou de desfecho cardiovascular e definiram as aplicações clínicas da PCR-as para detecção e prevenção de DCV.[27]

Outros estudos posteriores confirmaram a validade desse marcador na predição dos principais desfechos cardiovasculares.[26-29]

Entretanto, existem relatos de que a PCR é um preditor moderado de DAC, e seu uso em prever a probabilidade desta patologia necessita de revisão futura.[21]

Na DAC, vários autores consideram a PCR como marcador inflamatório e preditor de risco de eventos cardiovasculares.[25,27,30-35] Porém, uma meta-análise[36] que avaliou 160.309 indivíduos, sem história de doença vascular, mostrou que ajustes para vários fatores de risco convencionais e de fibrinogênio no plasma resultaram em considerável enfraquecimento das associações dos níveis de PCR com o risco de doença cardíaca coronária e AVC isquêmico.

Contudo, outros demonstraram que a PCR-as acrescenta informações de prognóstico em todos os níveis de LDL-C,[26] na pontuação de risco de Framingham,[26,27,37] nos jovens e nas mulheres, principalmente no risco intermediário[37-41] de pressão arterial[42,43] e de síndrome metabólica.[2,27,44,45]

Em contrapartida, essa opinião não é compartilhada por outros[46] que: "não encontraram nenhuma evidência definitiva de que, para a maioria dos indivíduos, a PCR acrescente valor preditivo substancial além do previsto pela estimativa de risco, utilizando-se fatores de risco tradicionais para DCV".

Recentemente, estudo abordando o papel causal da PCR na aterosclerose concluiu que a participação exata da PCR na iniciação e na progressão da aterosclerose ainda é pouco clara e deve ser mais bem estudada.[11]

Na atualidade, existe quase um consenso entre os autores de que a PCR não é um fator de risco para DCV, principalmente após a demonstração[47] de que polimorfismos no gene da PCR estão associados a aumentos acentuados nos níveis de PCR, e sem estar associado a risco aumentado de doença vascular isquêmica. Opinião compartilhada por Elliot e colaboradores,[48] cujos dados de randomização mendeliana de mais de 28.000 casos são evidências contra um papel causal para a PCR na aterosclerose.

Esses fatos são corroborados por meta-análises[36] e, numa delas, os autores avaliaram 47 estudos epidemiológicos, em 15 países, com 194.418 participantes, e concluíram que a PCR em si é pouco provável que seja um fator causal na doença cardíaca coronária.[49]

A PCR, quando medida com detecção de alta sensibilidade, apresenta reprodutividade, baixo custo, ser estável, sem variação circadiana[50] ou preparo para sua coleta, como jejum[51], além de ter padronização laboratorial, o que torna sua dosagem de fácil realização, com numerosos estudos epidemiológicos. É considerada, na prevenção primária, como o melhor marcador inflamatório coronariano laboratorial validado para uso clínico no momento, em termos de predição de risco de evento cardiovascular, tanto por seu poder preditivo quanto por sua utilidade clínica.[38]

A PCR-as é utilizada na prática clínica e em vários estudos,[25-28,30-32,34,38] com o propósito de marcador ou preditor de risco cardiovascular.

Entretanto, seu significado prognóstico, bem como seu papel como marcador ou preditor de risco coronário, é discutível. Sposito e colaboradores[52] não encontraram boa sensibilidade da PCR sérica para detecção de inflamação nos pacientes com IAMCSST. Chegam a ter valor < 1,0 mg/L em 70% desses pacientes.

No entanto, há relatos de que a correlação entre concentração plasmática de PCR e a carga de placa aterosclerótica é pobre e fracamente associada à extensão da aterosclerose em seres humanos,[13] opinião compartilhada por outros autores.[53,54]

Por sua vez, as alterações cardíacas podem ser mais bem estudadas a partir de amostras de sangue do seio coronário (SC), que oferece uma forma única de avaliar o ambiente cardíaco local.[55]

Com os dados do nosso estudo,[56] ao contrário de outros autores,[55,57] constatou-se que os níveis séricos absolutos de PCR-as na veia periférica do antebraço esquerdo (VPAE) refletem os níveis no SC, portanto, na circulação coronária.

Com a finalidade de dosar os níveis de PCR-as em SC, bastará acessar uma VPAE e coletar amostra sanguínea periférica, por meio de técnica adequada para preservação da amostra.[56] Em estudo anterior,[56] nossos dados sugerem que, em pacientes portadores de DAC com diagnóstico de angina estável (AE) ou angina instável (AI), os níveis séricos absolutos de PCR-as na VPAE *versus* SC apresentaram uma forte correlação linear, claramente evidenciada pela linha de regressão linear, e não se encontrou nenhuma diferença significativa do ponto de vista estatístico e, sim, uma correlação quase perfeita, na qual o coeficiente de correlação de Pearson foi significativo, chegando próximo da unidade, tanto para AE, AI e em toda a amostra (Figura 13.1).

A busca por um marcador ideal para avaliar o risco de doença cardiovascular continua como um dos grandes desafios da Medicina nas últimas décadas, mais especificamente na área de Cardiologia.[5]

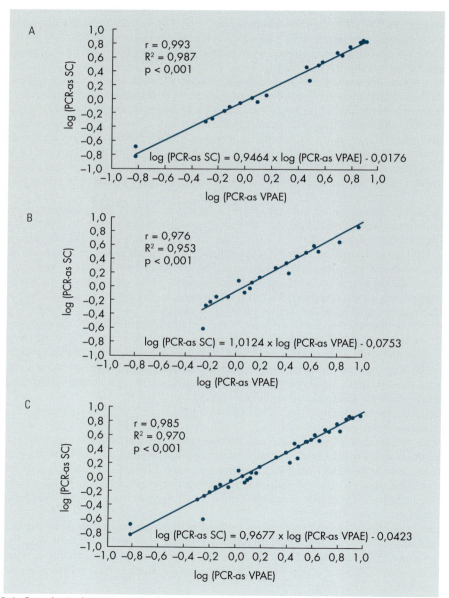

Figura 13.1 Correlação linear entre os logaritmos da PCR-as em VPAE vs. SC na angina estável (n = 20; **(A)** angina instável (n = 20); **(B)** e em toda a amostra (n = 40) **(C)**.

PCR e tratamento das dislipidemias

A PCR, apesar de ser um marcador inflamatório estabelecido desde 1930,[22] parece ser também inespecífico, embora o fato de ser inespecífico não diminua sua importância.[51] Porém, os níveis de PCR devem ser sempre utilizados e interpretados com base nos dados clínicos dos pacientes, tal qual a temperatura, um parâmetro igualmente inespecífico, mas de grande utilidade clínica.[51,5]

Essa inespecificidade da PCR pode ser em decorrência do fato de se dosar a PCRp, que tem propriedades protetoras ou anti-inflamatórias. No futuro, talvez, devêssemos dosar a isoforma PCRm em função de suas ações pró-inflamatórias e deletérias ao sistema cardiovascular (endotélio/placa aterosclerótica) e não a PCPp ou PCRn como fazemos hoje e, com isso, quem sabe, daríamos mais especificidade cardiovascular à PCR.

Já é possível separar as isoformas da PCR por meio de biotinilação e eletroforese, e as autoras distinguem a PCRn (nativa) e suas isoformas modificadas como a PCRm (monomérica) e PCRb (biotinilada).[58]

Segundo a V Diretriz Brasileira de Dislipidemia e Prevenção da Aterosclerose, "Nos indivíduos de risco intermediário devem-se utilizar os fatores agravantes (PCR-as > 2 mg/L[31]) que, quando presentes, reclassificam o indivíduo para a condição de alto risco (recomendação IIa, evidência B)". Nesses indivíduos, a terapia para o colesterol deve ser iniciada, buscando-se a meta primária de LDL-C < 70 mg/dL.[37]

De acordo com a Diretriz Americana para o Tratamento do Colesterol no Sangue da ACC/AHA: "Se, após avaliação quantitativa de risco, uma decisão terapêutica for incerta, a avaliação de fatores adicionais (PCR-as ≥ 2 mg/L) poderá ser útil para a decisão terapêutica em indivíduos selecionados (DM < 40 ou > 75 anos ou LDL-C < 70 mg/dL (IIb,C); DM 40-75 anos, LDL-C 70-189 mg/dL e ASCVD *risk* 5-7,5% (IIa,B) e ASCVD *risk* < 5% (IIb,C); não DM < 40 ou > 75 anos e LDL-C < 190 mg/dL (IIb,C) e apoiar o início do tratamento com estatina para o colesterol na prevenção primária de eventos cardiovasculares ateroscleróticos" (Figura 13.2).[59]

Segundo a Diretriz Europeia para o Manejo da Dislipidemia da ESC/EAS: "Nos indivíduos com níveis aumentados de PCR-as, esse fato indica um maior nível de risco em ambos os sexos, em todas as faixas etárias e em todos os níveis de risco. Atualmente, a PCR-as, como um alvo secundário da terapia, não é recomendado para todos; com base nos dados disponíveis, no entanto, pode ser útil em pessoas próximas à categoria de alto risco para melhor estratificar o risco CV total, quando se considera a intensificação do tratamento na prevenção secundária ou no alto risco (≥ 5 e < 10%) na prevenção primária.[60]"

Os indivíduos classificados como de alto risco devido a aumento da PCR-as[38] podem se beneficiar com o uso de estatinas.[31,61]

As três diretrizes, ao citarem a PCR-as (≥ 2 mg/L), utilizaram como referência principal o estudo JUPITER.[31] Entretanto, nesse estudo, os indivíduos apresentavam níveis de LDL-C < 130 mg/dL, sem antecedentes de doenças cardiovasculares (DAC ou revascularização miocárdica) ou AVC, e aparentemente saudáveis. Neste contexto, a PCR-as mostrou-se como excelente marcador dos primeiros desfechos cardiovasculares em homens ≥ 50 anos e mulheres ≥ 60 anos.

Conclui-se que a utilização da PCR na avaliação do risco de eventos cardiovasculares e na terapêutica das dislipidemias deve-se situar à luz das "Evidências de pesquisas, experiência clínica e preferências do paciente, para a tomada de decisões clínicas baseadas em evidências"[62] e no bom senso.

Dislipidemias e Prevenção da Aterosclerose

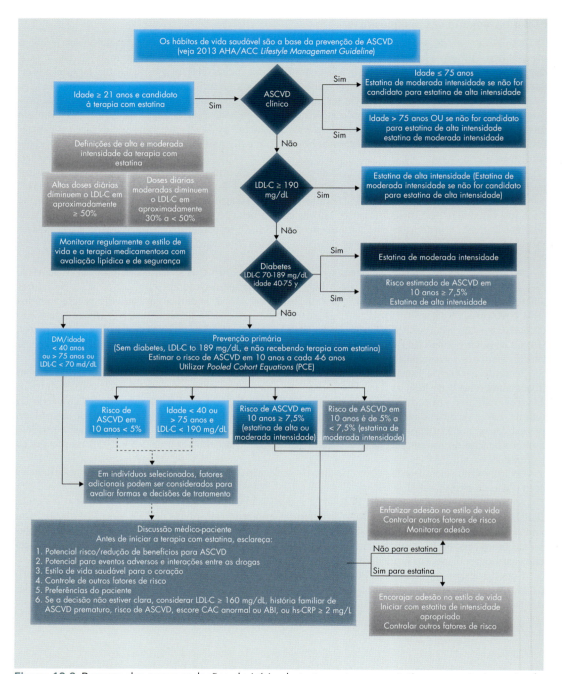

Figura 13.2 Resumo das recomendações de início de tratamento com estatina para o tratamento do colesterol no sangue para reduzir o risco de ASCVD em adultos.

Fonte: 2013 ACC/AHA *guideline on the treatment of blood cholesterol to reduce atherosclerotic cardiovascular risk in adults: a report of the American College of Cardiology/American Heart Association Task Force on Practice Guidelines.*[59]

Nota: ASCVD significa doença cardiovascular aterosclerótica; DM, diabetes melito e LDL-C, colesterol na lipoproteína de baixa densidade.

Referências bibliográficas

1. Mansur AP, Favarato D. Mortalidade por doenças cardiovasculares no Brasil e na região metropolitana de São Paulo: Atualização 2011. Arq Bras Cardiol. 2012;99:755-61.
2. Bonow RO, Mann DL, Zipes DP, et al. Braunwald's Heart Disease. A Textbook of Cardiovascular Medicine. 9.ed. Philadelphia: Elsevier Saunders, 2012. Chapter 44. p.914-31.
3. Hansson GK, Libby P. The immune response in atherosclerosis: a double-edged sword. Nat Rev Immunol. 2006;6:508-19.
4. Rocha VZ, Libby P. Obesity, inflammation and atherosclerosis. Nat Rev Cardiol. 2009;6:399-409.
5. Leite WF. Análise comparativa entre a proteína C-reativa de alta sensibilidade em veia periférica e seio coronário na angina estável e instável. [Tese]. São Paulo: Faculdade de Medicina, Universidade de São Paulo, 2014.
6. Duewell P, Kono H, Rayner KJ, et al. NLRP3 inflammasomes are required for atherogenesis and activated by cholesterol crystals. Nature. 2010;464:1357-61.
7. Rajamaki K, Lappalainen J, Oomi K, et al. Cholesterol crystals activate the NLRP3 inflammosome in human macrophages: A novel link between cholesterol metabolism and inflammation. PloS One. 2010;5:e11765.
8. Lau DC, Dhillon B, Yan H, et al. Adipokines: molecular Links between obesity and atherosclerosis. Am J Physiol Heart Circ Physiol. 2005;May;288(5):H2031-H2041.
9. Gomes F, Telo DF, Souza HP, et al. Obesity and coronary artery disease: role of vascular inflammation. Arq Bras Cardiol. 2010;94:273-9.
10. Pascari V, Willerson JT, Yeh ETH. Direct proinflammatory effect of C-reactive protein on human endothelial cells. Circulation. 2000;102:2165-8.
11. Paffen E, deMaat MPM. C-reactive protein in atherosclerosis: A causal factor? Cardiovasc Res. 2006;71:30-9.
12. Monteiro CMC, Fonseca FAH. Atherosclerosis and Inflammation. Rev Soc Cardiol Estado de São Paulo. 2006;3:187-92.
13. Fay WP. Linking inflammation and thrombosis: Role of C-reactive protein. World J Cardiol. 2010;2:365-9.
14. Thompson D, Pepys MB, Wood SP. The physiological structure of human C-reactive protein and its complex with phosphocholine. Structure. 1999;7:169-77.
15. Fujita Y, Kakino A, Nishimichi N, et al. Oxidized LDL receptor LOX-1 binds to C-reactive protein and mediates its vascular effects. Clin Chem. 2009;55:285-94.
16. Khreiss T, József L, Potempa LA, et al. Loss of pentameric symmetry in C-reactive protein induces interleukin-8 secretion through peroxynitrite signaling in human neutrophilis. Circ Res. 2005;97:690-7.
17. Lemieux I, Pascot A, Prud'homme D, et al. Elevated C-reactive protein: another component of the atherothrombotic profile of abdominal obesity. Arterioscler Thromb Vasc Biol. 2001;21:961-7.
18. Black S, Kushner I, Samols D. C-reactive Protein. J Biol Chem. 2004;297:48487-90.
19. Molins B, Peña E, de la Torre R, et al. Monomeric C-reactive protein is prothrombotic and dissociates from circulating pentamérica C-reactive protein on adhered activated platelets under flow. Cardiovasc Res. 2011.92:328-37.
20. Ji SR, Wu Y, Zhu L, et al. Cell membranes and liposomes dissociate C-reactive protein (CRP) to form a new, biologically active structural intermediate: mCRPm. FASEB J. 2007; 21:284-94.
21. Danesh J, Wheeler JG, Hirschfield GM, et al. C-reactive protein and other circulating markers of inflammation in the prediction of coronary heart disease. N Engl J Med. 2004;350:1387-97.
22. Tillett WS, Francis Jr T. Serological reactions in pneumonia with a non-protein somatic fraction of pneumococcus. J Exp Med. 1930;52:56-71.
23. C-reactive protein: From pneumococcal pneumonia to cardiovascular disease risk. The Rockefeller University. Science for the benefit of humanity. Friday, November 23, 2012. [Internet] [Acesso em 05 may 2017]. Disponível em: http://centennial.rucares.org/index.php?page=C-Reactive_Protein
24. Kuller LH, Tracy RP, Shaten J, et al. Relation of C-reactive protein and coronary heart disease in the MRFIT nested case-control study. Am J Epidemiol. 1996;144:537-47.
25. Ridker PM, Cushman M, Stampfer MJ, et al. Inflammation, aspirin, and the risk of cardiovascular disease in apparently healthy men. N Engl J Med. 1997;336:973-9.
26. Ridker PM, Rifai N, Rose L, et al. Comparasion of C-reactive protein and low-density lipoprotein cholesterol levels in the prediction of first cardiovascular events. N Engl J Med. 2002;347:1557-65.

Dislipidemias e Prevenção da Aterosclerose

27. Ridker PM. Clinical application of C-reactive protein for cardiovascular disease detection and prevention. Circulation. 2003;107:363-9.
28. Ridker PM, Hennekens CH, Buring JE, et al. C-reactive protein and other markers of inflammation in the prediction of cardiovascular disease in women. N Engl J Med. 2000;342:836-43.
29. Sattar N, Murray HM, McConnachie A, et al. C-reactive protein and prediction of coronary heart disease and global vascular events in the Prospective Study of Pravastatin in the Elderly at Risk (PROSPER). Circulation. 2007;115:981-9.
30. Inoue T, Kato T, Uchida T, et al. Local release of C-reactive protein from vulnerable plaque or coronary arterial wall injured by stenting. J Am Coll Cardiol. 2005;46:239-45.
31. Ridker PM, Danielson E, Fonseca FAH, et al. Rosuvastatin to prevent vascular events in men and women with elevated C-reactive protein. N Engl J Med. 2008;359:2195-207.
32. Kim H, Yang DH, Park Y, et al. Incremental prognostic value of C-reactive protein and N-terminal proB-type natriuretic peptide in acute coronary syndrome. Circ J. 2006;70:1379-84.
33. Toutouzas K, Drakopoulou M, Markou V, et al. Increased coronary sinus blood temperature: correlation with systemic inflammation. Eur J Clin Invest. 2006;36:218-23.
34. Lindahl B, Toss H, Siegbahn A, et al. Markers of myocardial damage and inflammation in relation to long-term mortality in unstable coronary artery disease. N Engl J Med. 2000;343:1139-47.
35. Toutouzas K, Drakopoulou M, Markou V, et al. Correlation of systemic inflammation with local inflammatory activity in non-culprit lesions: beneficial effect of statins. Int J Cardiol. 2007;119:368-73.
36. Kaptoge S, Di Angelantonio E, Lowe G, et al. C-reactive protein concentration and risk of coronary heart disease, stroke, and mortality: an individual participant meta-analysis. Lancet. 2010;375:132-40.
37. Xavier HT, Izar MC, Faria Neto JR, et al. V Diretriz Brasileira de Dislipidemias e Prevenção da Aterosclerose. Arq Bras Cardiol. 2013;101:1-22.
38. Pearson TA, Mensah GA, Alexander RW, et al. Markers of inflammation and cardiovascular disease: application to clinical and public health practice: A statement for healthcare professionals from the Centers for Disease Control and Prevention and the American Heart Association. Circulation. 2003;107:499-511.
39. Albert MA, Glynn RJ, Ridker PM. Plasma concentration of C-reactive protein and the calculated Framingham coronary heart disease risk score. Circulation. 2003;108:161-5.
40. Helfand M, Buckley DI, Freeman M, et al. Emerging risk factors of coronary heart disease. A Summary of systematic reviews for the U.S. preventive service task force. Ann Intern Med. 2009;151:496-507.
41. Kaptoge S, Di Angelantonio E, Pennells L, et al. C-reactive protein, fibrinogen, and cardiovascular diseases prediction. N Engl J Med. 2012;367:1310-20.
42. Sesso HD, Buring JE, Rifai N, et al. C-reactive protein and the risk of developing hypertension. JAMA. 2003;290:2945-51.
43. Blake GJ, Rifai N, Buring JE, et al. Blood pressure, C-reactive protein, and risk of future cardiovascular events. Circulation. 2003;108:2993-9.
44. Ridker PM, Buring JE, Cook NR, et al. C-reactive protein, the metabolic syndrome, and risk of incident cardiovascular events: An 8-year follow-up of 14 719 initially healthy american women. Circulation. 2003;107:391-7.
45. Sattar N, Gaw A, Scherbakova O, et al. Metabolic syndrome with and without C-reactive protein as a predictor of coronary heart disease and diabetes in the West of Scotland Coronary Prevention Study. Circulation. 2003;108:414-9.
46. Lloyd-Jones DM, Liu K, Tian L, et al. Narrative Review: Assessment of C-reactive protein in Risk Prediction for Cardiovascular Disease. Ann Intern Med. 2006;145:35-42.
47. Zacho J, Tybjaerg-Hansen A, Jensen JS, et al. Genetically elevated C-reactive protein and ischemic vascular disease. N Engl J Med. 2008;359:1897-908.
48. Elliott P, Chambers JC, Zhang W, et al. Genetic loci associated with C-reactive protein levels and risk of coronary heart disease. JAMA. 2009;302:37-48.
49. Wensley F, Gao P, Burgess S, et al. Association between C-reactive protein and coronary heart disease: mendelian randomisation analysis based on individual participant data. BMJ. 2011; 342:d548.
50. Meier-Ewert HK, Ridker PM, Rifai N, et al. Absence of diurnal variation of C-reactive protein concentrations in healthy human subjects. Clin Chem. 2001;47:426-30.
51. Pepys MB, Hirschfield GM. C-reactive protein: a critical update. J Clin Invest. 2003;111:1805-12.
52. Sposito AC, Alvarenga BF, Alexandre AS, et al. Most of the patients presenting myocardial infarction would not be eligible for intensive lipid-lowering based on clinical algorithms or plasma C-reactive protein. Atherosclerosis. 2011;214:148-50.

A Importância da Proteína C-Reativa na Avaliação do Risco de Eventos Cardiovasculares e na Terapêutica das Dislipidemias

53. Zebrack JS, Muhlestein JB, Horne BD, et al. C-reactive protein and angiographic coronary artery disease: Independent and additive predictors of risk in subjects with angina. J Am Coll Cardiol. 2002;39:632-7.
54. Khera A, de Lemos JA, Peshock RM, et al. Relationship between C-reactive protein and subclinical atherosclerosis: the Dallas Heart Study. Circulation. 2006;113:38-43.
55. Jaumdally R, Varma C, Macfadyen RJ, et al. Coronary sinus blood sampling: an insight into local cardiac pathophysiology and treatment? Eur Heart J. 2007;28:929-40.
56. Leite WF, Ramires JAF, Moreira LFP, et al. Correlação entre Proteína C-Reativa em Veia Periférica e Seio Coronário na Angina Estável e Instável. Arq Bras Cardiol. 2015;104(3):202-8.
57. Wang Y, Li L, Tan HW, et al. Transcoronary concentration gradient of sCD40L and hsCRP in patients with coronary heart disease. Clin Cardiol. 2007;30:86-91.
58. Taylor KE, Den Berg CWV. Structural and functional comparison of native pentameric, denatured monomeric and biotinylated C-reactive protein. Immunology. 2007;120(3):404-11.
59. Stone NJ, Robinson JG, Lichtenstein AH, et al. 2013 ACC/AHA guideline on the treatment of blood cholesterol to reduce atherosclerotic cardiovascular risk in adults: a report of the American College of Cardiology/American Heart Association Task Force on Practice Guidelines. Circulation. 2014 Jun 24;129(25 Suppl 2):S1-45.
60. Reiner Z, Catapano AL, De Backer G, et al. ESC/EAS Guidelines for the management of dyslipidaemias: the Task Force for the management of dyslipidaemias of the European Society of Cardiology (ESC) and the European Atherosclerosis Society (EAS). European Association for Cardiovascular Prevention & Rehabilitation, ESC Committee for Practice Guidelines (CPG) 2008-2010 and 2010-2012 Committees. Eur Heart J. 2011 Jul;32(14):1769-818.
61. Bonow RO, Mann DL, Zipes DP, et al. Braunwald's Heart Disease. A Textbook of Cardiovascular Medicine. 9.ed. Philadelphia: Elsevier Saunders, 2012. Chapter 49. p.1011.
62. Posicionamento oficial da Sociedade Brasileira de Diabetes nº 01/2014, Maio 2014. In: Geyman JP, Deyo RA, Ramsey SD. Evidence-Based Clinical Practice: Concepts and Approaches. Boston: Published Butterworth-Heinemann, 2000.

CAPÍTULO 14

O Valor do Escore de Cálcio Coronário e da Angiotomografia Coronária na Avaliação do Risco

Clerio Francisco de Azevedo Filho ▪ Carlos Eduardo Rochitte

Introdução

O advento recente da tomografia computadorizada (TC) com múltiplos detectores vem causando uma verdadeira revolução nas estratégias de investigação diagnóstica e prognóstica em Cardiologia.[1-3] A avaliação da anatomia e da carga aterosclerótica coronariana, antes possível apenas por meio de exames invasivos (coronariografia invasiva, ultrassom intracoronário etc.) agora pode ser obtida de forma não invasiva e com excelente acurácia por meio da TC cardíaca. Na prática, a utilização da TC para avaliação da doença aterosclerótica coronariana (DAC) pode se dar de duas formas principais: por meio da determinação do escore de cálcio (EC) coronariano e da angiotomografia coronariana propriamente dita. Embora a angiotomografia apresente excelente acurácia para identificar ou excluir a presença de lesões obstrutivas significativas e seja capaz de proporcionar valiosas informações prognósticas,[1] a modalidade diagnóstica mais robusta e validada para estratificar o risco cardiovascular global é o EC coronariano.[4,5]

Neste capítulo, abordaremos as noções técnicas básicas, as aplicações clínicas principais e as evidências científicas disponíveis sobre os dois métodos, o EC e a angiotomografia coronariana, focando principalmente nos seus papéis como ferramentas na estratificação do risco cardiovascular global.

Escore de cálcio coronariano

O exame

Inicialmente, antes do advento dos aparelhos de TC com múltiplos detectores, o método utilizado para avaliação do EC coronariano era a tomografia computadorizada por emissão de feixe de elétrons (*Electron-beam computed tomography*). De fato, boa parte da literatura científica acumulada sobre EC coronariano é baseada nesta técnica.[6] Entretanto, atualmente, a TC por emissão de feixe de elétrons representa uma modalidade diagnóstica ultrapassada e virtualmente indisponível em nosso meio. Com a introdução da TC com múltiplos detectores no final da década de 1990, este passou a ser o método utilizado para avaliação do EC coronariano na prática clínica, revelando-se pelo menos comparável e, em muitos aspectos, superior à TC por emissão de feixe de elétrons para este fim. Portanto, neste capítulo, todas as considerações técnicas sobre a aquisição das imagens de EC se referem à TC com múltiplos detectores.

A determinação do EC coronariano baseia-se em uma aquisição não contrastada de uma série de cortes axiais com 3 mm de espessura cobrindo toda a extensão do coração. As imagens são adquiridas de forma sincronizada ao sinal do eletrocardiograma (ECG). O protocolo de sincronização ao ECG pode ser do tipo prospectivo ou retrospectivo. A dose de radiação utilizada nos protocolos de aquisição retrospectiva é significativamente maior e, portanto, os protocolos prospectivos são os mais utilizados. Na prática, a dose efetiva de radiação em uma aquisição prospectiva é baixa, em geral abaixo de 1,5 mSv (tipicamente em torno de 0,9 a 1,1 mSv).

A calcificação é definida como uma lesão hiperatenuante com intensidade de sinal acima de 130 unidades Hounsfield (HU) e área ≥ 3 pixels adjacentes (pelo menos 1 mm^2). Pode ser calculada a partir da soma ponderada das densidades acima de 130 HU (escore de Agatston) ou por métodos que determinam o volume ou massa de cálcio. Ainda que os escores de volume ou massa de cálcio apresentem melhor reprodutibilidade, os grandes bancos de dados populacionais que descrevem a distribuição da calcificação coronariana de acordo com a idade, etnia e sexo dos pacientes são baseados no escore de Agatston e, portanto, este é o mais utilizado na prática clínica (Figura 14.1).

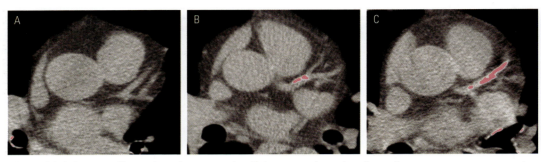

Figura 14.1 Imagens ilustrativas do escore de cálcio coronariano de três pacientes com graus crescentes de calcificação no território da artéria descendente anterior: **(A)** ausência de calcificação; **(B)** calcificação leve; **(C)** calcificação acentuada. Note que o *software* de análise automaticamente delimita as regiões da imagem onde existe calcificação (marcadas em rosa neste exemplo).

Mas como são classificados e interpretados os resultados do EC coronariano? Existem duas formas de se classificar os valores de EC obtidos: utilizando-se pontos de corte fixos ou pontos de corte ajustados para a idade, o sexo e, mais recentemente, a etnia do paciente. Os valores limites mais aceitos nos dois tipos de classificação estão descritos na Tabela 14.1.

Tabela 14.1

Grau de calcificação coronariana			
Valores absolutos		Valores ajustados (sexo e idade)	
Valores	Grau de calcificação	Percentil	Grau de calcificação
0	Ausência de calcificação	0	Ausência de calcificação
0-10	Mínimo	0-25	Mínimo
11-100	Leve	26-50	Leve
101-400	Moderado	51-75	Moderado
401-1.000	Grave	76-90	Grave
> 1.000	Muito grave	> 90	Muito grave

Na classificação por pontos de corte fixos, os pacientes são categorizados de acordo com limites preestabelecidos. Portanto, um dado paciente com EC = 110 é classificado como tendo um grau moderado de calcificação coronariana, independentemente de sua idade, sexo ou etnia. Já na classificação por pontos de cortes ajustados, os pacientes são categorizados de acordo com os percentis de distribuição dos valores de EC da população geral (Figura 14.2).

O Valor do Escore de Cálcio Coronário e da Angiotomografia Coronária na Avaliação do Risco

Dessa forma, o mesmo paciente do exemplo anterior, com EC = 110, poderá ser classificado com tendo um grau de calcificação baixo se, por exemplo, for um homem de 70 anos de idade; ou como tendo um grau de calcificação muito alto se, por exemplo, for uma mulher de 45 anos de idade. É importante salientar, entretanto, que ambas as formas de classificação proporcionam informações prognósticas valiosas e que, de uma forma geral, ambas estão presentes nos laudos emitidos nos centros diagnósticos capacitados na realização de exames de imagem cardiológicos.

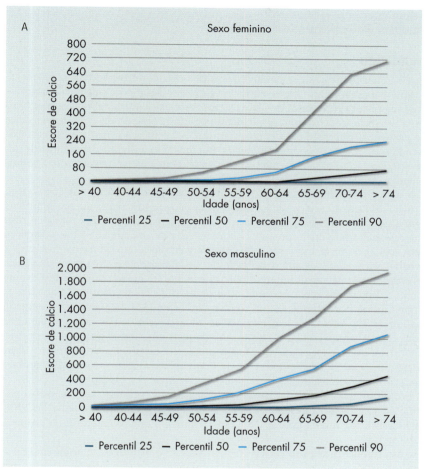

Figura 14.2 Gráficos ilustrativos que descrevem a distribuição da calcificação coronariana medida pelo escore de Agatston de acordo com a idade e o sexo dos pacientes. Note que a escala dos gráficos referentes aos sexos feminino (A) e masculino (B) é diferente; como exemplo, a magnitude média de calcificação nos homens é muito mais acentuada, independentemente da faixa etária.

Inicialmente, o EC coronariano foi utilizado como uma ferramenta diagnóstica com o objetivo de identificar ou excluir a presença de DAC obstrutiva em pacientes sintomáticos. Esses estudos iniciais demonstraram que o EC apresenta ótimo valor preditivo negativo para excluir a presença de DAC significativa (de 96% a 100%), mas que o valor preditivo positivo era, no máximo, moderado.[6] Em contraste, estudos mais recentes demonstraram que, particularmente em pacientes mais jovens ou em populações com alta prevalência de DAC significativa, além do valor preditivo positivo inadequado, o EC também apresenta valor preditivo negativo insuficiente para excluir a presença de doença obstrutiva

Dislipidemias e Prevenção da Aterosclerose

significativa. De fato, Gottlieb e colaboradores demonstraram que, em uma população com 56% de prevalência de DAC significativa, até mesmo 19% dos pacientes com EC = 0 apresentavam pelo menos uma lesão obstrutiva ≥ 50% na coronariografia invasiva.[7]

Considerando-se o valor preditivo positivo apenas moderado e os dados conflitantes em relação ao valor preditivo negativo, o conceito atual é de que, de maneira geral, o EC coronariano não deve ser utilizado como uma ferramenta para o diagnóstico da DAC obstrutiva significativa em pacientes sintomáticos. Como veremos a seguir, o real valor do EC coronariano na prática clínica consiste em sua capacidade de proporcionar valiosas informações prognósticas e servir como importante ferramenta na estratificação do risco de pacientes assintomáticos.

Valor prognóstico

Um conceito importante para se entender porque o EC coronariano tem o potencial de desempenhar relevante papel na estratificação do risco cardiovascular é o de que a calcificação coronariana representa um marcador da presença de placas ateroscleróticas nas artérias coronárias. No leito arterial coronariano, a calcificação ocorre quase exclusivamente no contexto da doença aterosclerótica. Com exceção dos pacientes com insuficiência renal crônica, a calcificação (não aterosclerótica) da camada média da parede coronariana é extremamente rara. Em um dado indivíduo, a quantidade de calcificação presente nas artérias coronárias apresenta boa correlação com a carga aterosclerótica coronariana total. Entretanto, nem toda placa aterosclerótica é calcificada.

De fato, relatos prévios demonstraram que a porção calcificada corresponde apenas a cerca de 20% do volume total da placa; ou seja, a calcificação coronariana representaria apenas a "ponta do iceberg" da DAC; com a porção não calcificada respondendo por cerca de 80% da carga aterosclerótica total. É importante ressaltar ainda que a presença ou a ausência de cálcio não está associada de forma significativa com o grau de propensão que uma determinada placa tem de romper, e que a presença de calcificação não é um sinal de "estabilidade" nem de "instabilidade" de uma placa qualquer.

Diversos estudos populacionais longitudinais, que incluíram grande número de pacientes, demonstraram que o EC coronariano apresenta associação significativa com a ocorrência de eventos cardiovasculares maiores (morte por todas as causas, morte cardíaca e IAM não fatal) no acompanhamento de médio e longo prazo. Quanto maior a quantidade de cálcio nas coronárias, maior a chance de o paciente apresentar um evento cardiovascular no futuro. Ainda mais importante que isso, uma série de estudos prévios demonstrou que a capacidade do EC em predizer a ocorrência de eventos cardiovasculares é **adicional** à estratificação do risco pelo escore de Framingham e a outros métodos também utilizados para estratificar o risco, como a dosagem da proteína C reativa, por exemplo.

De fato, um estudo clássico[8] demonstrou que os pacientes com risco intermediário pelo escore de Framingham e com EC > 300 apresentaram uma taxa de eventos cardiovasculares de 2,8% ano (aproximadamente equivalente a uma taxa de 28% em 10 anos), o que os colocaria no grupo de alto risco (> 20% em 10 anos).

Um consenso recente publicado pelo ACCF/AHA sobre o uso do EC coronariano na avaliação do risco cardiovascular global[5] examinou os dados combinados de seis grandes estudos que incluíram 27.622 pacientes assintomáticos e avaliou os principais preditores de um total de 395 eventos cardiovasculares. Dentre os 11.815 pacientes com EC = 0, a taxa de eventos foi muito baixa, apenas 0,4% nos 3 a 5 anos subsequentes.

Comparados com os pacientes com EC = 0, aqueles com EC entre 100 e 400 apresentaram um risco relativo (RR) de 4,3 (intervalo de confiança de 95% [IC 95%] de 3,5 a 5,2; $p < 0,0001$), aqueles com EC entre 400 e 1.000 apresentaram um RR de 7,2 (IC 95% de 5,2 a 9,9; $p < 0,0001$), e aqueles com EC > 1.000 apresentaram um RR de 10,8 (IC 95% de 4,2 a 27,7; $p < 0,0001$).

Desde a publicação deste consenso, outros estudos prospectivos confirmaram estes achados e demonstraram que a associação entre EC e prognóstico é semelhante, independentemente do sexo ou da etnia do paciente.[6,9] Ainda mais importante, todos esses estudos também confirmaram que a avaliação do EC é capaz de proporcionar informações prognósticas incrementais à avaliação dos fatores de risco

130

O Valor do Escore de Cálcio Coronário e da Angiotomografia Coronária na Avaliação do Risco

tradicionais apenas. Na análise ROC, a área sob a curva para predizer a ocorrência de eventos cardiovasculares foi significativamente maior com o EC coronariano do que com os escores de Framingham ou PROCAM (*Münster Heart Study*). No estudo MESA, a estatística "C", considerando-se apenas os fatores de risco tradicionais, foi de 0,79 para predizer eventos cardiovasculares maiores, e de 0,83 quando a informação do EC foi associada aos fatores de risco ($p = 0,006$).[9]

Estudos prévios também demonstraram que o EC coronariano proporciona informações prognósticas adicionais à avaliação da proteína C reativa. Em quatro estudos baseados em modelos multivariados, o EC permaneceu como um preditor independente de eventos cardiovasculares maiores, enquanto a proteína C reativa deixou de ser um preditor significativo nas análises multivariadas.[10-13] Quando comparado à medida da espessura da camada íntima/média da carótida (IMT), o EC coronariano revelou ser um melhor preditor de eventos subsequentes; o *hazard ratio* (HR) do IMT foi de 1,7 (IC 95% de 1,1 a 2,7; $p = 0,07$), enquanto o HR do EC foi de 8,2 (IC 95% de 4,5 a 15,1; $p = 0,001$).[14]

Potencial de alterar a conduta clínica

Além do seu papel como ferramenta de estratificação do risco, outro aspecto importante relacionado ao EC coronariano diz respeito ao seu potencial valor como instrumento capaz de alterar a conduta clínica e auxiliar no manejo dos pacientes com suspeita de DAC. Em um estudo observacional, Kalia e colaboradores demonstraram que a taxa de uso de medicações hipolipemiantes em pacientes com dislipidemia aumentou de 44% para mais de 90% naqueles que apresentavam calcificação acentuada na avaliação pelo EC.[15] Outras medidas comportamentais preventivas, tais como exercícios físicos regulares e adoção de dietas mais saudáveis, também apresentaram melhora no subgrupo com maiores valores de EC. Sobretudo, em um estudo prospectivo que acompanhou 1.640 pacientes por uma média de 6 anos, as taxas de uso de estatinas e aspirina foram, respectivamente, 3,5 e 3 vezes maiores no subgrupo com placas de calcificação no EC.[16]

Esse aumento significativo foi independente de outros fatores de risco e demonstrou o potencial do EC coronariano em alterar a conduta clínica em uma amostra de indivíduos representativos da população geral.

De acordo com os resultados do estudo JUPITER,[17] um grande número de pacientes assintomáticos com valores de LDL considerados normais passou a ter indicação de tratamento com estatinas. Nesse estudo, o principal critério para indicar o tratamento com estatinas foi a dosagem da proteína C reativa ultrassensível. Entretanto, dados recentes do estudo MESA demonstraram que o subgrupo de pacientes com indicação de estatinas segundo os critérios do JUPITER, mas que não possuíam calcificação coronariana na avaliação pelo EC, apresentaram um baixo risco de eventos cardiovasculares no acompanhamento evolutivo. Já que, no estudo JUPITER, a redução de risco absoluto, considerando-se a população com um todo, foi baixa, os autores do estudo MESA concluem que o EC coronariano pode ter um papel relevante na seleção, dentre os pacientes que preenchem os critérios para receberem estatinas, daqueles com maior potencial de se beneficiar do tratamento. Em outras palavras, não apenas a proteína C reativa, mas a combinação desta com o EC coronariano, seria a melhor estratégia para selecionar os pacientes com maior potencial de se beneficiar do tratamento com estatinas.

Recomendações atuais

Em um documento mais antigo publicado pela AHA em 2006,[6] o uso do EC coronariano em pacientes com risco intermediário pelo escore de Framingham, com objetivo de medir a carga aterosclerótica total e melhorar a estratificação do risco, foi considerado uma indicação classe IIb nível de evidência B. Posteriormente, em um consenso de *experts* sobre o uso do EC coronariano na avaliação do risco cardiovascular global, publicado pelo ACCF/AHA em 2007,[5] pacientes assintomáticos com risco intermediário pelo escore de Framingham foram considerados bons candidatos à avaliação pelo EC com o objetivo de refinar a estratificação e, potencialmente, alterar a conduta clínica. Neste documento os autores não classificaram o grau de recomendação.

131

Dislipidemias e Prevenção da Aterosclerose

No *Guideline* sobre a avaliação do risco cardiovascular de pacientes assintomáticos, publicado pelo ACCF/AHA em 2010,[4] a quantificação do EC coronariano para estratificar o risco cardiovascular em indivíduos com risco intermediário pelo escore de Framingham foi considerada uma indicação **classe** IIa nível de evidência B. É importante ressaltar que, neste documento, as únicas intervenções que foram consideradas como classe I foram a estratificação utilizando escores de risco globais baseadas nos fatores de riscos tradicionais (como o escore de Framingham, por exemplo) e a avaliação clínica quanto à presença de história familiar de DAC precoce. Nenhum exame diagnóstico, seja ele de imagem ou laboratorial, foi classificado com grau de recomendação classe I. Só como base de comparação, neste documento, a realização do ecocardiograma, do teste ergométrico ou da cintilografia de perfusão miocárdica foram considerados como indicações com graus de recomendação IIb ou III.

Finalmente, no documento do ACCF/SCCT/ACR/AHA/ASE/ASNC/NASCI/SCAI/SCMR sobre os critérios de uso apropriado da TC cardíaca publicado em 2010,[3] a utilização do EC coronariano para estratificação do risco cardiovascular global em pacientes com risco intermediário pelo escore de Framingham foi definida como uma indicação apropriada nível 7 (A7), em uma escala que varia de 1 a 9. Os níveis 1-3 correspondem a indicações não apropriadas; os níveis 4-6, a indicações incertas; e os níveis 7-9, a indicações apropriadas. Neste documento, a utilização do EC coronariano também foi considerada uma indicação apropriada nível 7 (A7) em pacientes com baixo risco pelo escore de Framingham, mas que tinham história familiar de DAC precoce.

Com relação às recomendações nacionais, a Diretriz da Sociedade Brasileira de Cardiologia sobre o uso da TC cardíaca publicada em 2006[2] definiu como uma indicação classe I a realização do EC coronariano para estratificar o risco cardiovascular global em pacientes com risco intermediário pelo escore de Framingham. Este mesmo documento definiu como uma indicação classe IIa a utilização do EC em pacientes com baixo risco, mas com história familiar de DAC precoce.

Angiotomografia coronariana

O exame

A realização da angiotomografia coronariana só se tornou possível com o advento dos aparelhos de TC com múltiplos detectores no final da década de 1990. Passou a ser clinicamente utilizada a partir do início da década seguinte, após a introdução dos tomógrafos com 16 fileiras de detectores. Desde então, o desenvolvimento tecnológico nesta área tem sido vertiginoso e, atualmente, já existem disponíveis equipamentos com 256 e até 320 fileiras de detectores, que permitem a aquisição de todas as imagens necessárias para a avaliação coronariana em um único batimento cardíaco.

A angiotomografia coronariana baseia-se na aquisição de uma série de cortes axiais com espessura submilimétrica cobrindo toda a extensão do coração. Assim como no caso do EC, as imagens são adquiridas de forma sincronizada ao sinal do ECG. O protocolo de sincronização ao ECG pode ser do tipo prospectivo sequencial ou retrospectivo helicoidal. Tradicionalmente, a aquisição do tipo helicoidal com reconstrução retrospectiva é a mais frequentemente utilizada, já que, de forma geral, proporciona imagens de melhor qualidade nos equipamentos convencionais com $\leq$ 64 canais, que são os mais disponíveis na prática clínica atual.

É importante ressaltar, entretanto, que os aparelhos de 64 canais mais modernos, assim como os aparelhos com 128, 256 ou 320 canais, permitem a realização da angiotomografia coronariana utilizando-se protocolos de aquisição prospectiva. Ainda que sejam mais sensíveis à irregularidade do ritmo cardíaco durante a aquisição das imagens, os protocolos prospectivos proporcionam uma redução significativa da dose de radiação quando comparados aos protocolos retrospectivos. Considerando-se os aparelhos de 64 canais atualmente disponíveis, enquanto a quantidade de radiação de uma aquisição retrospectiva com modulação de dose se situa em torno de 9,0 mSv, a dose efetiva de uma aquisição prospectiva gira em torno de 3,0 MSv.[18]

Só como base de comparação, a dose de radiação de uma cintilografia miocárdica convencional com tecnécio ou sestamibi também se situa em torno de 9,0 mSv, e de uma cintilografia miocárdica com tálio gira em torno de 18,0 mSv. Cabe ressaltar que, em geral, tem havido um grande esforço por parte da comunidade médica no sentido de reduzir cada vez mais a quantidade de radiação utilizada nos exames cardiológicos e que os atuais aparelhos com ≥ 256 canais já permitem a realização da angiotomografia coronariana com doses efetivas de radiação inferiores a 1,0 mSv.

Valor diagnóstico

Já existem algumas revisões sistemáticas examinando o valor diagnóstico da angiotomografia coronariana a partir do advento dos aparelhos de 64 canais em 2004.[19-22] De maneira geral, esses estudos demonstram que a acurácia diagnóstica do método melhorou à medida que a tecnologia evoluiu dos aparelhos de 4 e 16 canais para os atuais aparelhos 64+ canais. Da mesma forma, o número de segmentos coronarianos não analisáveis diminuiu com o progresso do desenvolvimento tecnológico.

Baseado nessas conclusões, estabeleceu-se o conceito de que, embora a aplicação clínica do método tenha sido possível a partir dos aparelhos com 16 canais, o estado da arte atual em relação aos exames de angiotomografia coronariana exige o uso de aparelhos com 64 ou mais canais, principalmente devido à sua maior cobertura longitudinal e à melhor resolução espacial e temporal (Figura 14.3).

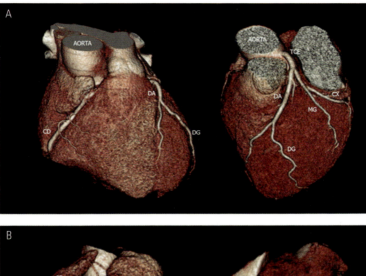
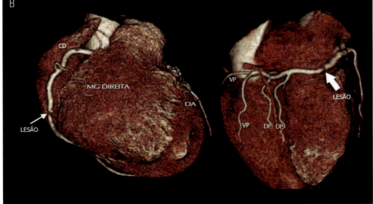

Figura 14.3 Imagens ilustrativas de dois pacientes que foram submetidos à angiotomografia coronariana para avaliação diagnóstica quanto à presença de DAC obstrutiva significativa. No primeiro paciente, a angiotomografia foi inteiramente normal, excluindo a presença de DAC significativa (A). Já no segundo paciente, o exame evidenciou uma lesão obstrutiva significativa no final do terço médio da artéria coronária direita (B), posteriormente confirmada no exame invasivo. Note que o leito distal à lesão é calibroso e irriga extenso território; este paciente foi submetido ao tratamento percutâneo com sucesso.

Dislipidemias e Prevenção da Aterosclerose

Atualmente, existem mais de 50 estudos unicêntricos[21] e três estudos multicêntricos[23-25] examinando a acurácia da angiotomografia coronariana com aparelhos de 64 canais na avaliação de pacientes sintomáticos estáveis com suspeita de DAC significativa. Em todos, a angiotomografia foi comparada com o método de referência atual, a coronariografia invasiva convencional. De maneira geral, esses estudos demonstraram de forma bastante consistente que a angiotomografia apresenta excelente acurácia para detectar ou excluir a presença de DAC significativa. Em particular, eles demonstraram que o VPN é especialmente alto, tornando o exame particularmente útil para excluir a presença de lesões obstrutivas significativas nessa população.

Na revisão sistemática mais recente, que avaliou os estudos unicêntricos realizados até o final de 2007 utilizando aparelhos de 64 canais,[21] a sensibilidade média para identificar a presença de DAC significativa foi de 98% e a especificidade média foi de 88%. A prevalência média de DAC significativa nesses estudos foi de 61%, e os valores preditivos positivo e negativo foram 93% e 96%, respectivamente.

No estudo multicêntrico CORE 64,[25] que avaliou 291 pacientes com indicação clínica de coronariografia invasiva, a prevalência de DAC significativa foi de 56%. Nesse estudo, a sensibilidade e a especificidade da angiotomografia coronariana, em uma análise por paciente, foram 85% e 90%, respectivamente. A área sob a curva ROC foi de 0,93. O VPP foi de 91% e o VPN foi de 83%.

No estudo multicêntrico ACCURACY,[23] que avaliou 245 pacientes sintomáticos, a prevalência DAC significativa foi de 25% para estenoses $\geq$ 50% e de apenas 14% para estenoses $\geq$ 70%. Neste estudo, a sensibilidade foi de 94% ou 95%, dependendo do limiar escolhido para definir a presença de DAC significativa. A especificidade foi de 82%. O VPN foi de 99%, tanto para o limiar de 50% como para o limiar de 70%. Já o VPP foi de apenas 48%, considerando-se o limiar de 70%, e de 64%, considerando-se o limiar de 50%.

Finalmente, em um estudo multicêntrico realizado em três hospitais universitários holandeses, foram avaliados 360 pacientes com indicação de coronariografia invasiva.[24] A prevalência de DAC significativa foi de 68%. A sensibilidade e a especificidade da angiotomografia coronariana, em uma análise por paciente, foram 100% e 64%, respectivamente. O VPP foi de 86% e o VPN foi de 97%.

Existem algumas questões importantes relacionadas aos estudos mencionados anteriormente que merecem ser discutidas. A primeira refere-se ao fato de que, de maneira geral, todos os estudos incluíram pacientes que já tinham indicação de coronariografia invasiva. Portanto, avaliaram uma amostra de maior risco que não pode ser considerada como sendo representativa da população para a qual se propõe solicitar a angiotomografia coronariana na prática clínica. A segunda questão refere-se ao fato de que a metodologia utilizada na aquisição e, principalmente, na interpretação dos dados da angiotomografia coronariana foi bastante heterogênea nos diferentes estudos. Por exemplo, o grau de estenose coronariana utilizado como limiar para definir uma lesão como sendo significativa variou de estudo para estudo.

Embora a maioria tenha definido como significativas lesões com estenose luminal $\geq$ 50%, outros utilizaram como limiar estenoses $\geq$ 70%, e alguns poucos relataram seus resultados utilizando ambos os limiares. Adicionalmente, ainda que na maior parte dos estudos a avaliação da DAC tenha se baseado na análise visual subjetiva, em alguns estudos essa avaliação se baseou na análise quantitativa.

É importante ressaltar que, na prática clínica, a avaliação visual subjetiva é a mais utilizada, graduando a DAC de forma semiquantitativa em: 1) ausência de DAC; 2) placas não obstrutivas (< 30%); 3) lesões discretas (30% a 49%); 4) lesões moderadas (50% a 69%); 5) lesões importantes ($\geq$ 70%); e 6) oclusão arterial (100%).

Valor prognóstico

Uma série de estudos recentes demonstrou que não apenas a avaliação do escore de cálcio, mas também a avaliação da anatomia coronariana pela angiotomografia coronariana, proporciona informações prognósticas importantes nos pacientes com suspeita de DAC significativa.[26-30]

Utilizando um aparelho de TCMD de 16 canais, Min e colaboradores estudaram 1.127 pacientes e avaliaram a relação entre mortalidade por todas as causas e os resultados da angiotomografia coronariana.[27] Após um seguimento médio de 15 meses, os autores demonstraram que a gravidade da DAC pela

134

O Valor do Escore de Cálcio Coronário e da Angiotomografia Coronária na Avaliação do Risco

angiotomografia foi um fator preditor importante da mortalidade total dos pacientes, proporcionando informações prognósticas adicionais aos fatores de risco tradicionais.

Em outro importante estudo, Ostrom e colaboradores avaliaram 2.538 pacientes por meio da angiotomografia coronariana utilizando um aparelho de TC por emissão de feixe de elétrons.[28] Após um seguimento médio de 78 meses, os autores demonstraram que a angiotomografia apresenta valor prognóstico incremental não apenas aos fatores de risco tradicionais, mas também à avaliação do escore de cálcio coronariano. Posteriormente, van Werkhoven e colaboradores avaliaram 541 pacientes utilizando tanto a angiotomografia coronariana como a cintilografia de perfusão miocárdica.[30]

Após um seguimento médio de 22 meses avaliando o desfecho combinado de morte cardíaca, infarto não fatal e hospitalização por angina instável, os autores demonstraram que tanto a avaliação anatômica pela angiotomografia como a avaliação funcional pela cintilografia de perfusão proporcionam informações prognósticas importantes, e que o valor prognóstico dos dois métodos é adicional um ao outro.

Ainda mais recentemente, Hadamitzky e colaboradores acompanharam 2.223 pacientes com suspeita de DAC por um período médio de 28 meses e confirmaram os achados dos estudos anteriores, demonstrando que a angiotomografia coronariana não apenas proporciona informações prognósticas importantes nessa população de pacientes, mas também que essas informações são **incrementais** aos escores de risco clínicos e ao EC coronariano.[26] Na análise ROC, a área sob a curva para predizer a ocorrência de eventos cardiovasculares foi de 0,79 para o escore clínico apenas, de 0,84 para o escore clínico + EC e de 0,89 para o escore clínico + EC + angiotomografia ($p < 0,001$).

Caracterização da placa aterosclerótica

Uma característica importante da angiotomografia coronariana, que a distingue da coronariografia invasiva, é a sua capacidade de proporcionar, além da visualização da luz do vaso, também a avaliação das paredes arteriais coronarianas. Dessa forma, permite não apenas identificar as lesões que estejam causando obstrução luminal, mas também caracterizar as placas ateroscleróticas de uma forma geral, obstrutivas ou não obstrutivas. De fato, diversos estudos prévios demonstraram que o volume das placas medido pela angiotomografia apresentou boa correlação com as medidas obtidas pelo padrão-ouro atual, o ultrassom intracoronário.[31]

Ainda mais importante, relatos recentes sugerem que a caracterização das placas ateroscleróticas pela angiotomografia tem o potencial auxiliar na identificação dos pacientes mais vulneráveis a apresentar um evento coronariano agudo. Motoyama e colaboradores avaliaram 1.059 pacientes quanto à presença de dois parâmetros medidos pela angiotomografia coronariana: o grau de remodelamento positivo e a presença de áreas de baixa atenuação na placa (sugerindo conteúdo lipídico).[32] O tempo médio de acompanhamento foi de 27 meses. A taxa de eventos cardiovasculares nos 45 pacientes com os dois parâmetros presentes foi de 22,2%.

Em contraste, a taxa observada nos pacientes com apenas um parâmetro foi de 3,7% e naqueles sem nenhum parâmetro presente foi de 0,4%. É importante salientar, entretanto, que a utilização da angiotomografia com o objetivo de caracterizar as placas ateroscleróticas e identificar aquelas com sinais sugestivos de vulnerabilidade ainda não representa uma indicação clinicamente estabelecida e, atualmente, encontra-se apenas no campo do desenvolvimento experimental.

Considerações finais

Atualmente, a utilização da TC para avaliação da doença aterosclerótica coronariana pode se dar de duas formas principais: por meio da determinação do EC coronariano e da angiotomografia coronariana propriamente dita. O EC coronariano proporciona importantes informações prognósticas que são incrementais aos escores clínicos baseados nos fatores de risco tradicionais e a outras modalidades diagnósticas, como a dosagem da proteína C reativa, por exemplo. Além disso, o EC também tem o potencial de alterar a conduta e auxiliar no manejo clínico dos pacientes. Portanto, a realização do EC coronariano está indicada quando o objetivo for a **estratificação do risco cardiovascular** global de pacientes **assintomáticos** com risco intermediário pelo escore de Framingham.

Já a angiotomografia coronariana proporciona avaliação detalhada da anatomia das artérias coronárias, permitindo visualizar não apenas o lúmen, mas também as paredes arteriais coronarianas. Comparada à coronariografia invasiva convencional, a angiotomografia apresenta excelente acurácia para identificar e, principalmente, excluir a presença de lesões obstrutivas significativas. Adicionalmente, demonstrou-se capaz de proporcionar informações prognósticas incrementais aos fatores de risco tradicionais e ao EC coronariano.

Não obstante, embora represente ferramenta diagnóstica muito útil e esteja indicada na **avaliação diagnóstica** de pacientes **sintomáticos** com suspeita de DAC, atualmente, a angiotomografia coronariana ainda não está indicada quando o objetivo for apenas a estratificação do risco cardiovascular global de pacientes assintomáticos.

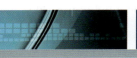

Referências bibliográficas

1. Mark DB, Berman DS, Budoff MJ, et al. ACCF/ACR/AHA/NASCI/SAIP/SCAI/SCCT 2010 expert consensus document on coronary computed tomographic angiography: a report of the American College of Cardiology Foundation Task Force on Expert Consensus Documents. J Am Coll Cardiol. 2010 Jun 8;55(23):2663-99.
2. Rochitte CE, Pinto IM, Fernandes JL, et al. [Cardiovascular magnetic resonance and computed tomography imaging guidelines of the Brazilian Society of Cardiology]. Arq Bras Cardiol. 2006 Sep;87(3):e60-100.
3. Taylor AJ, Cerqueira M, Hodgson JM, et al. ACCF/SCCT/ACR/AHA/ASE/ASNC/NASCI/SCAI/SCMR 2010 appropriate use criteria for cardiac computed tomography: a report of the American College of Cardiology Foundation Appropriate Use Criteria Task Force, the Society of Cardiovascular Computed Tomography, the American College of Radiology, the American Heart Association, the American Society of Echocardiography, the American Society of Nuclear Cardiology, the North American Society for Cardiovascular Imaging, the Society for Cardiovascular Angiography and Interventions, and the Society for Cardiovascular Magnetic Resonance. J Am Coll Cardiol. 2010 Nov 23;56(22):1864-94.
4. Greenland P, Alpert JS, Beller GA, et al. 2010 ACCF/AHA guideline for assessment of cardiovascular risk in asymptomatic adults: a report of the American College of Cardiology Foundation/American Heart Association Task Force on Practice Guidelines. J Am Coll Cardiol. 2010 Dec 14;56(25):e50-103.
5. Greenland P, Bonow RO, Brundage BH, et al. ACCF/AHA 2007 clinical expert consensus document on coronary artery calcium scoring by computed tomography in global cardiovascular risk assessment and in evaluation of patients with chest pain: a report of the American College of Cardiology Foundation Clinical Expert Consensus Task Force (ACCF/AHA Writing Committee to Update the 2000 Expert Consensus Document on Electron Beam Computed Tomography). Circulation. 2007 Jan 23;115(3):402-26.
6. Budoff MJ, Achenbach S, Blumenthal RS, et al. Assessment of coronary artery disease by cardiac computed tomography: a scientific statement from the American Heart Association Committee on Cardiovascular Imaging and Intervention, Council on Cardiovascular Radiology and Intervention, and Committee on Cardiac Imaging, Council on Clinical Cardiology. Circulation. 2006 Oct 17;114(16):1761-91.
7. Gottlieb I, Miller JM, Arbab-Zadeh A, et al. The absence of coronary calcification does not exclude obstructive coronary artery disease or the need for revascularization in patients referred for conventional coronary angiography. J Am Coll Cardiol. 2010 Feb 16;55(7):627-34.
8. Greenland P, LaBree L, Azen SP, et al. Coronary artery calcium score combined with Framingham score for risk prediction in asymptomatic individuals. JAMA. 2004 Jan 14;291(2):210-5.
9. Detrano R, Guerci AD, Carr JJ, et al. Coronary calcium as a predictor of coronary events in four racial or ethnic groups. N Engl J Med. 2008 Mar 27;358(13):1336-45.
10. Taylor AJ, Bindeman J, Feuerstein I, et al. Coronary calcium independently predicts incident premature coronary heart disease over measured cardiovascular risk factors: mean three-year outcomes in the Prospective Army Coronary Calcium (PACC) project. J Am Coll Cardiol. 2005 Sep 6;46(5):807-14.
11. Arad Y, Goodman KJ, Roth M, et al. Coronary calcification, coronary disease risk factors, C-reactive protein, and atherosclerotic cardiovascular disease events: the St. Francis Heart Study. J Am Coll Cardiol. 2005 Jul 5;46(1):158-65.

O Valor do Escore de Cálcio Coronário e da Angiotomografia Coronária na Avaliação do Risco

12. Park R, Detrano R, Xiang M, et al. Combined use of computed tomography coronary calcium scores and C-reactive protein levels in predicting cardiovascular events in nondiabetic individuals. Circulation. 2002 Oct 15;106(16):2073-7.
13. Vliegenthart R, Oudkerk M, Hofman A, et al. Coronary calcification improves cardiovascular risk prediction in the elderly. Circulation. 2005 Jul 26;112(4):572-7.
14. Nasir K, Budoff MJ, Post WS, et al. Electron beam CT versus helical CT scans for assessing coronary calcification: current utility and future directions. Am Heart J. 2003 Dec;146(6):969-77.
15. Kalia NK, Miller LG, Nasir K, et al. Visualizing coronary calcium is associated with improvements in adherence to statin therapy. Atherosclerosis. 2006 Apr;185(2):394-9.
16. Taylor AJ, Bindeman J, Feuerstein I, et al. Community-based provision of statin and aspirin after the detection of coronary artery calcium within a community-based screening cohort. J Am Coll Cardiol. 2008 Apr 8;51(14):1337-41.
17. Ridker PM, Danielson E, Fonseca FA, et al. Rosuvastatin to prevent vascular events in men and women with elevated C-reactive protein. N Engl J Med. 2008 Nov 20;359(21):2195-207.
18. Gerber TC, Carr JJ, Arai AE, et al. Ionizing radiation in cardiac imaging: a science advisory from the American Heart Association Committee on Cardiac Imaging of the Council on Clinical Cardiology and Committee on Cardiovascular Imaging and Intervention of the Council on Cardiovascular Radiology and Intervention. Circulation. 2009 Feb 24;119(7):1056-65.
19. Hamon M, Biondi-Zoccai GG, Malagutti P, et al. Diagnostic performance of multislice spiral computed tomography of coronary arteries as compared with conventional invasive coronary angiography: a meta--analysis. J Am Coll Cardiol. 2006 Nov 7;48(9):1896-910.
20. Janne d'Othee B, Siebert U, Cury R, et al. A systematic review on diagnostic accuracy of CT-based detection of significant coronary artery disease. Eur J Radiol. 2008 Mar;65(3):449-61.
21. Stein PD, Yaekoub AY, Matta F, et al. 64-slice CT for diagnosis of coronary artery disease: a systematic review. Am J Med. 2008 Aug;121(8):715-25.
22. Vanhoenacker PK, Heijenbrok-Kal MH, Van Heste R, et al. Diagnostic performance of multidetector CT angiography for assessment of coronary artery disease: meta-analysis. Radiology. 2007 Aug;244(2):419-28.
23. Budoff MJ, Dowe D, Jollis JG, et al. Diagnostic performance of 64-multidetector row coronary computed tomographic angiography for evaluation of coronary artery stenosis in individuals without known coronary artery disease: results from the prospective multicenter ACCURACY (Assessment by Coronary Computed Tomographic Angiography of Individuals Undergoing Invasive Coronary Angiography) trial. J Am Coll Cardiol. 2008 Nov 18;52(21):1724-32.
24. Meijboom WB, Van Mieghem CA, van Pelt N, et al. Comprehensive assessment of coronary artery stenoses: computed tomography coronary angiography versus conventional coronary angiography and correlation with fractional flow reserve in patients with stable angina. J Am Coll Cardiol. 2008 Aug 19;52(8):636-43.
25. Miller J, Rochitte C, Dewey M, et al. Diagnostic Performance of Coronary Angiography by 64-Row CT. N Engl J Med. 2008 Nov 27;359(22):2324-36.
26. Hadamitzky M, Distler R, Meyer T, et al. Prognostic value of coronary computed tomographic angiography in comparison with calcium scoring and clinical risk scores. Circ Cardiovasc Imaging. 2011 Jan 1;4(1):16-23.
27. Min JK, Shaw LJ, Devereux RB, et al. Prognostic value of multidetector coronary computed tomographic angiography for prediction of all-cause mortality. J Am Coll Cardiol. 2007 Sep 18;50(12):1161-70.
28. Ostrom MP, Gopal A, Ahmadi N, et al. Mortality incidence and the severity of coronary atherosclerosis assessed by computed tomography angiography. J Am Coll Cardiol. 2008 Oct 14;52(16):1335-43.
29. Pundziute G, Schuijf JD, Jukema JW, et al. Prognostic value of multislice computed tomography coronary angiography in patients with known or suspected coronary artery disease. J Am Coll Cardiol. 2007 Jan 2;49(1):62-70.
30. van Werkhoven JM, Schuijf JD, Gaemperli O, et al. Prognostic value of multislice computed tomography and gated single-photon emission computed tomography in patients with suspected coronary artery disease. J Am Coll Cardiol. 2009 Feb 17;53(7):623-32.
31. Springer I, Dewey M. Comparison of multislice computed tomography with intravascular ultrasound for detection and characterization of coronary artery plaques: a systematic review. Eur J Radiol. 2009 Aug;71(2):275-82.
32. Motoyama S, Sarai M, Harigaya H, et al. Computed tomographic angiography characteristics of atherosclerotic plaques subsequently resulting in acute coronary syndrome. J Am Coll Cardiol. 2009 Jun 30;54(1):49-57.

CAPÍTULO 15

Uso do Índice Tornozelo-Braquial (ITB) na Avaliação do Risco Cardiovascular

Marcia Makdisse ▪ Carolina Pereira

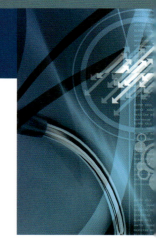

Introdução

A doença arterial obstrutiva periférica de membros inferiores (DAOP) é uma das manifestações clínicas da doença aterosclerótica sistêmica. A importância do rastreamento da DAOP no processo de estratificação do risco cardiovascular, em população de maior risco, tem sido reforçada por estudos que demonstraram prevalência aumentada da doença nas populações de risco cardiovascular intermediário a alto. É associada com a ocorrência de eventos cardiovasculares fatais e não fatais, além de se tratar de uma condição predominantemente subclínica, na qual mais de 2/3 dos pacientes são assintomáticos.[1-3]

O índice tornozelo-braquial (ITB), que é a razão entre a maior pressão sistólica de cada tornozelo (pediosa ou tibial posterior) e a maior pressão sistólica braquial, é o método recomendado para o rastreamento da DAOP durante a avaliação cardiovascular.[4]

ITB como preditor de eventos cardiovasculares

Desde 1993, quando foram publicados dados preliminares do *Cardiovascular Health Study* mostrando a correlação inversa entre o valor do ITB e a presença de fatores de risco cardiovascular e de doença cardiovascular clínica e subclínica, o ITB passou a ser visto como um potencial marcador de risco cardiovascular e da presença de doença aterosclerótica subclínica. Posteriormente, vários estudos prospectivos, entre eles o *Cardiovascular Health Study*, demonstraram também o papel do ITB na predição de eventos cardiovasculares fatais e não fatais.[2,5] São considerados normais valores de ITB entre 0,91 e 1,40. A maioria dos estudos publicados observou associação entre ITB ≤ 0,90 e morbimortalidade cardiovascular.

Em 2004, o *Strong Heart Study* demonstrou que a curva de associação dos valores de ITB com o risco de eventos cardiovasculares era uma curva em J, e que tanto valores ≤ 0,90 quanto valores acima de 1,40 estavam associados a alto risco cardiovascular.[6] Valores elevados de ITB estão relacionados a artérias não compressíveis em membros inferiores e, portanto, comprometidas pelo processo de aterosclerose. Porém, o diagnóstico de doença arterial obstrutiva do membro, por esse método, não é factível.

O ITB também pode ser útil para medir a progressão da DAOP. Redução dos níveis de ITB > 0,15, após 3 anos de seguimento, tem sido associada a aumento 2,4 vezes no risco de mortalidade total e de 2,8 vezes no risco de mortalidade cardiovascular, independentemente da gravidade da DAOP e da presença de outros fatores de risco tradicionais.[7] O ponto de corte de 0,15 tem sido utilizado para medir a progressão da DAOP, pelo ITB, por ser considerado fora do erro experimental.

No Brasil, até o momento, não foram publicados estudos longitudinais utilizando-se o ITB como preditor de risco cardiovascular. O Projeto Corações do Brasil foi o primeiro estudo transversal nacional que demonstrou a associação entre ITB ≤ 0,90 e a presença de fatores de risco e de doença cardiovascular coexistente.[8]

O Quadro 15.1 traz uma lista com as características e os achados dos principais estudos que avaliaram o papel do ITB na predição de eventos cardiovasculares.

Quadro 15.1 Principais estudos que avaliaram a associação entre ITB e risco de eventos cardiovasculares.

Estudo	População	Desenho	Desfechos clínicos
Leng e colaboradores, Universidade de Edimburgo, 1996[9]	n = 1592 55-74 anos	Estudo multicêntrico prospectivo observacional. 11 centros. Escócia. Seguimento = 5 anos Definição de DAOP: ITB ≤ 0,90	ITB ≤ 0,9: IAM não fatal - RR = 1,38 (0,88-2,16)* AVC não fatal - RR = 1,98 (1,05-3,77)* Mortalidade CV - RR = 1,85 (1,15-2,97)* Mortalidade total - RR = 1,58 (1,14-2,18)* *Ajuste: idade, sexo, presença de doença coronária e diabetes.
Estudo SHEP (Systolic Hypertension in the Elderly Program), 1997[10]	n = 1.537 ≥ 60 anos	Subestudo do SHEP, prospectivo, randomizado. Estados Unidos. 11 centros. Seguimento = 4 anos Definição de DAOP: ITB ≤ 0,90	Mortalidade total Grupo com DCV = 19,6% Grupo sem DCV + ITB ≤ 0,9 = 17,5% Grupo sem DCV + ITB > 0,9 = 5,5% OR = 2,79 (1,88-4,13) Mortalidade CV Grupo com DCV = 13,9% Grupo sem DCV + ITB ≤ 0,9 = 7,2% Grupo sem DCV + ITB > 0,9 = 1,7% OR = 3,29 (1,67-6,49)
Cardiovascular Health Study, 1999[2]	n = 5.888 ≥ 65 anos	Estudo prospectivo observacional. Estados Unidos. 4 comunidades. Seguimento = 6 anos Definição de DAOP: ITB < 0,90	Mortalidade total Grupo com DCV + ITB < 0,9 = 32,3% Grupo sem DCV + ITB < 0,9 = 25,4% Grupo com DCV + ITB ≥ 0,9 = 21,1% Grupo sem DCV + ITB ≥ 0,9 = 8,7% $p < 0,01$ Mortalidade CV Grupo com DCV + ITB < 0,9 = 18,9% Grupo sem DCV + ITB < 0,9 = 6,9% Grupo com DCV + ITB ≥ 0,9 = 9,6% Grupo sem DCV + ITB ≥ 0,9 = 1,7% $p < 0,01$

Estudo HOPE (*The Heart Outcomes Prevention Evaluation Study*), 2004[11]	*n* = 8.986 ≥ 55 anos com DCV prévia ou diabetes+1 fator de risco.	Subestudo do HOPE, prospectivo, randomizado. Estados Unidos. 267 centros. 27 países americanos e europeus. Seguimento = 4,5 anos Definição de DAOP: ITB ≤ 0,90+claudicação intermitente ou cirurgia de revascularização ou amputação prévia de membro.	Desfecho combinado (mortalidade CV,IAM não fatal ou AVC não fatal) ITB > 0,9 = 13,1% ITB 0,6 - 0,9 = 18,2% ITB < 0,6 = 18,0% *p* < 0,0001 Mortalidade total ITB > 0,9 = 8,5% ITB 0,6 - 0,9 = 12,4% ITB < 0,6 = 14,2% *p* < 0,0001 O tratamento com ramipril reduziu o risco de eventos nos portadores de DAOP sintomáticos e assintomáticos.
The Strong Heart Study, 2004[6]	*n* = 4.393 índios americanos 45-74 anos.	Estudo prospectivo observacional. Estados Unidos. Seguimento = 8 anos Definição de DAOP: ITB ≤ 0,9 Definição de ITB alto: > 1,4	Mortalidade total ITB ≤ 0,9 = RR: 1,69 (1,34-2,14) ITB > 1,4 = RR: 1,77 (1,48-2,13) Mortalidade CV ITB ≤ 0,9 = RR: 2,52 (1,74-3,64) ITB > 1,4 = RR: 2,09 (1,49-2,94)
Estudo ARIC (*Atherosclerosis Risk in Communities Study*), 2007[12]	*n* = 12.186 45-64 anos	Estudo prospectivo observacional. Estados Unidos. 4 comunidades. Seguimento = 13 anos Definição de DAOP: ITB < 0,90	Evento isquêmico (Morte por DIC ou hospitalização por IAM ou IAM não diagnosticado) ITB < 0,9: Homens brancos = HR = 2,81 (1,77-4,45) Mulheres brancas = HR = 2,05 (1,20-3,53) Homens afro-americanos = HR = 4,86 (2,78-8,47) Mulheres afro-americanas = HR = 2,34 (1,26-4,35)

Lengedas: CV = cardiovascular; DCV = doença cardiovascular; IAM = infarto agudo do miocárdio; AVC = acidente vascular cerebral, HR = *hazard ratio* (razão de risco); DIC = doença isquêmica do coração.

Dislipidemias e Prevenção da Aterosclerose

ITB na estratificação do risco cardiovascular

Frequentemente, eventos cardiovasculares e cerebrovasculares, incluindo infarto do miocárdio e acidentes vasculares encefálicos, ocorrem em indivíduos sem doença cardiovascular conhecida. A prevenção desses eventos, incluindo a identificação e a estratificação do risco cardiovascular, continua a ser um desafio.[13]

O escore de Risco de Framingham (ERF) é uma ferramenta que tem sido amplamente utilizada para a estratificação do risco cardiovascular, embora sua precisão seja limitada e tenda a superestimar os indivíduos de baixo risco e subestimar os de alto risco.[14] A incorporação de marcadores de aterosclerose subclínica, como a quantificação do cálcio da artéria coronária, a espessura médio-intimal (EMI) da carótida e a medida do ITB, podem auxiliar na correta estratificação do risco cardiovascular, especialmente nas populações de risco intermediário.[15]

Dados do Estudo de Rotterdam, que incluiu 6.389 indivíduos com idade ≥ 55 anos e comparou o valor preditivo de medidas não invasivas de aterosclerose extracardíaca (EMI, calcificações da aorta abdominal na radiografia de abdome e ITB), demonstraram que todas as medidas foram preditoras independentes da ocorrência de IAM e que poderiam agregar valor à estratificação do risco cardiovascular. As razões de risco (HR) para as diversas medidas foram as seguintes: 1,83 (1,27-2,62) para detecção de placas em carótidas; 1,95 (1,19-3,19) para medida da EMI; 1,94 (1,30-2,90) para aterosclerose aórtica e 1,59 (1,05-2,39) para a medida do ITB ≤ 0,9.[16] Das medidas avaliadas, o ITB é o de menor custo e maior potencial para incorporação à avaliação clínica do paciente.

O Estudo AGATHA (*A Global Atherothrombosis Assessment*), que avaliou a extensão da doença aterosclerótica e a utilidade do ITB em 8.891 pacientes portadores de doença cardiovascular e em portadores de fatores de risco sem doença cardiovascular manifesta, confirmou que a doença aterotrombótica frequentemente ocorre em mais de um sítio vascular e que o ITB estava associado ao perfil de fatores de risco e ao local e à extensão da aterotrombose.[17]

Uma metanálise publicada pelo grupo *ABI Collaboration,* cujo objetivo foi determinar se a medida do ITB melhoraria a predição do risco de eventos cardiovasculares e a mortalidade, independentemente do Escore de Risco de Framinghan, demonstrou uma associação inversa entre o risco de morte e os valores normais de ITB (de 1,1 a 1,4). A taxa de mortalidade cardiovascular em 10 anos para homens com ITB ≤ 0,90 foi 4 vezes maior em comparação aos com ITB normal (18,7% × 4,4%; HR = 4,2 IC 95% 3,3 a 5,4) e para mulheres com ITB ≤ 0,90 foi 3 vezes maior em relação às com ITB normal (12,6% × 4,1%; HR = 3,5 IC 95% 2,4 a 5,1). Um valor de ITB ≤ 0,90 elevou duas vezes a taxa de mortalidade total de 10 anos, de mortalidade cardiovascular e de evento coronariano maior quando comparado à taxa geral predita por cada categoria do ERF, demonstrando que a adição do valor do ITB agregou valor à avaliação realizada com o ERF. Valores de ITB acima do normal (> 1,4) também estiveram associados a alto risco em todas as categorias de risco do ERF.

O maior benefício na predição do risco foi observado entre as mulheres classificadas como risco baixo ou intermediário pelo ERF, nas quais a detecção de um ITB ≤ 0,90 reclassificou o risco para alto. A inclusão do ITB na estratificação do risco cardiovascular em associação ao ERF resultou na reclassificação do risco e na modificação das recomendações de tratamento em aproximadamente 19% dos homens e 36% das mulheres.[18]

Recomendações para medida do ITB

Diversas sociedades médicas, nacionais e internacionais, publicaram diretrizes que incluíram recomendações para medida do ITB. A partir de 2007, o TASC-II (*Trans-Atlantic Inter-Society Consensus Document on Management of Peripheral Arterial Disease*) incluiu indivíduos classificados como ERF intermediário na lista de candidatos à medida do ITB, para auxiliar na estratificação do risco.[19]

Tal recomendação também foi incluída na V Diretriz Brasileira Sobre Dislipidemias e Prevenção da Aterosclerose da Sociedade Brasileira de Cardiologia publicada. A Diretriz para Avaliação do Risco Cardiovascular de Adultos Assintomáticos do *American College of Cardiology Foundation/American Heart Association* incluiu a medida do ITB na avaliação de indivíduos portadores de ERF Intermediário como Classe IIa.[20] O Quadro 15.2 mostra uma síntese das recomendações publicadas.

142

Uso do Índice Tornozelo-Braquial (ITB) na Avaliação do Risco Cardiovascular

Quadro 15.2 Recomendações para medida do ITB de acordo com diretrizes nacionais e internacionais.

Sociedade	Recomendação
AHA/ACC, 2005[4]	Classe I O ITB de repouso deve ser utilizado para estabelecer o diagnóstico de DAOP em pacientes sob suspeita de apresentarem a doença: sintomas em membros inferiores durante o exercício, feridas que não cicatrizam, idade ≥ 70 anos e fumantes e/ou diabéticos com idade ≥ 50 anos. (NE = C)
TASC II, 2007[19]	A medida do ITB deve ser realizada na presença de sintomas em membros inferiores ao exercício (NE = B), nos indivíduos entre 50 e 69 anos que apresentam ≥ 1 fator de risco, especialmente diabetes ou tabagismo (Nível de evidência B), em todos os indivíduos com ≥ 70 anos independentemente da presença de fatores de risco (NE = B) e naqueles com ERF INTERMEDIÁRIO, entre 10% e 20% (NE = C).
V Diretriz Brasileira Dislipidemia e Aterosclerose, 2013[15]	O ITB ≤ 0,90 é um dos agravantes de risco que está indicado para os indivíduos que apresentam ERF INTERMEDIÁRIO (Recomendação IIA, NE = B).
USPSTF, 2010[21]	Não recomenda o rastreamento de rotina da DAOP, porém, faz as seguintes considerações clínicas: "O ITB é um teste não invasivo, simples, com acurácia superior aos dos outros métodos de rastreamento (anamnese, questionários e palpação dos pulsos) para diagnosticar a DAOP. Valores ≤ 0,90 apresentam sensibilidade e especificidade de 95%, em comparação com a angiografia, e estão associados à limitação funcional dos membros inferiores e menor tolerância à atividade física".
II Diretrizes Brasileiras Cardiogeriatria, 2010[22]	Classe I Realizar exame dos membros inferiores e medida do ITB, na população de risco para DAP, de modo que as medidas terapêuticas para redução do risco de infarto do miocárdio, acidente vascular cerebral e morte possam ser oferecidas (NE = C). População de Risco: ■ 50-69 anos: ≥ 1 fator de risco, especialmente tabagismo ou diabetes (NE = B). ■ ≥ 70 anos, independentemente da presença de fatores de risco (NE = B). ■ Sintomas de membros inferiores durante o exercício, dor isquêmica em repouso ou feridas que não cicatrizam (NE = B). ■ Anormalidade na palpação dos pulsos dos membros inferiores (NE = C). ■ Doença arterial em outros territórios (coronário, cérebro-vascular, membros superiores, renal e aorta) (NE = C). ■ ERF 10% e 20% (intermediário) (NE = C).
ACCF/AHA, 2010[20]	Classe IIa A medida do ITB é razoável para a avaliação do risco cardiovascular de adultos assintomáticos de risco INTERMEDIÁRIO (NE = B).
Diretrizes EAS/ESC 2016 de Tratamento das Dislipidemias[23]	Classe IIa Valores de ITB < 0,9 ou > 1,4 podem relcassificar o risco de indivíduos considerados como de risco intermediário (NE = B).

Lengenda: ERF = escore de risco de Framingham; NE = nível de evidência.

Vantagens e limitações do ITB

Em comparação às demais técnicas de detecção de aterosclerose subclínica, como a medida da espessura médio-intimal de carótida e do escore cálcio coronário, o ITB apresenta-se como um método simples, de menor custo, e que pode ser realizado durante a consulta médica. Embora a medida das pressões sistólicas realizada com Doppler vascular seja a que apresenta maior acurácia para a detecção da DAOP (lesões ≥ 50%), com sensibilidade de 95% e especificidade de quase 100%, outras técnicas que medem a pressão sistólica dos braços e tornozelos utilizando-se estetoscópio, palpação dos pulsos, aparelhos oscilométricos e oxímetros digitais são úteis, pelo seu alto poder preditivo negativo, para descartar a presença da doença[24-27] (Quadro 15.3).

143

Dislipidemias e Prevenção da Aterosclerose

Quadro 15.3 Técnicas de medida do ITB.

Métodos que podem ser realizados com os equipamentos de uso habitual no consultório		
	Descrição	Desempenho
Palpatório[24]	Medem-se as PS *radiais*, tibiais posteriores e pediosas pela palpação, no ato do retorno do pulso durante a desinsuflação do manguito, com aparelho de pressão convencional.	Sensibilidade = 88% Especificidade = 82% Sucesso da medida = 95,6%
Auscultatório[25]	Medem-se as PS braquiais, tibiais posteriores e pediosas com estetoscópio e aparelho de pressão convencional.	Razão de Probabilidade = 0,09 (ITB > 0,9 foi útil para descartar a DAOP). Sucesso da medida = 60,5%
Métodos que dependem da disponibilidade de outros equipamentos		
	Descrição	Desempenho
Doppler[19]	Medem-se as PS braquiais, tibiais posteriores e pediosas com Doppler vascular portátil e aparelho de pressão convencional.	Sensibilidade = 95% Especificidade = 99%-100% Sucesso da medida ≈ 100%
Oscilometria[26]	Medem-se as PS braquiais e de tornozelo com aparelho de pressão oscilométrico (digital).	Sensibilidade = 73%-88% Especificidade = 85%-95% Valor preditivo negativo = 88-96% Sucesso da medida = NR
Índice de Oximetria de Lanarkshire (IOL)[27]	Utiliza-se oxímetro digital e aparelho de pressão convencional. Primeiro, insufla-se o manguito nos braços e tornozelos até a perda do sinal de oximetria. A seguir, registra-se a PS que precede a perda do sinal, devido ao retardo entre a perda de fluxo e a perda do sinal.	Associação linear positiva ($p < 0,001$) e concordância satisfatória ($\kappa = 0,303$) entre o IOL e o ITB medido pelo Doppler. Sucesso da medida = 99,5%

Lengenda: PS = pressões sistólicas; NR = não relatado.

Quadro 15.4 Principais vantagens e limitações do ITB.

ITB	Vantagens	Limitações
Relacionadas à técnica	▪ Método não invasivo. ▪ Simples. ▪ Baixo custo. ▪ Pode ser realizado durante a avaliação clínica. ▪ Alta sensibilidade e especificidade para detecção de DAOP subclínica com lesões ≥ 50%.	▪ Não faz parte da rotina de avaliação cardiovascular, da maioria dos serviços, a medida da pressão arterial dos quatro membros. ▪ Não define a presença de DAOP na presença de artérias não compressíveis (ITB > 1,40). ▪ Não detecta a DAOP na presença de lesões ≤ 50% e nos casos limítrofes nos quais a queda de pressão de tornozelo ocorre apenas ao esforço. ▪ Subestima a presença de DAP aorto-ilíaca, na presença de colaterais ▪ Não pode ser medido na presença de condições locais, tais como amputação, imobilizações, feridas extensas, dor local intensa etc.
Relacionadas à estratificação do risco cardiovascular	▪ Devido à sua alta especificidade para predição de eventos, ITB alterado identifica indivíduos de alto risco portadores de DAOP subclínica, permitindo a reclassificação do risco.	▪ Devido à sua baixa sensibilidade para predição de eventos, ITB normal (0,91-1,40) não descarta a presença do alto risco cardiovascular.

144

Embora o ITB ≤ 0,90 apresente alta especificidade para predizer eventos cardiovasculares, ou seja, para "capturar" indivíduos de alto risco cardiovascular, sua sensibilidade é baixa, o que não permite descartar a presença de alto risco cardiovascular quando os valores de ITB são normais (0,91 a 1,40). Uma metanálise de nove estudos que avaliou a sensibilidade e a especificidade do ITB na predição de eventos futuros demonstrou sensibilidade de 16,5% para eventos coronários, 16% para AVC, 31,2% para mortalidade total e 41% para mortalidade cardiovascular.

Com relação à especificidade, os valores foram bem mais elevados (92,7%, 92,2%, 88,9% e 87,9%, respectivamente).[28] Dessa forma, o ITB não é indicado como uma ferramenta genérica de avaliação de risco cardiovascular para ser aplicado na população geral. Sua utilização deve ser focada nos indivíduos considerados de maior risco de apresentarem a DAOP subclínica ou não diagnosticada.

Considerações finais

O ITB é uma ferramenta simples e útil que vem sendo incorporada às novas diretrizes para detecção da DAOP subclínica na população sob risco e para auxiliar na estratificação do risco, especialmente nos portadores de risco intermediário. A realização, durante a avaliação clínica, da medida das pressões sistólicas dos quatro membros por quaisquer dos métodos disponíveis, seria um importante passo na incorporação do ITB na prática clínica.

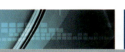

Referências bibliográficas

1. Hirsch AT, Criqui MH, Treat-Jacobson D, et al. Peripheral arterial disease detection, awareness, and treatment in primary care. JAMA. 2001;286(11):1317-24.
2. Newman AB, Shemanski L, Manolio TA, et al. Ankle-Brachial Index as a Predictor of Cardiovascular Disease and Mortality in the Cardiovascular Health Study. Arteriocler Thromb Vasc Biol. 1999;19:538-45.
3. Murabito JM, Evans JC, Larson MG, et al. The ankle-brachial index in the elderly and risk of stroke, coronary disease, and death. The Framingham Study. Arch Intern Med. 2003;163:1939-42.
4. Hirsch AT, Haskal ZJ, Hertzer NR, et al. Peripheral arterial disease: ACC/AHA 2005 guidelines for the management of patients with peripheral arterial disease (lower extremity, renal, mesenteric, and abdominal aortic): a collaborative report from the American Association for Vascular Surgery/Society for Vascular Surgery, Society for Cardiovascular Angiography and Interventions, Society for Vascular Medicine and Biology, Society of Interventional Radiology, and the ACC/AHA Task Force on Practice Guidelines (writing committee to develop guidelines for the management of patients with peripheral arterial disease). J Am Coll Cardiol. 2006;47:1239-312.
5. Newman AB, Siscovick DS, Manolio TA, et al. Ankle-Brachial Index as a Marker of Atherosclerosis in the Cardiovascular Health Study. Circulation. 1993;88:837-45.
6. Resnick HE, Lindsay RS, McDermott MM, et al. Relationship of High and Low Ankle Brachial Index to All--Cause and Cardiovascular Disease Mortality: The Strong Heart Study. Circulation. 2004;109:733-9.
7. Criqui MH, Ninomiya JK, Wingard DL, et al. Progression of Peripheral Arterial Disease Predicts Cardiovascular Disease Morbidity and Mortality. J Am Coll Cardiol. 2008;52(21):1736-42.
8. Makdisse M, Pereira AC, Brasil DP, et al. Prevalência e Fatores de Risco Associados à Doença Arterial Periférica no Projeto Corações do Brasil. Arq Bras Cardiol. 2008;91(6):402-14.
9. Leng GC, Fowkes FGR, Lee AJ, et al. Use of Ankle Brachial Index to predict Cardiovascular Events and death: a cohort Study. BMJ. 1996;313:1440-3.
10. Newman AB, Tyrrell KS, Lewis HW. Mortality over Four years in SHEP Participants with Low Ankle-brachial Index. J Am Geriatr Soc. 1997;45:1472-8.
11. Ostergren JB, Sleight P, Dagenais G, et al. Impact of Ramipril in Patients with Evidence of Clinical or subclinical peripheral arterial disease. Eur Heart J. 2004;25:17-24.
12. Weatherley BD, Nelson JJ, Heiss G, et al. The association of the ankle-brachial index with incident coronary heart disease: the Atherosclerosis Risk In Communities (ARIC) study, 1987-2001. BMC Cardiovasc Disord. 2007;7:3-12.

13. Greenland P, Smith SC Jr, Grundy SM. Improving coronary heart disease risk assessment in asymptomatic people: role of traditional risk factors and noninvasive cardiovascular tests. Circulation. 2001;104(15):1863-7.
14. Brindle P, Beswick AD, Fahey T, et al. Accuracy and impact of risk assessment in the primary prevention of cardiovascular disease: a systematic review. Heart. 2006;92(12):1752-9.
15. IV Diretriz Brasileira Sobre Dislipidemias e Prevenção da Aterosclerose Departamento de Aterosclerose da Sociedade Brasileira de Cardiologia. Arq Bras Cardiol. 2007;88(supl. I):1-19.
16. Van der Meer IM, cBots ML, Hofman A, et al. Predictive Value of Noninvasive Measures of Atherosclerosis for Incident Myocardial Infarction. The Rotterdam Study. Circulation. 2004;109:1089-94.
17. Fowkes FG, Low LP, Tuta S, et al. Ankle-brachial index and extent of atherothrombosis in 8891 patients with or at risk of vascular disease: results of the international AGATHA study. Eur Heart J. 2006;27(15):1861-7.
18. Ankle Brachial Index Collaboration. Ankle Brachial Index combined with Framinghan risk score to predict cardiovascular events and mortality. JAMA. 2008;300(2):197-208.
19. Norgren L, Hiatt WR, Dormandy JA, et al. Inter-Society Consensus for the Management of Peripheral Arterial Disease (TASC II). Eur J Vasc Endovasc Surg. 2007;33 Suppl 1:S1-75.
20. Greenland P, Alpert JS, Beller GA, Benjamin EJ, Budoff MJ, Fayad ZA, et al; American College of Cardiology Foundation; American Heart Association. 2010 ACCF/AHA guideline for assessment of cardiovascular risk in asymptomatic adults: a report of the American College of Cardiology Foundation/American Heart Association Task Force on Practice Guidelines. J Am Coll Cardiol. 2010;56(25):2182-99.
21. U.S. Department of Health and Human Services Agency for Healthcare Research and Quality. The Guide to Clinical Preventive Services 2010 - 2011. Recommendations of the U.S. Preventive Services Task Force (USPSTF), AHRQ Pub. No. 09-IP006, 2010, p.91-2. [Internet] [Acesso em 04 may 2017]. Disponível em: http://www.USPreventiveServicesTaskForce.org.
22. Gravina CF, Rosa RF, Franken RA, et al. Sociedade Brasileira de Cardiologia. II Diretrizes Brasileiras em Cardiogeriatria. Arq Bras Cardiol. 2010;95(3 supl.2):1-112
23. Greenland P, Alpert JS, Beller GA, et al. 2010 ACCF/AHA guideline for assessment of cardiovascular risk in asymptomatic adults: a report of the American College of Cardiology Foundation/American Heart Association Task Force on Practice Guidelines. J Am Coll Cardiol. 2010;56(25):2182-99.
24. Migliacci R, Nasorri R, Ricciarini P, et al. Ankle–brachial index measured by palpation for the diagnosis of peripheral arterial disease. Family Practice. 2008;25:228-32.
25. Takahashi O, Shimbo T, Rahman M, et al. Validation of the auscultatory method for diagnosing peripheral arterial disease. Family Practice. 2006;23:10-4.
26. Beckman JA, Higgins CO, Gerhard-Herman M. Automated Oscillometric Determination of the Ankle–Brachial Index Provides Accuracy Necessary for Office Practice. Hypertension. 2006;47:35-8.
27. Bianchi J, Zamiri M, Loney M, et al. Pulse oximetry index: a simple arterial assessment for patients with venous disease. J Wound Care. 2008;17(6):253-60.
28. Doobay AV, Anand SS. Sensitivity and Specificity of the Ankle–Brachial Index to Predict Future Cardiovascular Outcomes. A Systematic Review. Arterioscler Thromb Vasc Biol. 2005;25:1463-9.

CAPÍTULO 16

Espessura Íntima-média Carotídea

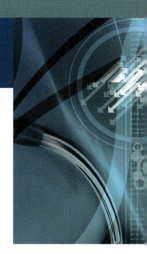

Lilton Rodolfo Castellan Martinez

Introdução

A estratificação do risco de doença cardiovascular (DCV) é uma ferramenta para auxiliar no tratamento clínico, utilizada para definir fatores de risco para DCV, identificar novos marcadores de risco para DCV, identificar e avaliar alvos potenciais de terapia, e para melhorar a relação custo-benefício na aplicação de terapias para a prevenção primária e secundária de doenças cardiovasculares.[1]

São utilizadas as estimativas de risco para aumentar a conscientização da população das DCV, comunicar o conhecimento sobre o risco para os indivíduos e subgrupos e para motivar a adesão ou recomendar mudanças de estilo de vida ou terapias.

Existem vários algoritmos ou ferramentas que avaliam a estratificação do risco de DCV, dentre eles o mais utilizado é o escore de Risco de Framinghan. Contudo, ressaltamos a existência de vários outros algoritmos, a saber: o SCORE europeu,[2] o PROCAM,[3] o Reynold's Risk para as mulheres[4], o Reynold's Risk para os homens[5] e o Lifetime Risk[6]. Estes algoritmos quantificam o risco cardiovascular utilizando variados marcadores adicionais.

É fato que neles observamos a subdivisão em grupos de baixo, moderado e alto risco. Nos dois grupos extremos (baixo e alto risco), entende-se claramente a conduta e sua aplicação clínica. Entretanto, uma subclassificação dos indivíduos de risco intermediário ocorre devido a vários fatores, dentre eles os fatores de risco clássicos, que não explicam por completo o risco na população em geral. Estes podem variar em diferentes populações, o que é demonstrado também pelo fato de os vários algoritmos utilizarem diferentes marcadores para melhorar esta classificação, especialmente os biomarcadores sorológicos, que podem refletir apenas uma parte da complexa doença multifatorial.[7]

Contamos com uma gama de marcadores de risco, como, por exemplo, os marcadores genéticos, os biomarcadores sorológicos e os marcadores por imagem. Dentre os marcadores de risco por imagem temos a tomografia computadorizada com escore de cálcio coronário (CAC) e a espessura íntima média carotídea (EIMC). Estes dois marcadores são utilizados para ajudar especialmente na reclassificação daqueles indivíduos com risco intermediário.

A EIMC carotídea foi recomendada pela American Heart Association para avaliação do risco cardiovascular[8] e também pela V Diretriz Brasileira de Dislipidemias e Prevenção de Aterosclerose[9] como fator agravante de risco e como critério de reclassificação para o risco intermediário de doença arterial coronária (DAC) em 10 anos (risco de 5% a 20% em homens e 5% a 10% em mulheres). A EIMC também foi incluída na Diretriz Europeia de Hipertensão[10] e na Diretriz Europeia de Prevenção Cardiovascular.[11]

Salienta-se que alguns trabalhos fazem referência ao fato de a EIMC ter um poder prognóstico relativamente mais forte de eventos cerebrais, comparados a eventos coronários.[12,13]

Espessura íntima média carotídea (EIMC)

Temos observado uma grande confusão na definição e conceituação da EIMC. Muitos confundem a EIMC com o exame de ultrassonografia das carótidas (*duplex scan* ou *doppler* carotídeo), mas são exames distintos, com análise e finalidade diferenciadas.

Tradicionalmente, a ultrassonografia carotídea tem sido utilizada para avaliar a presença de aterosclerose obstrutiva, na avaliação de eventos tromboembólicos ou doenças cerebrovasculares sintomáticas e em doenças da carótida. No EIMC, é realizada a análise da estenose carotídea pelo *doppler*. Convém ressaltar que, metodologicamente, existe uma discussão na classificação da estenose carotídea ou na relação estenose/diâmetro (%), com divergência de valores da estenose, segundo a classificação adotada pelo método americano na North American Symptomatic Carotid Endarterectomy Trial (NASCET) ou pelo método europeu na European Carotid Surgery Trial (ECST). Esta diferença demonstra que, pelo método NASCET, uma estenose carotídea de 50% equivale a 70% pelo método ECST; e uma estenose de 70% pelo NASCET equivale a cerca de 85% no ECST,[14] o que demonstra que estenoses menores são mais bem classificadas pelo método NASCET e estenoses maiores, pelo método ECST (Figura 16.1).

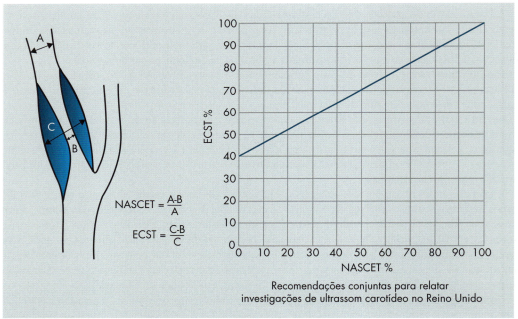

Figura 16.1 Doppler de carótida pelo método NASCET e ECST.[14]
Legenda: Idade em anos; EIMC = espessura íntima média carotídea.

A presença de estenose significativa ou placas carotídeas já demonstra uma fase evolutiva avançada da aterosclerose, portanto, um maior risco cardiovascular.

Já a EIMC é um marcador de carga de aterosclerose e pode ser estudada na fase subclínica das doenças. Além disso, demonstra grande sensibilidade na detecção precoce da aterosclerose, mesmo quando comparada à angiografia coronária. Seu valor preditivo de DAC está bem estabelecido em vários estudos prospectivos. Foi demonstrado que a EIM carotídea é uma preditora independente da doença coronária.[15]

Em 1986, os primeiros trabalhos que utilizaram o ultrassom modo-bidimensional com a medida da EIMC da parede arterial foram realizados comparados a cortes anatomopatológicos de aorta e utilizados para quantificar a aterosclerose.[16] Neste trabalho, Pignoli e colaboradores descreveram suas observações

Espessura Íntima-média Carotídea

com medidas ultrassonográficas de carótida, avaliando somente a parede posterior da artéria carótida comum (ACC). Estes estudos mostraram alta relação do ultrassom com a microscopia, pela facilidade de localização e estudo. Logo, a análise da EIM carotídea tornou-se uma das escolhidas como medida indicativa da aterosclerose, associada à doença cardiovascular e arterial coronária.[17-19]

Recentemente, a EIM carotídea tem sido utilizada em estudos epidemiológicos para avaliar a relação com os outros fatores de risco cardiovascular e como preditora de morbidade e mortalidade. A progressão dos valores da EIMC também pode ser utilizada como uma medida de eficácia para intervenções farmacológicas.[20]

Devido à grande variedade de definições, o Consenso de Mannheim[21] e a Sociedade Americana de Ecocardiografia (ASE)[22] recomendaram as seguintes definições para a caracterização ultrassonográfica da EIMC e da placa aterosclerótica:

a) A espessura íntima média carotídea (EIMC) é um padrão de dupla linha visualizada nas paredes da artéria carótida comum (ACC) de ambos os lados (direito e esquerdo), em imagem longitudinal, formada por duas linhas paralelas, que são suas interfaces lúmen-íntima e média-adventícia.
b) A placa aterosclerótica é definida como uma estrutura focal que invade o lúmen arterial em pelo menos 0,5 mm ou maior do que 50% do valor da EIMC ao seu redor, ou, ainda, que demonstre uma espessura ≥ 1,5 mm, medida da interface média adventícia para a íntima-lúmen.

No Consenso da ASE, observamos os mesmos critérios de placa e EIMC do Consenso de Mannheim, como a indicação para medidas da IMT nas ACC direita e esquerda, com as médias dos valores médios obtidos, de preferência, em uma leitura semiautomática, no segmento distal, sem *zoom*, porém, com os resultados da EIMC em percentil para idade, sexo, raça/etnia, sendo valores maiores (>) que percentil 75 para o alto risco de DCV.[22]

Metodologia

Notamos uma evolução da conceituação e medida da EIMC. Esta evolução tem ocorrido em vários aspectos, dentre eles: análise do exame, locais de medidas e valores das medidas.

Análise do exame

A determinação da EIMC pode ser realizada primordialmente por análise ultrassonográfica manual, semiautomatizada e automatizada. A utilização de medições da EIMC é baseada em princípios físicos e técnicos, devendo homogeneizar a forma de aquisição das imagens, de interpretar e documentar os resultados. Com a ultrassonografia bidimensional de alta resolução não invasiva é avaliada a carótida extracraniana esquerda e direita. Na análise manual da EIMC, esta é dependente da qualidade do aparelho, bem como do operador. Inicialmente, era realizada com transdutores mecânicos, que evoluíram para transdutores de varredura automática ou eletrônico. Quanto à potência do transdutor, evoluíram de 5 até 12 MHz e lineares (Figura 16.2).[23]

Na análise de forma manual, as medidas são realizadas em tempo real e com o *caliper* do aparelho, dependentes do operador, do ganho ou brilho da imagem e da resolução desta. Contudo, as medidas podem variar tanto intra como interobservador.

A forma semiautomatizada com algumas variações de *softwares* de análise é realizada com a avaliação ultrassonográfica das carótidas direita e esquerda, seguida da gravação da imagem digital adquirida. Após o término do exame, realiza-se a análise das interfaces da EIMC, com programas específicos nos quais se ajusta uma linha em cada interface da EIMC, interfaces lúmen-íntima e média-adventícia, de modo manual ou semimanual, sendo a análise realizada a partir destes ajustes pelo programa preestabelecido.

Na análise pela detecção computadorizada ou automática, avalia-se inicialmente a carótida, por ultrassonografia, juntamente com o eletrocardiograma sincronizado em telediástole, para evitar efeitos de confusão pela deformação na pulsação. Simultaneamente, a imagem é analisada por aparelho computadorizado automático em gráfico de ondas de pulso, gerando, em média, sete medidas da EIMC.

Dislipidemias e Prevenção da Aterosclerose

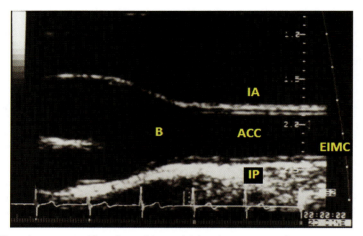

Figura 16.2 Análise ultrassonográfica da artéria carótida: técnica manual.

Legenda: ACC = Artéria carótida comum, B = Bifurcação ou bulbo, IA = Interface anterior, IB = Interface posterior.[23]

O procedimento é repetido e armazenado, com alta precisão, reprodutibilidade e somente 3% de diferença relativa entre as medidas (Figuras 16.3 e 16.4).[24,25] Na Figura 16.3, notamos a leitura automática do aparelho decodificando em espículas. O primeiro grupo é o da parede proximal e o segundo, da distal, neste há a leitura da EIMC nos dois traços mais escuros, íntima e média respectivamente. Na Figura 16.4, notamos que a primeira onda refere-se à camada íntima (I) e a segunda, à média (M), ambas da parede mais distal ou posterior da ACC. Estas figuras foram realizadas em exames com um sistema ultrassonográfico pulsátil tipo *echotracking*, denominado *Wall-Track System* (PIE MEDICAL),[2] embora já existam outros poucos disponíveis para a leitura automatizada da EIMC.

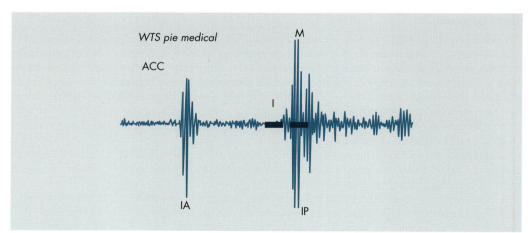

Figura 16.3 Representação gráfica da artéria carótida comum pelo método computadorizado, Wall-Track System[2] (WTS Pies Medical, Maastricht, Nederlands).[23]

Legenda: IA = interface anterior; IP = interface posterior; I = camada íntima; M = camada média; ACC = artéria carótida comum.[23]

Espessura Íntima-média Carotídea

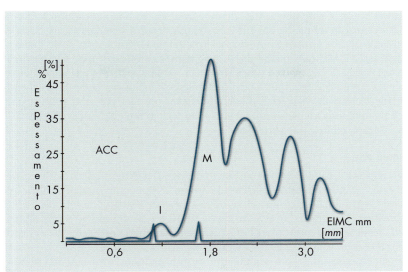

Figura 16.4 Análise do espessamento nas camadas íntima e média carotídea. Com eletrocardiograma trigado, da representação gráfica, observada na Figura 16.3.

Legenda: EIMC = espessura íntima média carotídea, ACC = artéria carótida comum; I = camada íntima; M = camada média.

A análise por detecção automatizada computadorizada apresenta coeficiente de confiabilidade de 0,98. As vantagens do método automatizado são a realização mais facilitada e um consumo menor tempo de análise, menos dependente do observador.

Vários estudos avaliando a visualização dos segmentos carotídeos demonstraram uma média de 86% de reprodutibilidade do método manual,[26,27] enquanto no método automatizado é de 98%,[23] demonstrando a superioridade e acurácia do método automatizado.

Localização e análise carotídea

Os estudos da EIMC mais antigos realizavam medidas da EIMC segundo os critérios das médias dos resultados obtidos (ou seja, a soma dos resultados obtidos dividida pelo número de determinações) ou das médias dos máximos de cada localização, sendo utilizados nos 12 segmentos citados da artéria carótida comum (ACC), da artéria carótida interna (ACI) e da região da bifurcação carotídea ou bulbo, em seus segmentos anterior e posterior, nas carótidas esquerda e direita (Figura 16.2).[28]

Recentemente, observa-se uma tendência em seguir o Consenso de Mannhein, bem como a indicação da Sociedade Americana de Ecocardiografia (ASE), que uniformizaram o local de medida na ACC. O Consenso de Mannheim recomenda que a análise da EIMC seja realizada na ACC, em sua porção posterior. Um primeiro argumento para utilizar somente a ACC é a maior reprodutibilidade da medida nesta localização, visto que os outros segmentos e, principalmente, os segmentos mais proximais, apresentam maior perda de medida, por não permitirem adequada visualização.[29] A medida é restrita ao seguimento posterior e a 2 cm da bifurcação na ACC, longitudinalmente, o qual oferece a melhor geometria e condição técnica para uma medida mais acurada e com maior reprodutibilidade.

A aorta em seu arco aórtico (comumente chamado "crossa da aorta"), em sua face superior, emite três ramos: tronco arterial braquiocefálico esquerdo, artéria carótida comum esquerda e artéria subclávia esquerda. Do tronco arterial braquiocefálico tem origem a carótida direita e a artéria subclávia direita. Uma questão ainda não definida é sobre a existência de uma diferença da EIMC significativa entre a carótida esquerda e direita. Alguns autores não demonstram esta diferença, outros como Foerch e colaboradores demonstram a superioridade da EIMC esquerda.[30]

Outro argumento seria o de que a ACC demonstrou ser tão boa marcadora de eventos cardiovasculares quanto a avaliação da média das EIMC máximas de 12 segmentos da ACC, da ACI e bifurcação, nas carótidas esquerda e direita.[31] A aterosclerose tende a desenvolver-se de maneira assimétrica, portanto, a análise da EIMC pela média dos 12 segmentos carotídeos pode superestimar a EIMC e a magnitude da associação,[15,29] somada à dificuldade técnica de visualização de alguns destes segmentos, principalmente da artéria carótida interna, na qual refere-se maior perda de dados (possivelmente por maior dificuldade técnica de visualização). A bifurcação, por sua vez, apresenta maiores valores de medidas, se comparadas aos demais seguimentos, fato facilmente observado em tabelas de valores de trabalhos que utilizam a bifurcação carotídea.

Valores das medidas

O aumento da EIM carotídea ocorre em uma taxa de 10 a 30 μm por ano. Os aparelhos convencionais de ultrassonografia com uma definição de 30 μm, assim como os aparelhos de análise manual, acabam perdendo sensibilidade para aparelhos de resolução de 300 μm, ou seja, de análise computadorizada ou automática. Apesar do erro na medida da EIMC ter diminuído 50% nos últimos anos, ainda há a dificuldade técnica de identificar a EIMC.[31] A resolução obtida no exame ao ultrassom na medida da EIMC é de 0,044 mm axial e 0,25 mm lateralmente.[32]

Consequentemente, estudos com seguimento de um período curto têm sua análise prejudicada devido à pequena evolução da EIM carotídea e da importância da sensibilidade do aparelho em técnica manual, semimanual ou automática.

No entanto, a medida da EIMC tem limitações inerentes à metodologia de aquisição por imagem em aterosclerose. Devido a propriedades físicas, a ultrassonografia obtém imagens bidimensionais das paredes, enquanto a aterosclerose desenvolve-se irregular, excêntrica e tridimensionalmente.

A EIMC carotídea é uma variável contínua. A Diretriz Europeia de Hipertensão de 2007 refere uma EIMC de 900 μm ou presença de placa carotídea como preditora de eventos tromboembólicos e coronários.[10] Porém, mais uma vez, cabe ressaltar o fato da diferenciação da EIMC da placa, pois esta já é a própria demonstração da aterosclerose em uma fase mais evoluída, claramente com um risco maior, como veremos na revisão de artigos e alguns estudos.

A EIMC progride linearmente com a idade. Ocorre com uma incidência um pouco maior nos homens. Verificamos na faixa etária de 35 a 45 anos por volta de 0,6mm ou 600 μm, entre 55 a 65 anos, uma EIMC de 0,8 mm ou 800 μm e, em maiores de 65 anos, uma EIMC de cerca de 1,0 mm ou 1.000 μm (Figura 16.5).[20] Recentemente, foram publicadas as recomendações da AHA para crianças e adoles-

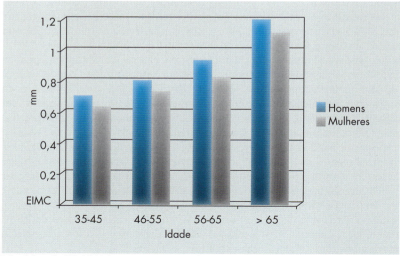

Figura 16.5 Medidas da EIMC Valores em percentil 75% para idade e sexo. Segundo Devine, 2006.[20]

centes com faixa etária média de 11 a 18 anos, com uma EIMC média de 0,42 ± 0,05 mm.[33] Contudo, resta definir pontos de corte, uma vez que acima de certo valor teremos EIMC aumentada demonstrando maior risco cardiovascular.

Estudos epidemiológicos

Vários estudos epidemiológicos prospectivos comprovaram que aumentos da EIM carotídea estão associados com risco aumentado de infarto do miocárdio em adultos sem história de doença cardiovascular.

Os dois maiores estudos populacionais realizados nos Estados Unidos pelo *National Heart, Lung and Blood Institute* são: *Atherosclerotic Risk in Communities* (ARIC)[18] e *Cardiovascular Health Study* (CHS).[34]

O estudo ARIC foi realizado entre 1986 e 1989 com 15.248 participantes de 45 a 64 anos, com seguimento de 4 a 7 anos e um aumento médio anual de EIMC de 19 µm (OR 1,36 em homens e OR 1,69 em mulheres). Avaliou-se a ACC, a ACI e a bifurcação, demonstrando que, comparando um EIMC > 1.000 µm *versus* < 1.000 µm, apresentava um risco relativo de DAC em mulheres de 5,07 e, em homens, de 1,85. Quanto ao risco de tromboembolismo ao comparar um EIMC > 1.000 µm *versus* < 600 µm, obtiveram um risco relativo em mulheres de 8,5 e de 3,6 em homens.[18] Nesse estudo, foram obtidas as medidas da EIMC na ACC em 91,4%; na bifurcação, em 77,3%; na ACI, em 48,6%, demonstrando a superioridade da visualização da ACC[35] e maior perda de dados na ACI, conforme comentado anteriormente.

O estudo CHS, em 1988, com 4.476 participantes ≥ 65 anos, sem doença clínica cardiovascular, estudou a associação do EIMC com DAC e tromboembolismo, com seguimento de sete anos e um aumento médio anual de EIMC de 20 µm (OR 1,46). Avaliou-se a ACC e a ACI nos seus segmentos proximal e distal e mostrou um aumento de 5% do risco cardiovascular em sete anos para o primeiro quintil de EIM carotídeo, 25% de risco para o último quintil, e risco relativo de 3,87.[34]

No estudo ROTHERDAM com 7.985 participantes ≥ 55 anos, com seguimento médio de 2,7 anos e aumento médio anual de EIMC de 60 µm (OR 1,44), avaliou-se só a ACC em pacientes com eventos coronarianos ou embólicos e, em 1.496 controles, pelo elevado valor preditivo de doença coronariana,[17] observou-se, a cada aumento de 16 µm, um OR de 1,14 de tromboembolismo e 1,43 de DAC. Neste estudo, foram observadas medidas da EIMC na ACC em 96%; da bifurcação, em 64%; e da ACI, em 31% das análises,[35] porém, sem observar diferenças de EIMC entre homens e mulheres. Van Der Meer e colaboradores correlacionaram o valor preditivo das medidas não invasivas de aterosclerose como preditivo de DAC, referindo a EIMC e placas, sendo presença de placas mais severas com risco cerca de seis vezes maior que naqueles com EIMC normal.[36]

Em revisão sistemática e metanálise de 2007, Lorenz e colaboradores analisaram 37.197 pessoas e observaram que, a cada diferença de 0,10 mm, um aumento de 10% a 15% do risco de DAC RR = 1,15 (95% IC 1,12 a 1,17), concluindo ser a EIMC um potente marcador de eventos vasculares futuros, mas relatam a elevada heterogeneidade dos protocolos utilizados.[12]

No estudo EDUCATE em 2007, com 253 indivíduos, 51 ± 8 anos, 58% mulheres, avaliaram a ACC e, como critério, a presença de placas ou EIMC > 1,0 mm, sendo que, dos pacientes que apresentaram eventos, 90% tinham aterosclerose carotídea. Contudo, somente um dos 95 indivíduos sem alterações carotídeas apresentou evento cardiovascular maior. Com estes dados, a análise de COX revelou uma razão de risco de 2,7 (95% IC, 1,2 a 6,2) em predizer eventos futuros.[37]

No estudo prospectivo *Norwegian Stroke in the Young Study* (NOR-SYS), em pacientes jovens com AVC isquêmico, foi avaliada a relação dos fatores de risco e seu impacto sobre a EIMC. Foi observada a relação significativa entre a EIMC e uma história familiar de doença cardiovascular em pacientes com idade < 45 anos. O resultado pode refletir uma predisposição genética, pois 20% dos pacientes com eventos apresentavam um aumento significativo da EIMC, apesar da idade < 45 anos.[38]

No estudo PARC, com 5.199 indivíduos, observou-se a correlação do escore de risco de DAC em 10 anos, segundo Framingham (ERF) e EIMC, porém, a EIMC explica 19% e 28% da variabilidade do ERF, respectivamente em homens e mulheres. A relação do aumento do ERF com o aumento dos quartis da EIMC é mais observada no grupo com menor faixa etária (< 50 anos).[39]

No estudo MESA,[40] realizado com 6.814 pessoas, de 2000 a 2002, com faixa etária de 45 a 84 anos, foram feitas as análises da EIMC e da CAC e foi observada uma EIMC maior em mulheres negras e na ACC,

Dislipidemias e Prevenção da Aterosclerose

não diferenciando na ACI. As pessoas com CAC apresentaram uma maior EIMC; a correlação da CAC e EIMC foi de fraca intensidade (r = 0,13 a 0,31; refere-se a uma boa correlação com um R > 0,50). Em nossa tese, avaliando os determinantes da aterosclerose subclínica com a CAC e a IMT, em portadores de hipercolesterolemia familiar do Instituto do Coração (InCor), não obtivemos correlação da CAC e EIMC.[41] A falta da correlação (ou correlação muito baixa) demonstra que estes dois exames podem ser úteis para a análise do processo evolutivo da aterosclerose, ou seja, a EIMC como preditor independente, sendo a CAC um preditor mais forte de eventos de DAC e a EIMC um preditor mais forte de AVC.

A correlação da EIMC e HDL é contraditória. Na análise de 36 estudos com 20.065 pessoas, realizados pelo grupo de Amarenco e Touboul (os mesmos do Consenso de Mannheim), observou-se uma falta de correlação.[42] Porém, há artigos indicando a necessidade de padronização da EIMC.[31,12] Após 15 anos dos primeiros trabalhos, somente em 2001 foram notadas as primeiras tentativas para a realização de um consenso, demonstrando a importância de padronização da localização e qual o método para medir a EIMC, visto que alguns realizaram a medida da EIMC na ACC, na ACI e na bifurcação com leituras manuais ou semimanuais, e outros realizaram somente na ACC e pelo método computadorizado. O Consenso de Mannheim, referindo-se à existência de várias abordagens técnicas para medida da EIMC, sugere a ACC, direita em sua parede posterior.[21] Contudo, o consenso de Mannheim conclui, ainda, que não há necessidade de se tratar de valores de EIMC ou monitorizar seus valores em indivíduos isolados, além de estudos clínicos randomizados utilizando a EIMC e a presença de placas carotídeas.

Apesar de a EIMC ser sugerida para representar um marcador de risco cardiovascular importante, de acordo com as evidências atuais, a análise rotineira da EIMC não preenche as características de um fator de risco aceito, mas é indicada, portanto, como marcadora de risco de eventos vasculares.

EIMC na hipercolesterolemia familiar (HF)

O estudo ASAP com 325 pacientes com HF, sem uso prévio de estatina e EIMC (na ACC) basal médio de 0,86, demonstrou que o tratamento mais agressivo com reduções de LDL-colesterol em cerca de 53% dos pacientes com atorvastatina a 80 mg estabilizou ou diminuiu a EIMC em 0,031 mm, enquanto com reduções menores de LDL-colesterol com o uso de sinvastatina a 40 mg ocorreu um aumento da EIMC + 0,036 mm. Neste artigo, podemos observar que as medidas da EIMC na região do bulbo apresentam maiores valores (EIMC médio basal de 1,08 mm). Verificamos, ainda, a necessidade de NNT de 141 para detectar a mudança da EIMC de 0,05 mm, em dois anos.[43]

No estudo ENHANCE foram avaliadas 720 pessoas, sendo que 80% dos HF já faziam uso de estatina, e mesmo com o *washout*, persistiram com uma EIMC basal quase normal para a faixa etária de 0,65 mm, submetidas a dois braços de tratamento, um de sinvastatina 80 mg e outro de sinvastatina e ezetimiba 10 mg, não encontrando diferença significativa da EIMC. Este estudo, além de ter sido realizado em uma população de pacientes com HF, partiu-se de uma EIMC praticamente normal, com análise metodológica da EIMC realizada em seis segmentos, com análise semiautomática. Contudo, em vez de avaliar-se como objetivo principal a presença de eventos cardiovasculares, foi escolhido um marcador substituto (a EIMC), gerando o resultado negativo e também controverso.[44]

Em um artigo de 2003, de Kastelein e colaboradores, com 322 HF e 111 controles, observaram que estes pacientes portadores de HF, quando não tratados, tinham uma EIMC de 0,80 mm aos 40 anos,[19] enquanto na população normal esta EIMC é esperada na faixa etária 56 a 65 anos. Em Martinez e colaboradores, nosso trabalho[41] com 89 pacientes portadores de HF, com média de 39 ± 14 anos, observamos esta mesma média de EIMC daquela referida no estudo ENHANCE, de 0,653 mm, chamando a atenção que, aos 40 anos, os HF não medicados têm uma EIMC igual à de uma população normal de 60 anos, ou seja, 0,800 mm, sendo um dos fatos que explicam o maior risco de DCV nos HF.

EIMC em diabéticos

No estudo SANDS, com diabéticos, com metas de tratamento mais agressivas de LDL-c (70 mg/dL), observou-se diminuição da EIMC de –025 mm com ezetimiba e de –0,012 mm sem ezetimiba, *versus* aumento da EIMC de +0,039 no tratamento padrão (meta: 100 mg/dL).[45] Contudo, este estudo também era para avaliar um marcador substituto, e não para a ocorrência de eventos ateroscleróticos maiores, como no estudo SHARP (redução de 16,1% de eventos).[46]

154

EIMC na população geral

Nambi e colaboradores avaliaram no estudo ARIC que, se a EIMC e a presença ou ausência de placa carotídea[47] melhoraram a predição de risco de DAC, quando adicionado aos fatores de risco tradicionais, em 13.145 indivíduos observaram 23% de reclassificação e uma melhora de sensibilidade/especificidade de 0,742 a 0,755 na curva ROC, quando comparado àquela somente com os fatores de risco tradicionais. Mais pacientes foram reclassificados para o risco baixo (12,4%) do que para o risco alto (10,8%), sendo observado que 61,9% daqueles classificados como risco intermediário foram reclassificados para risco baixo. Os autores concluíram que adicionando placa e EIMC além dos fatores de risco tradicionais, há uma melhora na predição do risco cardiovascular e superior melhora nas mulheres. Lembramos que, em 2004, Van der Meer e colaboradores observaram que a presença de placas em relação à EIMC normal promoveu um aumento de seis vezes no risco de DAC.[36]

Em um artigo de revisão de 2012, sobre EIMC, Bartels e colaboradores enfatizaram a diferenciação de placa carotídea como um fenótipo distinto da aterosclerose, diferentemente da EIMC. Esta é relacionada principalmente com a hipertensão, resultando em uma hipertrofia da camada média da parede do vaso.[48]

Em uma metanálise de 2012 publicada na revista JAMA por Den Ruijter e colaboradores, foram analisados 45.828 indivíduos, em seguimento médio de 11 anos, tendo sido observados 4.007 eventos (IAM e AVC). Foi avaliada a adição da EIMC ao escore de risco de Framingham por meio da análise da curva RO ou estatística C. Como resultado, obtiveram com o ERF = 0,757 (0,749-0,764, IC95%) e adicionando a EIMC o resultado foi = 0,759 (0,752-0,766, IC95%) revelando uma mínima melhora na predição do risco em dez anos de AVC e IAM, ao acrescentar a EIMC. Em modelo estatístico melhora da reclassificação líquida (NRI) que avalia a calibração e discriminação, o resultado foi pequeno = 0,855% (0,1% a 1,6%). Contudo, observaram melhora nos pacientes de risco intermediário com NRI = 3,6% (2,7% a 4,6%). Segundo os autores, é improvável que esta melhora seja de importância clínica, sugerindo que sua medida não deva ser rotineira. Porém, a metanálise apresenta limitação, devido ao fato de não terem separado a EIMC das placas, comprovadamente comprometendo suas conclusões.[49]

Controvérsias do uso da EIMC segundo diretrizes recentes

Na Diretriz de 2010 da ACC/AHA, para avaliação de risco cardiovascular em adultos assintomáticos, as recomendações para avaliação e medida da EIMC são: classe IIa, indicado para avaliação de risco cardiovascular em adultos assintomáticos de risco intermediário, o que auxilia na reclassificação. Os autores referem que o risco de eventos coronários aumenta de forma contínua com a elevação da EIMC (RR eleva aproximadamente 15% para cada elevação de 0,10 mm da EIMC). O achado de placa carotídea (principalmente em aumento de espessura de 50% em relação a áreas ao redor) eleva o risco independente da EIMC. Para valores de EIMC acima de 1 mm, há um risco dobrado de evento agudo de DAC em três anos para homens (RR 2,0) e quintuplicado para mulheres (RR 5,0). Eles citam ainda as dificuldades técnicas em estudos epidemiológicos, que demonstram um progresso menor ou igual a 0,03 mm por ano da EIMC. Portanto, a análise da EIMC em períodos curtos é um desafio em pacientes individuais, devido à variedade da medição e em relação à taxa de progressão da doença. Os autores concluem, no consenso, não ser recomendada na prática clínica a medida da EIMC. A medida da EIMC elevada serve como guia para seleção do paciente e intensidade da terapia, porém, há falta de evidências da intervenção gerada pela medida da EIMC alterar os desfechos clínicos[50] fato também citado no consenso de Mannheim.[21]

Controvérsias de recentes diretrizes

A última diretriz do ACC/AHA de 2013[51] deixou de recomendar o uso rotineiro da EIMC para avaliação do risco cardiovascular. Os autores citam a dificuldade de padronização e varaibilidade do método além do baixo poder de reclassificação do mesmo.[49] Ja a Diretriz de 2016 das Sociedades Europeia de Aterosclerose e Cardiologia sobre dislipidemias permitem o uso da avaliação da ultrasonografia de carótidas desde que a mesma seja utlizada para detecção de placas de aterosclerose visando a reclassificação do risco intermediário.[52]

Considerações finais

A EIMC é um marcador de eventos cardiovasculares e pode ser indicada principalmente para reclassificar os pacientes de risco cardiovascular intermediário de DAC em 10 anos (classe IIa), em seu percentil 75% ou na presença de placas ateroscleróticas.

Infelizmente apesar de todos os estudos realizados ainda há controversias sobre o uso rotineiro da avaliação da EIMC na prática clínica: depreende-se da leitura como descrita na metanálise do JAMA de Den Ruijter et al.,[49] na Diretriz ACC/AHA de 2013[51] e no Consenso de Mannhein, se clinicamente este marcador (EIMC) é de relevância, se agrega na estratificação de risco, se deve ser realizado em avaliação periódica e se devemos priorizar análises de marcadores substitutos em detrimento da análise de eventos.

Certamente, ressaltamos a necessidade de padronização da EIMC (conforme os consensos de Mannheim e da ASE), e da realização das suas medidas na ACC no seguimento posterior e a 2 cm da bifurcação.

Devemos observar que a presença de placa carotídea demonstra um fenótipo distinto de aterosclerose e não uma simples progressão da EIMC. A presença da placa carotídea em ferramentas de predição de risco cardiovascular de AVC e DAC é superior à utilização da EIMC isolada.

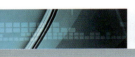

Referências bibliográficas

1. Lloyd-Jones DM. Cardiovascular Risk Prediction: Basic Concepts, Current Status, and Future Directions. Circulation. 2010;121:1768-77.
2. Conroy RM, Pyorala K, Fitzgerald AP, et al. Estimation of ten-year risk of fatal cardiovascular disease in Europe: the SCORE project. Eur Heart J. 2003;24:987-1003.
3. Assmann G, Cullen P, Schulte H. Simple scoring scheme for calculating the risk of acute coronary events based on the 10-year follow-up of the Prospective Cardiovascular Munster (PROCAM) study. Circulation. 2002;105:310-5.
4. Ridker PM, Buring JE, Rifai N, et al. Development and validation of improved algorithms for the assessment of global cardiovascular risk in women: the Reynolds risk score. JAMA. 2007;297:611-9.
5. Ridker PM, Paynter NP, Rifai N, et al. C-reactive protein and parental history improve global cardiovascular risk prediction: the Reynolds risk score for men. Circulation. 2008;118:2243-51.
6. Lloyd-Jones DM, Leip EP, Larson MG, et al. Prediction of lifetime risk for cardiovascular disease by risk factor burden at 50 years of age. Circulation. 2006;113:791-8.
7. Groot E, Hovingh GK, Wiegman A, et al. Measurement of Arterial Wall Thickness as a Surrogate Marker for Atherosclerosis. Circulation. 2004;109[suppl III]:III-33–III-38.
8. Smith SC Jr, Greenland P, Grundy SM. Prevention conference V: beyond secondary prevention: identifying the high-risk patient for primary prevention. Circulation. 2000;101:111-6.
9. Xavier HT, Izar MC, Faria Neto JR, et al. V Diretriz Brasileira Sobre Dislipidemias e Prevenção da Aterosclerose. Departamento de Aterosclerose da Sociedade Brasileira de Cardiologia. Arq Bras Cardiol. 2013;101(4):S1:1-20
10. Mancia G, De Backer G, Dominiczak A, et al. 2007 Guidelines for the Management of Arterial Hypertension: The Task Force for the Management of Arterial Hypertension of the European Society of Hypertension (ESH) and of the European Society of Cardiology (ESC). Eur Heart J. 2007;28:1462-536.
11. Graham I, Atar D, Borch-Johnsen K, et al. European association for cardiovascular prevention and rehabilitation (EACPR). European guidelines on cardiovascular disease prevention in clinical practice: executive summary. Eur J Cardiovasc Prev Reabil. 2007;14:E1-40.
12. Lorenz MW, Markus HS, Bots ML, et al. Prediction of clinical cardiovascular events with carotid intima-media thickness: a systematic review and meta-analysis. Circulation. 2007;115(4):459-67.
13. Costanzo P, Perrone-Filardi P, Vassallo E, et al. Does carotid Intima-Media Thickness Regression Predict Reduction of Cardiovascular Events? J Am Coll Cardiol. 2010;56:2006-20.
14. Oates CP, Naylor AR, Hartshorne T, et al. Joint Recommendations for Reporting Carotid Ultrasound Investigations in the United Kingdom. Eur J Vasc Endovasc Surg. 2009;37(3):251-61.
15. Bots ML, Dijk JM, Oren A, et al. Carotid intima-media thickness, arterial stiffness and risk of cardiovascular disease: current evidence. J Hypertens. 2002;20(12):2317-25.
16. Pignoli P, Tremoli E, Poli A, et al. Intimal plus medial thickness of the arterial wall: a direct measurement with ultrasound imaging. Circulation. 1986;74:1399-406.

Espessura Íntima-média Carotídea

17. Bots ML, Hoes AW, Koudstaal PJ, et al. Common carotid artery intima-media thickness and risk of stroke and myocardial infarction: the Rotterdam Study. Circulation. 1997;96:1432-7.
18. Chambless LE, Heiss G, Folsom AR, et al. Association of coronary heart disease incidence with carotid arterial wall thickness and major risk factors: the Atherosclerosis Risk in Communities (ARIC) Study, 1987-1993. Am J Epidemiol. 1997;146:483-94.
19. Kastelein JJP, Wiegman A, Groot E. Surrogate markers of atherosclerosis: impact of statins. Atherosclerosis. 2003;Supp 4:31-36.
20. Devine PJ, Carlson DW, Taylor AJ. Clinical value of carotid intima-media thickness testing. J Nucl Cardiol. 2006;13:710-8.
21. Touboul PJ, Hennerici MG, Meairs S, et al. Mannheim Carotid Intima-Media Thickness Consensus (2004–2006) An Update on Behalf of the Advisory Board of the 3rd and 4th Watching the Risk Symposium 13th and 15th European Stroke Conferences, Mannheim, Germany, 2004, and Brussels, Belgium, 2006. Cerebrovasc Dis. 2007;23:75-80.
22. Stein JH, Korcarz CE, Hurst RT, et al. Use of carotid ultrasound to identify subclinical vascular disease and evaluate cardiovascular disease risk: a consensus statement from the American Society of Echocardiography Carotid Intima-Media Thickness Task Force. Endorsed by the Society for Vascular Medicine.; American Society of Echocardiography Carotid Intima-Media Thickness Task Force. J Am Soc Echocardiogr. 2008;21(2):93-111.
23. Willekes C, Hoeks APG, Bots ML, et al. Evaluation of off-line automated intima–media thickness detection, of the common carotid artery based on m-line signal processing. Ultrasound Med Biol. 1999;25(1):57-64.
24. Graf S, Gariepy J, Massonneau M, et al. Experimental and clinical validation of arterial diameter waveform and intimal media thickness obtained from B-mode ultrasound image processing. Ultrasound Med. 1999;25:1353-63.
25. Simon A, Gariepy J, Chironi G, et al. Intima-media thickness: a new tool for diagnosis and treatment of cardiovascular risk. J Hipertens. 2002;20(2):159-69.
26. Tang R, Hennig M, Thomasson B, et al. Baseline reproducibility of B-mode ultrasonic measurement of carotid artery intima-media thickness: the European Lacidipine Study on Atherosclerosis (ELSA). J Hypert. 2000;18(2):197-201.
27. del Sol AI, Bots ML, Grobbee DE et al. Carotid intima-media thickness at different sites: relation to incident myocardial infarction. The Rotterdam Study. Eur Heart J. 2002;23:934-40.
28. Howard G, Sharrett AR, Heiss G, et al. Carotid artery intimal-medial thickness distribution in general populations as evaluated by B-mode ultrasound. ARIC Investigators. Stroke. 1993;24(9):1297-304.
29. Bots ML. Grobbee DE. Intima media thickeness as a surrogate marker for generalized atherosclerosis. Cardiovasc Drugs Ther. 2002;16:341-51.
30. Foerch C, Buehler A, von Kegler S, et al. Intima-media thickness side differences are limited to the common carotid artery. Hypertension. 2003;42(6):e17.
31. O'Leary DH, Polak JF. Intima-media thickness: a tool for atherosclerosis imaging and event prediction. Am J Cardiol. 2002;90(suppl):18L-21L.
32. Duivenvoordena R, Groota E, Stroesa ESG, et al. Surrogate markers in clinical trials—Challenges and opportunities. Atherosclerosis. 2009;206(1):8-16.
33. Urbina EM, Williams RV, Alpert BS, et al. Noninvasive assessment of subclinical atherosclerosis in children and adolescents: recommendations for standard assessment for clinical research: a scientific statement from the American Heart Association. Hypertension. 2009;54(5):919-50.
34. O'Leary DH, Polak JF, Kronmal RA, et al. Carotid-artery intima and media thickness as a risk factor for myocardial infarction and stroke in older adults. CHS Cardiovascular Health Study. N Engl J Med. 1999;340:14-22.
35. Roman MJ, Naqvib TZ, Gardinc JM, et al. Clinical application of noninvasive vascular ultrasound in cardiovascular risk stratification: a report from the American Society of Echocardiography and the Society for Vascular Medicine and Biology. Vasc Med. 2006;11:201-11.
36. van der Meer IM, Bots ML, Hofman A, et al. Predictive value of noninvasive measures of atherosclerosis for incident myocardial infarction: the Rotterdam Study. Circulation. 2004;109(9):1089-94.
37. Akosah KO, McHugh VL, Barnhart SI, et al. Pilot Results of the Early Detection by Ultrasound of Carotid Artery Intima-Media Thickness Evaluation (EDUCATE) study. Am J Hypertens. 2007 Nov;20(11):1183-8.
38. Fromm A, Haaland ØA, Naess H, et al. Risk factors and their impact on carotid intima-media thickness in young and middle-aged ischemic stroke patients and controls: The Norwegian Stroke in the Young Study. BMC Res Notes. 2014;7:176.

39. Touboul PJ, Vicaut E, Labreuche J, et al. Correlation between the Framingham risk score and intima media thickness: the Paroi Artérielle et Risque Cardio-vasculaire (PARC) study. Atherosclerosis. 2007;192(2):363-9.
40. Manolio TA, Arnold AM, Post W, et al. Ethnic differences in the relationship of carotid atherosclerosis to coronary calcification: the Multi-Ethnic Study of Atherosclerosis. Atherosclerosis. 2008;197(1):132-8.
41. Martinez LR, Miname MH, Bortolotto LA, et al. No correlation and low agreement of imaging and inflammatory atherosclerosis' markers in familial hypercholesterolemia. Atherosclerosis. 2008;200(1):83-8.
42. Amarenco P, Labreuche J, Touboul PJ. High-density lipoprotein-cholesterol and risk of stroke and carotid atherosclerosis: a systematic review. Atherosclerosis. 2008;196(2):489-96.
43. Smilde TJ, Wissen S van, Wollersheim H, et al. Effect of aggressive versus conventional lipid lowering on atherosclerosis progression in familial hypercholesterolaemia (ASAP): a prospective, randomised, double-blind trial. Lancet. 2001;357:577-81
44. Kastelein JJP, Sager PT, Groot E, et al. Comparison of ezetimibe plus simvastatin versus simvastatin monotherapy on atherosclerosis progression in familial hypercholesterolemia: Design and rationale of the Ezetimibe and Simvastatin in Hypercholesterolemia Enhances Atherosclerosis Regression (ENHANCE) trial. Am Heart J. 2005;149(2):234-9.
45. Fleg JL, Mete M, Howard BV, et al. Effect of statins alone versus statins plus ezetimibe on carotid atherosclerosis in type 2 diabetes: the SANDS (Stop Atherosclerosis in Native Diabetics Study) trial. J Am Coll Cardiol. 2008;52(25):2198-205.
46. Study of Heart and Renal Protection (SHARP): randomized trial to assess the effects of lowering low-density lipoprotein cholesterol among 9,438 patients with chronic kidney disease. Sharp Collaborative Group. Am Heart J. 2010;160(5):785-794.e10.
47. Nambi V, Chambless L, Folsom AR, et al. Carotid intima-media thickness and presence or absence of plaque improves prediction of coronary heart disease risk: the ARIC (Atherosclerosis Risk In Communities) study. J Am Coll Cardiol. 2010;55(15):1600-7.
48. Bartels S, Franco AR, Rundek T. Carotid intima-media thickness (cIMT) and plaque from risk assessment and clinical use to genetic discoveries. Perspect Med. 2012(1):139-45.
49. Den Ruijter HM, Peters SAE, Anderson TJ, et al. Common Carotid Intima-Media Thickness Measurements in Cardiovascular Risk Prediction: A Meta-analysis. JAMA 2012,308(8);796-803
50. Greenland P, Alpert JS, Beller GA, et al. 2010 ACCF/AHA Guideline for Assessment of Cardiovascular Risk in Asymptomatic Adults: A Report of the American College of Cardiology Foundation/American Heart Association Task Force on Practice Guidelines. Circulation. 2010;122;e584-e636
51. Goff DC Jr, Lloyd-Jones DM, Bennett G, Coady S, D'Agostino RB, Gibbons R, Greenland P, Lackland DT, Levy D, O'Donnell CJ, Robinson JG, Schwartz JS, Shero ST, Smith SC Jr, Sorlie P, Stone NJ, Wilson PW, Jordan HS, Nevo L, Wnek J, Anderson JL, Halperin JL, Albert NM, Bozkurt B, Brindis RG, Curtis LH, DeMets D, Hochman JS, Kovacs RJ, Ohman EM, Pressler SJ, Sellke FW, Shen WK, Smith SC Jr, Tomaselli GF; American College of Cardiology/American Heart Association Task Force on Practice Guidelines. 2013 ACC/AHA guideline on the assessment of cardiovascular risk: a report of the American College of Cardiology/American Heart Association Task Force on Practice Guidelines. Circulation. 2014;129(25 Suppl 2):S49-73.
52. Catapano AL, Graham I, De Backer G, Wiklund O, Chapman MJ, Drexel H, Hoes AW, Jennings CS, Landmesser U, Pedersen TR, Reiner Ž, Riccardi G, Taskinen MR, Tokgozoglu L, Verschuren WM, Vlachopoulos C, Wood DA, Zamorano JL; 2016 ESC/EAS Guidelines for the Management of Dyslipidaemias. Eur Heart J. 2016 Oct 14;37(39):2999-3058.

CAPÍTULO 17

O Papel Atual do Teste Ergométrico Associado a Métodos de Imagem na Avaliação do Risco

William Azem Chalela ▪ Andrea Marinho Falcão ▪ José Cláudio Meneghetti
▪ Jeane Tsutsui

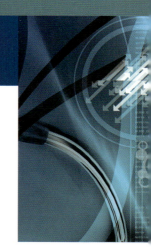

Introdução

A prevalência da doença cardiovascular, líder de causa de morte, está aumentando e mantendo a tendência no futuro próximo. A morbidade e a mortalidade, associadas à doença arterial coronariana (DAC), é um enorme peso econômico para a sociedade global. As estratégias atuais de prevenção em identificar e reduzir os fatores de risco para aterosclerose incluem: hipertensão arterial, hipercolesterolemia, diabetes, obesidade, tabaco e estilo de vida sedentário. Essas prevenções mudam drasticamente, uma vez realizado o diagnóstico de doença coronariana.

Vários são os estudos que demonstram que as técnicas não invasivas identificam aterosclerose subclínica e placas de médio e alto risco, permitindo, com isso, intervenção clínica nos controles dos riscos que afetam esses pacientes e prevenindo manifestações cardiovasculares.

O teste ergométrico (TE) é o método de referência para avaliação diagnóstica e estratificação de risco em pacientes com suspeita de DAC. É amplamente disponível e sua acurácia tem sido testada em diferentes populações. Apresenta ainda como vantagens a documentação da carga de trabalho em que a isquemia é induzida além da avaliação dos parâmetros hemodinâmicos, clínicos e funcionais, determinando a capacidade funcional, os preditores prognósticos independentes de isquemia.[1,2] Tem como limitações a menor sensibilidade, quando comparado aos métodos de imagem, além de não poder localizar nem quantificar a isquemia. Já sua especificidade é limitada em presença de alterações no eletrocardiograma (ECG) de repouso, uso de digitálicos, pacientes com bloqueio de ramo esquerdo ou portadores de marca-passo e na população feminina.[1]

Estratificação de risco com o teste ergométrico

Os principais parâmetros do TE que têm sido avaliados como marcadores prognósticos estão listados na Tabela 17.1.

As diretrizes do American College of Cardiology/American Heart Association (ACC/AHA) para pacientes com angina estável crônica[3] e as diretrizes sobre teste ergométrico[4,5] recomendam o uso do TE com o objetivo diagnóstico de Classe I em pacientes com probabilidade pré-teste intermediária, de acordo com idade, sexo e sintomas, e Classe IIb em pacientes com baixa ou alta probabilidade pré-teste.

Em indivíduos assintomáticos sem DAC conhecida, não há recomendação para TE de rotina, pois possui baixo valor diagnóstico e baixo valor preditivo para eventos futuros (infarto ou morte cardíaca), além de aumentar os resultados falso-positivos. Nessa população, é recomendado como Classe IIa em diabéticos, antes da prática de atividade física, e Classe IIb para avaliação de indivíduos com múltiplos fatores de risco; homens > 45 anos e mulheres > 55 anos, antes da prática de exercícios físicos intensos,

Dislipidemias e Prevenção da Aterosclerose

em indivíduos com ocupações especiais (motoristas, pilotos, bombeiros) ou para avaliar DAC secundária a outras doenças, como nos portadores de vasculopatia periférica ou doença renal crônica.[4]

Tabela 17.1 Parâmetros fornecidos pelo teste ergométrico para estratificação de risco.

Eletrocardiográficas

- Depressão ou supradesnível de ST
- Morfologia (ascendente lenta, horizontal, descendente)
- Número de derivações com mudanças do ST
- Duração das alterações na recuperação
- Índice ST/FC
- Arritmias ventriculares induzidas ao esforço

Hemodinâmicas

- FC, PAS e DP máximos
- Tempo de exercício
- Incompetência cronotrópica
- Queda da PAS ao esforço

Sintomas

- Angina induzida ao esforço
- Angina limitante (interrupção do exercício)
- Tempo de início de angina

Legenda: FC = frequência cardíaca; PAS = pressão arterial sistólica; DP = duplo produto
Fonte: Adaptado de Gibbons RJ, Balady GJ, Bricker JT *et al.* ACC/AHA 2002. Guideline update for exercise testing. A report of the American College of Cardiology/American Heart Association task force on practice guidelines (*Committee on Exercise Testing*). Circulation 2002;106:1883-92.

O TE apresenta sensibilidade de 50% a 72% (média 68%) e especificidade de 69% a 90% (média 77%) para diagnóstico de DAC em estudos que incluíram pacientes com baixa e alta probabilidade, uso de digital ou alterações do ECG basal.[4] A eficácia do TE foi comparada aos métodos de imagem (cintilografia miocárdica e ecocardiograma de estresse) em 102 pacientes que realizaram cinecoronariografia. O TE mostrou sensibilidade de 66% (uniarteriais 60%; multiarteriais 71%); especificidade de 80%; acurácia de 70%; e valores preditivos positivo e negativo de 91% e 50%, respectivamente. Apesar de as modalidades de imagem apresentarem sensibilidade e especificidade superiores, acurácia e valores preditivos foram semelhantes.[6]

O TE deve ser considerado na avaliação de risco para identificar pacientes com doença cardíaca, como também aqueles que necessitam de cinecoronariografia. O estudo MRFIT (*The Multiple Risk Factor Intervention Trial*),[7] avaliou o valor prognóstico do TE em relação a eventos cardíacos em 6.438 homens. O risco de morte cardíaca foi quatro vezes maior em sete anos nos indivíduos com testes anormais. Naqueles com ECG de repouso anormal, a resposta isquêmica associou-se a um risco de morte cardíaca seis vezes maior.

Em pacientes com ECG normal, o emprego do TE pode reduzir custos sem comprometer o diagnóstico, quando a probabilidade pré-teste de DAC é considerada no contexto clínico. Mattera e colaboradores demonstraram que em pacientes com ECG de repouso normal e baixa (≤ 20%) ou intermediária (21% a 70%) a probabilidade pré-teste, a concordância entre os resultados do TE e a cintilografia miocárdica foi de 100%.[8] Nos de alta probabilidade (≥ 71%), 15% dos pacientes com TE normal tinham cintilografia alterada. Os resultados anormais pelos dois métodos também se associaram a infarto não fatal ou necessidade de revascularização (*p* < 0,0001). Assim, quando o TE é realizado como primeiro passo para avaliação diagnóstica, o emprego dos métodos de imagem fica reservado para os resultados anormais, podendo gerar redução de custos de 38%.

160

O Papel Atual do Teste Ergométrico Associado a Métodos de Imagem na Avaliação do Risco

O uso de escores diagnóstico e prognóstico também tem sido empregado prospectivamente na avaliação de risco. O escore de Duke[9] é o mais amplamente empregado e seu valor testado em diferentes populações.

- Tempo de exercício – (5 × infra de ST) – (4 × índice de angina);
- Tempo de exercício em minutos; desnivelamento do segmento ST em mm; índice de angina (0, 1 ou 2).

Aproximadamente 60% dos pacientes são classificados como sendo de baixo risco (escore ≥ 5), com sobrevida cardiovascular, em quatro anos, de 99%. Apenas 5% dos pacientes apresentam escore de alto risco (≤ –11), com sobrevida cardiovascular de 79% e que necessitam de avaliação invasiva precoce. As figuras 1 e 2 representam um exemplo clássico dessa situação. Os pacientes com escore intermediário (–10 a 4) constituem um significante grupo de pacientes que realizam TE e representam cerca de um terço da população, com sobrevida de 95%.[10] É nesse grupo que o emprego do método de imagem é mais adequado para estratificação de risco. Nesses pacientes, a perfusão miocárdica normal sem aumento da cavidade ventricular esquerda ao estresse associa-se à sobrevida cardiovascular, em cinco anos, de 99,6%, que é semelhante à dos pacientes com escore de baixo risco.[11]

Estratificação de risco na suspeita de síndrome coronária aguda

As diretrizes do ACC/AHA para manuseio de pacientes com angina instável e infarto do miocárdio sem supradesnivelamento de ST[12,13] recomendam a realização do TE em pacientes de baixo risco com suspeita de síndrome coronária aguda (SCA) nos departamentos de emergência, após pelo menos seis a oito horas de observação, na ausência de sintomas e com ECG normal ou sem modificações e após duas dosagens de troponinas com intervalo de seis horas. Pacientes de baixo risco com TE negativo podem receber alta com segurança. O resultado negativo praticamente exclui a presença de obstrução

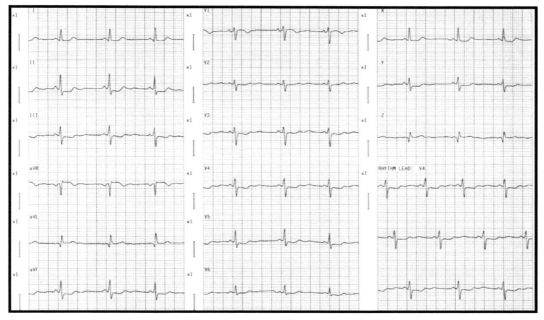

Figura 17.1 Paciente do sexo feminino, 57 anos, com história de dor considerada atípica, relacionada aos esforços. Encaminhada para avaliação diagnóstica pelo teste ergométrico. Teste positivo com baixa carga de trabalho, dor não limitante; Escore de Duke – 16 (alto risco). Cinecoronariografia evidenciou oclusão da artéria coronária direita.

coronária grave. O TE tem sensibilidade de 90%, especificidade de 50,5% e valor preditivo negativo de 98% para SCA em pacientes de baixo risco.[14]

Estratificação de risco após infarto agudo do miocárdio

O TE realizado previamente à alta hospitalar é de grande importância na estratificação de risco e prognóstico. A depressão do segmento ST, presença de angina, resposta deprimida da pressão sistólica e reduzida capacidade funcional estão relacionadas ao mau prognóstico após infarto agudo do miocárdio (IAM).

No estudo DANAMI-2 (*Danish Trial in Acute Myocardial Infarction*),[15] que avaliou pacientes randomizados para tratamento trombolítico ou intervenção coronária percutânea primária com *stent*, verificou-se que 80% deles realizaram o TE antes da alta hospitalar. A capacidade funcional foi a única variável independente capaz de predizer a mortalidade (baixo risco > 8 METs; alto risco < 6 METs). A cada MET alcançado no TE, associou-se a redução de 27% de morte isoladamente e 20% de morte e reinfarto.

As diretrizes[4] recomendam TE após IAM como Classe I para avaliação prognóstica, prescrição de atividade física e avaliação de terapêutica medicamentosa, 4 a 6 dias antes da alta hospitalar, sendo submáximo ou sintoma-limitado de 14 a 21 dias do evento, se o TE antes da alta não foi realizado. Três a seis semanas após, o TE sintoma-limitado pode ser realizado com o mesmo objetivo, se o teste precoce foi submáximo.

Teste ergométrico associado aos métodos de imagem

Os métodos de imagem não invasivos associados ao TE que fazem parte da metodologia de avaliação dos cardiopatas são: cintilografia de perfusão miocárdica, ventriculografia radioisotópica e ecocar-

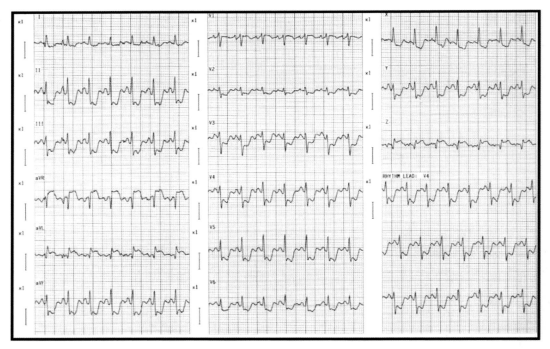

Figura 17.2 Paciente do sexo feminino, 57 anos, com história de dor considerada atípica, relacionada aos esforços. Encaminhada para avaliação diagnóstica pelo teste ergométrico. Teste positivo com baixa carga de trabalho, dor não limitante; Escore de Duke – 16 (alto risco). Cinecoronariografia evidenciou oclusão da artéria coronária direita.

O Papel Atual do Teste Ergométrico Associado a Métodos de Imagem na Avaliação do Risco

diografia com estresse físico ou farmacológico (dipiridamol, adenosina ou dobutamina). Sua utilização permite obter informações adicionais às do TE, quer por condições inerentes ao método, quer por características especiais da população estudada.

O estresse físico deve ser sempre o preferido, desde que possível, pois está muito bem definido o seu valor diagnóstico e prognóstico, que devem ser agregados à imagem. Quando houver contraindicação ou limitação para o exercício físico, a associação ao estresse farmacológico é a alternativa de escolha.

As principais indicações para o estresse farmacológico são: doença vascular periférica sintomática ou cerebral (acidente vascular cerebral ocorrido há mais de seis meses), distúrbios musculoesqueléticos e neurológicos, baixa capacidade funcional, HAS moderada a grave e vigência de fármacos que limitam a resposta funcional ao esforço (betabloqueadores, bloqueadores do canal de cálcio). Na presença de bloqueio de ramo esquerdo (BRE) ou marca-passo cardíaco artificial, a maior especificidade é encontrada quando a associação é com dipiridamol ou adenosina.

Os graus de recomendações com os níveis de evidências descritos na III Diretriz da Sociedade Brasileira de Cardiologia sobre o teste ergométrico são:[5]

- **Classe IIa: 1.** testes anormais por infradesnível do segmento ST com boa capacidade funcional, sem outros comemorativos, em pacientes com doença cardíaca valvar, congênita, cardiomiopatias, hipertrofia ventricular esquerda, incluindo a do atleta; **2.** situações em que não é possível utilizar os critérios eletrocardiográficos: BRE, síndrome de Wolff-Parkinson-White, variantes da síndrome de pré-excitação; supradesnivel do segmento ST em área eletricamente inativa, utilização de fármacos específicos (compostos digitálicos, hormônios femininos); **3.** situações em que é preciso definir anatomicamente a área isquêmica: na presença de sintomas sugestivos de DAC, em pacientes submetidos à revascularização incompleta; **4.** situações em que o TE não revelou alterações do segmento ST em pacientes com incompetência cronotrópica e/ou capacidade funcional < 5 METs e/ou queda progressiva da pressão arterial sistólica ao exercício e/ou arritmias complexas induzidas pelo esforço.
- **Classe IIb:** situações em que há discordância entre a probabilidade pré-teste e o resultado: em indivíduos com alta probabilidade pré-teste e TE normal ou baixa probabilidade e TE anormal (Nível B).

Medicina nuclear

A Medicina Nuclear, por meio da cintilografia de perfusão miocárdica de repouso e estresse, contribui de maneira fisiológica na avaliação de pacientes com suspeita ou doença coronariana conhecida. Um exame normal reflete probabilidade de 0,4% ao ano de ter evento cardiovascular. Por outro lado, quando detecta isquemia, confere dados prognósticos de forma a colaborar com as decisões clínicas na área medicamentosa ou nas indicações intervencionistas, como trataremos a seguir.

Nos últimos anos, foram desenvolvidos trabalhos visando estimar o risco de um evento cardíaco futuro por meio dos estudos de Medicina Nuclear. Os estudos clínicos viabilizam o melhor planejamento terapêutico pelo diagnóstico e pelos aspectos prognósticos, colocando a sua frente inúmeras possibilidades e alternativas terapêuticas.[16]

Os indicadores prognósticos se relacionam com a extensão e gravidade dos defeitos de perfusão obtidos com estresse físico ou medicamentoso. Quanto maior o defeito perfusional das paredes acometidas, assim como quando mais acentuado for o componente de transitoriedade, pior o prognóstico. Esses dados são analisados de forma qualitativa e quantitativa, mostrando a precisão do método.

Simultaneamente, como o exame é obtido sincronizado ao ECG do paciente, observamos dados funcionais de extrema relevância. A ventriculografia mostra em qualquer ângulo a motilidade regional e global das câmaras cardíacas, assim como seus volumes ventriculares, também de forma qualitativa e quantitativa. A medida desses volumes de diástole e sístole permite a medida da fração de ejeção, o volume ejetado e, consequentemente, o débito cardíaco. Todos esses parâmetros fornecidos ao clínico ajudam na avaliação do risco de cada paciente. Além dessas informações perfusionais e funcionais, contamos ainda com dados extras, que remetem ao maior risco do paciente, que são a atividade radioativa aumentada nos pulmões e a dilatação transitória das câmaras cardíacas, consequência de isquemia grave na tentativa de manter o débito cardíaco (Figura 17.3).

163

Dislipidemias e Prevenção da Aterosclerose

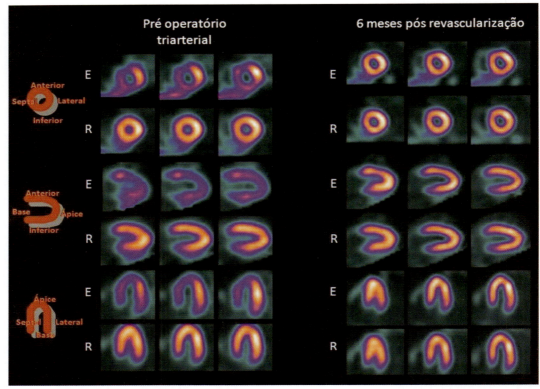

Figura 17.3 Estudo pré-operatório: observa-se hipoperfusão transitória nas paredes anterior, apical, septal e inferior. Nota-se ainda dilatação transitória do ventrículo esquerdo entre o exame de estresse (E) e o repouso (R). **Estudo pós-operatório**: distribuição homogênea do radiotraçador nas fases de estresse e repouso.

O uso da cintilografia miocárdica na estratificação de risco pode ser observado em pacientes com suspeita de doença coronariana, em pacientes com doença arterial coronária comprovada, em portadores de diabetes assintomáticos, após eventos isquêmicos agudos ou infarto agudo do miocárdio e em candidatos a cirurgias não cardíacas de grande porte.[17,18]

Não podemos perder de vista que a Medicina Nuclear se utiliza e fornece dados fisiológicos de repouso e sob estresse. O clínico tem a história e os hábitos do paciente, o exame físico, o estudo eletrocardiográfico somado aos dados de perfusão estresse induzida, parâmetros funcionais qualitativos e quantitativos, como anteriormente descritos. Mesmo avaliações angiográficas podem ser entendidas de outra forma, quando à luz de dados fisiológicos.

Em um estudo com grande amostra populacional, Berman e colaboradores analisaram os achados em 1.702 pacientes que se submeteram à avaliação funcional com cintilografia de perfusão miocárdica com ^{99m}Tc-Sestamibi, acompanhados por um período de 20 ± 5 meses. Em 1.131 estudos que mostraram resultados normais ou equívocos, observou-se uma taxa de eventos leves de 0,7%/ano (cirurgia ou angioplastia), e graves de apenas 0,2%/ ano (infarto não fatal ou óbito cardiovascular). Nos 571 pacientes que mostram alterações funcionais nítidas à cintilografia, observou-se uma taxa de 7,5%/ano de eventos cardíacos graves e 7,4% de eventos cardíacos leves. Nessa mesma casuística, mesmo após estratificar os pacientes conforme os resultados dos testes ergométricos, foi observado que a cintilografia de perfusão miocárdica modificou de forma significativa a taxa de risco estimado em todos os subgrupos.

Mesmo em pacientes sem doença arterial coronária comprovada, observou-se um valor prognóstico do método cintilográfico.[19]

Hachamovitch e colaboradores analisaram 2.200 pacientes que se submeteram à avaliação funcional com técnica de duplo isótopo (perfusão miocárdica com tálio-201 em repouso e após teste de esforço com injeção de ^{99m}Tc-Sestamibi). Os pacientes foram estratificados conforme o Duke Treadmill Score em baixo risco, risco intermediário e alto risco. Com o uso dos dados da cintilografia, mesmo os pacientes previamente classificados como de baixo risco foram transferidos para o grupo de alto risco, após análise dos resultados cintilográficos, embora o maior impacto tenha ocorrido nos pacientes previamente categorizados como de risco intermediário.[20]

O valor prognóstico da cintilografia de perfusão miocárdica com ^{99m}Tc- Sestamibi também tem sido mostrado em pacientes com angina estável. Em um estudo que avaliou 521 pacientes que se submeteram ao teste de esforço máximo e cintilografia de perfusão miocárdica, a taxa de eventos cardíacos foi substancialmente maior no grupo com alterações cintilográficas (7,0%/ano) do que naquele que mostrou padrão de perfusão normal (0,5%/ano) ($p < 0,001$). A taxa de sobrevida livre de eventos foi igualmente muito menor no subgrupo que apresentou defeitos perfusionais mais significativos ($p < 0,002$).

Pacientes portadores de disfunção ventricular de causa isquêmica resultam em uma subpopulação em que a revascularização pode significar importante melhora regional ou global na função ventricular, assim como na melhora dos sintomas e potencial alteração da história natural da doença. Esses casos em que o estado do miocárdio é potencialmente reversível têm em comum a preservação da integridade da membrana celular e suficiente preservação da atividade metabólica, que mantém a função celular, mesmo na ausência de contratilidade dos miócitos, secundária às isquemias de repetição.

Cerca de um terço dos pacientes portadores de DAC e disfunção ventricular apresenta miocárdio hibernado, que pode cursar com disfunção sistólica, diastólica ou ambas. A apresentação clínica predominante pode não ser angina, mas dispneia, devido à elevação da pressão diastólica.

O prognóstico de pacientes portadores de miocardiopatia isquêmica grave continua pobre, apesar dos avanços da terapia médica. O tratamento de escolha ainda é o transplante cardíaco, porém, esbarra no número de doadores e na tremenda demanda dos pacientes com insuficiência cardíaca crônica.

Várias investigações têm demonstrado maior benefício da revascularização sobre o tratamento clínico em pacientes selecionados com disfunção cardíaca com angina como início dos sintomas. Vários são os trabalhos que demonstram resultado nesse subgrupo específico quando revascularizados em detrimento dos que receberam apenas terapia medicamentosa. Como a cirurgia tem sério risco nesse tipo de paciente, é importante determinar previamente se ele será realmente beneficiado com o procedimento. Para tal, é necessário saber se há músculo viável e se sua massa é significativa. Sabemos que a fração de ejeção de repouso é um excelente preditor de sobrevida em pacientes com doença coronariana obstrutiva e que áreas hipoperfundidas e hipocontráteis podem ser detectadas por alguns métodos, entre eles a Medicina Nuclear em Cardiologia.

O diagnóstico de viabilidade miocárdica pode ser definido por estudos especiais de perfusão miocárdica com rubídio-82, ^{13}NH$_3$, tálio-201 ou ^{99m}Tc-Sestamibi/tetrofosmin. O padrão ouro de viabilidade continua sendo o estudo de metabolismo de glicose com ^{18}F-FDG (desoxi-fluoroglicose).

A célula miocárdica utiliza o ácido graxo como principal substrato energético, quando em jejum, sendo substituído pela glicose após as refeições. As células cronicamente isquêmicas são hipóxicas e, portanto, incapazes de realizar metabolismo oxidativo dos ácidos graxos, dependendo exclusivamente da glicólise anaeróbica para manter a viabilidade. Deste modo, miócitos hipoperfundidos apresentam maior fração de extração de glicose, tornando o estudo com FDG o padrão diagnóstico de viabilidade.

Nos casos em que há viabilidade no músculo investigado, a revascularização miocárdica (cirúrgica ou percutânea) proporciona melhora do desempenho cardíaco, redução de mortalidade, redução de sintomas de insuficiência cardíaca e maior tolerância ao esforço físico. Porém, se prolongada, esta hibernação pode acarretar anormalidades estruturais graves, até perda irreversível da capacidade contrátil segmentar.

Lee e colaboradores, em um estudo com 137 pacientes portadores de doença arterial coronária e disfunção ventricular, demonstraram taxa livre de eventos cardíacos não fatais em 17 ± 9 meses de 52% *versus* 92%, para pacientes com viabilidade miocárdica demonstrada por PET, tratados de forma clínica e revascularização miocárdica, respectivamente.[21] Di Carli e colaboradores demonstraram que pequenas áreas de miocárdio viável (superior a 5%) identificadas pelo PET já estratificam pacientes em subgrupo de alto risco de eventos cardíacos em um ano.[22]

As decisões clínicas no entorno de pacientes suspeitos ou portadores de DAC são feitas a partir da gravidade e magnitude das isquemias miocárdicas induzidas. Na esfera desse desenvolvimento, surgiu o uso de PET-CT no diagnóstico, prognóstico e acompanhamento terapêutico de portadores de coronariopatias.

Até recentemente, os estudos perfusionais com PET eram realizados com $^{13}NH_3$ radioisótopo produzido em cíclotron e com 10 minutos de meia-vida física. Esse rápido decaimento e a necessidade do acelerador no local do exame impedem seu uso clínico mais amplo e aumenta tremendamente seu custo.

Atualmente, geradores de estrôncio-82, com meia vida de 25 dias, produz rubídio-82 com meia vida de 76 s, permitindo seu uso em todos os serviços que possuem PET-CT. O tempo de aquisição para estresse e repouso passou de 240 minutos para apenas 30 minutos. Esse fato implica a capacidade de suportar grande fluxo de pacientes em serviços mais dedicados à Cardiologia. Isso se tornou possível graças ao exponencial crescimento de aparelhos híbridos de PET-CT, devido ao seu amplo uso em Oncologia.

Comparado com SPECT, o PET-CT oferece inúmeras vantagens técnicas. Pode medir concentrações radioativas no músculo cardíaco com melhor resolução espacial, com correção de atenuação já validada. O fluxo sanguíneo miocárdico pode ser medido em mL/min/g de tecido, tanto no repouso como no estresse, mostrando em números absolutos a reserva miocárdica regional.[23] A possibilidade da medida do débito coronário absoluto resolve também a questão repetidamente discutida do paciente tri-arterial balanceado, que é diagnosticado com alta sensibilidade pelo PET-CT.

Com relação ao MIBI, o SPECT também permite a análise simultânea da função ventricular, porém, após 20 minutos ou mais, após estresse. A ventriculografia obtida por PET-CT, obtida pela mesma tecnologia desenvolvida para SPECT, mede a função cardíaca em repouso e no pico do estresse, permitindo observar as variações volumétricas e funcionais entre esses diferentes estados e, portanto, prever com maior acurácia os riscos em pacientes com sintomatologia análogas com graus distintos de gravidade.

Juntas, essas tecnologias indicam a gravidade e localização das lesões e seu significado fisiológico, além da composição da placa fornecendo informação que lapida o diagnóstico não invasivo da DAC, predizendo o risco cardiovascular. Nesse sentido, essa capacidade diagnóstica e de análise impulsiona a cardiologia nuclear, incluindo o estudo da aterosclerose, e pode facilitar estudos futuros da evolução das aterotromboses e sua resposta à terapia, permitindo o acesso às doenças na fase subclínica.

Uma vantagem clara é que a integração do PET-CT aumentou sua sensibilidade e, potencialmente, proporciona diagnósticos corretos. A angiografia coronária pelo CT permite detectar com alta sensibilidade estenoses nos segmentos proximais nas principais artérias. A sensibilidade é reduzida substancialmente nas porções distais dessas artérias e seus ramos. Essa limitação é superada com a informação do PET, que não é afetado pela localização das lesões estenóticas. As lesões epicárdicas podem ser revascularizadas com *stents* ou cirurgia. Já para as isquemias distais ou de ramos importantes, apesar de sua gravidade, na maioria das vezes, o tratamento é clínico.

Ecodopplercardiograma

A ecocardiografia bidimensional permite a avaliação em tempo real e com grande resolução espacial de todos os segmentos miocárdicos do ventrículo esquerdo. Fornece, assim, informações sobre a motilidade miocárdica global e regional, tanto em condições de repouso como durante a indução do estresse, tornando-se uma ferramenta ideal para a identificação não invasiva da isquemia miocárdica e estratificação de risco cardiovascular. Os testes utilizados em associação com a ecocardiografia para diagnóstico de isquemia são os farmacológicos (dobutamina e dipiridamol) e os não farmacológicos, sendo o exercício físico o mais importante.

O Papel Atual do Teste Ergométrico Associado a Métodos de Imagem na Avaliação do Risco

Atualmente, a ecocardiografia sob estresse é um método estabelecido para avaliar a extensão, localização e gravidade da DAC, fornecendo dados não só quanto ao diagnóstico, mas também quanto ao prognóstico dos pacientes. O teste distingue grupos com diferentes riscos para eventos cardíacos futuros e, particularmente, aqueles com bom prognóstico em casos de teste negativo. Sua importância está amplamente demonstrada na estratificação de risco após infarto agudo do miocárdio e na avaliação pré-operatória de cirurgia vascular.

Recentes avanços tecnológicos, associados ao uso de agentes de contraste ecocardiográfico, têm aumentado a acurácia diagnóstica da ecocardiografia sob estresse, por reduzir a limitação do método no delineamento de bordas endocárdicas e fornecer informações adicionais quanto à perfusão miocárdica.

Bases fisiológicas para a interpretação dos sinais de isquemia e considerações técnicas

A redução do fluxo coronário provoca isquemia miocárdica como resultado do desequilíbrio entre o consumo e a oferta de oxigênio. Em condições de repouso, o fluxo coronário basal é mantido em níveis próximos ao normal, mesmo na presença de estenose coronária significativa, graças aos mecanismos compensatórios de diminuição da resistência arteriolar. O aumento da demanda miocárdica de oxigênio leva a um aumento compensatório do fluxo coronário (reserva de fluxo coronário). Esta habilidade das artérias em aumentar o fluxo está reduzida em vasos significativamente estenosados, levando à isquemia miocárdica sob condições de estresse.

A alteração contrátil, expressa pela diminuição ou ausência do espessamento sistólico do miocárdio, é um fenômeno precoce, sensível e específico de isquemia. A avaliação ecocardiográfica da função global e regional do ventrículo esquerdo durante o estresse permite não só o diagnóstico, mas também a determinação da gravidade e extensão da isquemia miocárdica, de acordo com o período de tempo necessário para indução e recuperação das alterações de motilidade e com o número de segmentos miocárdicos acometidos.

Por utilizar estímulos potencialmente isquemiantes, os estudos de ecocardiografia sob estresse devem ser executados em ambiente especialmente adaptado para um eventual procedimento de ressuscitação cardiorrespiratória e tratamento de outras possíveis complicações. O exame é contraindicado em pacientes com doença valvar significante, miocardiopatia descompensada, pacientes em período pós IAM complicado, com angina instável, ou durante a gestação.

A monitorização ecocardiográfica é realizada habitualmente por meio das incidências paraesternal (longitudinal e transversal) e apical (duas e quatro câmaras). Em condições de repouso, antes do teste, é realizada uma avaliação ecocardiográfica completa e as imagens da motilidade segmentar são registradas e gravadas. As mesmas incidências são obtidas e gravadas após o término do estresse (esforço), permitindo a documentação da presença, localização e extensão das alterações de motilidade segmentar. Pelo tratamento digital da imagem da ecocardiografia bidimensional, é possível manter um único ciclo cardíaco sendo demonstrado de um modo contínuo, de forma que ele possa ser observado, quando necessário, por um período de tempo indefinido. Mesmo no indivíduo em exercício, respirando rápida e profundamente, pode-se ainda analisar um ciclo cardíaco tecnicamente adequado entre as inspirações, minimizando o artefato respiratório. A possibilidade de disposição dos ciclos das diversas fases do teste lado a lado e sincronizados pelo eletrocardiograma permite uma comparação direta das imagens e facilita a detecção de alterações sutis da motilidade segmentar.

O ventrículo esquerdo é avaliado em planos ecocardiográficos padrão, definindo-se 17 segmentos e os exames devem ser gravados para posterior revisão. Escores são dados a cada um dos 17 segmentos do ventrículo esquerdo em repouso, após o exercício e na recuperação, sendo o valor 1 dado aos segmentos normais, o valor 2 aos hipocinéticos, o valor 3 aos acinéticos e o valor 4 aos discinéticos. O índice do escore de motilidade de parede é obtido por meio da soma dos escores dados a cada um dos segmentos do ventrículo esquerdo, dividido pelo número de segmentos analisados.

O teste deve ser interpretado como positivo para presença de isquemia, sempre que aparecer uma nova alteração na motilidade regional do ventrículo esquerdo, expresso pelo aumento no escore de mais de um segmento do ventrículo esquerdo, no mínimo em um ponto, com o aparecimento do sinal do "degrau", ou seja, a diminuição abrupta do espessamento da parede ventricular esquerda em região previamente normal.

Dislipidemias e Prevenção da Aterosclerose

Ecocardiografia sob estresse na detecção de isquemia miocárdica e estratificação de risco cardiovascular

A escolha do tipo de estresse a que o paciente será submetido deve basear-se no objetivo do exame e nas condições clínicas associadas, considerando-se as contraindicações específicas para cada modalidade. O teste com esforço físico está indicado em pacientes aptos a realizar o teste ergométrico máximo e eficaz ou para avaliação de angina de esforço.

Pacientes com quadro clínico de insuficiência coronária e impossibilitados de realizar exercício físico por razões ortopédicas, neurológicas, vasculares ou idade avançada devem ser submetidos à ecocardiografia com uso de estresse farmacológico, assim como pacientes com indicação de pesquisa de viabilidade miocárdica (com utilização da dobutamina).

O valor diagnóstico da ecocardiografia sob estresse é maior em pacientes nos quais a probabilidade pré-teste de DAC é de grau intermediário. Esses pacientes incluem mulheres sintomáticas de meia-idade, com angina típica; pacientes com fatores de risco para DAC e achados anormais no eletrocardiograma em repouso; e pacientes com fatores de risco e angina atípica. Em tais pacientes, a ecocardiografia sob estresse apresenta maior valor em aumentar (em casos de resultado positivo) ou diminuir (em casos de resultado negativo) a probabilidade de DAC.

Em pacientes com baixa probabilidade pré-teste (como em pacientes sem fatores de risco com dor precordial não anginosa ou angina atípica), a ecocardiografia sob estresse não está indicada. Da mesma forma, a ecocardiografia sob estresse não é recomendada para avaliação inicial de pacientes assintomáticos sem DAC estabelecida, que podem se exercitar. Entretanto, se um paciente assintomático apresenta um teste ergométrico com possível resultado falso-positivo, um ecocardiograma sob estresse negativo pode ser útil na diminuição da probabilidade de DAC.

Em geral, pacientes com uma resposta positiva ao teste ergométrico, mas sem alteração da contração segmentar induzida pelo estresse, têm uma baixa taxa de eventos cardiovasculares adversos durante o acompanhamento tardio, porém um pouco maior que pacientes com resultado completamente negativos.[24,25]

A ecocardiografia sob estresse apresenta boa acurácia para detecção de isquemia miocárdica induzida, em pacientes com probabilidade pré-teste intermediária ou alta.[26-28] Quando comparada ao teste ergométrico, a ecocardiografia sob estresse tem maior sensibilidade e especificidade para o diagnóstico de DAC e apresenta valor clínico adicional na detecção e localização da isquemia miocárdica.[29-33]

Enquanto a ecocardiografia pela dobutamina e pelo exercício apresentam acurácia diagnóstica semelhantes (83% e 85%, respectivamente), a ecocardiografia sob estresse pelo dipiridamol parece apresentar uma acurácia diagnóstica um pouco menor, e esta diferença pode ser atribuída a uma menor sensibilidade do dipiridamol na identificação de pacientes com doença uniarterial (38% para dipiridamol, 70% para exercício e 61% para dobutamina).[29-33]

Como com outros métodos não invasivos, a sensibilidade da ecocardiografia sob estresse é maior em pacientes com doença multiarterial do que em uniarteriais, em pacientes com infarto miocárdico prévio e naqueles com lesões com mais de 70% de obstrução, quando comparados aos pacientes com estenoses de grau moderado.[34] A ecocardiografia sob estresse pode ser de grande utilidade no manuseio clínico do paciente, na avaliação dos resultados da terapia empregada e no acompanhamento de pacientes com DAC conhecida que apresentam novos sintomas. Entretanto, não está indicada para avaliação periódica de rotina de pacientes estáveis que não apresentam mudança na terapia.

Em pacientes com doença isquêmica crônica, a função ventricular esquerda tem influência importante no prognóstico a longo termo, com maior mortalidade associada à diminuição da fração de ejeção ventricular.[24,30] Da mesma forma, a presença ou ausência de isquemia miocárdica induzida tem valor prognóstico nestes pacientes. Em pacientes com alta probabilidade pré-teste, a ecocardiografia sob estresse pode ser útil não só para o diagnóstico, mas na avaliação da localização e gravidade da isquemia induzida. A presença ou ausência de isquemia miocárdica induzida pela ecocardiografia sob estresse apresenta importante valor prognóstico. A presença de resultado negativo está associada a muito baixo risco eventos cardiovasculares durante o acompanhamento.[34,35] Pacientes com resultado positivo apresentam maior taxa de eventos cardiovasculares, porém, a morbidade ou mortalidade cardiovascular é variável.

Em pacientes com infarto miocárdico prévio, a ecocardiografia sob estresse pode ser útil na avaliação da presença, distribuição e gravidade da isquemia miocárdica, com importantes implicações prognósticas.[36,37]

Novos avanços na ecocardiografia sob estresse

As principais limitações da ecocardiografia sob estresse são a necessidade de uma adequada visibilização e o delineamento de bordas endocárdicas para a detecção de alterações transitórias e, algumas vezes, bastante discretas, da motilidade segmentar.

Com a imagem ecocardiográfica convencional, quase metade dos pacientes submetidos à ecocardiografia sob estresse apresentam pelo menos um segmento miocárdico não visibilizado. A não definição adequada das bordas do endocárdio do ventrículo esquerdo é possível causa de resultado falso negativo e aumento da variabilidade intra e interobservador na interpretação do exame. Novos avanços tecnológicos, como o doppler tecidual, o desenvolvimento de imagem em segunda harmônica e o uso de agentes de contraste, têm melhorado a acurácia diagnóstica do método.

O uso de contraste ecocardiográfico à base de microbolhas possibilita uma melhor definição dos bordos endocárdicos, permitindo uma avaliação mais adequada do espessamento miocárdico parietal e da função contrátil global e segmentar do ventrículo esquerdo, em repouso e sob estresse.[38-40] O contraste ecocardiográfico permite uma medida mais acurada dos volumes ventriculares e da fração de ejeção, principalmente em casos de imagens subótimas, e tem comprovada utilidade na definição de alterações da anatomia cardiovascular.[41]

Vários estudos em animais e em humanos têm demonstrado a utilização do contraste na avaliação da perfusão miocárdica. Entretanto, seu uso ainda está restrito a centros terciários, e a falta de padronização nos métodos quantitativos ainda torna a interpretação de imagens de perfusão ecocardiográfica um desafio. Estudos multicêntricos ainda são necessários para melhor padronização das técnicas de avaliação da perfusão miocárdica e definição da acurácia diagnóstica do método para detecção de DAC.

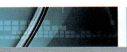

Referências bibliográficas

1. Weiner DA. Advantages and limitations of different stress testing modalities. [Internet] [Acesso em 07 may 2017]. Disponível em: www.UpToDate.com
2. Soman P, Truong QA, Udelson JE. Noninvasive imaging and stress testing in patients with suspected acute coronary syndrome. [Internet] [Acesso em 07 may 2017]. Disponível em: www.UpToDate.com
3. Fraker TD Jr, Fihn SD, Gibbons RJ, et al. Chronic angina focused update of the ACC/AHA 2002 guidelines for the management of patients with chronic stable angina: a report of the American College of Cardiology/American Heart Association task force on practice Guidelines Writing Group to develop the focused update of the 2002 guidelines for the management of patients with chronic stable angina. J Am Coll Cardiol. 2007;50:2264-74.
4. Mark DB, McCallister BD, Mooss AN, et al. ACC/AHA 2002 Guideline update for exercise testing. A report of the American College of Cardiology/American Heart Association task force on practice guidelines (Committee on Exercise Testing). Circulation. 2002;106:1883-92.
5. Andrade J, Meneghelo RS, Costa RVC, et al. III Diretrizes da Sociedade Brasileira de Cardiologia Sobre Teste Ergométrico. Arq Bras Cardiol. 2010;95:1-26.
6. San Roman JA, Vilacosta I, Castillo JA, et al. Selection of the optimal stress test for the diagnosis of coronary artery disease. Heart. 1998;80:370-6.
7. Rautahaju PM, Prineas RJ, Eifler WJ, et al. Prognostic value of exercise electrocardiogram in men at high risk of future coronary heart disease: Multiple Risk Factor Intervention Trial Experience. J Am Coll Cardiol. 1986;8:1-10.

8. Mattera JA, Arain SA, Sinusas AJ, et al. Exercise testing with myocardial perfusion imaging in patients with normal baseline electrocardiograms: cost savings with a stepwise diagnostic strategy. J Nucl Cardiol. 1998;5:498-506.
9. Mark DB, Hlatky MA, Harrell FE Jr, et al. Exercise treadmill score for predicting prognosis in coronary artery disease. Ann Intern Med. 1987;106:793-800.
10. Mark DB, Shaw L, Harrel FE Jr, et al. Prognostic value of a treadmill exercise score in outpatients with suspected coronary artery disease. N Engl J Med. 1991;325:849-53.
11. Gibbons RJ, Hodge DO, Berman DS, et al. Long-term outcome of patients with intermediate-risk exercise electrocardiograms who do not have myocardial perfusion defects on radionuclide imaging. Circulation. 1999;100:2140-5.
12. Anderson JL, Adams CD, Antman EM, et al. ACC/AHA 2007 Guidelines for the management of patients with unstable angina/non-ST elevation myocardial infarction-Executive summary. J Am Coll Cardiol. 2007;50:652-726.
13. Gibler WB, Cannon CP, Blomkalns AL, et al. Practical implementation of the guidelines of unstable angina/non--ST-segment elevation myocardial infarction in the emergency department. Circulation. 2005;111:2699-710.
14. Zalenski RJ, McCarren M, Roberts R, et al. An evaluation of a chest pain diagnostic protocol to exclude acute cardiac ischemia in the emergency department. Arch Intern Med. 1997;157:1085-91.
15. Valeur N, Clemmensen P, Saunamäki K, et al. The prognostic value of pre-discharge exercise testing after myocardial infarction treated with either primary PCI or fibrinolysis: a DANAMI-2 sub-study. Eur Heart J. 2005;26:119-27.
16. Kockle FJ, Baiard MG, Lorell BH, et al. ACC/AHA/ASNC guidelines for the clinical use of cardiac radionuclede imaging- executive summary: a report of the ACC/AHA task force on practice guidelines. J Am Coll Cardiol. 2003 Oct 1;42(7):1318-33.
17. Mahmarian JJ, Dakik HA, Filipchuk NG, et al. An Initial Strategy of Intensive Medical Therapy Is Comparable to That of Coronary Revascularization for Suppression of Scintigraphic Ischemia in High-Risk But Stable Survivors of Acute Myocardial Infarction. J Am Coll Cardiol. 2006;48:2458.
18. Shaw LJ, Berman DS, Maron DJ, et al. Optimal medical therapy with or without percutaneous coronary intervention to reduce ischemic burden: results from the Clinical Outcomes Utilizing Revascularization and Aggressive Drug Evaluation (COURAGE) trial nuclear substudy. Circulation. 2008 Mar 11;117(10):1283-91.
19. Berman DS, Hachamovitch R, Kiat H, et al. Incremetal value of prognostic testing in patients with known or suspected ischemic heart disease: a basis for optimal utilization of exercise technetium-99m sestamibi myocardial perfusion single-photon emission computed tomography. J Am Coll Cardiol. 1995;26:639-47.
20. Hachamovitch R, Berman DS, Kiat H, et al. Exercise myocardial perfusion SPECT in patients without known coronary artery disease: incremental prognostic value and use in risk stratification. Circulation. 1996;93:905-14.
21. Lee KS, Marwick TH, Cook SA, et al. Prognosis of patients with left ventricular dysfunction, with and without viable myocardium after myocardial infarction: Relative efficacy of medical therapy and revascularization. Circulation. 1994;90:2687-94.
22. Di Carli MF, Hachamovitch R, Berman DS. The art and science of predicting postrevascularization improvement in left ventricular (LV) function in patients with severely depressed LV function. JACC. 2002;40(20):1744-7.
23. Knešaurek K, Machac J, Zhang Z. Repeatability of regional myocardial blood flow calculation in 82Rb PET imaging. BMC Med Phys. 2009;9:2.
24. Sawada SG, Ryan T, Conley MJ, et al. Prognostic value of a normal exercise echocardiogram. Am Heart J. 1990;120:49-55.
25. Krivokapich J, Child JS, Gerber RS, et al. Prognostic usefulness of positive or negative exercise stress echocardiography for predicting coronary events in ensuing twelve months. Am J Cardiol. 1993;71:646-51.
26. Armstrong WF, O'Donnell J, Ryan T, et al. Effect of prior myocardial infarction and extent and location of coronary disease on accuracy of exercise echocardiography. J Am Coll Cardiol. 1987;10:531-8.
27. Sawada SG, Segar DS, Ryan T, et al. Echocardiographic detection of coronary artery disease during dobutamine infusion. Circulation. 1991;83:1605-14.
28. Mathias Jr W, Tsutsui JM, Andrade JL, et al. Ramires JF Value of Rapid Beta-Blocker Injection at Peak Dobutamine-Atropine Stress Echocardiography for Detection of Coronary Artery Disease. J Am Coll Cardiol. 2003;41(9):1583-9.
29. Salustri A, Fioretti PM, McNeill AJ, et al. Pharmacological stress echocardiography in the diagnosis of coronary artery disease and myocardial ischaemia: a comparison between dobutamine and dipyridamole. Eur Heart J. 1992;13:1356-62.

30. Severi S, Picano E, Michelassi C, et al. Diagnostic and prognostic value of dipyridamole echocardiography in patients with suspected coronary artery disease. Comparison with exercise electrocardiography. Circulation. 1994;89:1160-73.
31. Beleslin BD, Ostojic M, Stepanovic J, et al. Stress echocardiography in the detection of myocardial ischemia. Head-to-head comparison of exercise, dobutamine, and dipyridamole tests. Circulation. 1994;90:1168-76.
32. Dagianti A, Penco M, Agati L, et al. Stress echocardiography: comparison of exercise, dipyridamole and dobutamine in detecting and predicting the extent of coronary artery disease. J Am Coll Cardiol. 1995;26:18-25.
33. Mathias W, Doya E, Salvadori R, et al. Detecção de isquemia miocárdica através da ecocardiografia com estresse com dobutamina. Correlação com cinecoronariografia. Arq Bras Cardiol. 1993;60:229-34.
34. Marcovitz PA, Shayna V, Horn RA, et al. Value of dobutamine stress echocardiography in determining the prognosis of patients with known or suspected coronary disease. Am J Cardiol. 1996;78:404-8.
35. Afridi I, Quinones MA, Zoghbi WA, et al. Dobutamine stress echocardiography: sensitivity, specificity, and predictive value for future cardiac events. Am Heart J. 1994;127:1510-5.
36. Bolognese L, Rossi L, Sarasso G, et al. Silent versus symptomatic dipyridamole-induced ischemia after myocardial infarction: clinical and prognostic significance. J Am Coll Cardiol. 1992;19:953-9.
37. Picano E, Pingitore A, Sicari R, et al. Stress echocardiographic results predict risk of reinfarction early after uncomplicated acute myocardial infarction: large-scale multicenter study. Echo Persantine International Cooperative (EPIC) Study Group. J Am Coll Cardiol. 1995;26:908-13.
38. Mathias W, Arruda AL, Andrade JL, et al. Endocardial border delineation during dobutamine infusion through use of contrast echocardiography. Echocardiography. 2002;19:1-6.
39. Crouse LJ, Cheirif J, Hanly DE, et al. Opacification and border delineation improvement in patients with sub optimal endocardial border definition in routine echocardiography: results of the phase III albunex multicenter trial. J Am Coll Cardiol. 1993;22:1494-500.
40. Cohen JL, Cheirifi J, Segar DS, et al. Improved left ventricular endocardial border delineation and opacification with Optison (FS069), a new echocardiographic contrast agent: results of phase III multicenter trial. J Am Coll Cardiol. 1998;32:746-52.
41. Hundley WG, Kizilbash AM, Afridi I, et al. Administration of an intravenous perfluorocarbon contrast agent improves echocardiographic determination of left ventricular volumes and ejection fraction: comparison with cine magnetic resonance imaging. J Am Coll Cardiol. 1998;32:1426-32.

CAPÍTULO 18

Relação Atual entre Função Renal e Risco de Doença Cardiovascular

José Jayme Galvão de Lima

Relação entre doença renal crônica e risco cardiovascular

Introdução

Pacientes renais crônicos constituem o grupo de maior risco cardiovascular conhecido, com uma taxa de mortalidade 2 a 50 vezes maior que a população geral, na dependência da faixa etária e do grau de comprometimento da função renal.[1] O risco associado à doença renal crônica (DRC) é independente de outros fatores de risco cardiovascular clássicos.

A Figura 18.1 compara a taxa anual de insuficiência cardíaca, infarto do miocárdio e parada cardíaca, na população geral, a pacientes com DRC leve/moderada e indivíduos com DRC avançada, tratados por diálise, na população americana. Nota-se um aumento progressivo na prevalência destas complicações, em proporção com o grau de comprometimento da função renal. Com base nestas observações e em numerosos outros estudos, é possível declarar, com segurança, que mesmo modestas alterações da função renal, refletidas por microalbuminúria e/ou queda da taxa de filtração glomerular, se associam com um aumento significativo do risco cardiovascular. Já nos pacientes com insuficiência renal moderada, o risco cardiovascular é semelhante àquele conferido por diabetes e torna-se ainda mais elevado nas fases avançadas da DRC.

A DRC caracteriza-se por um estado de vasculopatia generalizada.[1,2] O dano vascular é um evento precoce no curso da DRC, já presente quando a filtração glomerular é ainda normal ou apenas levemente alterada.[2] Três grandes estudos epidemiológicos, abarcando milhares de pacientes, demonstraram uma relação gradual e inversa entre a filtração glomerular (FG) e o risco de eventos cardiovasculares fatais e não fatais nesta população.[1,3,4] O prognóstico de pacientes com DRC também é pior, caso um evento cardiovascular ocorra.[5]

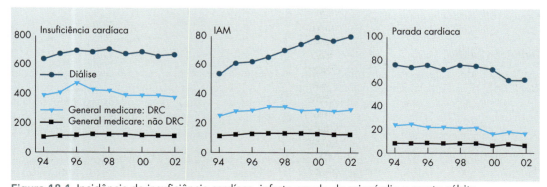

Figura 18.1 Incidência de insuficiência cardíaca, infarto agudo do miocárdio e morte súbita.

A principal consequência destes fatos é que apenas 1 em cada 20 indivíduos com DRC será admitido em programas de diálise ou transplante renal, porque muitos terão falecido de DCV antes de atingir os estágios avançados da insuficiência renal.[6] Apesar destas evidências, a DRC ainda não foi incorporada aos algoritmos comumente utilizados na definição de risco cardiovascular, em parte porque a disfunção renal costuma ser um critério de exclusão na maioria dos estudos epidemiológicos. Esta posição necessita urgentemente ser revisada.

Ainda não é possível afirmar se as alterações da função renal são causa ou consequência da doença cardiovascular (DCV) ou se reflete apenas uma associação entre as duas condições porque a maioria dos dados disponíveis teve origem em estudos verticais (*cross-sectional*). É provável, no entanto, que a forte associação entre DRC e a DCV seja em parte explicada pela forma complementar e sinérgica como os rins, os vasos sanguíneos e o coração atuam na manutenção de vários parâmetros da homeostase, tais como pressão arterial, volemia e volume extracelular. Desta forma, alterações em qualquer um destes setores levam a ajustes fisiopatológicos aos demais setores, com profundas implicações para o funcionamento do organismo como um todo.

Também é importante o fato de as doenças renais e cardiovasculares partilharem fatores de risco comuns, tais como diabetes, hipertensão e dislipidemia, de tal forma que, não raro, a DRC e as DCV se instalam quase simultaneamente (Figura 18.2). O que varia é que, em alguns indivíduos, a DRC evolui mais rapidamente, o inverso ocorrendo em outros pacientes. A consequência é que uma pesquisa mais detalhada vai demonstrar o comprometimento dos sistemas renal e cardiovascular em grande parte dos indivíduos afetados. Finalmente, a redução da FG, por si só, se associa com várias alterações metabólicas que agridem os vasos e aceleram o processo aterogênico, como estresse oxidativo, inflamação, resistência à insulina, disfunção endotelial, hiper-homocisteinemia e alterações do metabolismo cálcio/fósforo.

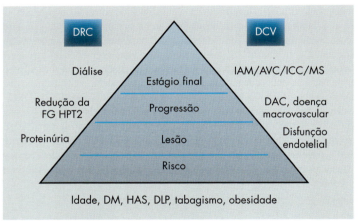

Figura 18.2 Relações entre DRC e DCV.

Definição da DRC

No passado, a doença renal crônica (DRC) era definida apenas pela redução da taxa de filtração glomerular (FG) ou pela elevação da creatinina sérica. A FG pode ser medida pela depuração renal de diversas substâncias, como a creatinina endógena. Na prática diária, utilizamos formas simplificadas de determinação da FG, como a equação de Cockcroft-Gault[7] ou a proposta pela Modification of Diet in Renal Disease Study (MDRD).[8,9] Estas fórmulas permitem uma estimativa bastante adequada da FG, sem a necessidade de recorrer à coleta de urina.

Níveis elevados da creatinina sérica, em geral, significam redução da FG, mas o inverso não é verdadeiro, porque a relação entre estas variáveis não é linear. Mulheres, crianças, idosos, desnutridos e pacientes com diversas doenças consumptivas, tal como a insuficiência cardíaca, podem ter creatinina

Relação Atual entre Função Renal e Risco de Doença Cardiovascular

sérica normal e taxa de FG reduzida, por vezes acentuadamente. Por este motivo, várias sociedades médicas recomendam que os valores da FG sejam fornecidos rotineiramente pelos laboratórios junto com os valores da creatinina sérica.

Nas últimas décadas, a definição da DRC tornou-se mais abrangente, por incluir a presença de microalbuminúria ou proteinúria.[9] Microalbuminúria e redução da FG correspondem a diferentes aspectos da doença renal. É atualmente bem estabelecido que mesmo pequenas quantidades de proteína na urina conferem um risco cardiovascular elevado, inclusive em pacientes com filtração glomerular normal. A microalbuminúria, definida como a relação albumina/creatinina > 30 mg/g, em amostra de urina isolada, é evidência de doença renal, independentemente do nível de filtração glomerular. Albuminúria > 300 mg/g de creatinina define macroproteinúria. A determinação da FG torna-se obrigatória em pacientes com microalbuminúria. Tanto a redução da FG como a micro e a macroalbuminúria são fatores de risco independente de doença cardiovascular.[10]

O Quadro 18.1 mostra a classificação da DRC proposta pela National Kidney Foundation's Kidney Disease Outcomes Quality Initiative (KDOQI).[7] De acordo com a maioria dos estudos, a prevalência de eventos cardiovasculares associados à insuficiência renal passa a ser clinicamente relevante quando a FG cai para < 60 mL/min/1,73 m². Pacientes com essa característica são classificados como estágio III a V da DRC. Pacientes estágios III a V devem ser considerados de alto risco cardiovascular e requerem intervenções de prevenção secundária.[7,9]

Quadro 18.1 Classificação da doença renal crônica de acordo com o *National Kidney Foundation's Kidney Disease Outcomes Quality Initiative* (KDOQI).

Estágio I	Fatores de risco de doença renal crônica Doença renal crônica com função renal preservada Filtração glomerular: 130 a 90 mL/min/1,73 m²
Estágio II	Redução leve da função renal Filtração glomerular: < 90 a 60 mL/min/1,73 m²
Estágio III*	Redução moderada da função renal Filtração glomerular: < 60 a 30 mL/min/1,73 m²
Estágio IV*	Redução acentuada da função renal Filtração glomerular: < 30 a 15 mL/min/1,73 m²
Estágio V*	Insuficiência renal estágio final Filtração glomerular < 15 mL/min/1,73 m²

* Associado com o aumento significativo da prevalência de doença cardiovascular.

Prevalência da DRC na população geral

A prevalência da DRC na população geral, até recentemente, era grosseiramente subestimada, porque apenas pacientes com insuficiência renal clinicamente evidente ou com elevação da creatinina eram reconhecidos como portadores da doença. O uso rotineiro da determinação de FG, a pesquisa da proteinúria e o uso de critérios universalmente aceitos para definir e classificar a DRC mudaram dramaticamente este quadro, permitindo identificar pacientes com DRC ainda nas suas fases precoces. Usando estes critérios, a prevalência de DRC na população adulta americana (> 20 anos) foi estimada em cerca de 10%, sendo que 70% dos indivíduos pertenciam aos estágios II e III e apenas 0,1%, ao estágio V.[11] A diferença na prevalência entre os estágios II/III e V reflete em parte a lenta progressão da doença renal em muitos indivíduos e a alta incidência de morte associada à DRC, que impede que os pacientes sobrevivam para atingir as fases mais tardias da doença, como vimos.

Dados mais recentes do mesmo estudo (NHANES III),[12] compreendendo 15.837 indivíduos, indicam que a prevalência de DRC nos estágios III a V é de 6% na população adulta americana. De acordo com dados obtidos em 6.233 adultos de ambos os sexos, da coorte de Framingham, a prevalência de

Dislipidemias e Prevenção da Aterosclerose

DRC leve, definida pela taxa de creatinina sérica, é de cerca de 8%.[13] Um estudo europeu (PREVEND--Study) diagnosticou DRC, definida pela presença de microalbuminúria, em 8% de 40.852 adultos na Holanda.[14] Outro estudo europeu, The Gubbio Population Study, incluiu 1.665 indivíduos de ambos os sexos, com idade variando entre 45 e 64 anos.[15] Nesta população mais idosa, a prevalência de DRC, definida pela FG e presença de microalbuminúria, foi 18%.

Fatores de risco cardiovascular associados à DRC

Como vimos, pacientes com DRC e DCV partilham muitos fatores de risco. No entanto, poucos trabalhos foram realizados para estabelecer quais destes fatores são os mais associados com a DRC. O Quadro 18.2 resume os resultados de três destes trabalhos que avaliaram a prevalência de fatores de risco cardiovasculares específicos com DRC leve, em um número expressivo de indivíduos.[17]

Quadro 18.2 Associações entre DRC e fatores de risco cardiovascular.

Referência	Nº de indivíduos	Associação
Mayo Clin. Proc. 2005; 80: 1270-1277[12]	15.837	▪ Tabagismo ▪ Pressão arterial ▪ Índice de massa corpórea ▪ Colesterol total ▪ Hemoglobina glicada ▪ Hemoglobina (relação inversa) ▪ Microalbuninúria ▪ Proteína C-reativa ▪ Homocisteína
Kidney Int. 1999; 56: 2214-2219[13]	6.233	▪ Diabetes ▪ Obesidade ▪ Hipertensão arterial ▪ Tabagismo ▪ Colesterol total
Kidney Int. 2002; 62: 997-1004[16]	5.888	▪ Idade ▪ Sexo masculino ▪ Diabetes ▪ Hipertensão arterial ▪ Sedentarismo

É interessante notar que alterações do metabolismo dos carboidratos (diabetes e hemoglobina glicada elevada) e a elevação da pressão arterial foram observadas nos três estudos. Outro importante fator associado à DRC é a idade, porque a FG declina à razão de aproximadamente 1 mL/min/ano, a partir dos 30 anos, mesmo em indivíduos saudáveis. Outros estudos, compreendendo um número menor de casos, descreveram associações entre DRC e outros marcadores, como remodelamento cardíaco, doença coronária aterosclerótica, níveis da lipoproteína (a) e dimetilarginina assimétrica (ADMA).[17] Finalmente, o NHANES III também mostrou que o número de fatores de risco aumenta na razão inversa da taxa de FG.[12]

No Instituto do Coração da Universidade de São Paulo (InCor), o nosso grupo vem acompanhando uma coorte de cerca de mil pacientes com DRC avançada, tratados por hemodiálise. Neste grupo de alto risco, os preditores independentes de eventos cardiovasculares combinados e de morte por qualquer causa foram diabetes, idade igual ou maior que 50 anos e DCV associada.

O Quadro 18.3 mostra a relação entre o número de marcadores e a probabilidade da ocorrência de eventos cardiovasculares importantes nesta coorte, durante oito anos de seguimento. Na ausência dos marcadores, a incidência de eventos foi de apenas 4%. A probabilidade de evento aumentou progressivamente com o número de marcadores, de sorte que os indivíduos idosos, diabéticos e com DCV

Relação Atual entre Função Renal e Risco de Doença Cardiovascular

associada tiveram dez vezes mais probabilidade de ter um evento que os indivíduos sem nenhum dos marcadores.

Quadro 18.3 Idade, DM e DCV: preditores de eventos CV em pacientes com DRC avançada (estágio V).

Taxa bruta de eventos CV combinados (AVC, ICC, angina instável, IAM, gangrena, morte súbita) de acordo com o número de marcadores de risco durante 8 anos de seguimento.		
Risco reduzido (n = 207)	4,4%	
Risco intermediário (n = 347)	14,4%	< 0,0001
Risco alto (n = 260)	21,5%	
Risco muito alto (n = 140)	44,3%	

Risco reduzido: idade < 50 anos, sem diabete ou DCV associada
Risco intermediário: apenas 1 marcador de risco (idade ou diabete ou DCV)
Risco alto: 2 marcadores de risco, em qualquer combinação
Risco muito alto: todos os 3 marcadores de risco presentes

Redução da carga de risco cardiovascular em pacientes com DRC

Existem poucos estudos prospectivos destinados a avaliar meios de reduzir o risco cardiovascular de pacientes com DRC. No entanto, análises retrospectivas de subgrupos de pacientes pertencentes a estudos longitudinais, como o HOPE,[18] sugerem que pacientes com DRC devem ser tratados como quaisquer outros indivíduos de alto risco, incluindo manutenção de pressão arterial normal, LDL menor que 100 mg/dL, administração de aspirina e de IECA ou BRA, controle da obesidade e do diabetes e exercício regular. Em pacientes com diabetes tipo 2, o estudo RENAAL mostrou redução da velocidade de progressão da insuficiência renal em pacientes tratados com BRA (losartana) sem, no entanto, alterar a incidência de morte.[19]

As evidências disponíveis indicam que estas manobras têm maior eficácia quando aplicadas a pacientes nas fases iniciais da DRC. Em indivíduos com DRC no estágio V, já em tratamento por diálise, os resultados parecem ser mais incertos, possivelmente porque o tratamento foi instituído quando a doença já estava muito avançada. Por exemplo, tanto o estudo 4D[20] como o AURORA[21] não mostraram benefícios significativos da redução do colesterol e do LDL com estatinas, nesta população.

Considerações finais

A DRC caracteriza-se por um estado de vasculopatia generalizada. Não existem dúvidas de que mesmo modestas alterações da função renal, refletidas por microalbuminúria e/ou queda da taxa de filtração glomerular, se associam com um aumento significativo do risco cardiovascular e que o risco associado à DRC é independente de outros fatores de risco cardiovascular clássicos. A prevalência da DRC na população geral é muito mais alta do que se imaginava anteriormente, atingindo 8% a 10% dos indivíduos adultos.

Existem poucos estudos prospectivos destinados a avaliar meios de reduzir o risco cardiovascular de pacientes com DRC. Na falta de evidências definitivas, recomenda-se que pacientes com DRC sejam objeto de medidas de prevenção secundária de comprovada eficácia na população geral.

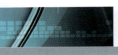

Referências bibliográficas

1. Go AS, Chertow GM, Fan D, et al. Chronic kidney disease and the risks of death, cardiovascular events, and hospitalization. N Engl J Med. 2004;351:1296-305.
2. Shoji T, Emoto M, Tabata T, et al. Advanced atherosclerosis in predialysis patients with chronic renal failure. Kidney Int. 2002;61:2187-92.
3. Anavekar NS, McMurray JJ, Velazquez EJ, et al. Relation between renal dysfunction and cardiovascular outcomes after myocardial infarction. N Engl J Med. 2004;351:1285-95.
4. Keith DS, Nichols GA, Gullion CM, et al. Longitudinal follow-up and outcomes among a population with chronic kidney disease in a large managed care organization. Arch Int Med. 2004;164:659-63.
5. Wright RS, Reeder GS, Herzog CA, et al. Acute myocardial infarction and renal dysfunction: a high-risk combination. Ann Intern Med. 2002;137:563-70.
6. Coresh J Astor BC, Greene T, et al. Prevalence of chronic kidney disease and decreased kidney function in the US adult population: Third National Health and Nutrition Examination Survey. Am J Kidney Dis. 2003;41:1-12.
7. National Kidney Foundation: clinical practice guidelines for chronic kidney disease – Evaluation, classification and stratification. Am J Kidney Dis. 2002;39:1-266.
8. Levey AS, Bosch JP, Lewis JB, et al. A more accurate method to estimate glomerular filtration rate from serum creatinine: a new prediction equation. Modification of Diet in Renal Disease Study Group. Ann Intern Med. 1999;130:461-70.
9. Levey AS, Coresh J, Balk E, et al. National Kidney Foundation. National Kidney Foundation practice guidelines for chronic kidney disease: evaluation, classification, and stratification. Ann Intern Med. 2003;139:137-47.
10. Chobanian AV, Bakris GL, Black HR, et al. National Heart, Lung, and Blood Institute Joint National Committee on Prevention, Detection, Evaluation, and Treatment of High Blood Pressure; National High Blood Pressure Education Program Coordinating Committee. The Seventh Report of the Joint National Committee on Prevention, Detection, Evaluation, and Treatment of High Blood Pressure: the JNC 7 report. JAMA. 2003;289:2560-72.
11. Clase CM, Garg AX, Kiberd BA. Prevalence of low glomerular filtration rate in nondiabetic Americans: Third National Health and Nutrition Examination Survey (NHANES III). J Am Soc Nephrol. 2002;13:1338-49.
12. Foley RN, Wang C, Collins AJ. Cardiovascular risk factor profiles and kidney function stage in the US general population: the NHANES III study. Mayo Clin Proc. 2005;80:1270-7.
13. Culleton BF, Larson MG, Wilson PW, et al. Cardiovascular disease and mortality in a community-based cohort with mild renal insufficiency. Kidney Int. 1999;56:2214-9.
14. Hillege HL, Fidler V, Diercks GF, et al. Prevention of Renal and Vascular End Stage Disease (PREVEND) Study Group. Urinary albumin excretion predicts cardiovascular and noncardiovascular mortality in general population. Circulation. 2002;106:1777-82.
15. Laurenzi M, Cirillo M, Argentelli M, et al. Gubbio Population Study: baseline findings. Nutr Metab Cardiovasc Dis. 1991;1:S1-S18.
16. Shlipak MG, Fried LF, Crump C, et al. Cardiovascular disease risk status in elderly persons with renal insufficiency. Kidney Int. 2002;62:997-1004.
17. Mann JF. Cardiovascular risk in patients with mild renal insufficiency: implications for the use of ACE inhibitors. Presse Med. 2005;34:1303-8.
18. Mann JFE, Gernstein HC, Pogue J, et al. Renal insufficiency is a predictor of cardiovascular outcomes and the impact of ramipril: the HOPE randomized trial. Ann Intern Med. 2001;134:629-36.
19. Brenner BM, Cooper ME, Zeeuw D, et al. Effects of losartan on renal and cardiovascular outcomes in patients with type 2 diabetes and nephropathy. N Engl J Med. 2001;245:861-9.
20. Wanner C, Krane V, März W, et al. Atorvastatin in patients with type 2 diabetes mellitus undergoing hemodialysis. N Engl J Med. 2005;353:238-48.
21. Fellström BC, Jardine AG, Schmieder RE, et al. AURORA Study Group. Rosuvastatin and cardiovascular events in patients undergoing hemodialysis. N Engl J Med. 2009;360:1395-407.

CAPÍTULO 19

Avaliação da Função Endotelial em Humanos e Sua Aplicação Clínica

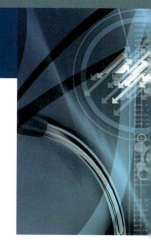

Fernanda Marciano Consolim Colombo ▪ Silmara Coimbra

Introdução

O endotélio, a camada de células endoteliais que reveste a superfície luminal dos vasos sanguíneos, funciona como um órgão espacialmente distribuído por todo o corpo, altamente ativo do ponto de vista metabólico.[1]

Está bem estabelecido que o endotélio apresenta inúmeras funções fisiológicas, que, em conjunto, visam manter a saúde vascular.[1] Além disso, ele está envolvido em vários processos patológicos, incluindo o desenvolvimento da aterosclerose e do câncer.[2] Apesar da mesma origem embriológica, as células endoteliais não representam um "conjunto homogêneo" de células, pois diferem quanto a sua morfologia e função ao longo dos diferentes segmentos do sistema circulatório. Aspectos genéticos, bioquímicos e participação de forças biomecânicas contribuem para esta importante característica, que somente recentemente vem sendo abordada.[3]

A heterogeneidade fenotípica das células endoteliais fornece pelo menos duas vantagens: primeiro, permite que o endotélio atue de conformidade com as diversas necessidades dos tecidos subjacentes em todo o corpo; segundo, favorece a capacidade de adaptação aos diferentes microambientes (por exemplo, o ambiente hiperosmolar e hipóxico da medula interna do rim e o ambiente altamente oxigenado dos alvéolos pulmonares).[4]

Apesar dos enormes avanços na compreensão da biologia das células endoteliais, pouca percepção desse órgão chega à prática clínica. Na avaliação do paciente, a "saúde do endotélio" ainda não é uma questão feita de rotina nem é uma situação em que se busque uma correção terapêutica específica. Muitos fatores corroboram para tal situação. O endotélio não se apresenta para a inspeção, palpação, percussão e/ou ausculta. Além disso, os testes que medem a função endotelial disponíveis no momento (bioquímicos, ou funcionais) têm limitações quanto à padronização, facilidade de execução, reprodutibilidade e variabilidade, não sendo solicitados como rotina.[1,5] Assim, a natureza invisível e difusa da camada de células, a complexidade do sistema e a sua adaptabilidade são características que dificultam a incorporação da avaliação da função endotelial na prática clínica. Dessa forma, o enorme potencial do endotélio como alvo diagnóstico, preventivo e terapêutico permanece largamente inexplorado.[1]

Existem atualmente alguns testes que fornecem informações quanto à função endotelial em humanos e, portanto, capazes de detectar injúria endotelial (disfunção endotelial) ou fornecer informações sobre a capacidade de reparo do endotélio.[5,6] Esses testes constituem-se de avaliações funcionais (reatividade vascular), exames que inferem sobre a estrutura da parede do vaso e dosagens de marcadores sanguíneos.

Nos testes funcionais, por meio de diferentes técnicas, pode-se estimar a reatividade vasomotora, ou seja, a capacidade de dilatação/contração de um vaso sanguíneo ou o aumento/diminuição de fluxo de sangue de um segmento, frente a diversos estímulos. A dilatação vascular após a estimulação fisiológica (aumento do *shear stress*) e/ou farmacológica, as quais especificamente nos receptores das

Dislipidemias e Prevenção da Aterosclerose

células endoteliais, como acetilcolina, bradicinina, substância P etc.) é compreendida como uma dilatação dependente da integridade da função endotelial.[6] Os métodos que avaliam a reatividade do vaso são considerados "invasivos", quando há infusão de drogas vasoativas diretamente dentro de artérias (coronárias, braquial) ou em veias (veia do dorso da mão). São considerados não invasivos quando o estímulo para o vaso é feito de forma indireta, por meio de manobras, como hiperemia reativa, exercício isotônico (*hand grip*) ou estresse mental. A variação do diâmetro dos vasos ou do volume de fluxo de sangue, em respostas aos diferentes estímulos, pode ser realizada por meio de diferentes técnicas, como ultrassom vascular ou pletismografia.[6-10]

De todas as técnicas descritas, a avaliação da dilatação arterial dependente do aumento de fluxo após hiperemia reativa (dilatação mediada pelo fluxo ou DMF, do inglês *flow mediated vasodilation ou FMD*) é uma das mais estudas, não somente como diagnóstico, mas também como fator prognóstico.[7]

Na manobra de hiperemia reativa, há um grande aumento da velocidade do fluxo de sangue imediatamente após a liberação da isquemia. Além disso, o aumento da velocidade de fluxo gera um aumento na força de cisalhamento (*sheer stress*), que, dentre várias ações, ativa a enzima óxido nítrico sintetase (eNOS) e, consequentemente, aumenta a produção de NO pelas células endoteliais e dilata o vaso. Na disfunção endotelial, a dilatação é menor. Assim, a função endotelial pode ser um marcador não invasivo da biodisponibilidade de NO, que é um importante fator oponente à iniciação e/ou progressão da aterosclerose.[11]

A administração de nitroglicerina sublingual também produz vasodilatação da artéria braquial, mas independente da produção de NO pelo endotélio, pois "doa" moléculas de NO que atuarão diretamente nas células musculares lisas do vaso.[11] Porém, a importância da disfunção das células musculares lisas na estratificação do risco da doença cardiovascular (DCV) ainda não está bem estabelecida.

A avaliação da DMF da artéria braquial por meio da ultrassonografia vascular necessita de técnica adequada para ter uma boa acurácia e reprodutibilidade[12] e deve ser realizada por profissionais experientes, em ambiente padronizado com um protocolo rígido.

Esse método está bastante difundido e pode ser usado na investigação das doenças cardiovasculares e dos fatores de risco cardiovascular, em indivíduos assintomáticos e até mesmo em crianças.

A disfunção endotelial pode ser detectada na fase inicial da aterosclerose, quando existe a diminuição da biodisponibilidade de NO no endotélio por um desequilíbrio na produção e/ou aumento da inativação. De fato, os fatores de risco tradicionais para DCV, tais como envelhecimento, obesidade, diabetes melito, hipertensão arterial, tabagismo e dislipidemia, podem não só inativar a eNOS, como também podem ativar a NADPH (nicotinamida adenina dinucleotídeo fosfatase hidrogenase), aumentando a produção de espécies reativas de oxigênio[13] e inativando o NO.

A DMF permite a detecção precoce da disfunção endotelial em indivíduos que não seriam elegíveis para a terapia da DCV sob as diretrizes atuais, mas com risco aumentado para eventos cardiovasculares. Não há dúvida de que um teste que detecte o risco cardiovascular precocemente acrescenta informações que permitem iniciar intervenções associadas à mudança no estilo de vida; e a prevenção primária das doenças cardiovasculares poderia começar já na infância.[14] Em longo prazo, esta abordagem poderia reduzir drasticamente a incidência de doenças cardiovasculares e ter impacto na redução de custos do Sistema de Saúde.

Outra situação clínica importante em que a avaliação da função endotelial vem sendo estudada é na hipertensão arterial sistêmica (HAS). Em pacientes com HAS, foi possível detectar disfunção endotelial, caracterizada por menor vasodilatação dependente do endotélio em artérias coronária, braquial, renal, assim como na microcirculação.[2] Mais recentemente, demonstramos também disfunção endotelial no território venoso de pacientes hipertensos.[7]

Na HAS, a disfunção endotelial já foi registrada de forma sistemática, quer em hipertensos primários ou hipertensos secundários, e em diferentes estágios da doença. Na HAS primária, a disfunção endotelial parece ser um fenômeno precoce, podendo preceder o momento do diagnóstico dos níveis elevados de pressão arterial. Na verdade, foi possível evidenciar, em um grupo de filhos de hipertensos ainda normotensos, comparado a um grupo de filhos de normotensos, menor dilatação dependente do endotélio.[2]

180

Avaliação da Função Endotelial em Humanos e Sua Aplicação Clínica

Com relação ao efeito dos anti-hipertensivos sobre a função endotelial de pacientes hipertensos, não há direta correlação entre eficácia na redução da pressão e melhora da função do endotélio, existindo, portanto, um efeito de classes. Os dados disponíveis até o momento indicam que diuréticos utilizados como monoterapia não afetam a função endotelial; os betabloqueadores têm efeito nulo ou deletério sobre a dilatação dependente do endotélio, porém, o carvedilol e do nebivolol são exceções, provavelmente decorrente da capacidade antioxidante desses compostos; os inibidores dos canais de cálcio, em especial os dihidropiridínicos, melhoram a função endotelial, um fenômeno associado a redução do estresse oxidativo; inibidores da enzima de conversão e bloqueadores dos receptores AT1 de angiotensina II, reduzem o estresse oxidativo e estimulam a liberação de NO, e desta forma, potencializam a dilatação vascular, em resposta ao aumento de fluxo nas coronárias e em vasos subcutâneos, mas não na circulação do antebraço.[15] Quando se objetiva uma proteção endotelial, o uso de combinações de anti-hipertensivos pode ser uma alternativa.[16]

O uso do método de DMF com objetivo de detectar a disfunção endotelial expandiu a possibilidade de usá-lo como ferramenta na avaliação da resposta terapêutica ou como um marcador de risco de eventos cardiovasculares e, dessa forma, tentar agregar maior aplicabilidade clínica.

Vários estudos demonstraram que a função endotelial é um preditor de DCV.[17-19] No entanto, as amostras destes estudos foram relativamente pequenas.

A aplicabilidade da avaliação da função endotelial como marcador de eventos cardiovasculares, principalmente em indivíduos de baixo risco, precisa ser confirmada. No entanto, como marcador da aterosclerose pré-clínica, pode estratificar o risco cardiovascular de intermediário ou baixo para nível de maior risco.[20] Estudos que acompanharam indivíduos submetidos à cirurgia de doença vascular periférica, em especial, de aneurismas de aorta, demonstram que a disfunção endotelial avaliada pela DMF foi preditora, independentemente de eventos cardiovasculares.[21]

Matsushima e colaboradores[22] mostraram que a DMF pode estar associada à presença de estenose da artéria coronária em indivíduos de alto risco, com acurácia semelhante ao teste de esforço. Além disso, estudos com um pequena amostra mostraram que a função endotelial avaliada pela DMF foi um preditor independente de eventos cardiovasculares após infarto do miocárdio.[23,24]

Apesar das limitações, em especial, da sua reprodutibilidade, a DMF é um método rápido e com custo baixo, e continua sendo um valioso instrumento de pesquisa para estudar a função endotelial nas populações e não individualmente.

Além das medidas de reatividade vascular, é possível avaliar a função endotelial por meio da espessura da íntima-média da carótida (EIMC). Na verdade, a EIMC é considerada um meio de detecção da aterosclerose na sua fase inicial, ou seja, na fase subclínica, e vem sendo usada para refinar a estimativa do risco cardiovascular global e otimizar medidas para prevenir danos vasculares.

A espessura da íntima-média da carótida pode ser aferida por meio da ultrassonografia vascular. Na avaliação, além da espessura da parede, pode-se detectar a presença ou não de placas ateroscleróticas nos segmentos estudados. A deposição de gordura, com ou sem desenvolvimento da placa aterosclerótica, aumenta significativamente a espessura da parede arterial. A EIMC pode identificar o processo aterosclerótico, com ou sem estenose, e é relevante porque um grande número de eventos cardiovasculares envolvem placas não estenóticas.[25]

A associação entre a EIMC e a doença cardiovascular está bem estabelecida.[26] O aumento da EIMC tem um valor preditivo positivo para identificar a doença arterial coronária (DAC) angiograficamente definida.[27] O estudo ARIC mostrou que o aumento da EIMC está relacionado com infarto agudo do miocárdio (IAM), na faixa etária de 45 a 65 anos, mesmo após o ajuste para idade, raça, diabetes, dislipidemia, HAS e tabagismo.[28]

O *Cardiovascular Health Study*,[29] com seguimento médio de 6,2 anos, em indivíduos acima de 65 anos e sem história de doença cardiovascular, mostrou que o aumento da EIMC correlacionou-se com a maior incidência de IAM ou AVC. Li e colaboradores,[30] observaram em 10,7 anos de seguimento que os indivíduos com pressão arterial < 140/90 mm Hg, mas com aterosclerose carotídea (definida como EIMC ≥ 0,81 milímetros e/ou presença de placa [EIMC > 1,2 mm]), tinham três vezes mais AVC isquêmico em comparação com aqueles sem aterosclerose carotídea.

Lorenz e colaboradores[31] mostraram em uma metanálise que a EIMC foi um forte preditor de eventos cardiovasculares. Nessa metanálise, uma diferença de 0,1 mm na EIMC aumentou o risco de AVC de 13% para 18%, e aumentou o risco de infarto de 10% para 15%. O risco relativo de IAM e AVC foi de 1,26 e 1,32, respectivamente.

A avaliação da EIMC pode ajudar na abordagem de indíduos com risco intermediário pelo escore de Framingham, pois o aumento da EIMC pode reclassificar o indivíduo para alto risco, sendo então indicadas medidas mais agressivas de intervenção.

Em um estudo que avaliou 118 indivíduos, de 36 a 59 anos e com um fator de risco cardiovascular (história familiar de doença cardiovascular precoce, tabagismo, dislipidemia ou hipertensão) e sem evidência de DCV, foi demonstrado que 89 deles tinham escore de cálcio coronário zero, e 97% tinham escore de Framingham abaixo de 1% para eventos cardiovasculares; no entanto, 34% tinham aumento do espessamento da íntima-média da carótida e 13% tinham a EIMC superior ao percentil 75 (considerados de alto risco pela EIMC).[32] Esse estudo mostra o impacto de outros fatores de risco, eventualmente ligados a fatores genéticos, pois indivíduos com risco aparentemente baixo podem ter doença aterosclerótica subclínica.

A EIMC é uma ferramenta para a detecção precoce da doença aterosclerótica também em crianças e adultos jovens. Com o aumento da obesidade e da síndrome metabólica, devido ao sedentarismo e à dieta inadequada, a detecção precoce está se tornando cada vez mais importante[33] e permite investigar os possíveis motivos para o espessamento arterial prematuro (ou seja, pré-diabetes, diabetes, dislipidemia, sedentarismo, tabagismo e dieta inadequada).

A avaliação da EIMC também pode ser usada na avaliação de resposta terapêutica. Diferentes classes de anti-hipertensivos podem prevenir e até regredir (após 6 a 52 meses de tratamento) a progressão da EIMC.[34]

Drogas que atuam sobre a dislipidemia também interferem na EIMC, como as niacinas e estatinas. O uso prolongado de estatinas leva à diminuição da EIMC.[35] A redução da EIMC pode ter efeito direto nos desfechos cardiovasculares maiores.

Apesar de existirem valores de referência, não há diretrizes padronizando, neste momento, o valor da EIMC para estratificar o risco de forma individualizada. Atualmente, a ASE define como estando em alto risco os indivíduos com EIMC acima do percentil 75, corrigido para idade, sexo e raça.[36]

De acordo com a recomendação da ASE, a realização da EIMC pode ser indicada para homens com idade entre 45 e 75 anos e mulheres com idade entre 55 a 75 anos, a menos que tenham uma história de DCV já documentada ou forem considerados de risco muito baixo. A EIMC também é indicada para indivíduos com risco intermediário e escore de Framingham entre 6% e 20%. Isso não é um consenso entre as diretrizes.

Comparada com outros métodos para detectar a alteração na anatomia coronariana, a EIMC apresenta várias vantagens: tem boa reprodutibilidade, não é invasiva, não tem efeitos adversos e pode ser realizada de forma sequencial;[37] dá informações sobre a parede do vaso (ao invés da luz); e não é dependente de calcificação da placa, como são outros métodos de avaliação (por exemplo, escore de calcificação da artéria coronária).

Existem algumas limitações do método. O maior problema da EIMC é a falta de protocolos padronizados, que pode resultar em uma estimativa imprecisa entre as medidas da progressão ou regressão da EIMC. No entanto, a aplicação de um *software* para fazer as medidas reduziu a variação intra e entre observadores e aumentou a reprodutibilidade. Outra limitação é que as artérias carótidas, e não as coronárias, são visualizadas,[38] porém, existe uma correlação entre esses dois sistemas arteriais. Outros fatores podem afetar a EIMC além da aterosclerose, em especial, a idade e as doenças inflamatórias.

Além das medidas de reatividade vascular e da EIMC, é possível quantificar no sangue diversas substâncias produzidas pelo endotélio e inferir sobre a função das células endoteliais. De uma forma geral, considera-se a presença de disfunção endotelial quando há menor produção de substâncias vasodilatadoras e/ou maior produção de substâncias vasoconstritoras, como marcadores de ativação das vias inflamatórias, fatores trombogênicos, marcadores de estresse oxidativo e de ativação celular. Mais recentemente, a quantificação de células progenitoras endoteliais (CPE) circulantes tem sido utilizada para estimar a capacidade de "reparação do endotélio". Assim, em pacientes hipertensos, bem como em outras situações de risco cardiovascular, há menor número e menor atividade das CPE, associado a uma menor vasodilatação dependente do endotélio, e pior prognóstico cardiovascular.[39]

As micropartículas estão elevadas em inúmeras situações patológicas[40] e seu número circulante está associado á disfunção endotelial.

Em síntese, dentre os testes disponíveis para avaliação endotelial, poucos foram sistematicamente avaliados quanto à possibilidade de agregar valor ao prognóstico do paciente. Apesar dos dados clínicos, a natureza dinâmica do endotélio e sua resposta aos fatores ambientais faz com que uma única metodologia para avaliar a função endotelial possa não refletir a função real. Por exemplo, os fatores ambientais afetam a função endotelial, podendo ser apenas um estado transitório e não representativo de uma patologia.

A estratificação de risco para DCV e a indicação de medidas terapêuticas, como a mudança no estilo de vida ou a farmacoterapia, podem ser mais refinadas com a incorporação de métodos que avaliam a função endotelial, visando diminuir a incidência da doença cardiovascular.

Referências bibliográficas

1. Aird W. Endothelium as an organ system. Crit Care Med. 2004;32:S271-9.
2. Feletou M, Vanhoutte PM. Endothelial dysfunction: a multifaceted disorder. Am J Physiol Heart Cir Physiol. 2006;291:H985-H1002.
3. dela Paz NG, D´Amore PA. Arterial versus venous endothelial cells. Cell Tissue Res. 2009;335-16.
4. Aird W. Phenotypic heterogeneity of the endothelium. I. Structure, function and mechanisms. Cir Res. 2007;100:158-73.
5. Deanfield JE, Halcox JP, Rabelink TJ. Endothelial function and dysfunction. Testing and clinical relevance. Circulation. 2007;115:1285-95.
6. Pedro MA, Coimbra SR, Consolim-Colombo FM. Métodos de Investigação do Endotélio. In: Luz PL, Laurindo FRM, Chagas ACP. Endotélio e Doenças Cardiovasculares. São Paulo: Atheneu, 2003. p.53-68.
7. Rubira MC, Consolim-Colombo FM, Rabelo ER, et al. Venous or Arterial Endothelium Evaluation for Early Cardiovascular Dysfunction in Hypertensive Patients? J Clin Hyperten. 2007;9:859-65.
8. Inoue T, Matsuoka H, Higashi Y, et al. Flow mediated vasodilation as a diagnostic modality for vascular failure. Hypertens Res. 2008;31:2105-13.
9. Wilkinson IB, Webb DJ. Venous occlusion plethysmography in cardiovascular research: methodology and clinical applications. Br J Clin Pharmacol. 2001;52:631-46.
10. Kura N, Fujikawa T, Osamu T. New finger-occlusion plethysmograph for estimating peripheral blood flow and vascular resistance. Circulation J. 2008;72:1329-35.
11. Pepine CJ. The impact of nitric oxide in cardiovascular medicine: Untapped potential utility. Am J Med. 2009;122(Suppl):S10-S15.
12. Corretti MC, Anderson TJ, Benjamin EJ, et al. Guidelines for the ultrasound assessment of endothelial--dependent flow-mediated vasodilation of the brachial artery: A report of the International Brachial Artery Reactivity Task Force. J Am Coll Cardiol. 2002;39:257-65.
13. Förstermann U, Münzel T. Endothelial nitric oxide synthase in vascular disease: From marvel to menace. Circulation. 2006;113:1708-14.
14. Celermajer DS, Ayer JG. Childhood risk factors for adult cardiovascular disease and primary prevention in childhood. Heart. 2006;92(11):1701-6.
15. Taddei S, Virdis A, Ghiadoni L, et al. Effects of antihypertensive drugs on endothelial dysfunction. Drugs. 2002;62:265-84.
16. Vogel RA. Optimal vascular protection: a case for combination antihypertensive theraphy. Prev Cardiol. 2006;35-41.
17. Kitta Y, Obata JE, Nakamura T, et al. Persistent impairment of endothelial vasomotor function has a negative impact on outcome in patients with coronary artery disease. J Am Coll Cardiol. 2009;53:323-30.

18. Karatzis EN, Ikonomidis I, Vamvakou GD, et al. Long-term prognostic role of flow-mediated dilatation of the brachial artery after acute coronary syndromes without ST elevation. Am J Cardiol. 2006;98:1424-8.
19. Gokce N, Keaney JF Jr, Hunter LM, et al. Risk stratification for postoperative cardiovascular events via noninvasive assessment of endothelial function: A prospective study. Circulation. 2002;195:1567-72.
20. Witte DR, Westerlink J, de Koning EJ, et al. Is the association between flow-mediated dilation and cardiovascular risk limited to low-risk populations? J Am Coll Cardiol. 2005;45:1987-93
21. Gokce N, Keaney JF Jr, Hunter LM, et al. Predictive value of noninvasivelydetermined endothelial dysfunction for long-term cardiovascular events inpatients with peripheral vascular disease. J Am Coll Cardiol.2003;41(10):1769-75.
22. Matsushima Y, Takase B, Uehata A, et al. Comparative predictive and diagnostic value of flow-mediated vasodilation in the brachial artery and intima media thickness of the carotid artery for assessment of coronary artery disease severity. Int J Cardiol. 2007;117:165-72.
23. Anderson TJ, Gerhard MD, Meredith IT, et al. Systemic nature of endothelial dysfunction in atherosclerosis. Am J Cardiol. 1995 Feb 23;75(6):71B-74B.
24. Karatzis EN, Ikonomidis I, Vamvakou GD, et al. Long-term prognostic role of flow-mediated dilatation of the brachial artery after acute coronary syndromes without ST elevation. Am J Cardiol. 2006 Dec 1;98(11):1424-8.
25. Little WC, Constantinescu M, Applegate RJ, et al. Can coronary angiography predict the site of a subsequent myocardial infarction in patients with mild-to-moderate coronary artery disease? Circulation. 1988;78(5 pt 1):1157-66.
26. Chambless LE, Heiss G, Folsom AR, et al. Association of coronary heart disease incidence with carotid arterial wall thickness and major risk factors: the Atherosclerosis Risk in Communities (ARIC) Study, 1987–1993. Am J Epidemiol. 1997;146(6):483-94.
27. Amato M, Montorsi P, Ravani A, et al. Carotid intima-media thickness by B-mode ultrasound as surrogate of coronary atherosclerosis: correlation with quantitative coronary angiography and coronary intravascular ultrasound findings. Eur Heart J. 2007;28(17):2094-101.
28. Chambless LE, Heiss G, Folsom AR, et al. Association of coronary heart disease incidence with carotid arterial wall thickness and major risk factors: the Atherosclerosis Risk in Communities (ARIC) Study, 1987–1993. Am J Epidemiol. 1997;146(6):483-94.
29. O'Leary DH, Polak JF, Kronmal RA, et al. Carotid-artery intima and media thickness as a risk factor for myocardial infarction and stroke in older adults. Cardiovascular Health Study Collaborative Research Group. N Engl J Med. 1999;340(1):14-22
30. Li C, Engstrom G, Berglund G, et al. Incidence of ischemic stroke in relation to asymptomatic carotid artery atherosclerosis in subjects with normal blood pressure. A prospective cohort study. Cerebrovasc Dis. 2008;26(3):297-303.
31. Lorenz MW, Markus HS, Bots ML, et al. Prediction of clinical cardiovascular events with carotid intima-media thickness: a systematic review and meta-analysis. Circulation. 2007;115(4):459-67
32. Lester SJ, Eleid MF, Khandheria BK, et al. Carotid intima-media thickness and coronary artery calcium score as indications of subclinical atherosclerosis. Mayo Clin Proc. 2009;84(3):229-33.
33. Steinberger J, Daniels SR, Eckel RH, et al. Progress and challenges in metabolic syndrome in children and adolescents: a scientific statement from the American Heart Association Atherosclerosis, Hypertension, and Obesity in the Young Committee of the Council on Cardiovascular Disease in the Young; Council on Cardiovascular Nursing; and Council on Nutrition, Physical Activity, and Metabolism. Circulation. 2009;119(4):628-47.
34. Riccioni G. The effect of antihypertensive drugs on carotid intima media thickness: an up-to-date review. Curr Med Chem. 2009;16(8):988-96.
35. Riccioni G. Statins and carotid intima-media thickness reduction: an up-to-date review. Curr Med Chem. 2009;16(14):1799-805.
36. Stein JH, Korcarz CE, Hurst RT, et al. Use of carotid ultrasound to identify subclinical vascular disease and evaluate cardiovascular disease risk: a consensus statement from the American Society of Echocardiography Carotid Intima-Media Thickness Task Force. Endorsed by the Society for Vascular Medicine. J Am Soc Echocardiogr. 2008;21(2):93–111; quiz 189–190.
37. Kastelein JJ, de Groot E. Ultrasound imaging techniques for the evaluation of cardiovascular therapies. Eur Heart J. 2008;29(7):849-58

Avaliação da Função Endotelial em Humanos e Sua Aplicação Clínica

38. Bots ML, Baldassarre D, Simon A, et al. Carotid intima-media thickness and coronary atherosclerosis: weak or strong relations? Eur Heart J. 2007;28(4):398–406.
39. Dignat-George F, Boulanger CM. The many faces of endothelial microparticles. Arterioscler Tromb Vasc Biol. 2011;31:27-33
40. Martinez MC, Tesse A, Zobiari F, et al. Shed membrane microparticles from circulating and vascular cells in regulating vascular function. Am J Physiol Heart Circ Physiol. 2005;288:H1004-H1009.

PARTE 4

Tratamento

CAPÍTULO 20

Controle dos Triglicerídeos, da Apolipoproteína B e do Colesterol não HDL para Prevenção Primária e Secundária da Doença Cardiovascular

Luciano J. Vacanti ▪ Andrei Carvalho Sposito

Introdução

Por muitos anos a pedra fundamental na estratificação de risco, bem como o principal alvo terapêutico da dislipidemia, tem sido o LDL-colesterol (LDL). Inúmeros ensaios clínicos em prevenção primária e secundária, envolvendo milhares de pacientes, demonstraram que a redução do LDL está relacionada à redução de eventos cardiovasculares. Entretanto, há outros elementos que também contribuem com o processo aterosclerótico, como: o número de partículas de LDL, a lipoproteína(a), as lipoproteínas ricas em triglicerídeos, a apo B 100 (apo B) e o colesterol não HDL.[1]

Muitos estudos têm demonstrado que o LDL não se correlaciona tão bem com a gravidade da resistência à insulina nem com o número de fatores de risco, sendo, portanto um marcador menos acurado do risco cardiovascular do que o colesterol não HDL, a apo B ou a concentração de partículas LDL.[1] Sendo assim, não seriam necessários outros elementos para melhorar a predição de eventos ou, ainda, novos alvos terapêuticos para o controle das dislipidemias? Há pelo menos três motivos para considerarmos a necessidade de outros componentes para aprimorarmos a predição e redução de eventos cardiovasculares: (i) envolvimento de outras lipoproteínas no processo aterosclerótico,[2] (ii) dislipoproteinemia da resistência à insulina e (iii) o risco residual a despeito da redução do LDL.

Neste capítulo, abordaremos três desses elementos envolvidos na aterosclerose: a apo B, os triglicerídeos e o colesterol não HDL. Este último reflete a concentração de colesterol nas lipoproteínas aterogênicas, sendo a subtração do HDL-colesterol do colesterol total.

O envolvimento de outras lipoproteínas no processo aterosclerótico

O evento inicial que leva à formação da placa de ateroma ainda não foi totalmente esclarecido. Variações do fluxo sanguíneo e pressão hidrostática, associada à presença de disfunção endotelial, permitem que lipoproteínas, em especial partículas de LDL e remanescentes de VLDL-colesterol (VLDL) ou quilomícrons, atravessem o endotélio vascular, acumulando-se no espaço intimal, por meio da ligação com proteoglicanos.[3]

O complexo lipoproteína-proteoglicano torna essas lipoproteínas suscetíveis à oxidação e à glicação. Logo, na teoria sobre a aterosclerose mais aceita, atualmente, o ateroma não se forma simplesmente por um depósito estático de colesterol. Há um dano endotelial, migração de partículas para o espaço subendotelial, oxidação da apo B, dos fosfolípedes e do colesterol contido nas lipoproteínas. O colesterol seria um passageiro dentro do veículo, sendo o veículo como um todo responsável pelo processo aterosclerótico. Consequentemente, o colesterol capta parcialmente o risco resultante das partículas aterogênicas, pois nem o LDL nem o colesterol não HDL traduzem acuradamente o número de partículas aterogênicas, visto que as partículas de VLDL-colesterol correspondem a mais de 25% da carga do não HDL-colesterol e, em razão de seu maior tamanho, o colesterol nelas contido não é considerado tão

Dislipidemias e Prevenção da Aterosclerose

aterogênico quanto o existente nas partículas de LDL, justamente por não atravessar a parede endotelial em semelhante proporção ao colesterol contido da LDL. A despeito desta limitação, muitos estudos têm demonstrado que o colesterol não HDL é um melhor preditor de risco cardiovascular que o LDL, especialmente nos pacientes já em tratamento com estatinas. Ademais, há pelo menos dois benefícios adicionais da medida do colesterol não HDL: a ausência de custo adicional em pacientes que mensurariam seu perfil lipídico e a peculiaridade de não necessitar de jejum para a sua medida.[3]

Considerando esses dados, um painel de especialistas (ATP III) propôs a utilização do colesterol não HDL como um objetivo secundário de tratamento nos pacientes com hipertrigliceridemia, nos quais apenas a medida do LDL não refletiria a carga aterogênica de forma acurada.[3]

Por outro lado, cada partícula aterogênica (Lp(a), VLDL, IDL e LDL) contém uma molécula de apo B; logo, a sua medida plasmática representaria o número de partículas aterogênicas. Um dado interessante é o fato de a apo B correlacionar-se mais aos fatores de risco ateroscleróticos como obesidade abdominal, sobrepeso, hiperglicemia, resistência à insulina e marcadores pró-inflamatórios e pró-trombóticos, quando comparada ao colesterol não HDL. Embora não tão usada como a mensuração das lipoproteínas, sua metodologia já está padronizada e não é necessário o jejum.[4]

Assim, como a mensuração do colesterol não HDL, a apo B tem sido descrita, em vários estudos epidemiológicos e em análises *post hoc* de ensaios clínicos, como um preditor do risco cardiovascular melhor que a medida da LDL, principalmente em indivíduos em tratamento com estatinas que já atingiram as metas preconizadas. Essas análises sugerem que talvez a apo B possa ser um modo mais efetivo de estratificar o risco residual e guiar a terapêutica quanto à necessidade de ajustes posológicos. Entretanto, nem todos os estudos são unânimes quanto a isso, uma vez que há trabalhos que não encontraram superioridade da medida da apo B ou do colesterol não HDL, em relação à LDL, como preditores de risco. É possível que tal discrepância se deva a diferentes populações estudadas, uma vez que a maior utilidade da apo B ocorre nos pacientes com resistência à insulina ou maior risco cardiometabólico.

Dislipoproteinemia da resistência à insulina

A resistência à ação da insulina promove o aumento da produção endógena de triglicérides e redução da atividade da lipase lipoproteica. Nesses pacientes, há maior oferta de ácidos graxos livres ao fígado e maior produção de VLDL rica em triglicerídeos. Como consequência, a abundância de partículas ricas em triglicérides estimula a troca do colesterol éster da partícula de HDL por triglicérides dessas lipoproteínas, pela ação da CETP (*cholesteryl ester transfer protein*).[3]

Clinicamente, observam-se as partículas de HDL e LDL menores, mais densas e com menor ação protetora e maior poder aterogênico, respectivamente. As partículas de LDL pequenas e densas têm uma permeabilidade endolelial aumentada, são mais facilmente oxidadas e glicadas e apresentam uma maior adesividade aos proteoglicanos da parede vascular.[3]

Quanto às VLDL, seu aumento plasmático é causado tanto pela produção hepática aumentada quanto pela diminuição da depuração, e está associado a uma mudança na distribuição de partículas, de tal sorte que há uma maior proporção de partículas de VLDL grandes e intermediárias. Não está claro em que extensão isso contribui para a aterosclerose ou se é apenas um marcador de um perfil lipídico mais aterogênico, porque a VLDL, geralmente, não é capaz de penetrar no endotélio vascular.[3]

Há indivíduos com hipertrigliceridemia isolada, caracterizada por grandes VLDL, que não parecem ter maior risco de doença cardiovascular. Por outro lado, VLDL menores e seus produtos catabólicos, as lipoproteínas de densidade intermediária (IDLs), podem ganhar acesso ao espaço subendotelial e, consequentemente, contribuir com o processo aterosclerótico. Inclusive, tais partículas podem aumentar os fatores trombóticos, elevando a predisposição para eventos cardiovasculares. Portanto, em virtude dessas outras lipoproteínas envolvidas na aterogênese, em pacientes com síndrome metabólica ou diabetes, o LDL subestima a carga. Deste modo, a medida da apo B pode aferir a carga lipoproteica aterogênica, mais precisamente nesse perfil de pacientes.[3]

190

O risco residual a despeito da redução do LDL

A despeito da redução do risco cardiovascular com o uso de estatinas, tanto em prevenção primária quanto secundária, ainda persiste um risco residual em pacientes tratados que atingem as metas preconizadas. Nestes pacientes com hipertrigliceridemia moderadamente elevada (entre 200 mg/dL e 500 mg/dL), a obtenção das metas do colesterol não HDL fica aquém do esperado e menor ainda é o percentual de pacientes que atingem os níveis preconizados da apo B. Dados de um registro de pacientes com dislipidemia mista em tratamento e LDL dentro da meta (< 100 mg/ dL) revelaram que, enquanto 84% dos pacientes também atingiram a meta do colesterol não HDL, somente 30% alcançaram o alvo da apoB (< 90 mg/dL)[5]. Contudo, ensaios prospectivos randomizados ainda são necessários para determinar se a intervenção em outras lipoproteínas, como nas partículas de LDL pequenas e densas, poderia reduzir o risco residual.

Igualmente, estudos comparando estratégias de redução de apo B e colesterol não HDL são necessários para avaliar se estes seriam melhores alvos terapêuticos que o LDL. Entretanto, um consenso das sociedades americanas de diabetes e de Cardiologia, tendo por base o que foi exposto anteriormente, recomendou a avaliação do risco global do paciente, seguida de uma estratégia de redução de risco multifatorial, com enfoque na mudança de estilo de vida associada à terapia farmacológica, indicando a medida da apo B em adição ao LDL e ao colesterol não HDL e a obtenção das respectivas metas preconizadas nos pacientes de risco cardiometabólico.

Hipertrigliceridemia

A elevação dos triglicerídeos acompanhada de redução de HDL é a alteração mais comum do perfil lipídico em pacientes com resistência à insulina ou diabetes. Uma metanálise envolvendo 17 estudos prospectivos (46.413 homens e 10.864 mulheres) revelou que a hipertrigliceridemia é um fator de risco independente para a doença cardiovascular. Neste estudo, a hipertrigliceridemia esteve associada a um risco cardiovascular 30% maior em homens e 75% maior em mulheres. Embora o risco tenha sido atenuado após a correção para os níveis de HDL e demais fatores de risco, a hipertrigliceridemia ainda manteve-se como um fator de risco independente.[6] Mecanisticamente, a hipertrigliceridemia pode afetar a aterogênese por meio de: (i) efeito direto do enriquecimento de membranas celulares, tecido adiposo e muscular de triglicérides sobre a trombogênese, a inflamação e o metabolismo;[2] modificação do fenótipo da LDL e HDL, deixando a primeira mais aterogênica e a última menos antiaterogênica; (iii) aumento do número de partículas diretamente aterogênicas, lipoproteínas ricas em triglicérides.[6,7]

Quanto a este último mecanismo, estudos têm demonstrado uma inversa relação entre o tamanho das lipoproteínas e sua capacidade de transpor a íntima arterial. Ao passo que quilomícrons e grandes partículas de VLDL provavelmente são incapazes de transpor tal barreira, pequenas partículas de VLDL e IDL podem entrar na íntima arterial, onde são retidas e exercem um efeito semelhante às LDL modificadas.[6,7]

Em um estudo recente, acompanhamos pacientes com doença arterial coronariana em tratamento com estatinas e demais terapêuticas de prevenção secundária. Observamos que os indivíduos com remoção lenta de lipoproteínas ricas em triglicérides do plasma são os que tiveram mais frequentemente evolução clínica e angiográfica da doença coronariana. Significa dizer que mesmo sob prevenção secundária eficaz, os indivíduos com níveis aumentados de lipoproteínas ricas em triglicérides no jejum ou no período pós-prandial apresentam risco cardiovascular aumentado.[8]

Entretanto, a prioridade de se tratar os triglicerídeos é reservada àqueles casos com níveis acima de 500 mg/dL, quando há o risco de pancreatite. Para estes, recomenda-se, além da mudança no estilo de vida, a adição de medicamentos como fibratos, ácido nicotínico, ou suplementação com ômega-3.

Quais são as metas?

É importante ressaltar que os valores adotados como metas de redução do LDL são arbitrários embora sejam os observados com redução de risco em ensaios clínicos. Em primeiro lugar, porque a relação entre LDL é linear e, em segundo, em razão da aterosclerose ser multifatorial e também dependente das outras lipoproteínas descritas anteriormente. Sendo assim, um consenso das sociedades americanas de diabetes (ADA) e de Cardiologia (AHA) recomendou o seguinte para pacientes com alto risco cardiometabólico:

Dislipidemias e Prevenção da Aterosclerose

Para pacientes com dois ou mais fatores de risco ou diabetes, sem outros fatores de risco, seja adotado como alvo, além do LDL menor que 100 mg/dL, o colesterol não HDL menor que 130 mg/dL e apo B menor que 90 mg/dL.

Esse consenso também sugeriu que, para os pacientes com diabetes associado a outros fatores de risco ou para pacientes com doença cardiovascular manifesta, as metas sejam menores ainda: LDL menor que 70 mg/dL, colesterol não HDL menor que 100 mg/dL e apo B menor que 80 mg/dL.[3]

O fato é que tais recomendações foram feitas com base nas evidências disponíveis atualmente, que revelam a insuficiência do LDL como alvo terapêutico na redução mais agressiva de eventos cardiovasculares, especialmente nessa população de maior risco cardiometabólico.

Quais são as estratégias?

Tratamento não medicamentoso das dislipidemias

Os pacientes devem ser encorajados a modificar seu estilo de vida com a adoção de dietas e a prática regular de atividade física. Com relação à dieta, permanecem os mesmos princípios que os recomendados para a redução do LDL, ou seja, a redução das gorduras saturadas e trans para 7% das calorias diárias, a limitação do colesterol da dieta para 200 mg ao dia, a redução de 5% a 10% do peso corporal e o aumento do consumo de fibras solúveis, castanhas e ômega-3. Os ácidos graxos ômega-3 (linolênico, EPA e DHA) encontrados respectivamente nos vegetais (soja, canola e linhaça) e em peixes de águas frias (cavala, sardinha, salmão e arenque) promovem redução dos triglicérides plasmáticos pela diminuição da síntese hepática de VLDL. A combinação de estatina com o ômega-3 pode ser benéfica no tratamento da hipertrigliceridemia elevada, a despeito do uso de estatinas, pois apresenta maior eficácia na redução do colesterol não HDL e da apo B, quando comparada à sinvastatina isolada: –9% *versus* –2% e –32% *versus* –28%, respectivamente.[9] Entretanto, ainda são necessários futuros estudos para avaliar a repercussão clínica de tal combinação. Finalmente, a necessidade de posterior introdução da terapia medicamentosa não exclui a manutenção contínua da dieta.[10]

Exercícios

Existe relação uma inversa entre atividade física e incidência de doença aterosclerótica coronária. A proteção conferida pelo exercício tem sido atribuída ao aumento dos valores de HDL, à queda da resistência à insulina e diminuição da obesidade. O exercício parece estar associado a uma maior atividade da enzima lipase lipoproteica e, portanto, ao aumento da hidrólise plasmática dos triglicérides. De forma geral, quanto maior os níveis de lipídeos, maiores serão as reduções alcançadas com a prática regular de exercícios físicos. A maioria dos estudos demonstrou benefício para a saúde com níveis moderados de exercícios aeróbicos, praticados por 30 a 45 minutos, cinco vezes na semana.[10]

Um estudo randomizado envolvendo 188 homens saudáveis de 40 a 49 anos, com um programa de atividade física três vezes na semana, foi capaz de demonstrar uma redução significativa da apo B, resultando em uma melhor relação apoB/apoA-I, após um ano de treinamento.[11] Uma recente metanálise envolvendo 29 estudos e 1.329 pacientes demonstrou que a atividade física é responsável pela redução média de 6 mg/dL do LDL, 9 mg/dL do colesterol não HDL e de, 8 mg/dL dos triglicerídeos. Por conseguinte, não se deve esperar grandes mudanças no perfil lipídico com a prática da atividade física, o que não invalida sua repercussão na redução do risco cardíaco global, principalmente em associação à dieta e ao abandono do tabagismo.[12]

Tratamento medicamentoso das dislipidemias

Inúmeros ensaios clínicos, milhares de pacientes estudados e muitos anos de aprendizado, tudo isso traduzido em diretrizes nacionais e internacionais, demonstraram que o LDL é uma ferramenta adequada no acompanhamento dos pacientes em prevenção primária e secundária.[1]

Tendo em vista todo este investimento no entendimento e divulgação desse conhecimento, seria uma estratégia errada simplesmente abandonar o LDL como alvo terapêutico. Entretanto, tendo em vista a redução do risco residual, vale a pena progredirmos para um controle mais adequado dos pacientes em tratamento farmacológico. Consequentemente, o próximo passo após o controle do LDL dentro das metas preconizadas seria atingir dois outros objetivos: controlar o colesterol não HDL e a apo B. As estatinas são eficazes na redução do LDL, do colesterol não HDL e da apo B, em pacientes com hipertrigliceridemia (< 500 mg/dL), inclusive naqueles portadores de síndrome metabólica ou diabetes. Considerando que atingir as metas de apo B requer uma terapia mais intensa que atingir a meta equivalente do colesterol não HDL, a apo B parece ser um índice mais preciso na mensuração do risco residual e o último a ser atingido. Logo, sugere-se que seja usada para os ajustes terapêuticos na obtenção das metas já especificadas.[1]

Quando a opção escolhida for a monoterapia, as maiores reduções são obtidas com as estatinas mais potentes. Os estudos têm demonstrado reduções de 40% a 50% nas taxas do colesterol não HDL e da apo B com atorvastatina e rosuvastatina. O estudo MERCURY envolveu 3.140 pacientes dislipidêmicos de alto risco, com escore de Framingham ≥ 20% ou presença de aterosclerose ou diabetes. Os indivíduos foram randomizados para receber rosuvastatina 10 mg, atorvastatina 10 mg ou 20 mg, sinvastatina 20 mg ou pravastatina 40 mg, por oito semanas. Ao final deste período, as reduções na apo B e no colesterol não HDL foram significativamente superiores no grupo rosuvastatina do que em todos os demais. Com oito semanas, os pacientes eram randomizados para manter a estatina inicial ou a substituírem por rosuvastatina 10 mg ou 20 mg (esta última dose para aqueles que estavam em uso da atorvastatina 20 mg). Na 16ª semana, os pacientes que substituíram a estatina inicial pela rosuvastatina apresentaram reduções ainda maiores e estatisticamente significativas na apo B e no colesterol não HDL.[13]

Associações terapêuticas

Nem sempre será possível, com a monoterapia, atingir as metas preconizadas do colesterol não HDL e, principalmente, da apo B. Nestes casos, há opções eficazes para a obtenção de um perfil lípidico menos aterogênico, como descrito a seguir.

Inibidores da absorção intestinal de colesterol

O bloqueio do receptor NPC1L1 pela ezetimiba inibe o transporte de colesterol na membrana da borda em escova das células do intestino delgado. Quando utilizada em monoterapia, a ezetimiba reduz o LDL em 13% a 18% e os triglicérides em cerca de 6%. Quando associada a qualquer estatina, acrescenta uma redução adicional de 17% a 20% do LDL. Em um pequeno estudo envolvendo pacientes obesos com resistência à insulina e portadores de esteatose hepática, o uso da ezetimiba associado à dieta resultou na redução de triglicérides intra-hepáticos, diminuição dos níveis de LDL e apo B, sendo significativamente maior no grupo ezetimiba, quando comparado ao placebo.[14] A ezetimiba, associada à sinvastatina, apresentou maior redução de apo B e do colesterol não HDL, quando comparada à rosuvastatina isolada, em média, 8% e 10% maior, respectivamente.[2] Em outro estudo envolvendo 1.229 pacientes diabéticos, a ezetimiba associada à sinvastatina também reduziu significativamente mais o colesterol não HDL, quando comparada à atorvastatina, nas doses de 10 mg, 20 mg e 40 mg, em média 13%, 7% e 6% mais, respectivamente.[15] Portanto, a adição da ezetimiba à estatina pode reduzir de forma ainda mais eficaz os níveis do colesterol não HDL e da apo B, quando comparada à monoterapia com estatinas mais potentes. De fato dados do estudo IMPROVE-IT mostraram que reduções adicionais do colesterol com ezetimiba diminuem o risco de doença cardiovascular quando esse fármaco é adicionado à sinvastatina. O benefício nesse estudo foi proporcional a queda do LDL.[16]

Fibratos

Os fibratos promovem o aumento da atividade da lipase lipoproteica (LLP) e da afinidade das lipoproteínas que contêm apo B (VLDL, IDL e LDL) aos receptores de LDL. Quando associados à dieta adequada, os fibratos podem reduzir a hipertrigliceridemia em até 30%. Também possuem efeito sobre

Dislipidemias e Prevenção da Aterosclerose

o LDL, com poder de redução que varia 10% a 35%, conforme o medicamento utilizado e o fenótipo das lipoproteínas.

No estudo FIELD,[17] em quase 10 mil pacientes diabéticos, houve maior redução de LDL (12%) e de apo B (14%) no grupo fenofibrato, quando comparado ao placebo. No estudo VA-HIT, a terapêutica com a genfibrozila promoveu uma redução dos níveis de apo B (8%), triglicérides (33%) e aumento do HDL (6%). Neste estudo, houve significativa redução (22%) dos desfechos clínicos, como morte cardiovascular e infarto não fatal. Em uma análise posterior destes dados, sugeriu-se que tal redução de desfechos pôde ser creditada à redução da concentração da partícula de LDL, assim como ao aumento do tamanho da partícula de LDL e da concentração na partícula de HDL.[18]

Por outro lado, embora a associação fibrato/estatinas (sinvastatina, atorvastatina ou rosuvastatina) tenha permitido resultados superiores na redução dos níveis de LDL e de apo B, quando comparada à monoterapia com fibrato, tal associação não se traduziu em menos eventos cardiovasculares em uma população de alto risco quando, comparada à monoterapia com a sinvastatina no estudo ACCORD. Este estudo, envolvendo 5.518 pacientes com diabetes, demonstrou que um perfil lipídico teoricamente menos aterogênico não se traduziu em redução de desfechos clínicos, exceto no subgrupo de menor HDL e maior nível de triglicerídeos.[19] Da mesma forma, no estudo FIELD, que também apresentou resultados negativos com o uso de fibrato, o mesmo subgrupo parece ter sido beneficiado.[20]

Sendo assim, a despeito do benefício da terapia com fibratos naqueles com hipertrigliceridemia acima de 500 mg/dL e nos pacientes com resistência à insulina associada à hipertrigliceridemia e baixo HDL, sua aplicabilidade é de importância secundária. Contudo, novos estudos em pacientes com este perfil, comumente associado à resistência à insulina, são necessários para uma resposta definitiva nessa área.

Consequentemente, a associação de estatinas com fibratos deve ser indicada em situações especiais, como dislipidemias mistas graves e sob cuidadosa monitorização das enzimas musculares. Conquanto o risco de rabdomiólise seja em torno de 1% na associação fibrato-estatina, isto corresponde a dez vezes o risco pelo uso isolado das estatinas.

Em tempo: apesar de segura quando usada isoladamente, a genfibrozila é o fibrato associado ao maior risco de rabdomiólise, quando associada a estatinas, devendo, portanto, ser evitada nas associações.

Ácido nicotínico

O ácido nicotínico inibe a mobilização de ácidos graxos livres dos tecidos periféricos, reduzindo a produção de triglicerídeos, a secreção de VLDL pelo fígado, os níveis de LDL e da lipoproeína (a).

Entre as drogas hipolipemiantes comercialmente disponíveis, o ácido nicotínico é aquela que apresenta o maior poder de incremento de HDL, em torno de 30%. Adicionalmente, o ácido nicotínico inibe a secreção de apo B e aumenta o catabolismo das partículas de VLDL, via estímulo da LLP. Portanto, em função de seu espectro de ação no perfil lipídico, a associação desse medicamento com estatinas pode possibilitar o sucesso na obtenção das metas do colesterol não HDL e da apo B. No estudo COMPELL,[21] a combinação de 2 g de ácido nicotínico (liberação prolongada) com 40 mg de atorvastatina foi mais efetiva que altas doses de 40 mg de rosuvastatina como monoterapia, para a redução dos níveis de triglicerídeos (−47% versus −25%, p < 0,001) e de apo B (−43% versus −39%, p = 0,009) e para o aumento do HDL (+22% versus 7%, p < 0,001). Confirmando estes dados, o estudo SEACOST[22] também demonstrou a superioridade da associação da sinvastatina com o ácido nicotínico na redução do colesterol não HDL e da apo B, quando comparada à monoterapia com sinvastatina.

Há evidências de que a melhora do perfil lipídico se traduza na redução da progressão da aterosclerose, bem como dos eventos clínicos. No estudo HATS, que avaliou pacientes com aterosclerose coronária e baixo nível de HDL e LDL inferior a 145 mg/dL, a associação de sinvastatina com ácido nicotínico proporcionou uma redução de LDL e triglicerídeos de 42% e 36%, respectivamente, e aumento de HDL de 26%, resultando em regressão da estenose coronária (−0,4%), quando comparada a sua progressão no grupo placebo (+3,9%). Ademais, houve significativa redução (90%) do número de eventos cardiovasculares combinados (morte, acidentes vasculares encefálicos, infarto e revascularização miocárdica).[23]

194

Controle dos Triglicerídeos, da Apolipoproteína B e do Colesterol não HDL para Prevenção Primária e Secundária da...

Nesta mesma linha, no estudo ARBITER-2, o ácido nicotínico foi adicionado à terapia com estatina de base (sinvastatina, na maioria dos casos) em pacientes com coronariopatia e baixo nível de HDL, estando a maioria dos pacientes com níveis de LDL abaixo de 100 mg/dL (média de 89 mg/dL). Após 12 meses, houve aumento significativo dos valores do HDL (21%) e ausência de progressão do espessamento médio intimal no grupo tratado, enquanto, no grupo placebo, houve progressão do espessamento.[24]

Além disso, os benefícios clínicos da niacina também foram demonstrados em homens em prevenção secundária. Ao final de 6 anos de acompanhamento, houve redução de infarto não fatal e eventos cerebrovasculares de 26% e 24%, respectivamente, quando comparada ao placebo. E após nove anos do término do estudo, com 15 anos de acompanhamento, houve redução, estatisticamente significante, de 11% da taxa de mortalidade no grupo niacina. Infelizmente dados dos estudos AIM-HIGH e HPS-2-THRIVE falharam em demonstrar benefício da adição da niacina às estatinas. Dessa, forma não existe evidência do benefício desse fármaco quando usado de maneira associada.[25,26]

Considerações finais

Conforme o que foi visto, a despeito do LDL continuar como ferramenta para estratificação do risco cardiovascular e meta terapêutica, é necessário avançar, refinando a estratificação e a terapêutica com novas estratégias, se quisermos buscar a excelência.

A dosagem da apo B e do colesterol não HDL são importantes ferramentas nesse processo. Em função do conhecimento adquirido, uma estratégia adequada seria a adoção de metas para a apo B e o colesterol não HDL nos pacientes que já atingiram a meta para o controle do LDL. A obtenção destas poderia ser tentada com a mudança de estilo de vida e estatinas em monoterapia e, caso haja ineficácia, sugerimos a associação de fármacos conforme a potência obtida nos estudos citados (vide Tabela 20.1), sendo a primeira opção a associação estatina e ezetimiba, seguida dos fibratos.

Tabela 20.1 Resultados do perfil lipídico após terapêutica farmacológia em pacientes de alto risco, para futuros eventos cardiovasculares.

Terapêutica	Duração	ΔLDL (%)	Δ não HDL(%)	Apo B (%)	Triglicérides (%)
Sinvastatina 20 mg[13]	8 semanas	−34	−31	−27	−13
Sinvastatina 40 mg[13]	8 semanas	−41	−37	−32	−16
Atorvastatina 10 mg[13]	8 semanas	−37	−34	−29	−18
Atorvastatina 20 mg[13]	8 semanas	−43	−40	−35	−21
Rosuvastatina 20 mg[13]	8 semanas	−52	−47	−41	−23
Genfibrozila 1.200 mg[27]	5 anos	−2	−7	−8	−31
Bezafibrato 400 mg[28]	6 anos	−5	−8	NR	−26
Fenofibrato 200 mg[20]	6 anos	−10	−15	−14	−26
Fenofibrato 160 mg + Sinvastatina 20 mg[19]	5 anos	−19	−23	NR	−26
Sinvastatina 40 mg + Ezetimiba 10 mg	12 semanas	−57	−54	−45	−33

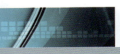

Referências bibliográficas

1. Rosenson RS. Management of non-high-density lipoprotein abnormalities. Atherosclerosis. 2009;207(2):328-35.
2. Farnier M, Averna M, Missault L, et al. Lipid-altering efficacy of ezetimibe/simvastatin 10/20 mg compared with rosuvastatin 10 mg in high-risk hypercholesterolaemic patients inadequately controlled with prior statin monotherapy - The IN-CROSS study. Int J Clin Pract. 2009;63(4):547-59.
3. Brunzell JD, Davidson M, Furberg CD, et al. Lipoprotein management in patients with cardiometabolic risk: consensus statement from the American Diabetes Association and the American College of Cardiology Foundation. Diabetes Care. 2008;31(4):811-22.
4. Sniderman A, Williams K, Cobbaert C. ApoB versus non-HDL-C: what to do when they disagree. Curr Atheroscler Rep. 2009;11(5):358-63.
5. Stein EA, Sniderman A, Laskarzewski P. Assessment of reaching goal in patients with combined hyperlipidemia: low-density lipoprotein cholesterol, non-high-density lipoprotein cholesterol, or apolipoprotein B. Am J Cardiol. 2005;96(9A):36K-43K; discussion 34K-5K.
6. Hokanson JE, Austin MA. Plasma triglyceride level is a risk factor for cardiovascular disease independent of high-density lipoprotein cholesterol level: a meta-analysis of population-based prospective studies. J Cardiovasc Risk. 1996;3(2):213-9.
7. Durrington PN. Triglycerides are more important in atherosclerosis than epidemiology has suggested. Atherosclerosis. 1998;141 Suppl 1:S57-62.
8. Sposito AC, Lemos PA, Santos RD, et al. Impaired intravascular triglyceride lipolysis constitutes a marker of clinical outcome in patients with stable angina undergoing secondary prevention treatment: a long-term follow-up study. J Am Coll Cardiol. 2004;43(12):2225-32.
9. Davidson MH, Stein EA, Bays HE, et al. Efficacy and tolerability of adding prescription omega-3 fatty acids 4 g/d to simvastatin 40 mg/d in hypertriglyceridemic patients: an 8-week, randomized, double-blind, placebo-controlled study. Clin Ther. 2007;29(7):1354-67.
10. Sposito AC, Caramelli B, Fonseca FA, et al. IV Diretriz Brasileira Sobre Dislipidemias e Prevenção da Aterosclerose da Sociedade Brasileira de Cardiologia. Arq Bras Cardiol. 2007;88(Suplemento I):1-19.
11. Holme I, Hostmark AT, Anderssen SA. ApoB but not LDL-cholesterol is reduced by exercise training in overweight healthy men. Results from the 1-year randomized Oslo Diet and Exercise Study. J Intern Med. 2007;262(2):235-43.
12. Kelley GA, Kelley KS. Effects of aerobic exercise on non-high-density lipoprotein cholesterol in children and adolescents: a meta-analysis of randomized controlled trials. Prog Cardiovasc Nurs. 2008;23(3):128-32.
13. Cheung RC, Morrell JM, Kallend D, et al. Effects of switching statins on lipid and apolipoprotein ratios in the MERCURY I study. Int J Cardiol. 2005;100(2):309-16.
14. Chan DC, Watts GF, Gan SK, et al. Effect of ezetimibe on hepatic fat, inflammatory markers, and apolipoprotein B-100 kinetics in insulin-resistant obese subjects on a weight loss diet. Diabetes Care. 2010;33(5):1134-9.
15. Goldberg RB, Guyton JR, Mazzone T, et al. Ezetimibe/simvastatin vs atorvastatin in patients with type 2 diabetes mellitus and hypercholesterolemia: the VYTAL study. Mayo Clin Proc. 2006;81(12):1579-88.
16. Reduction in Total Cardiovascular Events With Ezetimibe/Simvastatin Post-Acute Coronary Syndrome: The IMPROVE-IT Trial. Murphy SA, Cannon CP, Blazing MA, Giugliano RP, White JA, Lokhnygina Y, Reist C, Im K, Bohula EA, Isaza D, Lopez-Sendon J, Dellborg M, Kher U, Tershakovec AM, Braunwald E. J Am Coll Cardiol. 2016 Feb 2;67(4):353-61.
17. Keech A, Simes RJ, Barter P, et al. Effects of long-term fenofibrate therapy on cardiovascular events in 9795 people with type 2 diabetes mellitus (the FIELD study): randomised controlled trial. Lancet. 2005;366(9500):1849-61.
18. Otvos JD, Collins D, Freedman DS, et al. Low-density lipoprotein and high-density lipoprotein particle subclasses predict coronary events and are favorably changed by gemfibrozil therapy in the Veterans Affairs High-Density Lipoprotein Intervention Trial. Circulation. 2006;113(12):1556-63.
19. Ginsberg HN, Elam MB, Lovato LC, et al. Effects of combination lipid therapy in type 2 diabetes mellitus. N Engl J Med. 2010;362(17):1563-74.

Controle dos Triglicerídeos, da Apolipoproteína B e do Colesterol não HDL para Prevenção Primária e Secundária da...

20. Scott R, O'Brien R, Fulcher G, et al. Effects of fenofibrate treatment on cardiovascular disease risk in 9,795 individuals with type 2 diabetes and various components of the metabolic syndrome: the Fenofibrate Intervention and Event Lowering in Diabetes (FIELD) study. Diabetes Care. 2009;32(3):493-8.
21. McKenney JM, Jones PH, Bays HE, et al. Comparative effects on lipid levels of combination therapy with a statin and extended-release niacin or ezetimibe versus a statin alone (the COMPELL study). Atherosclerosis. 2007;192(2):432-7.
22. Ballantyne CM, Davidson MH, McKenney J, et al. Comparison of the safety and efficacy of a combination tablet of niacin extended release and simvastatin vs simvastatin monotherapy in patients with increased non-HDL cholesterol (from the SEACOAST I study). Am J Cardiol. 2008;101(10):1428-36.
23. Brown BG, Zhao XQ, Chait A, et al. Simvastatin and niacin, antioxidant vitamins, or the combination for the prevention of coronary disease. N Engl J Med. 2001;345(22):1583-92.
24. Taylor AJ, Sullenberger LE, Lee HJ, et al. Arterial Biology for the Investigation of the Treatment Effects of Reducing Cholesterol (ARBITER) 2: a double-blind, placebo-controlled study of extended-release niacin on atherosclerosis progression in secondary prevention patients treated with statins. Circulation. 2004;110(23):3512-7.
25. AIM-HIGH: Niacin in patients with low HDL cholesterol levels receiving intensive statin therapy. AIM--HIGH Investigators., Boden WE, Probstfield JL, Anderson T, Chaitman BR, Desvignes-Nickens P, Koprowicz K, McBride R, Teo K, Weintraub W. N Engl J Med. 2011 Dec 15;365(24):2255-67. doi: 10.1056/NEJMoa1107579. Epub 2011 Nov 15. Erratum in: N Engl J Med. 2012 Jul 12;367(2):189.
26. HPS2- Effects of extended-release niacin with laropiprant in high-risk patients. HPS2-THRIVE Collaborative Group, Landray MJ, Haynes R, Hopewell JC, Parish S, Aung T, Tomson J, Wallendszus K, Craig M, Jiang L, Collins R, Armitage J. N Engl J Med. 2014 Jul 17;371(3):203-12. doi: 10.1056/NEJMoa1300955.
27. Rubins HB, Robins SJ, Collins D, et al. Gemfibrozil for the secondary prevention of coronary heart disease in men with low levels of high-density lipoprotein cholesterol. Veterans Affairs High-Density Lipoprotein Cholesterol Intervention Trial Study Group. N Engl J Med. 1999;341(6):410-8.
28. Tenenbaum A, Motro M, Fisman EZ, et al. Bezafibrate for the secondary prevention of myocardial infarction in patients with metabolic syndrome. Arch Intern Med. 2005;165(10):1154-60.

CAPÍTULO 21

HDL-Colesterol: Novos Conceitos e Papel na Prevenção Primária e Secundária da Doença Cardiovascular

Antonio Casella Filho

Introdução

As doenças cardiovasculares constituem a principal causa de morte no mundo. As consequentes à doença aterosclerótica são as mais importantes, por predispor os pacientes a múltiplos eventos clínicos maiores, tais como infarto do miocárdio (IAM), acidente vascular cerebral e morte súbita.

Os principais fatores de risco para as doenças relacionadas à aterosclerose estão bem caracterizados e incluem dislipidemia, hipertensão arterial, resistência à insulina ou diabetes melito, obesidade, idade, história familiar e tabagismo.

As dislipidemias, por sua vez, são um complexo grupo de doenças metabólicas que incluem anormalidades na produção, no trânsito e na depuração de quilomícrons (QM), triglicerídeos (TG) e de colesterol; como o colesterol de lipoproteínas de muito baixa densidade (VLDL-C), o colesterol de lipoproteínas de baixa densidade (LDL-C) assim como o colesterol de lipoproteínas de alta densidade (HDL-C). Perturbações no metabolismo das lipoproteínas que resultem em níveis plasmáticos elevados das chamadas lipoproteínas aterogênicas, como VLDL-C e LDL-C, são inequivocamente associadas ao risco aumentado de desenvolver doenças arteriais coronarianas (DAC).[1]

Até recentemente, nossa estratégia terapêutica para prevenir a aterosclerose era centrada na redução plasmática agressiva dessas lipoproteínas aterogênicas, em especial o LDL-C. O uso de fármacos redutores de lipídeos, especialmente aqueles dirigidos ao LDL-C, como as estatinas, resultou em uma redução de cerca de metade do risco relativo dos principais eventos cardiovasculares e, apesar desse notável progresso, a doença cardiovascular ainda continua sendo a principal causa de morte em todo o mundo. Então, simplesmente reduzir o LDL-C em níveis cada vez mais baixos não parece constituir uma abordagem ideal para atenuar o risco relativo devido à dislipidemia, principalmente em suas formas mistas.

Relações HDL-C e doença cardiovascular

Já na década de 1980, estudos epidemiológicos, como o Framingham Heart Study, demonstraram que o risco de DAC era significativamente menor entre as pessoas com níveis plasmáticos mais elevados de HDL-C.[2] Vários estudos observacionais prospectivos e estudos de caso controle retrospectivos revelaram que baixos níveis plasmáticos de HDL-C estão consistentemente associados com o risco aumentado de todas as formas de doença aterosclerótica e suas sequelas clínicas. Em contraste, altos níveis plasmáticos desta lipoproteína estão associados com o risco reduzido para estes resultados.

Da metanálise de quatro grandes estudos, com número total de 15.252 indivíduos estudados, concluiu-se que a cada 1 mg/dL reduzido nos níveis de HDL-C, há um aumento de 2% de DAC para os homens e de 3% para as mulheres, fornecendo subsídios para ser estabelecido também que o nível plasmático de HDL-C menor que 40 mg/dL é um fator independente de risco para DAC.[3]

HDL na prevenção primária e secundária de doenças cardiovasculares

Mudanças no estilo de vida

As modificações do estilo de vida são extremamente importantes na prevenção primária e secundária de eventos cardiovasculares. Sabe-se, por uma metanálise de 70 estudos envolvendo milhares de pessoas, que a redução de 3 a 4 kg de peso pode aumentar os níveis de HDL-C em 1 mg/dL.[4]

O vício do tabaco, por sua vez, leva a uma redução importante do HDL-C por efeito de um aumento nos níveis da enzima da proteína de transferência de colesterol esterificado (CETP) e uma redução da enzima lecitina-colesterol aciltransferase (LCAT). O abandono do tabagismo pode aumentar os níveis de HDL-C em cerca de 6 mg/dL.[5]

A atividade física, realizada de forma regular e de moderada intensidade de esforço aeróbio, pode reduzir a atividade da lipase hepática e aumentar a atividade da LCAT e da lipase lipoproteica, produzindo um aumento no HDL-C de até 30%.[6]

Interessante ressaltar que a atividade física, antes mesmo de proporcionar um incremento na concentração de HDL-C, promove um precoce e significativo aumento na funcionabilidade das partículas de HDL já nas primeiras semanas do exercício.[7]

Terapêutica farmacológica

Com relação à terapêutica farmacológica, não existe, até o momento, nenhum estudo de prevenção primária ou secundária que testou, de forma isolada e definitiva, as relações entre a concentração plasmática de HDL-C e os eventos cardiovasculares, pois todos os estudos até agora utilizaram fármacos que possuíam ação concomitante também nos níveis de LDL-C e TG.

O estudo *Helsinki Heart Study*[8] foi um dos primeiros estudos que demonstrou os benefícios da elevação dos níveis de HDL-C na redução do risco de doença cardíaca coronariana em prevenção primária. Neste estudo, que foi randomizado e duplo-cego com duração de cinco anos, 4.081 homens assintomáticos de meia-idade (40 a 55 anos) com dislipidemia primária (colesterol não HDL ≥ 200 /dL, em duas medições consecutivas de pré-tratamento) foram divididos em dois grupos. Um grupo (2.051 homens) recebeu 600 mg de genfibrozila duas vezes ao dia, e o outro (2.030 homens) receberam placebo.

O grupo tratado com genfibrozila apresentou um aumento de 11% nos níveis de HDL-C, com uma redução dos níveis plasmáticos de colesterol total em 10%, nos níveis de LDL-C em 11% e nos níveis de triglicerídeos em 35%. Poucas alterações foram observadas nos níveis lipídicos no grupo placebo. Essas mudanças no perfil lipídico dos pacientes medicados com genfibrozila correlacionaram-se com uma redução do risco para morte cardíaca e infarto do miocárdio não fatal, sendo que as maiores reduções foram observadas em pacientes que, no início do estudo, tinham baixos níveis de HDL-C e altos níveis de triglicerídeos.

A taxa acumulada dos desfechos cardíacos durante cinco anos foi de 27,3 por 1.000 no grupo do genfibrozila e 41,4 por 1.000 no grupo do placebo, uma redução de 34,0 por cento na incidência de doença cardíaca coronária (intervalo de confiança 95%, 8,2-52,6; $p < 0,02$). O declínio na incidência de DAC no grupo da genfibrozila ficou evidente logo no segundo ano e continuou ao longo de todo o estudo.

Por outro lado, em dois outros estudos de prevenção primária, o AFCAPS/TexCAPS, usando a lovastatina e o estudo WOSCOPS, a pravastatina, observou-se um aumento percentual nos níveis séricos de HDL-C de 5% e 6% respectivamente que, porém, não se relacionou com uma redução significativa de risco de eventos cardiovasculares.[9,10]

Dentre os vários estudos de prevenção secundária para doença cardiovascular, a niacina ou ácido nicotínico foi um dos fármacos mais antigos utilizados no tratamento das dislipidemias, pois, quando administrada em doses adequadas, é capaz de aumentar os níveis plasmáticos de HDL-C em até 30%, assim como de reduzir o LDL-C e a lipoproteína (a). Um dos primeiros estudos em que se analisou o efeito deste aumento do HDL-C na prevenção secundária foi o Coronary Drug Project (CDP), iniciado em 1966, em que 8.341 homens em situação de pós-infarto do miocárdio receberam fibrato e niacina. Após cinco anos de tratamento, observou-se que o uso da niacina diminuiu em 27% o risco de reinfarto

HDL-Colesterol: Novos Conceitos e Papel na Prevenção Primária e Secundária da Doença Cardiovascular

e, após nove anos do final do estudo, houve diminuição de 11% na mortalidade total no grupo que recebeu niacina.[11,12]

Outros estudos, como o *Cholesterol-Lowering Atherosclerosis Study* (CLAS), em que houve aumento de 37% na concentração de HDL-C utilizando-se niacina e colestipol, mostraram que ocorreu uma regressão angiográfica da aterosclerose coronariana.[13]

Já o HDL-Atherosclerosis Treatment Study (HATS) mostrou que a associação da niacina com estatina e sinvastatina, em indivíduos com baixos níveis plasmáticos de HDL-C, foi eficaz em regredir de forma marcante a aterosclerose em pacientes portadores de coronariopatia, associada a um aumento de 30% nos níveis de HDL-C.[14]

Recentemente, esses dados foram comprovados pelos estudos *Arterial Biology for the Investigation of the Treatment Effects of Reducing Cholesterol* (ARBITER 2) e *Arterial Biology for the Investigation of the Treatment Effects of Reducing Cholesterol 6-HDL and LDL Treatment Strategies in Atherosclerosis* (ARBITER 6-HALTS), que demonstraram que a associação da niacina com estatina foi superior ao uso isolado de estatina ou a associação da estatina com ezetimiba na progressão ou redução da espessura íntima média das carótidas.[15,16]

Entretanto, achados mais recentes sugerem que a relação entre o HDL-C e o risco cardiovascular é bem mais complexa, indo além dos níveis de HDL-C no plasma. Um estudo voltado para observar as relações do aumento de concentração de HDL-C com desfechos clínicos foi o *The Investigation of Lipid Level Management Using Coronary Ultrasound to Assess Reduction of Atherosclerosis by CETP Inhibition and HDL Elevation* (ILLUSTRATE),[17] em que se utilizou o torcetrapibe, um inibidor da enzima proteína de transferência de colesterol esterificado (CETP). Esse fármaco, apesar de aumentar expressivamente a concentração de HDL-C, não promoveu os benefícios esperados de redução de aterosclerose e de desfechos clínicos. Ao contrário, observaram-se efeitos deletérios traduzidos pelo aumento de morte cardiovascular entre os pacientes que utilizaram o fármaco, o que obrigou a uma interrupção precoce do estudo. Como causas prováveis deste fracasso, levantaram-se as hipóteses de um efeito *off-target* por elevação da pressão arterial, em razão de uma provável interferência no metabolismo da aldosterona, mas, também, talvez a causa mais importante seja que o torcetrapibe, na realidade, promove um acúmulo de partículas de HDL extremamente maduras, já sem qualquer efeito metabólico benéfico para a retirada do colesterol da periferia.

Corroborando esses fatos, uma metanálise retrospectiva com 108 estudos randomizados envolvendo 299.310 participantes com risco de eventos cardiovasculares utilizando diferentes fármacos, incluindo 62 estudos com estatinas, mostraram que somente as mudanças de concentração séricas do LDL-C, e não as do HDL-C, conseguiram reduzir o risco de eventos cardiovasculares.[18]

Uma análise *post hoc* do estudo JUPITER também mostrou que nos pacientes com concentrações muito baixas de LDL-C, alcançadas pela utilização da terapia com estatina potente, os níveis de HDL-C não são preditivos de risco cardiovascular.[19]

Existem várias razões para se acreditar que somente o simples aumento dos níveis plasmáticos de HDL-C pode não ser a única resposta, provavelmente por causa da extrema complexidade do metabolismo do HDL-C. Novas evidências, obtidas de estudos experimentais e de estudos clínicos, mostram que, em adição à concentração plasmática de HDL-C, é fundamental a melhora concomitante das características e propriedades funcionais das partículas componentes do HDL-C.[20]

Um exemplo interessante pode ser observado em indivíduos de uma pequena comunidade italiana que, apesar de apresentarem níveis médios de HDL-C extremamente baixos, possuem reduzida incidência de doenças ateroscleróticas. Nessa população, foi determinado que a qualidade funcional da apolipoproteína A-I (APOA-I) das partículas de HDL, denominada APOA-I Milano, era o fator protetor causal.

Um estudo randomizado bem controlado comprovou que a administração de APOA-I Milano recombinante promoveu uma regressão significativa da aterosclerose coronária humana após cinco semanas de tratamento, reforçando a importância de, além da concentração, também explorarmos a qualidade funcional da partícula de HDL.[21]

Metabolismo do HDL-C

Sem dúvida alguma, o metabolismo do HDL-C é extremamente complexo, fascinante e, muitas vezes, surpreendente. Sabemos hoje em dia que o nível plasmático de HDL-C é relacionado por um grande número de polimorfismos genéticos, assim como é influenciado por diferentes fatores que também afetam o risco cardiovascular, tais como:

- **Tabagismo:** tabagistas têm 14% de níveis mais baixos de HDL-C do que os não tabagistas, e essa relação parece ser dose-dependente.[22]
- **Obesidade:** especialmente a obesidade visceral, associada com níveis baixos de HDL-C, e a perda de peso podem aumentar estes níveis.[23]
- **Hipertrigliceridemia ou síndrome metabólica**, ou mesmo portadores de diabetes melito tipo 2 possuem várias alterações lipídicas, principalmente níveis baixos de HDL-C.[24]
- **Doenças inflamatórias sistêmicas:** portadores de lúpus eritematoso e artrite reumatoide possuem uma dislipidemia caracterizada por níveis baixos de HDL-C.[25]

Estrutura, biossíntese e composição das partículas de HDL

HDL-C e HDL não são sinônimos e existe uma clara distinção entre eles. O HDL-C é o colesterol que, por ser insolúvel no sangue, é carreado na forma de éster de colesterol por partículas de lipoproteínas de alta densidade, as partículas de HDL.

A HDL é uma mistura extremamente heterogênea de partículas de lipoproteína e esta heterogeneidade provavelmente é causada por contínuas mudanças entre suas várias subfrações ou subpopulações, influenciadas por vários fatores plasmáticos. Uma das consequências disso é que essas diversas subfrações são muito diversas estruturalmente.

Além disto, as partículas de HDL podem transportar quase uma centena de diferentes proteínas e enzimas, evidenciadas pela técnica de proteômica. Elas estão em constante movimentação e que proporcionam as características das propriedades funcionais destas partículas. É interessante destacar que muitas destas proteínas e enzimas associadas ainda não têm suas funções conhecidas precisamente e somente parte delas são relacionadas diretamente com o metabolismo lipídico. As outras estão relacionadas com processos de inibição de proteases, regulação do complemento, resposta de fase aguda, entre outros (ver Figura 21.1).[26]

As partículas de HDL compreendem subfrações ou subpopulações que variam em tamanho, forma e composição. Elas se distribuem de acordo com o tamanho e carga na superfície em pré-β HDL e HDL-α (incluindo as subespécies HDL3a, HDL3b, HDL3c, HDL2a e HDL2b). As partículas de HDL contêm várias apolipoproteínas, dentre elas, a mais abundante é a APOA-I, que medeia o efluxo de colesterol celular por meio do transportador cassete de ATP-A1 (ABCA1). Este processo produz as partículas nascentes de HDL, em forma discoidal, que são convertidas em HDL esféricas pela LCAT. As HDL de forma esférica são a forma dominante de HDL no plasma. Elas são removidas no fígado por receptores *scavenger* classe B, tipo I (SR-BI), que medeiam a captação seletiva do éster de colesterol.

Entretanto, estudos realizados por eletroforese de duas dimensões mostram a existência de um número superior a uma dezena de subfrações, cada uma com diferentes composições, revelando indubitavelmente a complexidade das partículas de HDL.[27]

Uma análise das subfrações da HDL por esse método, em participantes homens do Framingham Offspring Study, mostrou que a redução de 1 mg da subfração HDL-α 1 está relacionada com um aumento de 26% no risco de DAC, pois provavelmente essas subfrações são as mais importantes para determinadas funções das partículas de HDL (ver Figura 21.2).[28]

As partículas de HDL de formato discoide são partículas pequenas, pobres em lipídeos, compostas de apolipoproteínas, uma monocamada de fosfolipídeos e colesterol livre. Quando o colesterol na partícula discoide é esterificado por enzimas associadas à APOA-I, os discos de HDL são convertidos em esferas e a estrutura da APOA1 se transforma, para que possa se ajustar sobre a superfície esférica. Os domínios helicoidais da APOA-I possibilitam suas propriedades funcionais e de ligantes de lipídeos.

HDL-Colesterol: Novos Conceitos e Papel na Prevenção Primária e Secundária da Doença Cardiovascular

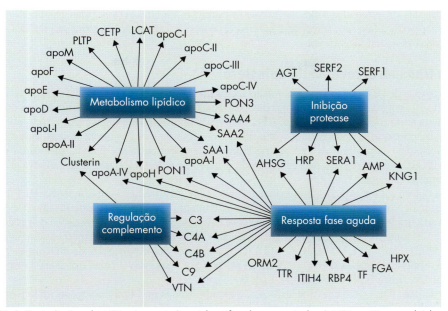

Figura 21.1 Proteômica da HDL: As proteínas identificadas associadas à HDL estão envolvidas em diferentes funções.
Fonte: Modificada de Vaisar, 2007[26]

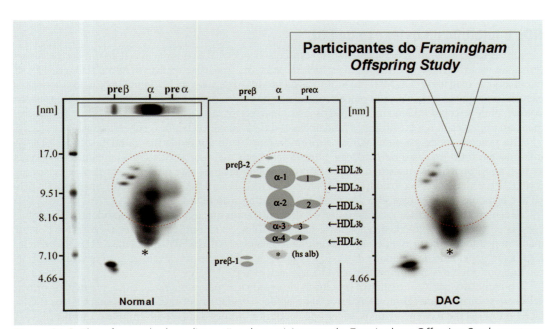

Figura 21.2 Eletroforese de duas dimensões de participantes do *Framingham Offspring Study* mostrando uma redução das subfrações HDL-α 1 e HDL-α 2 nos pacientes com DAC, em relação aos participantes normais.
Fonte: Modificada de Asztalos, 2004.[28]

Dislipidemias e Prevenção da Aterosclerose

Algumas das propriedades funcionais mais importantes da HDL, conhecidas atualmente e experimentalmente verificadas, são: transporte reverso do colesterol, inibição da oxidação do LDL-C e ação anti-inflamatória na parede vascular.

HDL e o transporte reverso do colesterol

As partículas de HDL originam-se de vários locais no organismo, sendo que a maior parte da produção de APOA-I, constituinte fundamental das partículas nascentes de HDL, é proveniente do fígado e uma pequena parte provém do intestino. A enzima lipase lipoproteica, por sua vez, agindo nos VLDL-C e nos QM, faz com que se desprendam componentes de superfície destas lipoproteínas, como colesterol livre e fosfolípides, dando origem a estruturas lamelares denominadas pré-β HDL, que são as partículas nascentes de HDL, responsáveis pela remoção do excesso de colesterol das células periféricas por meio das membranas celulares.

Após o colesterol ser captado, é esterificado pela LCAT localizada na superfície das HDL e, convertido em éster de colesterol, vai preenchendo continuamente o núcleo da partícula de HDL nascente, que, tomando um formato esferoidal, transforma-se na partícula HDL$_3$. À continuação do processo, pela ação da CETP, existe uma captação de triglicérides, advindos das lipoproteínas que contêm apolipoproteína B (APOB), como os QM, VLDL-C e LDL-C, transformando as partículas de HDL ainda maiores e globulares, então designadas de HDL$_2$. A CETP, portanto, é responsável pelas trocas de colesterol éster por triglicérides entre HDL-C, VLDL-C e LDL-C.

As partículas HDL$_2$, ricas em triglicérides, são metabolizadas pela lipase lipoproteica hepática, o que favorece a subsequente remoção seletiva do colesterol esterificado de seu núcleo pelos receptores SR-BI. Os componentes remanescentes das HDL, principalmente as apolipoproteínas, retornam ao interstício, reiniciando o ciclo de retirada de colesterol celular. Este processo é chamado de transporte reverso de colesterol e é responsável pela remoção do colesterol da periferia para o fígado, para ser eliminado na bile (vide Figura 21.3).

HDL e inibição da oxidação do LDL

A oxidação das biomoléculas de LDL-C no espaço subendotelial é considerada como um dos processos principais na aterogênese, ocorrendo em vigência de situações de estresse oxidativo. As moléculas de LDL-C minimamente oxidadas (LDL-MM) são indutoras da produção de substâncias quimiotáxicas aos monócitos circulantes, o que os estimula a um processo de adesão no leito vascular e à interiorização no espaço subendotelial, onde se transformam em macrófagos. Estes macrófagos fagocitam o LDL-C oxidado e se transformam em células espumosas, substratos fundamentais das placas ateroscleróticas subendoteliais.

Este processo pode ser atenuado ou suprimido pelo efeito antioxidativo da HDL sobre o LDL-C, inibindo parte do processo de oxidação subendotelial por meio da atividade das enzimas associadas às suas apoproteínas, as quais podem prevenir ou mesmo reverter este processo. As paraoxonases 1 e 3 (PON1 e 3), a glutationa fosfolípide peroxidase, a PAF-AH e a LCAT são enzimas transportadas pela HDL e responsáveis pela hidrólise dos produtos de oxidação do LDL-C.

Recentemente, Kontush e colaboradores[29] demonstraram que a atividade antioxidante das subfrações da HDL é dependente da densidade de suas partículas. As menores e mais densas parecem possuir maior poder antioxidante, obedecendo à seguinte sequência: HDL2b<HDL2a<HDL3a<HDL3b<HDL3c. Esta heterogeneidade de atividade antioxidante entre as subfrações provavelmente se deve à distribuição não uniforme das apolipoproteínas e enzimas associadas.

A potente atividade antioxidativa protetora, observada nas menores e mais densas partículas, provavelmente se deve ao sinergismo na inativação de lipídeos oxidados por mecanismos enzimáticos (PON, LCAT e PAF-AH) e não enzimáticos, refletindo, portanto, propriedades físico-químicas intrínsecas.

Estas variações funcionais entre as subfrações sugerem, então, que provavelmente não é somente o aumento ou a redução da concentração de HDL-C que determina a proteção contra a doença aterosclerótica, mas também a concentração das subpopulações de HDL, a mobilização celular de lipídeos, assim como a própria cinética do metabolismo do HDL-C.

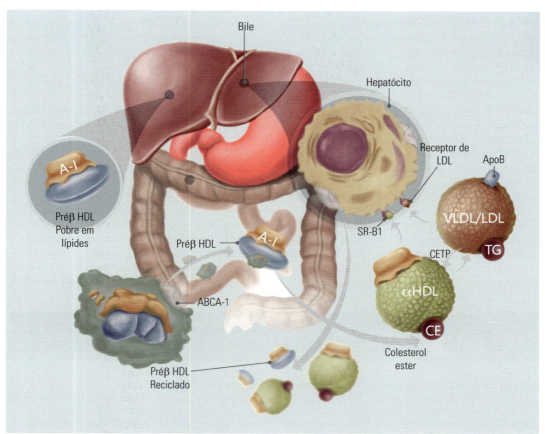

Figura 21.3 Transporte reverso de colesterol – as pré-β HDL, ricas em APOA-I, são sintetizadas pelo fígado ou mucosa intestinal e liberadas para a circulação, onde, promovendo a transferência do excesso de colesterol livre dos macrófagos, vão aumentando de tamanho e se transformando nas HDL$_3$ e HDL$_2$. Estas são transportadas ao fígado, onde são processadas.
Fonte: Modificada de Ashen, 2005.

HDL e ação anti-inflamatória na parede vascular

A HDL possui propriedades anti-inflamatórias, entre as quais se encontra a inibição da expressão das moléculas de adesão na superfície das membranas celulares endoteliais (VCAM e ICAM), responsáveis pelo recrutamento monocitário plasmático para o interior da parede vascular. Em experimentos com culturas celulares, o acréscimo de HDL no meio celular contendo LDL-C produz importante redução da transmigração monocitária.[30]

Entretanto, sob condições pró-inflamatórias sistêmicas, o proteossomo das partículas de HDL pode sofrer alterações estruturais e, paradoxalmente, perder as características funcionais vasoprotetoras e se transformar de moléculas com características anti-inflamatórias para moléculas disfuncionais, assumindo um caráter pró-inflamatório e pró-oxidante.[31]

Muitas outras funções das partículas de HDL foram recentemente demonstradas, como: 1) capacidade da APOA-I da HDL de neutralizar as propriedades pró-coagulantes dos fosfolípides, prevenindo a estimulação inapropriada da coagulação sanguínea: 2) influência na reatividade vascular por ação na produção endotelial do óxido nítrico; 3) importante papel na imunidade inata.[32-33]

Considerações finais

Grandes estudos têm consistentemente demonstrado que a estratégia terapêutica para prevenir a aterosclerose centrada na redução plasmática agressiva das lipoproteínas aterogênicas resultou em uma redução somente de cerca de 50% do risco relativo dos principais eventos cardiovasculares.

Por meio de dados obtidos de estudos epidemiológicos, observou-se que o significativo risco residual se relacionava com níveis plasmáticos baixos de HDL-C. Entretanto, torna-se cada vez mais claro que isso pode ser uma simplificação do problema, pois o HDL-C representa uma heterogeneidade de partículas de HDL, com inúmeras proteínas associadas e com características funcionais singulares, em que somente algumas delas estão relacionadas com o metabolismo lipídico.

Os estudos de prevenção primária e secundária utilizando fármacos, como fibratos, estatinas e niacina, promoveram elevações variáveis de 5% até 35% nos níveis plasmáticos de HDL-C, porém, com resultados incertos sobre o risco cardiovascular, sem determinar de maneira inequívoca a redução de desfechos cardiovasculares, devido apenas à elevação da concentração de HDL-C.

No momento, não há nenhuma evidência consistente de que elevar somente a concentração de HDL-C por meio farmacológico reduza o risco cardiovascular. Resultados de estudo envolvendo grande quantidade de participantes com risco de eventos cardiovasculares sugerem que, ao lado da quantidade, a qualidade das partículas de HDL pode ser fundamental na redução de risco cardiovascular.[34]

Provavelmente, a funcionalidade das partículas de HDL seja mesmo até mais importante do que sua massa, porém, esta hipótese ainda precisa ser confirmada em grandes ensaios clínicos randomizados.

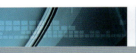

Referências bibliográficas

1. Libby P. Atherosclerosis: the new view. Sci Am. 2002;286:46-55.
2. Castelli WP, Garrison RJ, Wilson PWF, et al. Incidence of coronary heart disease and lipoprotein cholesterol levels: the Framingham Study. JAMA. 1986;256:2835-8.
3. National Cholesterol Education Program (NCEP). Expert Panel on Detection, Evaluation, and Treatment of High Blood Cholesterol in Adults (Adult Treatment Panel III). Third Report of the National Cholesterol Education Program (NCEP) final report. Circulation. 2002;106:3143-421
4. Dattilo AM, Kris-Etherton PM. Effects of weight reduction on blood lipids and lipoproteins: a meta-analysis. Am J Clin Nutr. 1992;56(2):320-8
5. Maeda K, Noguchi Y, Fukui T. The effect of cessation from cigarette smoking on the lipid and lipoprotein profiles: a meta-analysis. Prev Med. 2003;37:283-90
6. Kodama S, Tanaka S, Saito K, et al. H Effect of aerobic exercise training on serum levels of high-density lipoprotein cholesterol: a meta-analysis. Arch Intern Med. 2007;167:999-1008
7. Casella-Filho A, Chagas AC, Maranhão RC, Trombetta IC, Cesena FH, Silva VM, Tanus-Santos JE, Negrão CE, da Luz PL. Effect of Exercise Training on Plasma Levels and Functional Properties of High-Density Lipoprotein Cholesterol in the Metabolic Syndrome. Am J Cardiol 2011; vol 107, issue 8, pages 1168-72
8. Frick MH, Elo MO, Haapa K, et al. Helsinki Heart Study: primary prevention trial with gemfibrozil in middle-aged men with dyslipidemia: safety of treatment, changes in risk factors, and incidence of coronary heart disease. N Engl J Med. 1987;317:1237-45
9. Downs JR, Clearfield M, Tyroler HA, et al. Air Force/Texas Coronary Atherosclerosis Prevention Study (AFCAPS/TEXCAPS): additional perspectives on tolerability of long-term treatment with lovastatin. Am J Cardiol. 2001 May 1;87(9):1074-9
10. West of Scotland Coronary Prevention Study Group. Influence of pravastatin and plasma lipids on clinical events in the West of Scotland Coronary Prevention Study (WOSCOPS). Circulation. 1998 Apr 21;97(15):1440-5
11. Coronary Drug Project Research Group. Clofibrate and niacin in coronary heart disease. JAMA. 1975;231:360-81
12. Canner PL, Berge KG, Wenger NK, et al. Fifteen year mortality in Coronary Drug Project patients: long-term benefit with niacin. J Am Coll Cardiol. 1986;8:1245-55.

HDL-Colesterol: Novos Conceitos e Papel na Prevenção Primária e Secundária da Doença Cardiovascular

13. Blankenhorn DH, Nessim SA, Johnson RL, et al. Beneficial effects of combined colestipol-niacin therapy on coronary atherosclerosis and coronary venous bypass grafts. JAMA. 1987;257:3233-40.
14. Brown BG, Zhao XQ, Chait A, et al. Simvastatin and niacin, antioxidant vitamins, or the combination for the prevention of coronary disease. N Engl J Med. 2001;345:1583-92.
15. Taylor AJ, Sullenberger LE, Lee HJ, et al. Arterial Biology for the Investigation of the Treatment Effects of Reducing Cholesterol (ARBITER) 2: a double-blind, placebo-controlled study of extended release niacin on atherosclerosis progression in secondary prevention patients treated with statins. Circulation. 2004;110:3512-7
16. Villines TC, Stanek EJ, Devine PJ, et al. The ARBITER 6-HALTS Trial (Arterial Biology for the Investigation of the Treatment Effects of Reducing Cholesterol 6-HDL and LDL Treatment Strategies in Atherosclerosis): final results and the impact of medication adherence, dose, and treatment duration. J Am Coll Cardiol. 2010 Jun 15;55(24):2721-6
17. Nicholls SJ, Tuzcu EM, Brennan DM, et al. Cholesteryl ester transfer protein inhibition, high-density lipoprotein raising, and progression of coronary atherosclerosis: insights from ILLUSTRATE (Investigation of Lipid Level Management Using Coronary Ultrasound to Assess Reduction of Atherosclerosis by CETP Inhibition and HDL Elevation). Circulation. 2008 Dec 9;118(24):2506-14.
18. Briel M, Ferreira-Gonzalez I, You JJ, et al. Association between change in high density lipoprotein cholesterol and cardiovascular disease morbidity and mortality: systematic review and meta-regression analysis. Br Med J. 2009;338;b92
19. Ridker PM, Genest J, Boekholdt SM, et al. HDL cholesterol and residual risk of first cardiovascular events after treatment with potent statin therapy: An analysis from the JUPITER trial. Lancet. 2010;376(9738):333-9.
20. Sviridov D, Mukhamedova N, Remaley AT, et al. Antiatherogenic functionality of high density lipoprotein: how much versus how good. J Atheroscler Thromb. 2008;15:52-62.
21. Nissen SE, Tsunoda T, Tuzcu EM, et al. Effect of recombinant apoA-I Milano on coronary atherosclerosis in patients with acute coronary syndromes: a randomized controlled trial. J Am Med Assoc. 2003;290:2292-300.
22. Criqui MH, Wallace RB, Heiss G, et al. Cigarette smoking and plasma high-density lipoprotein cholesterol. The Lipid Research Clinics Program Prevalence Study. Circulation. 1980;62:IV70-IV76 .
23. Rashid S, Genest J. Effect of obesity on high-density lipoprotein metabolism. Obesity (Silver Spring). 2007;15:2875-88 .
24. Lann D, LeRoith D. Insulin resistance as the underlying cause for the metabolic syndrome. Med Clin North Am. 2007;91:1063-77.
25. Khovidhunkit W, Memon RA, Feingold KR, et al. Infection and infl ammation-induced proatherogenic changes of lipoproteins. J Infect Dis. 2000;181:S462-S472 .
26. Vaisar T, Pennathur S, Green PS, et al. Shotgun proteomics implicates protease inhibition and complement activation in the antiinflammatory properties of HDL. J Clin Invest. 2007;117(3):746-56
27. Li Z, McNamara JR, Ordovas JM, et al. Analysis of high density lipoproteins by a modified gradient gel electrophoresis method. J Lipid Res. 1994;35:1698-711.
28. Asztalos BF, Cupples LA, Demissie S, et al. High-density lipoprotein subpopulation profile and coronary heart disease prevalence in male participants of the Framingham Offspring Study. Arterioscler Thromb Vasc Biol. 2004;24:2181-7
29. Kontush A, Chantepie S, Chapman MJ. Small, dense HDL particles exert potent protection of atherogenic LDL against oxidative stress. Arterioscler Thromb Vasc Biol. 2003;23(10):1881-8.
30. Navab M, Imes SS, Hama SY, et al. Monocyte transmigration induced by modification of low density lipoprotein in cocultures of human aortic wall cells is due to induction of monocyte chemotactic protein 1 synthesis and is abolished by high density lipoprotein. J Clin Invest. 1991;88(6):2039-46.
31. Ansell BJ, Fonarow GC, Fogelman AM. High-density Lipoprotein: Is it always atheroprotective? Curr Atheroscler Rep. 2006;8:405-11.
32. Oslakovic C, Krisinger MJ, Andersson A, et al. Anionic phospholipids lose their procoagulant properties when incorporated into high density lipoproteins. J Biol Chem. 2009;284:5896-904
33. Feingold, KR and Grunfeld,C. The Role of HDL in Innate Immunity J Lipid Res. 2011; 52 (1) : 1-3.
34. Ko DT, Alter DA, Guo H, Koh M, Lau G, Austin PC et al. High-Density Lipoprotein Cholesterol and Cause--Specific Mortality in Individuals Without Previous Cardiovascular Conditions (The CANHEART Study) JACC 2016; vol 68 (19):2073-83

CAPÍTULO 22

O Uso de Antiagregantes Plaquetários na Prevenção Primária e Secundária da Doença Cardiovascular

Wilson Salgado Filho

Ativação plaquetária e aterotrombose

As plaquetas são essenciais para a hemostasia primária e reparação do endotélio, mas também desempenham um papel no desenvolvimento de síndromes coronarianas agudas e eventos cerebrovasculares.[1] Entretanto, nos últimos anos, tornou-se evidente a função relevante das plaquetas na inflamação, compartilhando vários mecanismos moleculares em comum com a trombose e caracterizando de fato estes dois processos como intrinsecamente ligados. Dessa forma, as plaquetas têm também participação como fonte de mediadores inflamatórios no processo de formação e extensão de placas ateroscleróticas.[2]

As plaquetas são produzidas pelos megacariócitos (Figura 22.1) como células anucleadas com falta do DNA genômico, mas contendo RNA mensageiro derivado dos megacariócitos e uma maquinaria translacional necessária para a síntese proteica.[3]

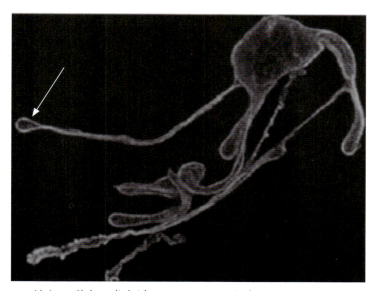

Figura 22.1 Megacariócito: célula poliploide e extensões pró-plaquetárias.

Fonte: Adaptada de Italiano JE Jr & Shivdasani RA. – Megakaryocytes and beyond: the birth of platelets. J Thromb Haemost. 2003 Jun;1(6):1174-82.

Dislipidemias e Prevenção da Aterosclerose

Após deixarem a medula óssea, as plaquetas circulam por aproximadamente 10 dias. O acoplamento das plaquetas nos sítios de injúria vascular é mediado pelo complexo de receptores de glicoproteína (GP) Ib, IX e V, que se ligam ao fator de von Willebrand, cuja anormalidade gera um importante defeito na hemostasia primária e coagulação.[4] Também participam na adesão das plaquetas receptores que se ligam ao colágeno exposto nas áreas de desnudamento endotelial ou de ruptura da placa, pertencentes ao grupo GP VI e GP Ia/IIa. Após a adesão inicial das plaquetas à matriz extracelular, é iniciada a ativação plaquetária com mudança da forma estrutural discoide para outra mais esférica, com protusões citoplasmáticas longas e irregulares (pseudópodes), resultantes da mudança na disposição dos filamentos de actina que formam o citoesqueleto das plaquetas (Figura 22.2). Com a ativação das plaquetas, é iniciado o processo de agregação plaquetária pela liberação de mediadores autócrinos e parácrinos. Dentre elas, destacam-se o tromboxane A2 (TXA2), a adenosina difosfato (ADP) e a trombina. O TXA2 é gerado por meio de via dependente da ciclo-oxigenase-1 (COX-1) atuando nos seus respectivos receptores.[5,6] O ADP liberado por grânulos plaquetários e eritrocitários liga-se a receptores específicos (P2Y, P2Y12), e ativando as plaquetas por uma via distinta do TXA2. A trombina gerada no sítio de lesão endotelial, pela cascata da coagulação, representa o mais potente ativador plaquetário, atuando em receptores protease-ativados (PARs), predominantemente o PAR-1. Esses passos culminam na via comum de ativação dos receptores de glicoproteína GP IIb/IIIa, formação de pontes de fibrinogênio e agregação plaquetária,[1] resultando no processo de trombose (Figuras 22.3 e 22.4A).

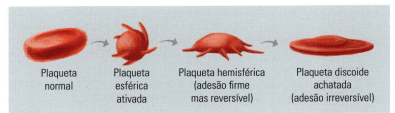

Figura 22.2 Mudança de forma das plaquetas durante o processo de adesão e ativação.
Fonte: Adaptada de: Kuwahara M *et al.* Arterioscler Thromb Vasc Biol 2002; 22: 329–34.

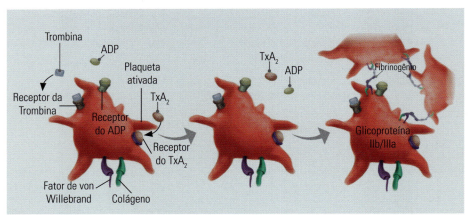

Figura 22.3 As plaquetas são mediadores centrais na aterotrombose sendo ativadas por componentes subendoteliais como o colágeno e o fator de ligação von Willebrand Factor (vWF), por moléculas sinalizadoras como o TxA2, ADP e trombina através de receptores especializados. Na ativação., são liberados mediadores que servem como ativadores autócrinos e parácrinos, amplificando o processo. Em um passo final comum, os receptores de glicoproteína (GP) IIb/IIIa são ativados facilitando a ação das pontes de fibrinogênio e na agregação plaquetária.
Fonte: Adaptada de: *Bhatt DL. Intensifying platelet inhibition e navigating between Scylla and Charybdis.* N Engl J Med 2007;357:2079.

O Uso de Antiagregantes Plaquetários na Prevenção Primária e Secundária da Doença Cardiovascular

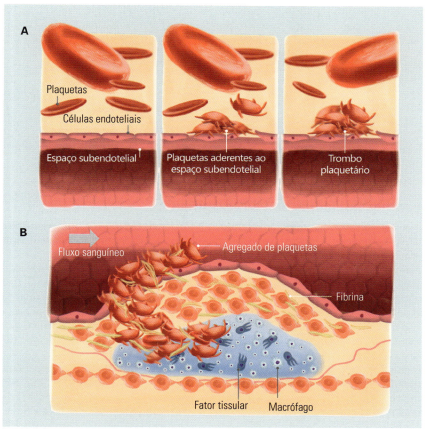

Figura 22.4 **(A)** Adesão e ativação plaquetária. **(B)** Ruptura da placa e aterotrombose.

Fonte: (A) Adaptada de Ferguson JJ. The Physiology of Normal Platelet Function. In: Ferguson JJ, Chronos N, Harrington RA (Eds). Antiplatelet Therapy in Clinical Practice. London: Martin Dunitz; 2000: pp.15–35. (B) Adaptada de Falk E *et al.* Circulation 1995; 92: 657–71.

Tratamento com antiplaquetários

As plaquetas se encontram no ponto central da patogênese da doença vascular aterosclerótica. Um crescente número de terapias antiplaquetárias usadas em diferentes doses e combinações têm ajudado no manejo da aterotrombose, tanto em síndromes isquêmicas agudas, como nas prevenções primária e secundária.[5, 7, 11] Entretanto, apesar do tratamento disponível, somente nos EUA a cada ano, aproximadamente 800 mil indivíduos sofrem um primeiro infarto e quase 500 mil experimentam um evento recorrente.[11]

Esta revisão apresenta uma avaliação sobre o uso de drogas antiplaquetárias na prevenção primária e secundária da doença cardiovascular e discute as barreiras existentes para se obter seu pleno potencial na prática clínica diária.

Os antiplaquetários agem inibindo vários aspectos da resposta plaquetária. Apesar de alguns serem menos eficazes, outros levam a um excesso de sangramento, a mais temida complicação das terapias antiplaquetárias. A influência de sangramentos maiores na mortalidade parece equivalente ao efeito de um infarto do miocárdio.[12]

O balanço entre o benefício da prevenção da trombose intraluminal e o risco hemorrágico é o ponto crucial do emprego de antiagregantes plaquetários em longo prazo.

Dislipidemias e Prevenção da Aterosclerose

As drogas antiplaquetárias podem ser classificadas de acordo com seu mecanismo de bloqueio nos principais sítios de ativação plaquetária, correspondente aos receptores onde atua (TXA2, o ADP e a trombina). Suas classes terapêuticas incluem:

1. **Antagonistas do TXA-2** (bloqueio irreversível do receptor): aspirina.
2. **Antagonistas do ADP**:
   2.1 – Bloqueio irreversível do receptor P2Y12: antiplaquetários de primeira geração (ticlopidina, clopidogrel e prasugrel).
   2.2 – Bloqueio reversível e não competitivo do receptor P2Y12: antiplaquetários de segunda geração (ticagrelor e cangrelor).
   2.3 – Bloqueio reversível e competitivo do receptor P2Y12: antiplaquetários de terceira geração (elinogrel).
3. **Antagonistas da trombina**

Antiplaquetários inibidores do TXA2 (aspirina)

Todas as drogas anti-inflamatórias não esteroidais tradicionais (AINEs), incluindo a aspirina, são inibidores da COX-1 plaquetária responsável pela fomação do TXA-2. Porém, enquanto a aspirina inativa a enzima permanentemente, outros AINEs agem como inibidores reversíveis.

A aspirina é o agente antiplaquetário mais usado na prática clínica. Após sua ingestão, ela atinge níveis plasmáticos efetivos em 30 minutos, desencadeando rapidamente a inibição da agregação plaquetária.[5] Em baixas doses, a aspirina acetila a COX-1, resultando em inibição quase total e irreversível da produção do TXA2.[6] Uma vez que a plaqueta é incapaz de sintetizar nova COX-1, por ser desprovida de núcleo, o efeito antiagregante obtido é irreversível nas plaquetas expostas à aspirina. Considerando que a vida média de uma plaqueta é de 7 a 10 dias, é necessário este intervalo de tempo de suspensão da aspirina para que a função plaquetária retorne à normalidade.

Diversos grandes estudos têm investigado o uso da aspirina na prevenção cardiovascular e as metanálises ajudam a moldar nosso conhecimento sobre seus benefícios e riscos.[13,14] Em pacientes com infarto do miocárdio prévio (prevenção secundária), o estudo *Antithrombotic Trialists (ATT) Collaboration* encontrou uma redução de risco relativo de 25% na recorrência de eventos vasculares (infarto do miocárdio, AVC e morte de causa vascular) e decréscimo na mortalidade geral em aproximadamente 17%, com o uso da aspirina.[13] Redução semelhante no risco relativo persiste em pacientes com história de angina instável ou AVC,[13,14] entretanto, o risco de sangramento gastrintestinal aumentou em 2,5 vezes. Portanto, em pacientes em prevenção secundária, a aspirina está claramente indicada na prevenção cardiovascular, desde que bem tolerada, incluindo o potencial uso de protetor gástrico.

O efeito da aspirina é menos óbvio em situações de prevenção primária, em que as taxas de risco absoluto são bem mais baixas que na prevenção secundária (~ 1 por 1.000 pacientes *versus* ~ 10 a 60 por 1.000).[14,15]

Uma análise recente de dados de 95 mil participantes de estudos de prevenção primária encontrou uma redução de 12% em eventos vasculares (redução de risco absoluto de 0,57% para 0,51%), com uma redução de 18% em eventos coronarianos, atribuídos principalmente ao infarto não fatal.[14] Não houve benefício na redução da mortalidade e o risco absoluto de sangramento maior aumentou de 0,07% para 0,10%.[14]

O balanço entre os riscos competitivos de trombose *versus* sangramento é essencial para o emprego da terapia antiplaquetária com aspirina (Figura 22.5).[5,16] Modelos de risco analisando taxas de eventos em 10 anos na prevenção primária sugerem que o uso da aspirina é indicado naqueles com risco acima de 6% e com melhor indicação acima de 15% a 20%. Nos indivíduos com risco menor ou igual a 5% (em 10 anos), o risco de sangramento supera o benefício preventivo.[17]

> O uso da aspirina na prevenção primária de indivíduos em risco estimado de eventos menor ou igual a 6% em dez anos é desaconselhado, porque o risco de sangramento supera o potencial benefício preventivo.

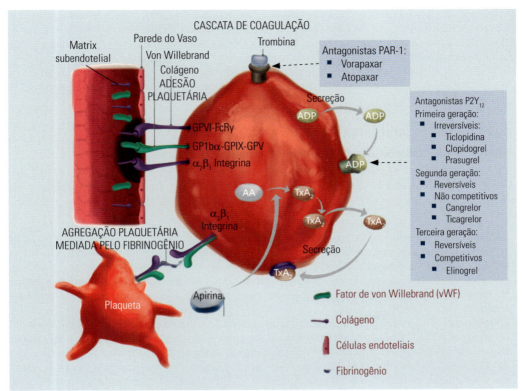

Figura 22.5 Locais de ação dos agentes antiplaquetários.

Fonte: Adaptada de White HD. *Oral antiplatelet therapy for atherothrombotic disease: Current evidence and new directions.* Am Heart J 2011

Na realidade, a abordagem não é tão simples porque os riscos de sangramento não são os mesmos individualmente. Alguns pacientes encontram-se sob maior risco de sangramento, por exemplo, aqueles com complicações gastrintestinais, particularmente os idosos. São necessários escores de risco e paradigmas para auxiliar a decisão nestas situações encontradas no dia a dia da prática clínica.

A escolha da dose ótima da aspirina permanece não totalmente definida. Em doses de 30 a 50 mg/dia, a produção de TXA2 é completamente inibida, mas existe a sugestão de que doses menores que 75 mg podem ser menos efetivas na prevenção cardiovascular.[13] A dose mínima efetiva da aspirina reflete a variabilidade individual na farmacocinética ou no efeito da droga pelo fato conhecido de que pequenas variações na eficácia inibitória do TXA2 resultam em grandes variações no efeito antiplaquetário.[6]

A total não resposta à aspirina é considerada rara e a resistência a ela em um sentido amplo pode ser atribuída a diversos fatores, como farmacocinética variável, aumento do *turnover* das plaquetas ou ligação à interação medicamentosa.[18] Por exemplo, o revestimento entérico retarda a absorção do ácido acetilsalicílico para três a seis horas após a ingestão, reduzindo significativamente a taxa de absorção e a biodisponibilidade. O uso de AINEs que competem diretamente na ligação com a COX-1 diminui a eficácia da aspirina.[5]

Como será discutido adiante, muito da falta de resposta à aspirina é devido à não aderência do paciente.[18] O aumento da dose pode, em parte, superar a não resposta antiplaquetária, ainda que exista um limite superior para a eficácia e segurança. Doses elevadas de aspirina (acima de 1.500

Dislipidemias e Prevenção da Aterosclerose

mg/dia), apesar da vantagem teórica em reduzir a inflamação vascular, não se mostraram eficazes na prevenção cardiovascular, talvez devido às reduções concomitantes na prostaciclina endotelial.[8,5,13] Além disso, a supressão da prostaglandina gástrica, em combinação com a inibição plaquetária, reconhecidamente aumenta o risco de sangramento.[5,19] Considerando os riscos agregados, as recomendações atuais indicam utilizar doses de 162 a 325 mg em situações agudas, reduzindo para 75 mg a 162 mg para a prevenção longitudinal em pacientes com risco suficientemente elevado (maior que 6% em 10 anos).

Antiplaquetários inibidores do ADP

Inibidores do ADP tienopiridínicos (ticlopidina, clopidogrel e prasugrel)

Os antiplaquetários tienopiridínicos bloqueiam de modo irreversível os receptores P2Y12, onde atua o ADP como ativador plaquetário (Figura 22.3). Na realidade, a ação dos representantes desta classe (ticlopidina, clopidogrel e prasugrel) acontece não por sua ação direta, mas, sim, por meio de seus metabolitos ativos.

- **Ticlopidina**: precursor da primeira geração dos tienopiridínicos de bloqueio irreversível P2Y12, reduzindo os eventos vasculares e a mortalidade em uma ampla categoria de pacientes.[8] Entretanto, seu esquema posológico de duas tomadas diárias e os potenciais efeitos adversos graves, como neutropenia grave e púrpura trombocitopênica trombótica, levam a uma tendência quase universal de sua substituição pelo clopidogrel, que teve seu uso incentivado pela introdução de genéricos e similares, para redução de custos.
- **Clopidogrel**: droga tienopiridínica de primeira geração, que igualmente causa bloqueio irreversível do receptor P2Y12. É absorvida no intestino como uma pró-droga. Sua maior parte é rapidamente degradada por esterases no plasma. O remanescente do fármaco é convertido no fígado no citocromo P-450 (CYP), em um metabolito ativo, mas com vida curta. Na maioria dos pacientes recebendo doses de ataque de 600 mg ou 300 mg, a inibição plaquetária é obtida respectivamente em duas a seis horas. Doses mais altas não foram consistentemente mais efetivas.[20]

O estudo CAPRIE[21] investigou o uso do clopidogrel em monoterapia (75 mg/dia) *versus* aspirina em monoterapia (325 mg/dia), na prevenção secundária de 19.185 portadores de infarto do miocárdio recente, AVC isquêmico ou doença vascular periférica sintomática, com seguimento médio de 1,91 anos. A incidência anual de eventos no grupo tratado com clopidogrel foi de 5,32%, comparada com 5,83% no grupo com aspirina, resultando em uma redução de risco relativo de 8,87% a favor do clopidogrel. O maior benefício foi observado nos pacientes com doença vascular periférica, não havendo diferença significativa na incidência de eventos entre os grupos de portadores de infarto do miocárdio ou de AVC recente. Portanto, o estudo CAPRIE apresentou uma eficácia modestamente superior do clopidogrel, em relação à aspirina, enquanto as taxas de sagramento foram comparáveis entre os dois grupos. O tratamento isolado com aspirina levou a taxa mais alta de hemorragia intracraniana *versus* clopidogrel isolado, sem significância estatística (0,49% *versus* 0,35%, respectivamente, $p = 0,23$). Considerando a diferença substancial de custo entre a aspirina e o clopidogrel, a utilização universal deste último não se justifica, embora se observe a tendência atual para a redução dos gastos com o clopidogrel.

Os polimorfismos de enzimas hepáticas envolvidas no metabolismo hepático do clopidogrel ou relacionados com o receptor plaquetário P2Y12 podem afetar a capacidade de o clopidogrel inibir a agregação plaquetária.[22,23] O citocromo P450(CYP)2C19 desempenha um importante papel na atividade farmacológica do clopidogrel, ja que este é uma pro-droga e necessita ser metabolizado para exercer seu efeito farmacológico. Na presença do polimorfismo P450 CYP2C19*2 ocorre perda da eficiência metabólica, resultando em menor formação hepática do clopidogrel como droga ativa e consequente diminuição do efeito antiplaquetário e risco aumentado de trombose.[24] Por outro lado, indivíduos portadores do polimorfismo CYP2C19*17 apresentam ritmo aumentado de metabolização e ativação do

214

O Uso de Antiagregantes Plaquetários na Prevenção Primária e Secundária da Doença Cardiovascular

clopidogrel, o que leva a uma subsequente exacerbação de seu efeito antiplaquetário e maior risco de sangramento.[25]

Além da variação nos determinantes genéticos, fatores ambientais como hipertensão, diabetes, hiperlipidemia, fumo e aumento na idade podem influenciar a resposta ao clopidogrel.[24] Entretanto, não existem dados prospectivos convincentes que estabeleçam a rotina para testes de resistência ao clopidogrel, avaliando a função plaquetária *in vitro* ou a genotipagem de portadores de doença cardiovascular ou de AVC isquêmico prévio, conforme comunicado em 2010 pelas fundações American College of Cardiology (ACC) e American Heart Association (AHA).[26]

A potencial interação medicamentosa entre inibidores de bomba e clopidogrel é abordada no tópico seguinte, que trata da associação clopidogrel e aspirina, motivo de frequente necessidade de proteção gástrica. Outras interações medicamentosas com estatinas e bloqueadores dos canais de cálcio podem alterar o metabolismo do clopidogrel, gerando controvérsia sobre a segurança de seu uso combinado com tais classes terapêuticas. Entretanto, dada a falta de evidência que sugira dano clinico para o uso dessas combinações no contexto de uma análise randomizada, os benefícios reconhecidos parecem superar os riscos teóricos.[27]

Considerando as potenciais ocorrências de resposta parcial à dose usual do clopidogrel (75 mg/dia), recentemente o estudo CURRENT OASIS-7 mostrou que doses mais altas (600 mg de ataque seguida de 150 mg diários por uma semana e 75 mg de manutenção) foram melhores que o esquema padrão na prevenção de trombose *intrastent*, apesar de que, quando aplicados de modo indiscriminado, resultou em maiores taxas de sangramento.[28]

Clopidogrel associado à aspirina: o benefício da dupla terapia antiplaquetária (DTAP) foi examinado no estudo CURE,[29,30] que demonstrou superioridade do uso a longo prazo (período de um ano) de clopidogrel associado à aspirina *versus* aspirina isolada, na prevenção combinada de morte cardiovascular, infarto do miocárdio e AVC, em portadores de angina instável ou infarto do miocárdio não Q. No grupo com DTAP, houve redução de risco relativo de eventos *versus* uso da aspirina isolada em aproximadamente 18%. O aumento das doses da aspirina isoladamente ou em associação com o clopidogrel não determinou melhor eficácia na prevenção de eventos, mas aumentou os riscos de sangramento nas doses maiores, sendo recomendada a dose otimizada de 75 a 100 mg na associação com o clopidogrel.

> Em pacientes pós-síndromes isquêmicas coronarianas agudas a associação Clopidogrel 75 mg & Aspirina 75-100 mg foi superior ao uso da Aspirina isolada na prevenção de eventos isquêmicos maiores.

A comparação do uso da DTAP *versus* aspirina isolada foi também realizada em pacientes submetidos a intervenções coronarianas percutâneas (PCI) no estudo PCI-CURE,[31] observando-se a redução do risco relativo de morte cardiovascular ou infarto do miocárdio em 31%, com o emprego da associação clopidogrel e aspirina. Não houve diferença significativa na incidência de sangramentos maiores entre os dois grupos.

O estudo CHARISMA[32,33] investigou o uso de clopidogrel associado ou não à aspirina, em pacientes estáveis de prevenção primária e secundária. Foram excluídos portadores de síndromes isquêmicas agudas ou aqueles submetidos a intervenções coronarianas percutâneas recentes. A análise de subgrupo sugeriu que indivíduos em prevenção primária não apresentaram evidência de benefício com a DTAP, observando-se inclusive aumento moderado no risco de sangramento.

De modo esperado, no grupo de pacientes em prevenção secundária, a associação clopidogrel e aspirina registrou mais uma vez menores taxas de eventos. A análise dos dados do CHARISMA também revelou que a maior probabilidade de sangramento com a associação clopidogrel e aspirina se manifestou logo no primeiro ano de tratamento. Naqueles em uso da DTAP que não apresentaram sangramento no primeiro ano, a incidência de hemorragia no período subsequente foi a mesma que a do grupo em uso de aspirina isolada.[34]

Dislipidemias e Prevenção da Aterosclerose

A investigação sobre as vantagens da DTAP sobre o uso da aspirina isolada em pacientes pós-síndromes isquêmicas cerebrovasculares foi realizada no estudo MATCH.[35] Surpreendentemente, com relação à superioridade observada da DTAP, nos estudos CURE e CHARISMA, o estudo MATCH não confirmou um benefício adicional na redução de eventos vasculares com uso da associação clopidogrel e aspirina, nesse grupo de pacientes, além de aumentar a incidência de sangramentos maiores.

> Em pacientes pós-síndromes isquêmicas cerebrovasculares, a DTAP não foi superior ao uso da Aspirina isolada na redução da recorrência de eventos, além de aumentar a incidência de sangramentos maiores.

Considerando o uso da DTAP na prevenção secundária em longo prazo, após intervenções coronarianas percutâneas, surge a controvérsia sobre por quanto tempo os pacientes devem se manter em uso da terapia, uma vez iniciada.[36] Recomenda-se que o paciente permaneça em uso do clopidogrel associado à aspirina por pelo menos um mês após o implante de *stent* convencional e por um ano nos casos de *stents* farmacológicos que possuem maior risco de trombose tardia, apesar da melhor *perfomance* nesse aspecto dos *stents* farmacológicos de segunda geração.

O aumento da prescrição do clopidogrel como segundo antiplaquetário após a aspirina e a frequente utilização de ambos na DTAP vêm se apoiando em vários estudos, conforme já visto.[21,22,29-36] No entanto, a ocorrência de sangramento gastrintestinal (GI) é a mais séria complicação hemorrágica do uso desta associação em longo prazo.[37,38]

Estudos randomizados e controlados em pacientes de alto risco, recebendo aspirina, têm mostrado que o uso de inibidores de bomba de prótons reduz o risco de sangramento GI recorrente.[38b] Entretanto, quando utilizados na vigência do uso do clopidogrel, alguns estudos observacionais têm sugerido a perda do efeito antiplaquetário causada pelos inibidores de bomba, mais consistentemente pelo omeprazol, com repercussão clínica na incidência de eventos.[39-41] De modo oposto, outros dois estudos observacionais não comprovaram essa interação.[42,43]

O estudo COGENT[44] confirmou a esperada e significativa redução de sangramento GI com a combinação omeprazol e clopidogrel *versus* clopidogrel isolado, não registrando aumento na incidência de eventos vasculares com a presença do omeprazol.[46]

Por último, o trabalho publicado por Banerjee e colaboradores,[46] concluiu que o uso de inibidores de bomba em pacientes tratados com clopidogrel pós-intervenções coronarianas percutâneas também não foi associado ao risco aumentado de eventos cardiovasculares. Esse estudo sugere (de modo provocativo) o diagnóstico incorreto de sintomas de angina potencialmente confundido ou superposto aos sintomas de refluxo gastroesofágico, motivando o uso dos inibidores de bomba em associação ao clopidogrel, o que caracteriza uma população com maior risco de eventos. Corroborando o fato, os autores encontraram maior frequência na prescrição concomitante de nitratos à associação citada, tornando mais bem definido este grupo de pacientes como alvo potencial da maior incidência de eventos clínicos.

Prasugrel: antiplaquetário pertencente ao grupo das tienopiridinas de primeira geração, atuando também como pró-droga, requerendo a conversão para seu metabólito ativo antes de se ligar de modo irreversível ao receptor P2Y12.[47] Entretanto, a conversão do prasugrel como pró-droga utiliza um único passo CYP para sua ativação hepática, encurtando assim o início da ação (uma hora) e aumentando sua potência em relação ao clopidogrel. Com dose de ataque 60 mg e manutenção 10 mg/dia, ele exibe menor variabilidade interindividual em relação às doses equivalentes de ataque e manutenção do clopidogrel (300 a 600 mg e 75 a 150 mg/dia, respectivamente).[26]

No estudo TRITON-TIMI 44 a dose de ataque de 60 mg do prasugrel resultou em maior inibição plaquetária *in vitro* que 600 mg de clopidogrel, ocorrendo o mesmo em relação à dose de manutenção (10 mg de prasugrel *versus* 150 mg de clopidogrel).[48]

O estudo TRITON-TIMI 38 que incluiu 13.608 pacientes com síndromes coronarianas agudas, submetidos a intervenções coronarianas percutâneas, a combinação de prasugrel com aspirina reduziu significativamente (19%) o risco e os desfechos compostos de morte de causa cardiovascular, infarto do miocárdio não fatal ou AVC *versus* a combinação de clopidogrel com aspirina, em um período de 6 a

216

O Uso de Antiagregantes Plaquetários na Prevenção Primária e Secundária da Doença Cardiovascular

15 meses. Foram utilizadas doses de prasugrel (60 mg/ataque e 10 mg/manutenção) *versus* clopidogrel (300 mg/75 mg) e aspirina (75 a 162 mg) nos dois grupos, ocorrendo maior incidência de episódios de sangramento no grupo do prasugrel e aspirina (2,4% *versus* 1,8%), inclusive de casos fatais (0,4% *versus* 0,1%; *p* = 0,002). Em indivíduos acima da idade de 75 anos e peso menor que 60 kg, o benefício da terapia combinada do prasugrel e aspirina foi perdido pelas complicações hemorrágicas.[49]

Após o estudo TRITON-TIMI 38 o prasugrel foi aprovado em 2009, tanto na Europa como nos EUA, para o tratamento de síndromes isquêmicas coronarianas agudas, em pacientes submetidos a intervenções coronarianas percutâneas,[49] sendo recomendada a dose de 5 mg em indivíduos com peso inferior a 60 kg e desaconselhado o uso em idade superior a 75 anos.

O estudo Trylogy ACS (*The TaRgeted platelet Inhibition to cLarify the Optimal StrateGy to medicallY manage Acute Coronary Syndromes*) comparou diretamente o prasugrel e o clopidogrel, por um período mediano de 17 meses seguidos, em 7.243 portadores de angina instável ou infarto do miocárdio, sem supradesnivelamento de ST, com idade abaixo de 75 anos, tratados com aspirina, nos quais não foi realizada intervenção coronária percutânea.[50] Não houve diferença estatisticamente significante na incidência de desfechos primários (morte de causa cardiovascular, infarto não fatal ou AVC não fatal) e as taxas de sangramento intracraneal não tiveram diferença significativa, apesar de maior tendência no grupo com prasugrel.

Inibidores do ADP de segunda geração (ticagrelor e cangrelor)

Diferentemente dos agentes tienopiridínicos, os antiplaquetários de segunda geração bloqueiam de modo reversível os receptores P2Y12, atuando como drogas de ação direta, sem necessidade de conversão metabólica.

- **Ticagrelor:** trata-se de um agente antiplaquetário tienopiridínico e análogo da adenosina trifosfato, que atua diretamente e de modo reversível não competitivo no bloqueio dos receptores P2Y12. Sua ação inicia-se mais rapidamente que o clopidogrel, inibindo a agregação plaquetária de modo consistente duas horas após sua ingestão e com efeito mais pronunciado. Devido ao seu curto tempo de vida, a função plaquetária volta ao normal dentro de um a dois dias após sua interrupção, reduzindo assim os riscos de hemorragias graves e mais extensas. Por outro lado, essa propriedade atraente de possuir menor tempo de vida determina a necessidade do uso da droga duas vezes ao dia.[51]

  O estudo PLATO,[52,53] realizado em portadores de síndromes coronarianas agudas, comparou o ticagrelor na dose de ataque de 180 mg e manutenção com 90 mg duas vezes/dia *versus* clopidogrel (300 a 600 mg/ataque; 75 mg/manutenção), ambos em combinação com aspirina. Após um ano, a incidência relativa de eventos diminuiu em 16% nos pacientes em uso da associação ticagrelor com aspirina, havendo uma redução significativa da mortalidade geral (de 5,9% para 4,5%; P < 0,001).

  A análise de subgrupo dos pacientes submetidos à revascularização miocárdica com enxerto após a randomização[54] mostrou superioridade do ticagrelor ao longo de um ano de seguimento, com taxas significativas de redução de mortalidade total de 9,7% (47 de 629) para 4,7% (29 de e 629) e de morte cardiovascular (7,9% para 4,1%). Não houve diferença significativa de sangramento relacionada ao procedimento cirúrgico. As taxas de sangramento geral no estudo, excluindo os relacionados com revascularização miocárdica, mostraram maior incidência no grupo em uso do ticagrelor, em relação ao clopidogrel (4,5% *versus* 3,8%).

- **Cangrelor**: trata-se de outro agente antiplaquetário de segunda geração do tipo não tienopiridínico inibidor de ação direta, não competitiva e reversível sobre os receptores P2Y12, utilizada somente pela via parenteral.[47,55] Após sua aplicação endovenosa, é obtida inibição plaquetária constante em poucos minutos[51] e, quando interrompida, devido à rápida metabolização no plasma, observa-se uma normalização da atividade plaquetária uma hora depois. A via de administração endovenosa limita o uso em longo prazo, mas sua equivalência com o clopidogrel, observada nos estudos CHAMPION PCI e CHAMPION PLATFORM,[56,57] fazem do cangrelor uma opção potencial como terapia "de ponte" em pacientes que requerem procedimentos cirúrgicos (cardíacos e outros), devido ao efeito de doses maiores. O estudo BRIDGE analisou 210 casos de síndrome coronariana

Dislipidemias e Prevenção da Aterosclerose

aguda submetidos a revascularização miocárdica utilizando cangrelor ou placebo como 'ponte' de anti-agregação plaquetária em pacientes que descontinuaram o uso de tienopiridínicos antes da cirurgia. O cangrelor em dose de infusão 0,75 microgramas/kg/min alcançou e manteve a inibição plaquetária em niveis conhecidos como associados a baixo risco de eventos trombóticos comparado com placebo, não ocorrendo episódios maiores de sangramento.[58]

Inibidores do ADP de terceira geração (Elinogrel)

O elinogrel é um potente antiplaquetário de terceira geração, antagonista de ação direta e competi-tiva com o ADP sobre os receptores P2Y12, em formulação oral e endovenosa.[59-61] A natureza reversível e competitiva da ligação com o receptor P2Y12 do elinogrel poderia resultar em seu deslocamento pelo ADP nos sítios de sangramento, os quais são caracterizados por baixo fluxo e concentrações mais elevadas de ADP. Por esta razão, o elinogrel poderia apresentar um perfil de segurança mais favorável, pela perda competitiva de sua ação antiplaquetária nas áreas de sangramento, reduzindo, assim, o risco de complicações hemorrágicas.[62]

O INNOVATE-PCI[60] foi um estudo fase 2b com 652 pacientes submetidos a intervenção corona-riana percutânea eletiva, randomizados para clopidogrel ou elinogrel endovenoso, seguido de elinogrel oral. Apesar de o tratamento com elinogrel resultar em inibição de plaquetas ativadas por ADP *ex vivo*, de modo mais rápido e mais potente, não houve diferença significativa nas taxas de eventos isquêmicos entre os braços do clopidogrel e do elinogrel, no período de 24 horas e 120 dias após a intervenção. O sangramento periprocedural foi maior nos sítios de acesso vascular nos pacientes em uso de elinogrel, requerendo atenção médica.

O estudo piloto ERASE MI (*Early Rapid ReversAl of platelet thromboSis with intravenous Elinogrel before PCI to optimize reperfusion in acute Myocardial Infarction*) mostrou dados preliminares sobre a tolerância e a viabilidade do elinogrel como terapia subsidária à intervenção coronária percutânea primária, em síndromes isquêmicas agudas.[61]

Inibidores da trombina (Vorapaxar e Atopaxar)

A ativação plaquetária mediada pela trombina é importante para a trombose, mas pode não ser essencial para hemostasia, como sugerido por um estudo experimental com camundongos, com dele-ção do principal receptor de trombina PAR-4. Esses camundongos apresentaram uma formação muito limitada de trombos no lúmen arterial, mas a aderência plaquetária, como a deposição de fibrina nos sítios de injúria, foi normal, e não houve evidência de sangramento espontâneo.[63]

De forma consistente com estes resultados, o tratamento com antagonistas PAR-1 (o principal re-ceptor de trombina em humanos) em estudos pré-clínicos retardou significativamente o tempo de oclusão por trombose, após injúria arterial em cobaias e macacos *cynomongus*, sem afetar os tempos de sangramento ou outros parâmetros de coagulação.[64,65] Em humanos, o principal receptor que media a ativação plaquetária em resposta à trombina é o PAR-1.[66]

- **Vorapaxar (SCH 530348)**: é um potente antagonista oral seletivo do receptor PAR-1 (Figura 22.5). Em estudos pré-clínicos, o tratamento com vorapaxar não apresentou efeito significativo na coa-gulação ou em parâmetros de sangramento.[62,67,68] Ele inibe a agregação plaquetária induzida por peptídeo agonista do receptor de trombina de modo dose-dependente, mas não afeta a agregação plaquetária induzida pelo ADP, ácido aracdônico ou colágeno, confirmando sua especificidade.[69]

  O estudo de segurança e tolerabilidade em fase 2 TRA-PCI[70] mostrou que a inibição PAR-1 com vorapaxar, usada em combinação com aspirina e clopidogrel, não aumentou o tempo de sangramen-to em pacientes submetidos a intervenções coronarianas percutâneas. Um estudo em fase 2 em in-divíduos japoneses com síndromes isquêmicas agudas, sem-supra de ST, submetidos à intervenção coronarianas percutâneas, demonstrou redução significativa na ocorrência de infarto do miocárdio nos pacientes em uso do vorapaxar associado à dupla terapia antiplaquetária padrão (DTAP = aspiri-na + clopidogrel), sem aumento no risco de sangramento em relação ao grupo com a DTAP convencional.[71] O estudo TRACER (*The Thrombin Receptor Antagonist for Clinical Event Reduction*) avaliou a eficácia do vorapaxar associado à DTAP (AAS e clopidogrel) versus DTAP isolada na prevenção de morte cardiovascular, infarto do miocárdio, AVC e isquemia recorrente com re-hospitalização e revascularização miocárdica de urgência em 12.944 pacientes com síndromes isquêmicas agudas sem-supradesnivelamento de ST. Conclusão: em pacientes com síndromes coronarianas agudas, a adição de voraxapar a terapia padrão não reduziu significativamente o desfecho composto, mas aumentou significativamente o aumento de sangramento maior, incluindo hemorragia intracraniana.[72] O uso do vorapaxar foi testado com resultados favoráveis na prevenção segundária da aterotrombose em portadores de infarto do miocárdio prévio ou doença vascular periférica.[73] Baseado nestes resultados favoráveis, o FDA aprovou vorapaxar para redução de eventos trombóticos cardiovasculares em pacientes com alto risco de eventos recorrentes isquêmicos tais como portadores de diabetes e infarto do miocárdio prévio ou doença vascular periférica grave, para terapia de longo prazo. É necessária uma seleção cuidadosa do paciente para o balanço eficácia *vs.* segurança.[74, 75]

- **Atopaxar (E5555)**: é um antagonista oral seletivo PAR-1 (Figura 22.5) que tem demonstrado efeito antiplaquetário sem impacto nos parâmetros de sangramento em estudos pré-clínicos.[76-77] O atopaxar demonstrou forte inibição *ex-vivo* da agregação plaquetária, induzida por peptídeo agonista do receptor de trombina, com menor inibição da ativação plaquetária induzida pelo ADP e colágeno.[78]

O estudo J-LANCELOT avaliou a eficácia e segurança do atopaxar *versus* placebo, administrado em combinação com o tratamento convencional (aspirina e clopidogrel) em pacientes japoneses com síndromes isquêmicas coronarianas agudas ou com doença arterial coronária (DAC) de alto risco. Taxas semelhantes de sangramento foram observadas entre os grupos tratados com atopaxar e placebo: em pacientes com síndromes coronarianas agudas (5,5% *versus* 6,6% com placebo) e nos indivíduos com DAC de alto risco (1,6% *versus* 1,55 com placebo).[79] Em pacientes com síndromes isquêmicas agudas, a incidência de eventos cardíacos adversos maiores mostrou uma tendência para a redução não significativa no grupo em uso do atopaxar *versus* placebo (5,0% *versus* 6,6% com placebo, $p = 0,73$), embora com taxas de eventos consistentemente mais baixas no grupo com DAC de alto risco em uso do atopaxar (1,0% *versus* 4,5% com placebo; $p = 0,066$). Observou-se elevação das enzimas hepáticas e prolongamento significativo do intervalo QT nos pacientes tratados com atoxapar sendo o desenvolvimento da droga descontinuado. O futuro desta classe de drogas antitrombóticas vai depender da identificação de grupos de pacientes nos quais a razão risco-benefício seja favorável.[80,81]

Barreiras para o uso de antiplaquetários na prevenção cardiovascular

Apesar do alto nível de evidência dando suporte ao uso de drogas antiplaquetárias, nenhuma terapia é efetiva, obviamente, quando o paciente não a recebe. A não prescrição médica ou a não aderência do paciente levanta barreiras significativas no mundo real do emprego de antiplaquetários, na prevenção cardiovascular. Em uma análise de dados coletados de pacientes de alto risco,[81] 15% a 20% não estavam usando terapia antiplaquetária para a prevenção secundária e aproximadamente 50% de indivíduos em prevenção primária com múltiplos fatores de risco não estavam em uso de antiagregante. A educação básica do médico no atendimento de pacientes com síndromes isquêmicas agudas resultou em uma significativa melhora na prescrição adequada de antiplaquetários.[82] O risco da não aderência do paciente aos tratamentos antiplaquetários tem sido progressivamente reconhecido e as implicações para a prevenção cardiovascular são enormes.[18] Em uma análise,[83] 7% dos pacientes apresentando-se com síndrome isquêmica coronariana aguda relataram não aderência à aspirina no espaço de três meses após a alta; 12% eram não aderentes ao clopidogrel. Outra base de dados encontrou aproximadamente 28% dos pacientes que falharam em seguir a prescrição do clopidogrel após a alta.[84]

A não aderência aos tienopiridínicos após o implante de *stent* tem sido demonstrada como causa do aumento da mortalidade em nove vezes no primeiro ano; mesmo um dia sem usar o clopidogrel prescrito foi associado com excesso de trombose em *stents* farmacológicos.[85-86] Na prevenção primária, as taxas de não aderência são maiores. Por exemplo, em pacientes com diabetes com doença vascular periférica assintomática, o uso da medicação caiu em 50%.[87] As razões da não aderência são multifatoriais, começando pela relação médico-paciente, potenciais eventos adversos (mesmo sangramentos menores) e custos elevados. A consciência e habilidade profissionais devem, de qualquer forma, serem empregadas com maior rigor, considerando os riscos dos graves eventos vasculares cerebrais, coronarianos e periféricos envolvidos na falta da terapia antitrombótica adequada. Recentemente, o estudo COMPASS (*Cardiovascular Outcomes for People Using Anticoagulation Strategies*) testou a hipótese se rivaroxaban isolado ou em combinação com aspirina seria mais efetivo que a aspirina isolada para a prevenção secundária.[88] O estudo incluiu 27.395 pacientes com doença vascular aterosclerótica estável randomizados para: [rivaroxaban 2,5 mg 2×/dia + AAS 100 mg/dia]; [rivaroxaban 5 mg 2×/dia] ou [AAS 100 mg/dia] com desfecho primário combinado de morte cardiovascular, AVC ou infarto do miocárdio. Após seguimento médio de 23 meses o estudo foi interrompido pela superioridade do grupo rivaroxaban + AAS. Entre os pacientes com doença vascular aterosclerótica estável, aqueles assinalados para rivaroxaban 2,5 mg 2×/dia + AAS 100 mg/dia apresentaram redução de 24% no desfecho primário (4,1% vs. 3,4%), mas a incidência de sangramento foi elevada em 70% (3,1% vs. 1,9%). A taxa do desfecho 'benefício clínico líquido' foi 20 % menor com rivaroxaban + AAS do que com AAS isolado (4,7% vs. 5,9%). Não houve diferença significativa na incidência de sangramento intracraniano ou fatal entre os dois grupos. O emprego de rivaroxaban 5 mg 2×/dia isolado não foi melhor que o uso de AAS 100 mg/dia na redução de eventos em prevenção secundária, sendo associado a maior ocorrência de sangramento.

Considerações finais

A terapia antiplaquetária é uma parte essencial da prevenção da doença vascular aterosclerótica e suas complicações. À medida que cresce o risco aterotrombótico, da mesma forma cresce o benefício do tratamento, sendo justificado o emprego de regimes antiagregantes mais potentes.

Novos avanços na terapia estão sendo desenvolvidos, buscando associar à dupla terapia antiplaquetária (bloqueio do receptor TXA-2 e do receptor P2Y12) um terceiro agente inibindo o receptor PAR-1, onde atua a trombina. Os resultados dos recentes estudos com novos fármacos antiplaquetários levam a novas estratégias de tratamento, otimizadas para diversos tipos de pacientes e baseadas nos riscos e benefícios de cada agente.

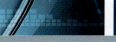

Referências bibliográficas

1. Davi G, Patrono C. Review article - Mechanism of disease: Platelet activation and atherotrombosis. N Engl J Med. 2007;357:2482-94.
2. Wagner DD, Burger PC. Review article - Platelets in Inflammation and Thrombosis. Arterioscler Thromb Vasc Biol. 2003;23:2131-7.
3. Italiano JE Jr, Shivdasani RA. Review article - Megakaryocytes and beyond: the birth of platelets. J Thromb Haemost. 2003;1:1174-82.
4. Mannucci PM. Review article - Treatment of von Willebrand's disease. N Engl J Med. 2004;351:683-94.
5. Patrono C, Garcia Rodriguez LA, Landolfi R, et al. Low-dose aspirin for the prevention of atherothrombosis. N Engl J Med. 2005;353:2373-83.
6. Patrono C, Rocca B. The future of antiplatelet therapy in cardiovascular disease. Annu Rev Med. 2010;61:49-61.
7. Desai NR, Bhatt DL. The state of periprocedural antiplatelet therapy after recent trials. JACC Cardiovasc Interv. 2010;3:571-83.
8. Patrono C, Baigent C, Hirsh J, et al. Antiplatelet drugs: American College of Chest Physicians evidence--based clinical practice guidelines (8th edition). Chest. 2008;133:199S-233S.
9. Bhatt DL, Topol EJ. Scientific and therapeutic advances in antiplatelet therapy. Nat Rev Drug Discov. 2003;2:15-28.

O Uso de Antiagregantes Plaquetários na Prevenção Primária e Secundária da Doença Cardiovascular

10. Nagarakanti R, Sodhi S, Lee R, et al. Chronic antithrombotic therapy in post-myocardial infarction patients. Cardiol Clin. 2008;26:277-88,vii.
11. Lloyd-Jones D, Adams RJ, Brown TM, et al. Executive summary: heart disease and stroke statistics--2010 update: a report from the American Heart Association. Circulation. 2010;121:948-54.
12. Mehran R, Pocock SJ, Stone GW, et al. Associations of major bleeding and myocardial infarction with the incidence and timing of mortality in patients presenting with non–ST-elevation acute coronary syndromes: a risk model from the ACUITY trial. Eur Heart J. 2009;30:1457-66.
13. Baigent C, Sudlow C, Collins R, et al. Antithrombotic Trialists' Collaboratiion. Collaborative meta-analysis of randomized trials of antiplatelet therapy for prevention of death, myocardial infarction and stroke in high risk patients. BMJ. 2001;324:71-86.
14. Baigent C, Blackwell L, Collins R, et al. Aspirin in the primary and secondary prevention of vascular disease: collaborative meta-analysis of individual participant data from randomized trials. Lancet. 2009;373:1849-60.
15. Calonge N, Petitti DB, DeWitt TF, et al. Aspirin for the prevention of cardiovascular disease. US Preventive Services Task Force recommendation statement. Ann Inter Med. 2009;150:396-404.
16. Bhatt DL. Intensifying platelet inhibition-navigating between Scylla and Charybdis. N Engl J Med. 2007;357:2078-81.
17. Sanmuganathan PS, Ghahramani P, Jackson PR, et al. Aspirin for primary prevention of coronary heart disease: safety and absolute benefit related to coronary risk derived from meta-analysis of randomized trials. Heart. 2001;85:265-71.
18. Kolandaievelu K, Bhatt DL. Overcoming 'resistance' to antiplatelet therapy: targeting the issue of nonadherence. Nat Rev Cardiol. 2010;7:461-7.
19. Campbell CL, Smyth S, Montalescot G, et al. Review article - Aspirin dose for the prevention of cardiovascular disease: a systematic review. JAMA. 2007;297:2018-24.
20. von Beckerath N, Taubert D, Pogatsa-Murray G, et al. Absorpion, metabolization, and antiplatelet effects of 300, 600 e 900 mg loading doses of clopidogrel: results of the ISAR-CHOICE (Intracoronary Stenting and Antithrombotic Regimen: Chose between 3 high oral doses for Immediate Clopidogrel Effect) trial. Circulation. 2005;112:2946-50.
21. A randomised, blinded, trial of Clopidogrel versus Aspirin in Patients at Risk of Ischemic Events (CAPRIE). CAPRIE Steering Committee. Lancet. 1996;348:1333.
22. Serebruany VL, Steinhubl SR, Berger PB, et al. Variability in platelet responsiveness to clopidogrel among 544 individuals. J Am Coll Cardiol. 2005;45:246-51.
23. Sweeny JM, Gorog DA, Fuster V. Antiplatelet drug 'resistance'. Part 1: mechanisms and clinical measurements. Nat Rev Cardiol. 2009;6:273-82.
24. Shuldiner AR, O'Connell JR, Bliden KP, et al. Association of cytochrome P450 2C19 genotype with the antiplatelet effect and clinical efficacy of clopidogrel therapy. JAMA. 2009;302:849-57.
25. Sibbing D, Koch W, Gebhard D, et al. Cytochrome 2C19*17 allelic variant, platelet aggregation, bleeding events, and stent thrombosis in clopidogrel-treated patients with coronary stent placement. Circulation. 2010;121:512-8.
26. Society for Cardiovascular Angiography and Interventions, Society of Thoracic Surgeons, Writing Committee Members, et al. ACCF/AHA Clopidogrel clinical alert: approaches to the FDA "boxed warning": a report of the American College of Cardiology Foundation Task Force on Clinical Expert Consensus Documents and the American Heart Association. Circulation 2010; 122:537.
27. Juurlink DN. Proton pump inhibitors and clopidogrel: putting the interaction in perspective. Circulation. 2009;120:2310-2.
28. Metha SR, Bassand JP, Chrolavicius S, et al. Dose comparisons of clopidogrel and aspirin in acute coronary syndromes. N Engl J Med. 2010;363:930-42.
29. Mehta SR, Yusuf S. Clopidogrel in Unstable angina to prevent Recurrent Events (CURE) Study Investigators. Eur Heart J. 2000 Dec;21(24):2033-41.
30. Ron J.G. Peters, MD; Shamir R. Mehta, Yusuf S, et al. Effects of aspirin dose used alone or in combination with clopidogrel in patients with acute coronary syndromes. Observations from the clopidogrel in unstable angina to prevent recurrent events (CURE study). Circulation 2003;108:1682-87.
31. Mehta SR, Yusuf S, Peters RJ, et al. Effects of pretreatment with clopidogrel and aspirin followd by long-term therapy in patients undergoing percutaneous coronary intervention: the PCI-CURE study. Lancet. 2001;358:527-33.
32. Bhatt DL, Fox KA, Hacke W, et al. Clopidogrel and aspirin versus aspirin alone for the prevention of atherothrombotic events. N Engl J Med. 2006 Apr 20;354(16):1706-17.

33. Bhatt DL, Flather MD, Hcke W, et al. Patients with prior myocardial infarction, stroke, or symptomatic peripheral arterial disease in the CHARISMA trial. J Am Coll Cardiol. 2007;49:1982-8.
34. Berger PB, Bhatt DL, Fuster V, et al. Bleeding complications with dual antiplatelet therapy among patients with stable vascular disease or risk factors for vascular disease: results from the Clopidogrel for High Athe-rothrombotic Risk and Ischemic Stabilization, Management, and Avoidance (CHARISMA) trial. Circulation. 2010;121:2575-83.
35. Diener P, Bogousslavsky P, Brass P, et al. Management of Atherothrombosis with Clopidogrel in High-risk Patients with Recent Transient Ischaemic Attack or Ischaemic Stroke (MATCH): randomised, double-blind, placebo-controlled trial. Lancet. 2004;364:331-7.
36. Windecker S, Meier B. Late coronary stent thrombosis. Circulation. 2007;116:1952-65.
37. Bhatt DL, Scheiman J, Abraham NS, et al. ACCF/ACG/AHA 2008 expert consensus document on reducing the gastrointestinal risks of antiplatelet therapy and NSAID use. Am J Gastroenterol. 2008;103:2890-907.
38. Moukarbel GV, Signorovitch JE, Pfeffer MA, et al. Gastrointestinal bleeding in high risk survivors of myo-cardial infarction: the VALIANT Trial. Eur Heart J. 2009;30:2226-32.
38b.   Lai KC, Lam SK, Chu KM, et al. Lansoprazole for the prevention of recurrences of ulcer complications from long-term low-dose aspirin use. N Engl J Med. 2002;346:2033-8.
39. Ho PM, Maddox TM, Wang L, et al. Risk of adverse outcomes associated with concomitant use of clopido-grel and proton pump inhibitors following acute coronary syndrome. JAMA. 2009;301:937-44.
40. Juurlink DN, Gomes T, Ko DT, et al. A population-based study of the drug interaction between proton pump inhibitors and clopidogrel. CMAJ. 2009;180:713-8.
41. Gilard M, Arnaud B, Cornily JC, et al. Influence of omeprazole on the antiplateletaction of clopidogrel as-sociated with aspirin: the randomized, double-blind OCLA (Omeprazole CLopidogrel Aspirin) study. J Am Coll Cardiol. 2008;51:256-60.
42. O'Donoghue ML, Braunwald E, Antman EM, et al. Pharmacodynamic effect and clinical efficacy of clopido-grel and prasugrel with or without a proton-pump inhibitor: an analysis of two randomized trials. Lancet. 2009;374:989-97.
43. Depta JP, Bhatt DL. Omeprazole and clopidogrel: should clinicians be worried? Cleve Clin J Med. 2010;77:113-6.
44. Deepak L. Bhatt, M.D., M.P.H., Byron L. Cryer, M.D., Charles F. Contant, Ph.D., Marc Cohen, M.D., Angel Lanas, M.D., D.Sc., Thomas J. Schnitzer, M.D., Ph.D., Thomas L. Shook, M.D., Pablo Lapuerta, M.D., Mark A. Goldsmith, M.D., Ph.D., Loren Laine, M.D., Benjamin M. Scirica, M.D., M.P.H., Sabina A. Mur-phy, M.P.H., and Christopher P. Cannon, M.D. for the COGENT Investigators. Clopidogrel with or without Omeprazole in Coronary Artery Disease N Engl J Med 2010; 363:1909-1917
45. Sadek A, Ford AC. Clopidogrel with or without Omeprazole in Coronary Artery Disease. N Engl J Med. 2011;364:681-3.
46. Banerjee S, Weideman RA, Weideman MW, et al. Effect of concomitant use of clopidogrel and proton pump inhibitors after percutaneous coronary intervention. Am J Cardiol. 2011;107:871-8.
47. Weitz JI, Hirsh J, Samama MM. New antithrombotic drugs: American College of Chest Physicians evidence--based clinical practice guidelines (8th edition). Chest. 2008;133:234S-256S.
48. Wiviott SD, Trenk D, Frelinger AL, et al. Prasugrel compared with high loading- and maintenance dose clopidogrel in patients with planned percutaneous coronary intervention: The Prasugrel in Comparison to Clopidogrel for Inhibition of Platelet Activation and Aggregation-Thrombolysis in Myocardial Infarction 44 trial. Circulation. 2007;116:2923-32.
49. Wiviott SD, Braunwald E, McCabe CH, et al. Prasugrel versus clopidogrel in patients with acute coronary syndromes. N Engl J Med. 2007;357:2001-15.
50. Roe MT, Armstrong PW, Fox KA et al. Prasugrel versus clopidogrel for acute coronary syndromes without revascularization: the TRILOGY ACS Investigators. N Engl J Med. 2012;367:1297-309.
51. Sakhuja R, Yeh RW, Bhatt DL. Antiplatelet agents in acute coronary syndromes. Curr Probl Cardiol. 2010;35:123-70.
52. Wallentin L, Becker RC, Budaj A, et al. Ticagrelor versus clopidogrel in patients with acute coronary syn-dromes. N Engl J Med. 2009;361:1045-57.
53. Bhatt DL. Antiplatelet therapy: Ticagrelor in ACS — what does PLATO teach us? Nat Rev Cardiol. 2009;6:737-8.
54. Held C, Asenblad N, Nicolau JC, et al. Ticagrelor versus clopidogrel in patients with acute coronary syn-dromes undergoing coronary artery bypass surgery: results from the PLATO (Platelet Inhibition and Patient Outcomes) trial. J Am Coll Cardiol. 2011;57:685-7.

O Uso de Antiagregantes Plaquetários na Prevenção Primária e Secundária da Doença Cardiovascular

55. Michelson AD. Antiplatelet therapies for the treatment of cardiovascular disease. Nat Rev Drug Discov. 2010;9:154-69.
56. Bhatt DL, Lincoff AM, Gibson CM, et al. Intravenous platelet blockade with cangrelor during PCI. N Engl J Med. 2009;361:2330-41.
57. Harrington RA, Stone GW, McNulty S, et al. Platelet inhibition with cangrelor in patients undergoing PCI. N Engl J Med. 2009;361:2318-29.
58. Angiolillo DJ, Firstenberg MS, Price MJ et al. Bridging antiplatelet therapy with cangrelor in patients undergoing cardiac surgery: a randomized controlled trial - the BRIDGE Investigators. JAMA. 2012;307:265-74.
59. Gurbel PA, Bliden KP, Antonino MJ, et al. The effect of elinogrel on high platelet reactivity during dual antiplatelet therapy and the relation to CYP2C19*2 genotype: first experience in patients. J Thromb Haemost. 2010;8:43-53.
60. Leonardi S, Rao SV, Harrington RA, et al. Rationale and design of the randomized, double-blind trial testing INtraveNous and Oral administration of elinogrel, a selective and reversible P2Y(12)-receptor inhibitor, versus clopidogrel to eVAluate Tolerability and Efficacy in nonurgent Percutaneous Coronary Interventions patients (INNOVATE-PCI). Am Heart J. 2010;160:65-72.
61. Berger JS, Roe MT, Gibson CM, et al. Safety and feasibility of adjunctive antiplatelet therapy with intravenous elinogrel, a directacting and reversible P2Y12 ADP-receptor antagonist, before primary percutaneous intervention in patients with ST-elevation myocardial infarction: the Early Rapid ReversAl of platelet thromboSis with intravenous Elinogrel before PCI to optimize reperfusion in acute Myocardial Infarction (ERASE MI) pilot trial. Am Heart J. 2009;158:998-1004.e1.
62. White HD. Oral antiplatelet therapy for atherothrombotic disease: Current evidence and new directions. Am Heart J. 2011;161:450-61.
63. Vandendries ER, Hamilton JR, Coughlin SR, et al. Par4 is required for platelet thrombus propagation but not fibrin generation in a mouse model of thrombosis. Proc Natl Acad Sci USA. 2007;104:288-92.
64. Derian CK, Damiano BP, Addo MF, et al. Blockade of the thrombin receptor protease-activated receptor-1 with a small-molecule antagonist prevents thrombus formation and vascular occlusion in nonhuman primates. J Pharmacol Exp Ther. 2003;304:855-61.
65. Kato Y, Kita Y, Hirasawa-Taniyama Y, et al. Inhibition of arterial thrombosis by a protease-activated receptor 1 antagonist, FR171113, in the guinea pig. Eur J Pharmacol. 2003;473:163-9.
66. Coughlin SR. Protease-activated receptors in hemostasis, thrombosis and vascular biology. J Thromb Haemost. 2005;3:1800-14.
67. Chackalamannil S, Wang Y, Greenlee WJ, et al. Discovery of a novel, orally active himbacine-based thrombin receptor antagonist (SCH 530348) with potent antiplatelet activity. J Med Chem. 2008;51:3061-4.
68. Chintala M, Vemulapalli S, Kurowski S, et al. SCH 530348, a novel oral antiplatelet agent, demonstrated no bleeding risk alone or in combination with aspirin and clopidogrel in cynomolgus monkeys. Arterioscler Thromb Vasc Biol. 2008;28:e138-9 Abstract P579.
69. Jennings LK, Earhart A, Becker RC, et al. Thrombin receptor antagonist (TRA;SCH530348) is a selective, potent inhibitor of PAR1 activity with predictable pharmacokinetics. Circulation. 2007;116(suppl)(16):II-674 Abstract 3010.
70. Becker RC, Moliterno DJ, Jennings LK, et al. Safety and tolerability of SCH 530348 in patients undergoing non-urgent percutaneous coronary intervention: a randomised, double-blind, placebocontrolled phase II study. Lancet. 2009;373:919-28.
71. Goto S, Yamaguchi T, Ikeda Y, et al. Safety and exploratory efficacy of the novel thrombin receptor (PAR-1) antagonist SCH530348 for non-ST-segment elevation acute coronary syndrome. J Atheroscler Thromb. 2010;17:156-64.
72. Tricoci P, Huang Z, Held C et al. Thrombin-receptor antagonist vorapaxar in acute coronary syndromes - the TRACER Investigators. N Engl J Med. 2012;366:20-33. Atherothrombotic Ischemic Events (TRA 2 degrees P)-TIMI 50 trial. Am Heart J 2009;158:335-341.e3.
73. Olivier C, Diehl P, Bode C and Moser M.Thrombin Receptor Antagonism in Antiplatelet Therapy.Cardiol Ther. 2013; 2: 57–68.
74. Tantry US, Liu F, Chen G and Gurbel PA. Vorapaxar in the secondary prevention of atherothrombosis. Expert Rev Cardiovasc Ther. 2015; 13:1293-305.
75. Gryka RJ, Buckley LF and Anderson SM.Vorapaxar: The Current Role and Future Directions of a Novel Protease-Activated Receptor Antagonist for Risk Reduction in Atherosclerotic Disease. Drugs R&D 2017 Mar; 17: 65–72.
76. Chackalamannil S. Thrombin receptor (protease activated receptor-1) antagonists as potent antithrombotic agents with strong ant platelet effects. J Med Chem. 2006;49(18):5389-403.

Dislipidemias e Prevenção da Aterosclerose

77. Kogushi M, Yokohama H, Kitamura S, et al. Effects of E5555, a protease-activated receptor-1 antagonist, on the inflammatory markers in vitro. J Thromb Haemost. 2007;5(Suppl 2) Abstract P-M-059.
78. Serebruany VL, Kogushi M, Dastros-Pitei D, et al. The in-vitro effects of E5555, a protease-activated receptor (PAR)-1 antagonist, on platelet biomarkers in healthy volunteers and patients with coronary artery disease. Thromb Haemost. 2009;102:111-9.
79. Goto S, Ogawa H, Takeuchi M, et al. Double-blind, placebocontrolled Phase II studies of the protease--activated receptor 1 antagonist E5555 (atopaxar) in Japanese patients with acute coronary syndrome or high-risk coronary artery disease. Eur Heart J. 2010;31:2601-13.
80. O'Donoghue M. LANCELOT ACS: a prospective, randomized, double-blind, placebo-controlled trial of a reversible PAR-1 thrombin receptor antagonist in patients with acute coronary syndromes. Presented at the 2010 TCT Congress. September 21-25, 2010. Washington, 2010.
81. Bhatt DL, Steg PG, Ohman EM, et al. International prevalence, recognition, and treatment of cardiovascular risk factors in outpatients with atherothrombosis. JAMA. 2006;295(2):180-9.
82. Mehta RH, Roe MT, Chen AY, et al. Recent trends in the care of patients with non-ST-segment elevation acute coronary syndromes: insights from the CRUSADE initiative. Arch Intern Med. 2006;166(18):2027-34.
83. Ho PM, Spertus JA, Masoudi FA, et al. Impact of medication therapy discontinuation on mortality after myocardial infarction. Arch Intern Med. 2006;166(17):1842-7.
84. Ho PM, Peterson ED, Wang L, et al. Incidence of death and acute myocardial infarction associated with stopping clopidogrel after acute coronary syndrome. JAMA. 2008;299(5):532-9.
85. Spertus JA, Kettelkamp R, Vance C, et al. Prevalence, predictors, and outcomes of premature discontinuation of thienopyridine therapy after drug-eluting stent placement: results from the PREMIER registry. Circulation. 2006;113(24):2803-9.
86. Ho PM, Tsai TT, Maddox TM, et al. Delays in filling clopidogrel prescription after hospital discharge and adverse outcomes after drug-eluting stent implantation: implications for transitions of care. Circ Cardiovasc Qual Outcomes. 2010;3(3):261-6
87. Belch J, MacCuish A, Campbell I, et al. The prevention of progression of arterial disease and diabetes (POPADAD) trial: factorial randomised placebo controlled trial of aspirin and antioxidants in patients with diabetes and asymptomatic peripheral arterial disease. BMJ. 2008;337:a1840.
88. Eikelboom JW, Connolly SJ, Bosch J et al, and Salim Yusuf, D.Phil., for the COMPASS Investigators*. Rivaroxaban with or without Aspirin in Stable Cardiovascular Disease. N Engl J Med. 2017 Aug 27 [Epub ahead of print].

224

CAPÍTULO 23

Como Avaliar o Papel da Atividade Física na Prevenção da Doença Cardiovascular. Influência sobre SNA, Metabolismo de Glicídeos, Lipídeos, Proteínas e Função Vascular

Parte 1 — O controle do diabetes é importante para a prevenção da doença cardiovascular?

Carolina Jungers de Siqueira Chrisman

Após a publicação do *Diabetes Complications and Control Trial* (DCCT), em 1993, e do *United Kingdom Prospective Diabetes Study* (UKPDS), em 1998, ficou evidenciado que o controle glicêmico é capaz de diminuir a incidência de complicações microvasculares. No entanto, as complicações macrovasculares não obtiveram o mesmo êxito. E ficou a pergunta: o controle glicêmico é coadjuvante nas complicações macrovasculares?

Os fatores de risco tradicionais para aterosclerose, como hipertensão arterial, diabetes, tabagismo e dislipidemia, estão relacionados com a disfunção endotelial, atividade inflamatória e progressão aterosclerótica, sendo responsáveis pela maior parte dos eventos coronarianos. No entanto, existem pacientes que, na ausência dos fatores de risco tradicionais, evoluem para doença arterial coronária (DAC). Diversos fatores podem estar implicados neste processo de aterogênese, os quais incluem alterações metabólicas e hormonais precoces.

O diabetes tipo 2 é uma doença progressiva, com predomínio da resistência à insulina, levando à disfunção das células das ilhotas pancreáticas. A resistência à insulina relaciona-se fisiopatologicamente a processos que podem acelerar a aterosclerose, como: hiperglicemia, disfunção endotelial, inflamação, dislipidemia, proliferação de células musculares lisas do vaso e outros.

A observação de que dois em cada três pacientes com DAC apresentam homeostase glicêmica alterada, caracterizada por intolerância à glicose, pré-diabetes ou mesmo diabetes melito tipo 2 (DM2),[1] e o elo entre o pré-diabetes/diabetes e a Doença Cardiovascular (DCV) documentada nos estudos *Glucose Tolerance in Patients with Acute Myocardial Infarction* (GAMI)[2] e *Euro Heart Survey* (EHS),[3] deixa evidente que diabetes e pré-diabetes são mais comuns do que se acredita, em pacientes com DAC.

Olhando ainda para uma fase precoce de alterações metabólicas, dados epidemiológicos mundiais mostram que existe uma forte associação entre glicemia pós-prandial (GPP) e mortalidade cardiovascular, conforme demonstrado em diversos estudos, como DECODE *Study Group*;[4] *Funagata Study Group*;[5] *The Rancho Bernardo Study*.[6] Existe uma relação linear entre a elevação da GPP e o desenvolvimento de aterosclerose (medida pela espessura da íntima-média da carótida),[7] e que, mais especificamente, está associada com a amplitude e frequência das flutuações glicêmicas durante o estado pós-prandial.

A Sociedade Europeia de Cardiologia (ESC), a Associação Europeia para o Estudo do Diabetes (EASD) e a Federação Internacional de Diabetes (IDF), reconhecendo o impacto da hiperglicemia pós-prandial, recomendam em suas diretrizes a identificação e manejo deste estado glicêmico em todos os indivíduos com pré-diabetes ou diabetes tipo 2, portanto, com risco cardiovascular aumentado.[8]

Embora um grande número de estudos tenha investigado e comparado o papel de muitos fatores envolvidos nas complicações vasculares, uma acurada avaliação de suas respectivas contribuições é difícil de ser demonstrada.[9,10]

Complicações micro e macrovasculares são, principalmente,[11] ou parcialmente,[12] dependentes da disglicemia, que possui dois componentes: hiperglicemia crônica sustentada e flutuações glicêmicas agudas de picos e vales.

Já que existem dados suficientes relacionando glicemia e risco cardiovascular, como a glicemia se relaciona com a disfunção endotelial e a aterosclerose?

As flutuações glicêmicas levam a complicações diabéticas por meio de dois principais mecanismos: glicação excessiva de proteínas e ativação do estresse oxidativo. Sugere-se que esses mecanismos levem à ativação do estresse oxidativo com superprodução de superóxido pela cadeia mitocondrial de transferência de elétrons. Isto levaria a eventos metabólicos deletérios, como aumento da atividade poliol, aumento da formação de produtos avançados de glicação (AGEs), ativação da proteína quinase-C (PK-C) e fator nuclear kappa B e fluxo aumentado da via hexosamina.[13,14] Veja esse fluxo didaticamente esquematizado por Ceriello,[15] como pode ser observado na Figura 23.1.

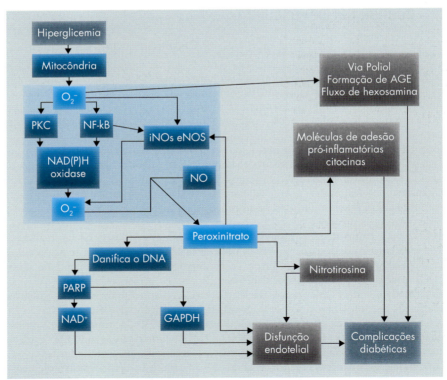

Figura 23.1 Vias ativadas pela hiperglicemia nas complicações diabéticas.

Como Avaliar o Papel da Atividade Física na Prevenção da Doença Cardiovascular...

A contribuição da glicemia de jejum para a ativação do estresse oxidativo pode ser evidenciada em estudos que mostram que a hiperglicemia está associada com maior formação e excreção urinária de 8-iso-PGF2α.[16] A excreção urinária desta substância está elevada em pacientes diabéticos, sugerindo que a ativação do estresse oxidativo pode ser, pelo menos em parte, relacionada aos determinantes do controle glicêmico. Isto foi confirmado na comparação da excreção urinária de 8-iso-PGF2α de pacientes diabéticos com controles não diabéticos.[17]

Já o papel da hiperglicemia pós-prandial no estresse oxidativo foi investigado por Ceriello,[18] demonstrando que a produção de radicais livres foi aumentada durante o período pós-prandial e que este aumento foi proporcional à magnitude da excursão glicêmica. Isto foi avaliado por meio da nitrotirosina de jejum, um metabólito derivado da nitrosamina. Os pacientes diabéticos apresentam níveis elevados desta substância e ocorre um aumento adicional durante os períodos pós-prandiais. Foi confirmado por outros estudos[20] que quando se usa insulina ultrarrápida em bólus, reduzindo a excursão glicêmica, reduz-se também o nível de nitrosamina.[19]

Clinicamente, a variabilidade glicêmica pode ser avaliada pela utilização da média e do desvio-padrão dos glicosímetros e pelo MAGE (*Mean Amplitude of Glucose Excursion*) usado no CGMS (*Continous Glucose Monitoring System*), sendo este considerado o padrão ouro. Em um estudo recente,[17] foi demonstrado que a excreção urinária de 8-iso-PGF2α foi altamente e positivamente correlacionada com a variabilidade glicêmica avaliada por meio do MAGE.[18]

Admite-se que ambas as hiperglicemias no jejum e nos períodos pós-prandiais resultem em exagerada e acelerada glicação. A hemoglobina glicada (A1c) correlaciona-se com os níveis de glicose nos estados de jejum e pós-prandial e pode ser considerada um marcador de superexposição à glicose e suas consequências diretas, isto é, uma taxa de glicação excessiva.

O conceito de uma "memória metabólica", que é a persistência do estresse vascular no diabético[21] após a normalização da glicemia, emergiu clinicamente quando os resultados de dois estudos com diabéticos tipo 1, o DCCT (*Diabetes Complications and Control Trial*) e seu *follow-up* EDIC (*Epidemiology of Diabetes Interventions and Complications*) mostraram que após vários anos do encerramento do estudo, o braço de terapia convencional apresentava mais complicações microvasculares do que os indivíduos do braço de terapia intensiva, apesar da A1c dos dois grupos serem semelhantes.[22]

Dados do EDIC sugerem uma influência persistente do controle glicêmico precoce na progressão de complicações macrovasculares.[23] A instituição da normoglicemia, após o período prolongado de hiperglicemia, pode não conseguir reverter o risco de complicações microvasculares. Poderíamos explicar essas mudanças pelo acúmulo lento e a subsequente degradação lenta de produtos finais de glicação avançada (AGEs) nos tecidos.

Com relação ao DM tipo 2, o *follow-up* do UKPDS mostrou maior incidência de complicações micro e macrovasculares nos pacientes de terapia convencional do que naqueles de terapia intensiva.[24] Isto sugere que o controle metabólico precoce pode ter um poderoso efeito benéfico. Recentemente, o papel funcional do estresse oxidativo na manutenção da memória metabólica foi confirmado por dados laboratoriais.[25]

O diabetes melito é uma doença progressiva e grave, não devendo ser considerada "leve" nem mesmo nos primeiros anos após o diagnóstico. É importante estratificar o paciente no amplo espectro de sua doença, individualizando-o para a definição do alvo glicêmico.[10]

Uma hemoglobina glicada menor que 7% ou menor que 6,5% pode ter sentido em um indivíduo mais jovem com expectativa de vida de algumas décadas, mas para pessoas acima de 65 anos e/ou com outras doenças, o diabetes pode não ser o problema dominante. Na prevenção da doença cardiovascular do paciente diabético, devemos nos esquecer da coexistência de vários fatores de risco (tabagismo, hipertensão arterial sistêmica, dislipidemia etc.). Sua abordagem tem suma importância.[10] Além do que, os maiores benefícios do tratamento são vistos quando é iniciado precocemente no processo da doença, pois estudos prospectivos sugerem que "memórias metabólicas" são estocadas no curso do diabetes e são capazes de acelerar o desenvolvimento e a progressão das complicações micro e macrovasculares.

Seria necessário "desligar" essa memória metabólica por meio de agentes que inibam a produção de radicais livres, inibam da produção de AGEs, bem como a expressão de seu receptor, expressos em

Dislipidemias e Prevenção da Aterosclerose

células endoteliais. Dentre estes agentes, podemos citar a gliclazida, a metformina, a pioglitazona, os inibidores da enzima de conversão da angiotensina (IECA), os antagonistas do receptor de angiotensina II (ARA II) e, mais recentemente, a benfotiamina.

Um novo elemento na fisiopatologia, prevenção e manejo da doença cardiometabólica tem sido comentado: a vitamina D. A associação entre hipovitaminose D e resistência à insulina, disfunção de célula beta e síndrome metabólica vem sendo mencionada,[26-28] bem como a inter-relação entre a insuficiência de vitamina D e o maior risco de hipertensão e doença cardiovascular,[29-32] entretanto, a associação com desfechos, diabetes relacionados, permanece incerta.[33]

Parte 2 Estudos que comparam o tratamento intensivo *versus* o convencional da glicemia no diabetes melito tipo 2, em relação aos desfechos cardiovasculares

Roberto Betti

Apesar de ser reconhecida a existência de uma ligação entre hiperglicemia e risco cardiovascular, poucas são as evidências que indicam que o controle glicêmico está associado com a redução do risco. No estudo UKPDS,[34] a redução dos níveis de hemoglobina glicada de 8% para 7% não mostrou uma diminuição dos eventos cardiovasculares em uma primeira análise, exceto em um subgrupo de pacientes tratados com metformina, cujo risco cardiovascular foi menor.

O estudo Steno,[35] que comparou não somente o controle glicêmico, mas também a intensificação do tratamento de todos os fatores de risco, como dislipidemia e hipertensão arterial, mostrou uma redução do risco cardiovascular e de eventos microvasculares em torno de 50%. Vale lembrar que estes dois estudos foram realizados em pacientes recém-diagnosticados.

Mais recentemente, foram apresentados os resultados de três importantes estudos que compararam o tratamento intensivo com o tratamento convencional da glicemia, em relação aos desfechos cardiovasculares: ACCORD (*Action to Control Cardiovascular Risk in Diabetes*), ADVANCE (*Action in Diabetes and Vascular Disease: Preterax and Diamicron Modified Release Controlled Evaluation*) e VADT (*Diabetes Trial of Glicemic Control and Complications in Diabetes Mellitus Type 2*).

As características dos participantes dos estudos são típicas de adultos com diabetes do tipo 2 : idade de 60 a 66 anos, duração do diabetes de 8 a 10 anos, e média da hemoglobina glicada de 7,2% a 9,5%. Aproximadamente, de 30% a 40% tinham história de doença macrovascular prévia e os três estudos analisaram o efeito do controle glicêmico intensivo em pacientes com ou sem doença macrovascular preexistente.[36]

No estudo ADVANCE, os desfechos foram compostos de eventos micro e macrovasculares e as bases fisiopatológicas das complicações são diferentes. Além disso, neste estudo, outros fatores de risco não foram bem controlados: metade dos pacientes não recebeu aspirina e/ou estatina.[37]

No estudo ACCORD, o seguimento mais curto, devido à suspensão do grupo intensivo, acabou sendo um fator limitante, e a combinação de drogas para alcançar o controle glicêmico ideal foi bastante evidente (tiazolidinedionas, sulfonilureias, metformina e insulina), o que pode causar sérios eventos adversos. A causa inesperada do aumento da mortalidade no grupo intensivo não ficou esclarecida, apesar da elevada combinação de drogas e do aumento da hipoglicemia neste grupo.

No estudo VADT, em ambos os grupos, todos os participantes foram tratados rigorosamente da hipertensão e da dislipidemia, a dieta e a mudança dos hábitos de vida foram intensificados e, mesmo assim, a diferença de 1,5% na A1c entre os grupos intensivo e convencional não mostrou um diferença significativa na redução dos eventos cardiovasculares entre os dois grupos.

228

A contribuição do controle da glicemia na redução dos eventos macrovasculares nestes estudos foi muito pequena, pelo menos nos primeiros anos de tratamento. Isso implica haver um efeito aditivo importante dos fatores de risco não glicêmicos que acompanham o diabetes, como hipertensão, dislipidemia e hipercoagulabilidade. Portanto, fica bem clara a necessidade do uso de aspirina, estatina e de hipotensores para que seja obtida uma redução do risco, além da mudança de hábitos (cessar o tabagismo, a prática de esportes e perda de peso).

É de suma importância também o rastreamento precoce da doença aterosclerótica no diabetes, por meio de dosagens bioquímicas e de métodos de imagem como o escore de cálcio e a ultrassonografia das carótidas, com a medida da espessura intima média carotídea (EIMC), principalmente na detecção da aterosclerose subclínica.

Fica também clara a necessidade de se tratar o diabetes intensivamente desde o início, uma vez que o controle mais rigoroso da glicemia, introduzido após um tempo decorrido da doença, quando as complicações já tenham se instalado, não se mostrou eficaz em reduzir o risco cardiovascular.[37]

A avalição do estudo UKPDS, após 10 anos, mostrou uma contínua redução no risco de complicações microvasculares, de infarto do miocárdio e morte de qualquer causa no grupo que foi tratado intensivamente ao diagnóstico, apesar da perda do controle glicêmico, com o passar do tempo.[24]

Os resultados desses estudos levam-nos a concluir que a estratégia de tratamento do diabetes é complexa. O tratamento intensivo, não somente da glicemia, mas também de todos os outros fatores de risco, deve começar no diagnóstico, exigindo a aplicação de diferentes esquemas de medicação que deverão ser individualizados para cada paciente, e não simplesmente para atingir determinado objetivo específico.

Referências bibliográficas

1. Conaway DG, O'Keefe JH, Reid KJ, et al. Frequency of undiagnosed diabetes mellitus in patients with acute coronary syndr ome. Am J Cardiol. 2005;96(3):363-5.
2. Norhammar A, Tenerz A, Nilsson G, et al. Glucose metabolism in patients with acute myocardial infarction and no previous diagnosis of diabetes mellitus: a prospective study. Lancet. 2002;359:2140-4.
3. Bartnik M, Rydén L, Ferrari R, et al. The prevalence of abnormal glucose regulation in patients with coronary artery disease across Europe. The Euro Heart Survey on diabetes and the heart. Eur Heart J. 2004;25:1880-90.
4. DECODE Study Group. Glucose tolerance and mortality: comparison of WHO and American Diabetes Association diagnostic criteria. The DECODE study group. European Diabetes Epidemiology Group. Diabetes Epidemiology: Collaborative analysis Of Diagnostic criteria in Europe. Lancet. 1999;354:617-21.
5. Tominaga M, Eguchi H, Manaka H, et al. Impaired glucose tolerance is a risk factor for cardiovascular disease, but not impaired fasting glucose. The Funagata Diabetes Study. Diabetes Care. 1999;22:920-4.
6. Barrett-Connor E, Ferrara A. Isolated postchallenge hyperglycemia and the risk of fatal cardiovascular disease in older women and men. The Rancho Bernardo Study. Diabetes Care. 1998;21:1236-9.
7. Esposito K, Ciotola M, Carleo D, et al. Post-meal glucose peaks at home associate with carotid intima-media thickness in type 2 diabetes. J Clin Endocrinol Metab. 2008;93:1345-50.
8. Rydén L, Standl E, Bartnik M, et al. Guidelines on diabetes, pre-diabetes, and cardiovascular diseases: executive summary. The Task Force on Diabetes and Cardiovascular Diseases of the European Society of Cardiology (ESC) and of the European Association for the Study of Diabetes (EASD). Eur Heart J. 2007;28:88-136.
9. Laakso L, Lehto S. Epidemiology of macrovascular disease in diabetes. Diabetes Rev. 1997;5:294-315.
10. Gaede P, Lund-Andersen H, Parving HH, et al. Effect of a multifactorial intervention on mortality in type 2 diabetes. N Engl J Med. 2008;358:580-91.
11. DCCT Research Group: The relationship of a glycemic exposure (HbA1c) to the risk of development and progression of retinopathy in the Diabetes Control and Complications Trial. Diabetes. 1995;44:968-83.
12. Stratton IM, Adler AI, Neil HA, et al. Association of glycaemia with macrovascular and microvascular complications of type 2 diabetes (UKPDS 35): prospective observational study. BMJ. 2000;321:405-12.

13. Brownlee M. Biochemistry and molecular cell biology of diabetic complications. Nature. 2001;414:813-20.
14. Brownlee M. Banting lecture 2004. The pathobiology of diabetic complications: a unifying mechanism. Diabetes. 2005;54:1615-25.
15. Ceriello A. New insights on oxidative stress and diabetic complications may lead to a "causal" antioxidant therapy. Diabetes Care. 2003;5:1589-96.
16. Davi G, Falco A, Patrono C Lipid peroxidation in diabetes mellitus. Antioxid Redox Signal. 2005;7:256-8.
17. Monnier L, Mas E, Ginet C, et al. Activation of oxidative stress by acute glucose fluctuations compared with sustained chronic hyperglycemia in patients with type 2 diabetes. JAMA. 2006;295:1681-7.
18. Ceriello A. Postprandial hyperglycemia and diabetes complications: is it time to treat? Diabetes. 2005;54:1-7.
19. Ceriello A, Quagliaro L, Catone B, et al. Role of hyperglycemia in nitrotyrosine postprandial generation. Diabetes Care. 2002;25:1439-43.
20. Sampson MJ, Gopaul N, Davies IR, et al. Plasma F2 isoprostanes: direct evidence of increased free radical damage during acute hyper glycemia in type 2 diabetes. Diabetes Care. 2002;25:537-41.
21. Ceriello A, Inhat MA, Thorpe JE. The metabolic Memory: is more than just tight glucose control necessary to prevent diabetic complications? J Clin Endocrinol Metab. 2009;94(2):410-5.
22. Writing Team for the Diabetes Control and Complications Trial\Epidemiology of Diabetes Interventions and Complications Research Group, Sustained effect of intensive treatment of type 1 diabetes mellitus on development and progression of diabetic nephropathy: the Epidemiology of Diabetes Interventions and Complications (EDIC) study. JAMA. 2003;290:2159-67.
23. Nathan DM, Lachin J, Cleary P, et al. Diabetes Control and Complications Trial, Epidemiology of Diabetes Interventions and Complications Research Group: Intensive therapy and carotid intima-media thickness in type 1 diabetes mellitus. N Engl J Med. 2003;348:2294-303.
24. Holman RR, Paul SK, Bethel MA, et al. 10-Year follow-up of intensive glucose control in type 2 diabetes. N Engl J Med. 2008;359:1565-76.
25. Inhat MA, Thorpe JE, Kamat CD, et al. Reactive species mediate a cellular memory of high glucose stress signaling. Diabetologia. 2007;50:1523-31.
26. Scragg R. Vitamin D and type 2 diabetes: are we ready for a prevention trial? Diabetes. 2008;57(10):2565-6
27. Chiu KC, Chu A, Go VL, et al. Hypovitaminosis D is associated with insulin resistance and beta cell dysfunction. Am J Clin Nutr. 2004;79(5):820-5.
28. Ford S, Ajani UA, Mc Guire LC, et al. Concentrations of serum vitamin D and the metabolic syndrome among U.S. adults. Diabetes Care. 2005;28(5):1228-30.
29. Wang TL, Pencina MJ, Booth SL, et al. Vitamin D deficiency and risk of cardiovascular disease. Circulation. 2008;117:503-11.
30. Pittas AG, Harris SS, Stark PC, et al. The effects of calcium and vitamin D supplementation on blood glucose and markers of inflammation in nondiabetics adults. Diabetes Care. 2007;30(4):980-6.
31. Giovannucci E, Liu Y, Hollis BW, et al. 25-hydroxyvitamin D and risk myocardial infarction in men. Arch Intern Med. 2008;168:1174-80.
32. Dolnig H, Pilz S, Scharnagl H, et al. Independent association of low serum 25-hydroxyvitamin D and 1,25-hydroxyvitamin D levels with all-cause and cardiovascular mortality. Arch Intern Med. 2008;168:1340-9.
33. Pittas AG, Trikalins T, Chung M, et al. Systematic Review: vitamin D and cardiometabolic outcomes. Ann Intern Med. 2010;152:307-14.
34. Effect of intensive blood-glucose control with metformin on complications in overweight patients with type 2 diabetes (UKPDS 34). UK Prospective Diabetes Study (UKPDS) Group. Lancet. 1998;352(9131):854-65.
35. Gaede P, Vedel P, Larsen N, et al. Multifactorial intervention and cardiovascular disease in patients with type 2 diabetes. N Engl J Med. 2003;348(5):383-93.
36. Gerstein HC, Miller ME, Gyington RP, et al. Effects of Intensive Glucose Lowering in Type 2 Diabetes. N Engl J Med. 2008;358(24):2545-59.
37. Patel A, MacMahon S, Chalmers J, et al. Intensive Blood Glucose Control and Vascular Outcomes in Patients with Type 2 Diabetes. N Engl J Med. 2008;358(24):2560-72.

CAPÍTULO 24

Papel do Exercício Físico na Prevenção da Doença Cardiovascular: Influência sobre o Controle Autonômico, Função Endotelial e Metabolismo Lipídico

Maria Urbana Pinto Brandão Rondon ■ Ruth Caldeira de Melo ■ Carlos Eduardo Negrão

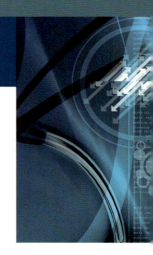

Introdução

Nos últimos anos, tem sido amplamente recomendada uma série de mudanças de hábitos às pessoas. Essa conduta tem como objetivo não só melhorar a qualidade de vida, mas, também, prevenir o aparecimento de doenças cardiovasculares ou auxiliar no tratamento de doenças preexistentes. Dentre essas recomendações, pode-se incluir o exercício físico, já que ele leva a adaptações cardiovasculares, autonômicas e metabólicas que resultam em benefícios à saúde.[1]

Estudos clínicos e epidemiológicos têm mostrado de forma convincente que a prática regular de exercícios está diretamente relacionada à redução do risco de mortalidade não só de origem cardiovascular, como também de todas as causas.[1] Um estudo longitudinal realizado por Myers e colaboradores,[2] acompanhando mais de 6.200 homens, durante um período médio de seguimento de aproximadamente seis anos, demonstrou que as pessoas que eram mais ativas tinham risco de morte significativamente diminuído em relação às pessoas pouco ativas. E essa associação entre melhor capacidade física e menor taxa de mortalidade e/ou morbidade foi verificada tanto em pacientes com doença cardiovascular ou com fatores de risco para a doença coronariana como em indivíduos saudáveis que não apresentavam nenhum fator de risco coronariano associado.[2]

Tendo em perspectiva esse conhecimento sobre o papel do exercício no prognóstico de vida do indivíduo, abordaremos mais especificamente, a seguir, os seus efeitos sobre o controle autonômico, a função endotelial e o metabolismo lipídico na doença cardiovascular e como estas adaptações fisiológicas podem beneficiar a sobrevida do paciente.

O papel do exercício físico no controle autonômico em pacientes com doença cardiovascular

A disfunção autonômica tem sido considerada um importante marcador de risco em pacientes com doença arterial coronária e em pacientes com insuficiência cardíaca. De fato, temos observado que pacientes hipertensos[3] e com síndrome metabólica[4] apresentam níveis aumentados da atividade nervosa simpática muscular, quando comparados ao indivíduo saudável, sem nenhum fator de risco cardiovascular associado. Corroborando para a disfunção autonômica desses pacientes, a sensibilidade barorreflexa arterial, um importante mecanismo regulador do sistema cardiovascular, encontra-se diminuída na presença dos fatores de risco coronarianos.[4-6]

Hiperativação nervosa simpática e disfunção barorreflexa arterial também têm sido encontradas na doença coronariana[7-9] e na insuficiência cardíaca.[10] Grahan e colaboradores[9] observaram que pacientes com infarto agudo do miocárdio, seis meses após o evento isquêmico, apresentavam níveis de atividade nervosa simpática muscular significativamente aumentados em relação aos indivíduos saudáveis. Já outro estudo realizado por Katsube e colaboradores[8] demonstrou que a sensibilidade barorreflexa arterial, avaliada por meio da infusão intravenosa de fenilefrina, estava diminuída em pacientes com doença arterial coronária, quando comparada aos indivíduos-controle.

Em nossa experiência, pacientes com infarto agudo do miocárdio, três a quatro dias após o evento isquêmico, apresentam sensibilidade barorreflexa diminuída e atividade nervosa simpática muito aumentada, quando avaliada pela técnica direta de microneurografia.[11] Além disso, observamos que pacientes com insuficiência cardíaca também apresentam hiperatividade nervosa simpática, que é maior quanto maior o grau de disfunção ventricular.[10]

Todas estas alterações autonômicas têm impacto clínico. Estudos realizados nos últimos anos evidenciam que o prognóstico de vida do paciente com doença cardiovascular correlaciona-se com o grau de ativação nervosa simpática, isto é, quanto maior o grau de ativação nervosa simpática[12] ou menor sensibilidade barorreflexa arterial,[13] pior será o prognóstico de vida do paciente.

Por outro lado, sabe-se que o treinamento físico influencia sobremaneira o controle autonômico em pacientes com fatores de risco de doença coronariana e com doença cardiovascular. Foi verificado que, em pacientes hipertensos, quatro meses de treinamento físico, realizado três vezes por semana, além de diminuir os níveis pressóricos, normalizou os níveis de atividade nervosa simpática muscular e a sensibilidade barorreflexa arterial, tanto para aumentos de pressão arterial como para diminuições da pressão arterial.[5]

Um comportamento semelhante foi observado em uma investigação desenvolvida sobre o impacto do treinamento físico na obesidade.[14] Nesse estudo, a perda de peso promovida tanto pela dieta hipocalórica como pela dieta hipocalórica, associada ao treinamento físico, normalizou a hiperatividade simpática observada em mulheres obesas. Em pacientes com insuficiência cardíaca, observamos que quatro meses de treinamento físico aeróbio normalizou seus níveis previamente aumentados de atividade nervosa simpática muscular.[15,16] E esse efeito do treinamento físico foi observado mesmo em pacientes que se encontravam com a terapêutica medicamentosa, incluindo betabloqueadores.[17]

Outros investigadores,[18] avaliando pacientes com doença arterial coronária, observaram que duas semanas de treinamento físico não supervisionado provocava um aumento na sua variabilidade da frequência cardíaca e na sua sensibilidade barorreflexa espontânea, o que não foi observado naqueles que não realizaram exercícios durante o mesmo período.[11]

Resultados do estudo de Martinez e colaboradores[11] demonstram que, em pacientes que sofreram o infarto do miocárdio, dois meses de exercício físico tiveram um impacto importante na redução da atividade nervosa simpática muscular, o que não é observado nos pacientes que não realizaram o programa de exercícios.[11] Esses resultados nos mostram, portanto, que o treinamento físico tem um papel extremamente importante no controle autonômico, tanto em pacientes com doença arterial coronária como em pacientes com insuficiência cardíaca.

O impacto da melhora no controle autonômico, decorrente do treinamento físico na sobrevida dos pacientes com fatores de risco de doença cardiovascular ou em pacientes em quem a doença já se encontra instalada, ainda precisa ser melhor documentado. Contudo, resultados promissores mostram que pacientes com infarto do miocárdio, submetidos a treinamento físico, apresentam aumento na sensibilidade barorreflexa arterial, considerada preditora de prognóstico nesses pacientes.[19]

Efeitos do exercício físico na função endotelial de pacientes com fatores de risco coronariano e com doença cardiovascular

Função endotelial e estresse oxidativo

O endotélio vascular tem um papel importante na manutenção do tônus e da homeostase vasculares, sendo responsável pelo monitoramento de moléculas plasmáticas e pela síntese de diversos fatores autócrinos, como, por exemplo, o óxido nítrico, um potente vasodilatador.[20,21] Além de suas caracte-

Papel do Exercício Físico na Prevenção da Doença Cardiovascular...

rísticas vasomotoras, o óxido nítrico desempenha funções ateroprotetoras, já que inibe a expressão de fatores de adesão celular, previne a proliferação da musculatura lisa vascular e reduz a agregação plaquetária.[20]

Devido a sua localização, o endotélio vascular está sujeito a sofrer influências de diferentes substâncias circulantes e de alterações mecânicas no fluxo sanguíneo. Se, por um lado, o fluxo laminar desempenha um importante papel na manutenção da homeostase vascular, por outro lado, a exposição do endotélio vascular ao fluxo lento e/ou oscilatório reduz a biodisponibilidade do óxido nítrico e, consequentemente, aumenta a produção de espécies reativas de oxigênio (EROs).[20,22] Nos locais onde o fluxo sanguíneo é turbulento, o endotélio apresenta aumento da permeabilidade às macromoléculas plasmáticas, aumento do *turnover* (proliferação e apoptose) e maior aderência de monócitos, com subsequentes alterações na morfologia e estrutura das células endoteliais,[22] predispondo ao desenvolvimento de lesões ateroscleróticas.

Na presença de estresse oxidativo, as células endoteliais são ativadas e passam a apresentar um fenótipo pró-aterosclerótico, caracterizado pelo aumento da expressão de genes proliferativos e pró-inflamatórios, síntese e secreção de interleucinas, fator de necrose tumoral, angiotensina II, fatores de crescimento celular e moléculas de atração e adesão celular.[22,23] Além disso, o aumento das EROs está diretamente associado à ativação de fatores de transcrição nuclear à oxidação de lípideos.[23] Esse estado de ativação endotelial, também conhecido como disfunção endotelial, é caracterizado por alterações pró-inflamatórias, proliferativas e pró-trombóticas, que favorecem à aterogênese.[21,24] Devido à estreita relação entre a disfunção endotelial e a aterosclerose, achados recentes indicam que alterações deletérias na fisiologia vascular estão presentes precocemente no desenvolvimento da aterosclerose, bem como envolvidas na progressão da placa aterosclerótica.[24,25]

Efeitos do exercício físico na disfunção endotelial

A maioria dos fatores de risco para o desenvolvimento da aterosclerose e das doenças cardiovasculares como, por exemplo, hipercolesterolemia, hipertensão arterial, diabetes e fumo, estão associados ao aumento do estresse oxidativo e, consequentemente, à disfunção endotelial.[26] Alguns estudos têm mostrado alterações na vasodilatação endotélio-dependente antes mesmo do surgimento das lesões ateroscleróticas.[27,28]

Pacientes sem lesões coronarianas angiograficamente detectadas, mas com fatores de risco cardiovascular associados, podem apresentam respostas distintas à infusão de acetilcolina (estimula a conversão da L-arginina em óxido nítrico).[29] De acordo com alguns investigadores,[29] uma reposta diminuída, ou mesmo uma resposta vasoconstritora paradoxal à infusão de acetilcolina, pode indicar uma anormalidade na função endotelial que precede o desenvolvimento da aterosclerose ou a presença de aterosclerose em um estágio anterior a sua detecção pela angiografia. Um seguimento de quase três anos, reduções na vasodilatação endotélio-dependente, avaliada pela dilatação da artéria braquial, em reposta à oclusão do fluxo sanguíneo, as reduções na vasodilatação mostraram-se ser preditoras independente para eventos cardiovasculares futuros em indivíduos assintomáticos, com baixo risco cardiovascular.[30]

Em pacientes com hipercolesterolemia e sem alterações ateroscleróticas evidentes nas artérias coronárias, Fukuda e colaboradores[27] observaram uma resposta atenuada à infusão de acetilcolina, caracterizada por pequeno aumento no fluxo sanguíneo coronariano. Semelhantemente, Consentino e colaboradores[28] mostraram que indivíduos de meia-idade hipercolesterolêmicos apresentaram menor função endotelial, avaliada pela alteração no fluxo sanguíneo do antebraço, em resposta à infusão de acetilcolina, quando comparados a indivíduos saudáveis de mesma idade. Para compreender os mecanismos envolvidos na disfunção endotelial associada à hipercolesterolemia, esses mesmos pesquisadores avaliaram a resposta de células endoteliais a altas concentrações de LDL. As células endoteliais incubadas com LDL desenvolveram um fenótipo pró-oxidativo, caracterizado por aumento na produção de EROs e redução da biodisponibilidade do óxido nítrico.[28]

Evidências acumuladas mostram que o exercício físico regular parece proteger o endotélio contra o estresse oxidativo e a inflamação crônica. O exercício físico regular é considerado uma terapia não farmacológica que melhora a função endotelial em pacientes com diferentes fatores de risco e doença

Dislipidemias e Prevenção da Aterosclerose

cardiovascular.[31,32] Outros estudos observacionais mostram que existe uma correlação inversa entre os níveis de vasodilatação endotélio-dependente e os níveis plasmáticos desta lipoproteína de baixa densidade em idosos sedentários, mas não em jovens sedentários e idosos ativos.[33] Esses estudos mostram também que o exercício aeróbio de intensidade moderada melhora a vasodilatação endotélio-dependente,[34] o que parece estar associado a uma maior biodisponibilidade de óxido nítrico.[35]

Na presença de doença coronariana, o exercício físico está associado à redução da morbidade e da mortalidade, bem como à redução das lesões ateroscleróticas.[36] Outros benefícios do exercício apontam para a melhora no perfil lipídico, modificação da composição corporal, redução da intolerância à glicose, redução da pressão arterial e redução da inflamação sistêmica.[37]

Em estudos mais recentes, foi demonstrado que o treinamento físico reduz significativamente os níveis de proteína-C reativa plasmática (marcador de inflamação) e aumenta a vasodilatação endotélio-dependente da artéria braquial em pacientes com doença coronariana, tratados com angioplastia.[38]

Hambrecht e colaboradores[39] e Adams e colaboradores[40] observaram, também, maior expressão de eNOS (enzima responsável por converter L-arginina em óxido nítrico) e menor expressão da NAPH oxidase (enzima capaz de produzir EROs a partir do oxigênio), respectivamente, em amostras da artéria mamária interna de pacientes com doença coronariana, submetidos ao treinamento físico previamente à cirurgia eletiva de revascularização do miocárdio.

Considerando que o exercício físico exerce efeito direto sobre o fluxo sanguíneo e, consequentemente, sobre o *shear stress* (força de cisalhamento entre o sangue e o endotélio que estimula a conversão da L-arginina em óxido nítrico), é possível que o exercício module a expressão das proteínas responsáveis pela produção de óxido nítrico e, consequentemente, reduza o estresse oxidativo. Para mimetizar os efeitos do exercício sobre o endotélio vascular, estudos *in vitro* mostraram que as células endoteliais apresentam um fenótipo antioxidativo, quando expostas ao fluxo laminar crônico.[41] De forma geral, os efeitos positivos do exercício físico na função endotelial podem ser explicados por diversos mecanismos, incluindo aumento da biodisponibilidade de óxido nítrico, aumento das defesas antioxidantes, redução na produção de citoquinas pró-inflamatórias em diversos tecidos e aumento da capacidade regenerativa do endotélio.[32]

De acordo com uma revisão sistemática recente,[42] existem fortes evidências de que o exercício físico é capaz de reduzir a quantidade de fatores inflamatórios (TNF-α e proteína C-reativa) e aumentar os níveis de células endoteliais progenitoras circulantes em pacientes com fatores de risco e/ou com doença cardiovascular.

Efeitos do exercício físico nos lípideos e lipoproteínas plasmáticas

Colesterol total e LDL-colesterol

Estudos epidemiológicos têm demonstrado uma relação direta entre a concentração do colesterol total e a mortalidade cardiovascular.[43] Por outro lado, a atividade física de intensidade moderada por, pelo menos, três horas por semana, reduz o risco de mortalidade em 27%.[44] No entanto, são limitadas as evidências de que indivíduos fisicamente ativos possuem menores valores de colesterol total (CT) e LDL-colesterol (LDL-c) que indivíduos sedentários.[45] Em um estudo tipo metanálise, envolvendo 49 estudos controlados e aleatorizados, foi possível observar uma redução de apenas 2% no CT e LDL-c, em homens entre 18 e 65 anos, após um período de treinamento físico aeróbio.[46] As modificações no CT e LDL-c são frequentemente observadas quando há redução concomitante no peso corporal, o que, em geral, é decorrente da combinação de exercício aeróbio e dieta.[45]

Vale ressaltar, também, que estudos do nosso grupo evidenciam que, apesar de o exercício físico não alterar significativamente os níveis de LDL-c, ele aumenta a cinética (entrada e saída) dessa subfração do colesterol e o tempo que ele permanece na forma reduzida na circulação.[47,48] Estes dois aspectos podem ser mais importantes que o próprio nível absoluto do LDL-c na circulação e, possivelmente, representar o real benefício do exercício na prevenção da aterosclerose, no que tange aos níveis lipídicos. Sabe-se ainda que, na presença de hipercolesterolemia, o uso de estatinas e a mudança no estilo de vida (prática de exercício físico, adoção de dieta e ingestão de suplementos naturais) melhoram semelhantemente os níveis de CT e LDL-c.[49] Além disso, mudanças positivas no estilo de vida também são acompanhadas de reduções no peso corporal.[49] É possível, então, que as alterações no CT e no LDL-c estejam mais relacionadas às modificações na composição corporal que aos efeitos do exercício *per se*.

HDL-colesterol e triglicérides

O HDL-colesterol (HDL-c) tem um papel antiaterogênico importante, devido ao seu envolvimento no transporte reverso do colesterol, e, ainda, às suas características anti-inflamatórias e antioxidantes.[43] Evidências científicas mostram efeitos positivos do exercício físico aeróbio, nos valores de HDL-c. Em geral, aumentos no gasto energético semanal entre 1.200 e 2.200 kcal estão associados à elevação dos níveis de HDL-c entre 2 a 8 mg/dL (4% a 22%).[43,45] Apesar de esses valores serem relativamente modestos, 1 mg/dL de aumento no HDL-c está associado à redução do risco cardiovascular em 2% a 3%.[50]

Estudos longitudinais têm demonstrado que a magnitude das alterações no HDL-c, após um período de treinamento físico aeróbio, é inversamente proporcional ao índice de massa corpórea e à circunferência abdominal.[45,51] Ao avaliar os efeitos de nove meses de treinamento físico aeróbio no perfil de lipídeos de indivíduos com diferentes índices de massa corpórea, Nicklas e colaboradores[51] observaram uma melhora nos níveis de HDL-c dos indivíduos normais e pré-obesos. Ao contrário, nenhuma alteração foi constatada para o grupo obeso. É possível, então, que os benefícios do exercício físico nos níveis de HDL-c de indivíduos obesos sejam dependentes da redução concomitante do peso corporal.

Assim como o HDL-c, o exercício físico é capaz de reduzir as concentrações de triglicérides (TG) plasmáticos entre 5 e 38 mg/dL (4% e 37%).[43,45] A magnitude destas alterações parece estar mais associada à intensidade do treinamento físico do que às reduções no peso corporal e no grau de obesidade.[45,51] Embora sejam observadas alterações nos níveis de TG, independentemente de seus valores basais no pré-exercício, é possível que indivíduos com altos valores de TG iniciais se beneficiem mais do treinamento físico que indivíduos com valores de TG dentro da faixa de normalidade.[43]

Em revisão recente, Mann e colaboradores[52] sugerem que o exercício aeróbio de intensidade moderada aumenta efetivamente o HDL-c. Entretanto, reduções nos níveis de LDL-c e TG ocorrem quando o treinamento aeróbio é realizado em altas intensidades, o que nem sempre é possível de ser realizado por todos os pacientes. Para que tais benefícios no perfil lipídico sejam alcançados, principalmente por indivíduos saudáveis ou com dislipidemia, estes autores recomendam a realização de exercícios aeróbios de intensidade moderada a alta, por no mínimo 30 min./dia, cinco vezes por semana.[52]

A Figura 24.1 sumariza os efeitos do exercício físico no controle autonômico, a função endotelial e o perfil lipídico, associados à melhora do risco cardiovascular.

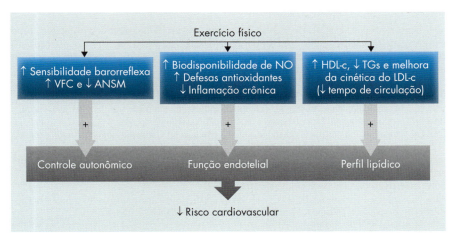

Figura 24.1 Efeitos benéficos do exercício físico no controle autonômico, função endotelial e perfil lipídico. VFC, variabilidade da frequência cardíaca; ANSM, atividade nervosa simpática muscular; NO, óxido nítrico; HDL-c, lipoproteína de alta densidade; TG, triglicérides; LDL-c, lipoproteína de baixa densidade.

Considerações finais

A disfunção autonômica e a disfunção endotelial, presentes na maioria dos pacientes com fatores de risco coronariano, desempenham importante papel no desenvolvimento e agravamento das doenças cardiovasculares. Por outro lado, a prática regular de exercícios físicos possui efeitos cardioprotetores que vão além do controle dos fatores de risco tradicionais. Embora os mecanismos envolvidos na redução do risco associado ao treinamento físico não sejam totalmente conhecidos, evidências científicas sugerem que o exercício físico aeróbio de intensidade moderada e de longa duração é capaz de melhorar o controle autonômico e a função endotelial em indivíduos com fatores de risco e/ou doenças cardiovasculares diagnosticadas. Além de melhorar o perfil lipídico, o exercício físico reduz a susceptibilidade de oxidação do LDL-c, devido à melhora na cinética dessa lipoproteína e à redução do estresse oxidativo.

Considerando todos os efeitos benéficos do exercício físico apresentados neste capítulo, sugerimos que a prática regular de exercícios aeróbios seja recomendada tanto para a prevenção como para o tratamento das doenças cardiovasculares.

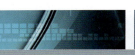

Referências bibliográficas

1. Lee IM, Hsieh CC, Paffenbarger RS. Exercise intensity and longevity in men. The Harvard Alumni Health Study. JAMA. 1995;273(15):1179-84.
2. Myers J, Prakash M, Froelicher V, et al. Exercise capacity and mortality among men referred for exercise testing. N Engl J Med. 2002;346(11):793-801.
3. Rondon MUPB, Laterza MC, de Matos LDNJ, et al. Abnormal muscle metaboreflex control of sympathetic activity in never-treated hypertensive subjects. Am J Hypertens. 2006;19(9):951-7.
4. Trombetta IC, Somers VK, Maki-Nunes C, et al. Consequences of comorbid sleep apnea in the metabolic syndrome--implications for cardiovascular risk. Sleep. 2010;33(9):1193-9.
5. Laterza MC, de Matos LDNJ, Trombetta IC, et al. Exercise Training Restores Baroreflex Sensitivity in Never--Treated Hypertensive Patients. Hypertension. 2007;49(6):1298-306.
6. Toschi-Dias E, Trombetta IC, Dias da Silva VJ, et al. Time delay of baroreflex control and oscillatory pattern of sympathetic activity in patients with metabolic syndrome and obstructive sleep apnea. Am J Physiol Heart Circ Physiol. 2013;304(7):H1038-44.
7. La Rovere MT, Specchia G, Mortara A, et al. Baroreflex sensitivity, clinical correlates, and cardiovascular mortality among patients with a first myocardial infarction. A prospective study. Circulation. 1988;78(4):816-24.
8. Katsube Y, Saro H, Naka M, et al. Decreased baroreflex sensitivity in patients with stable coronary artery disease is correlated with the severity of coronary narrowing. Am J Cardiol. 1996;78(9):1007-10.
9. Graham LN, Smith PA, Stoker JB, et al. Time course of sympathetic neural hyperactivity after uncomplicated acute myocardial infarction. Circulation. 2002;106(7):793-7.
10. Negrao CE, Rondon MU, Tinucci T, et al. Abnormal neurovascular control during exercise is linked to heart failure severity. Am J Physiol Heart Circ Physiol. 2001;280(3):H1286-92.
11. Martinez DG, Nicolau JC, Lage RL, et al. Effects of long-term exercise training on autonomic control in myocardial infarction patients. Hypertension. 2011;58(6):1049-56.
12. Barretto ACP, Santos AC, Munhoz R, et al. Increased muscle sympathetic nerve activity predicts mortality in heart failure patients. Int J Cardiol. 2009;135(3):302-7.
13. La Rovere MT, Bigger JT, Marcus FI, et al. Baroreflex sensitivity and heart-rate variability in prediction of total cardiac mortality after myocardial infarction. ATRAMI (Autonomic Tone and Reflexes After Myocardial Infarction) Investigators. Lancet. 1998;351(9101):478-84.
14. Trombetta IC, Batalha LT, Rondon MUPB, et al. Weight loss improves neurovascular and muscle metaboreflex control in obesity. Am J Physiol Heart Circ Physiol. 2003;285(3):H974-82.
15. Roveda F, Middlekauff HR, Rondon MUPB, et al. The effects of exercise training on sympathetic neural activation in advanced heart failure: a randomized controlled trial. J Am Coll Cardiol. 2003;42(5):854-60.
16. Mello Franco FG, Santos AC, Rondon MUP, et al. Effects of home-based exercise training on neurovascular control in patients with heart failure. Eur J Heart Fail. 2006;8(8):851-5.

Papel do Exercício Físico na Prevenção da Doença Cardiovascular...

17. Fraga R, Franco F, Roveda F, et al. Exercise training reduces sympathetic nerve activity in heart failure patients treated with carvedilol. Eur J Heart Fail. 2007;9(6-7):630-6.
18. Iellamo F, Legramante JM, Massaro M, et al. Effects of a residential exercise training on baroreflex sensitivity and heart rate variability in patients with coronary artery disease: A randomized, controlled study. Circulation. 2000;102(21):2588-92.
19. La Rovere MT, Bersano C, Gnemmi M, et al. Exercise-induced increase in baroreflex sensitivity predicts improved prognosis after myocardial infarction. Circulation. 2002;106(8):945-9.
20. Harrison DG, Widder J, Grumbach I, et al. Endothelial mechanotransduction, nitric oxide and vascular inflammation. J Intern Med. 2006;259(4):351-63.
21. Wienbergen H, Hambrecht R. Physical exercise and its effects on coronary artery disease. Curr Opin Pharmacol. 2013;13(2):218-25.
22. Zhou J, Li Y-S, Chien S. Shear Stress-Initiated Signaling and Its Regulation of Endothelial Function. Arterioscler Thromb Vasc Biol. 2014;34(10):2191-8.
23. Sima AV, Stancu CS, Simionescu M. Vascular endothelium in atherosclerosis. Cell Tissue Res. 2009;335(1):191-203.
24. Bonetti PO, Lerman LO, Lerman A. Endothelial dysfunction: a marker of atherosclerotic risk. Arterioscler Thromb Vasc Biol. 2003;23(2):168-75.
25. Vanhoutte PM. Endothelial dysfunction: the first step toward coronary arteriosclerosis. Circ J. 2009;73(4):595-601.
26. Cai H, Harrison DG. Endothelial Dysfunction in Cardiovascular Diseases: The Role of Oxidant Stress. Circ Res. 2000;87:840-4.
27. Fukuda Y, Teragawa H, Matsuda K, et al. Tetrahydrobiopterin restores endothelial function of coronary arteries in patients with hypercholesterolaemia. Heart. 2002;87(3):264-9.
28. Cosentino F, Hürlimann D, Delli Gatti C, et al. Chronic treatment with tetrahydrobiopterin reverses endothelial dysfunction and oxidative stress in hypercholesterolaemia. Heart. 2008;94(4):487-92.
29. Vita JA, Treasure CB, Nabel EG, et al. Coronary vasomotor response to acetylcholine relates to risk factors for coronary artery disease. Circulation. 1990;81(2):491-7.
30. Shechter M, Issachar A, Marai I, et al. Long-term association of brachial artery flow-mediated vasodilation and cardiovascular events in middle-aged subjects with no apparent heart disease. Int J Cardiol. 2009;134(1):52-8.
31. Luk T-H, Dai Y-L, Siu C-W, et al. Habitual physical activity is associated with endothelial function and endothelial progenitor cells in patients with stable coronary artery disease. Eur J Cardiovasc Prev Rehabil. 2009;16(4):464-71.
32. Ribeiro F, Alves AJ, Duarte JA, et al. Is exercise training an effective therapy targeting endothelial dysfunction and vascular wall inflammation? Int J Cardiol. 2010;141(3):214-21.
33. Walker AE, Eskurza I, Pierce GL, et al. Modulation of vascular endothelial function by low-density lipoprotein cholesterol with aging: influence of habitual exercise. Am J Hypertens. 2009;22(3):250-6.
34. DeSouza CA, Shapiro LF, Clevenger CM, et al. Regular aerobic exercise prevents and restores age-related declines in endothelium-dependent vasodilation in healthy men. Circulation. 2000;102(12):1351-7.
35. Lewis TV, Dart AM, Chin-Dusting JP, et al. Exercise training increases basal nitric oxide production from the forearm in hypercholesterolemic patients. Arterioscler Thromb Vasc Biol. 1999;19(11):2782-7.
36. Ornish D, Scherwitz LW, Billings JH, et al. Intensive lifestyle changes for reversal of coronary heart disease. JAMA. 1998;280(23):2001-7.
37. Warburton DER, Nicol CW, Bredin SSD. Health benefits of physical activity: the evidence. CMAJ. 2006;174(6):801-9.
38. Munk PS, Butt N, Larsen AI. High-intensity interval exercise training improves heart rate variability in patients following percutaneous coronary intervention for angina pectoris. Int J Cardiol. 2010;19;145(2):312-4.
39. Hambrecht R, Adams V, Erbs S, et al. Regular physical activity improves endothelial function in patients with coronary artery disease by increasing phosphorylation of endothelial nitric oxide synthase. Circulation. 2003;107(25):3152-8.
40. Adams V, Linke A, Kränkel N, et al. Impact of regular physical activity on the NAD(P)H oxidase and angiotensin receptor system in patients with coronary artery disease. Circulation. 2005;111(5):555-62.
41. Fleming I, Busse R. Molecular mechanisms involved in the regulation of the endothelial nitric oxide synthase. Am J Physiol Regul Integr Comp Physiol. 2003;284(1):R1-R12.
42. Palmefors H, DuttaRoy S, Rundqvist B, et al. The effect of physical activity or exercise on key biomarkers in atherosclerosis - A systematic review. Atherosclerosis. 2014;235(1):150-61.

Dislipidemias e Prevenção da Aterosclerose

43. Mestek ML. Physical Activity, Blood Lipids, and Lipoproteins. Am J Lifestyle Med. 2009;3(4):279-83.
44. Leitzmann MF, Park Y, Blair A, et al. Physical activity recommendations and decreased risk of mortality. Arch Intern Med. 2007;167(22):2453-60.
45. Durstine JL, Grandjean PW, Davis PG, et al. Blood lipid and lipoprotein adaptations to exercise: a quantitative analysis. Sports Med. 2001;31(15):1033-62.
46. Kelley GA, Kelley KS. Aerobic exercise and lipids and lipoproteins in men: a meta-analysis of randomized controlled trials. J Mens Health Gend. 2006;3(1):61-70.
47. Vinagre CGC, Ficker ES, Finazzo C, et al. Enhanced removal from the plasma of LDL-like nanoemulsion cholesteryl ester in trained men compared with sedentary healthy men. J Appl Physiol. 2007;103(4):1166-71.
48. Ribeiro ICD, Iborra RT, Neves MQTS, et al. HDL Atheroprotection by Aerobic Exercise Training in Type 2 Diabetes Mellitus. Med Sci Sports Exerc. 2008;40(5):779-86.
49. Becker DJ, Gordon RY, Morris PB, et al. Simvastatin vs Therapeutic Lifestyle Changes and Supplements: Randomized Primary Prevention Trial. Mayo Clin Proc. 2008;83(7):758-64.
50. Gordon DJ, Probstfield JL, Garrison RJ, et al. High-density lipoprotein cholesterol and cardiovascular disease. Four prospective American studies. Circulation. 1989;79(1):8-15.
51. Nicklas BJ, Katzel LI, Busby-Whitehead J, et al. Increases in high-density lipoprotein cholesterol with endurance exercise training are blunted in obese compared with lean men. Metabolism. 1997;46(5):556-61.
52. Mann S, Beedie C, Jimenez A. Differential effects of aerobic exercise, resistance training and combined exercise modalities on cholesterol and the lipid profile: review, synthesis and recommendations. Sports Med. 2014;44(2):211-21.

CAPÍTULO 25

Visão Atual do Tratamento do Tabagismo para Prevenção Primária e Secundária da Doença Cardiovascular

José Antonio Maluf de Carvalho ▪ Antonio G. Laurinavicius

O tabagismo como doença crônica

O tabagismo é hoje amplamente reconhecido como uma doença crônica, representando a principal causa de morte evitável no mundo.

A Décima Revisão da Classificação Internacional das Doenças (CID-10) inclui o tabagismo no grupo dos transtornos mentais e de comportamento decorrentes do uso de substância psicoativa. Por isso, o tabagismo deve ser notificado em todas as internações hospitalares e nos atestados de óbito com o código Z72.0.[1]

Abordagem do indivíduo tabagista não pode ser considerada uma simples colateralidade no plano terapêutico, mas é de fato um dos principais elementos da conduta médica. Existem evidências de que o tabagismo continua sendo subdiagnosticado durante as avaliações médicas e, principalmente, subtratado durante o *follow-up*, tanto no Brasil como no resto do mundo.[2]

O estudo STOP (*Smoking: The Option of Physicians*) avaliou 2.836 médicos em 16 países, incluindo tabagistas e não tabagistas.[2] Destes, 90% recomendavam a cessação do tabagismo em suas consultas, mas apenas 47% elaboravam planos efetivos. Não surpreende que os médicos tabagistas abordassem menos o tabagismo em sua prática clínica, mas as taxas de tratamento efetivo foram baixas tanto para médicos tabagistas como para não tabagistas. Além disso, 20% dos entrevistados não considerava o tabagismo sequer uma condição médica. De acordo com esses dados, não é de se estranhar que pacientes de prevenção cardiovascular secundária continuem apresentando uma prevalência de tabagismo em torno de 20%.[3]

Os estudos EUROASPIRE I, II e III mostraram que, mesmo no continente europeu, a prevalência do tabagismo se manteve praticamente inalterada ao longo dos três levantamentos epidemiológicos realizados.[3]

Tabagismo e risco cardiovascular: prevenção primária e secundária

As primeiras evidências científicas da associação entre tabagismo e redução da expectativa de vida remontam à década de 1930, não muito tempo depois da difusão maciça do hábito de fumar entre as classes operárias.[4] Entretanto, a associação direta entre tabagismo e maior mortalidade cardiovascular ficou claramente estabelecida somente décadas depois, como consequência da publicação do Primeiro Relatório do *Surgeon General* sobre Tabagismo, em 1964. A partir desse momento, o número de evidências foi se acumulando de tal forma que o Segundo Relatório do *Surgeon General*, em 1983, já definia o tabagismo como o principal fator de risco modificável para a doença arterial coronariana, com um risco relativo entre 1,5 e 3.[3]

Dislipidemias e Prevenção da Aterosclerose

Os mecanismos fisiopatológicos que justificam este excesso de risco são hoje bem conhecidos e incluem disfunção endotelial, inflamação, estresse oxidativo, estado pró-trombótico, promoção da resistência insulínica e alterações do metabolismo lipídico. Todas estas alterações são reversíveis, uma vez cessado o tabagismo. É importante enfatizar que o risco guarda uma relação direta com a intensidade do tabagismo e que mesmo o tabagismo passivo está claramente associado ao aumento da mortalidade cardiovascular em uma faixa de risco aproximadamente intermediária entre a do tabagista e a do não tabagista, com um risco relativo de aproximadamente 1,3.[5]

Hoje em dia, todos os escores clinicolaboratoriais de estratificação do risco cardiovascular em pacientes de prevenção primária incluem a variável dicotômica "tabagismo" em sua análise integrada. No Escore de Risco de Framingham, por exemplo, entre os 40 e 49 anos de idade, o tabagismo recebe a mesma pontuação que a hipercolesterolemia grave (> 280 mg/dL), superando a da hipertensão e a do HDL-colesterol baixo.[6]

De fato, está amplamente demonstrado que o peso do tabagismo como fator de risco cardiovascular é ainda maior em adultos jovens, representando a principal causa de eventos coronarianos nesta população. Por outro lado, em pacientes de prevenção secundária, que já apresentam doença arterial coronariana manifesta, o tabagismo continua representando um importante fator de risco, associado a pior prognóstico.[7]

Foi demonstrado que indivíduos que continuam fumando depois de terem sido submetidos à intervenção percutânea apresentam não somente maior risco de eventos coronarianos, como maior mortalidade.[7] O mesmo impacto foi registrado em pacientes submetidos à revascularização cirúrgica.[8] Por este motivo, parar de fumar deve ser considerado prioritário em todos os contextos.[9]

Em prevenção primária, ao parar de fumar, o risco cardiovascular cai pela metade já no primeiro ano, diminuindo após esse período de forma gradual e igualando-se, após 15 anos de abstinência, ao risco de quem nunca fumou. No contexto da prevenção secundária, a cessação leva à redução de eventos em 50% e, da mortalidade, em torno de 35%.[9]

Custo do tabagismo nos Estados Unidos

O total anual das despesas no mercado de saúde privado norte-americano, relacionado ao tabagismo, é de US$ 96 bilhões, o que fornece uma dimensão do desafio que todos temos à frente. Observe-se também que o total das despesas federais e estaduais providas pelo Medicaid para doenças causadas pelo tabagismo é de US$ 30,9 bilhões, complementadas pelo governo federal, que gasta, por ano, por meio do Medicare, cerca de US$ 27,4 bilhões. O custo anual com as doenças provocadas pelo tabagismo em fumantes passivos é de US$ 4,98 bilhões. A produtividade perdida, por ano, pelo tabagismo, atinge cerca de US$ 97 bilhões. O custo anual pago pelo Social Security Survivors Insurance para as mais de 300 mil crianças que perderam pelo menos um parente por tabagismo é de US$ 2,6 bilhões. O custo dos problemas de saúde e da perda de produtividade por maço vendido nos EUA (estimativa conservadora) é de US$ 10,47 bilhões, enquanto o preço do maço de cigarros, no varejo, somado aos impostos de venda, é, em média, US$ 5,29 bilhões.[10]

Visão geral do tratamento do tabagismo

O tratamento do tabagismo deve ser direcionado no sentido de se ajustar ao grau e ao tipo de dependência que o indivíduo manifesta. A dependência pode ser química, relativa à nicotina, que promove um alto grau de adição, e comportamental, que diz respeito à relação afetiva com o cigarro, com a realização de rituais e automatismos, e, portanto, relacionada com o estilo de vida. A dependência comportamental ocorre em 50% dos casos; a nicotínica grave, em 20% e a leve ou moderada, em 30%.[11]

Reverter a dependência ao tabaco corresponde à criação de outro estilo de vida mais saudável. O aconselhamento é bastante útil para apoiar e ajudar o indivíduo a desenvolver e consolidar este novo estilo de vida, associado à terapêutica de reposição de nicotina e à farmacoterapia, que, em geral, bloqueia os receptores de nicotina e seu efeito no encéfalo.

Visão Atual do Tratamento do Tabagismo para Prevenção Primária e Secundária da Doença Cardiovascular

O tratamento do fumante tem como eixo fundamental a abordagem cognitivo-comportamental. Esta tem a finalidade de informar o fumante dos riscos de fumar e dos benefícios de parar de fumar, de motivá-lo a deixar de fumar e de apoiá-lo no processo de cessação de tabagismo, fornecendo orientações para que possa lidar com a síndrome de abstinência, com a dependência psicológica e com os condicionamentos associados ao hábito de fumar.

O apoio farmacológico tem por objetivo minimizar os sintomas da síndrome de abstinência, quando estes representam uma importante dificuldade para o fumante deixar de fumar. Sua função, portanto, é facilitar a abordagem comportamental nessa fase.

Os critérios para utilização da farmacoterapia são:

1. Fumantes pesados, ou seja, pacientes que fumam 20 ou mais cigarros por dia;
2. Fumantes que fumam o primeiro cigarro até 30 minutos após acordar e fumam, no mínimo, 10 cigarros por dia;
3. Fumantes com Escore de Fagerström igual ou maior do que 5;
4. Fumantes com sintomas importantes de síndrome de abstinência que possam dificultar o sucesso da terapia;
5. Inexistência de contraindicações clínicas.

A farmacoterapia pode ser utilizada como um apoio, em situações bem definidas, para alguns pacientes que desejam parar de fumar. Ela tem a função de facilitar a abordagem cognitivo-comportamental, que se constitui a base para o processo de cessação de tabagismo e deve ser sempre utilizada. Em geral, a monoterapia é suficiente para a maioria dos pacientes. A escolha entre uma das formas de terapia de reposição de nicotina (adesivo e goma de mascar) e bupropiona ou vareniclina dependerá da avaliação individual do paciente, pelo profissional. Nos casos em que houver falha de tratamento, ou seja, em que o paciente não conseguir parar de fumar após ter sido realizada a abordagem cognitivo-comportamental e utilizado apenas um dos medicamentos de primeira linha, pode-se pensar na associação dessas formas terapêuticas.[12]

Estudos mostram que a associação entre adesivo e goma de mascar de nicotina, entre adesivo e bupropiona, ou mesmo entre goma de mascar de nicotina e bupropiona, eleva as taxas de sucesso no processo de cessação de fumar.[12] O tratamento efetivo da dependência ao tabaco comumente requer adequação e até mesmo intensificação das intervenções (tanto aconselhamento quanto farmacoterapia) em relação às necessidades dos pacientes.[13-16]

Desafios no tratamento do tabagismo

Indubitavelmente, o maior desafio para o indivíduo que deseja e planeja parar de fumar é a manutenção da abstinência. Parar de fumar é viável para todos os tabagistas e é um ato relativamente simples. Na verdade, conceitualmente, todo tabagista cessa de fumar todos os dias pelo menos entre um cigarro e outro e, principalmente, durante o sono. O desafio é estender indefinidamente este período de abstinência sem a perspectiva do "próximo cigarro". É muito importante levar em conta este aspecto, pois o baixo índice de sucesso na cessação do tabagismo após um ano de acompanhamento (em torno de 40%, com tratamento médico otimizado), é secundário à incapacidade de manter a abstinência em longo prazo. Por este motivo, implantar estratégias para a manutenção da abstinência é tão importante quanto a própria cessação do tabagismo. Estas estratégias podem incluir a extensão do acompanhamento médico em médio e longo prazo e, em determinados casos, ciclos de retratamento com medicações como a bupropiona.

O segundo desafio no tratamento do tabagismo é a mitigação dos sintomas agudos decorrentes da cessação, sejam eles manifestações de abstinência física ou psicológica, sejam efeitos colaterais da medicação prescrita ou, mais simplesmente, preocupação e insegurança do paciente com algum aspecto do seu tratamento. Para que estes sintomas não signifiquem a desistência do paciente, é necessário que o acompanhamento médico durante o primeiro mês seja próximo e de fácil acesso ao indivíduo. Pois, embora alguns indivíduos consigam parar de fumar espontaneamente e com facilidade, esse grupo de indivíduos representa a minoria.

Dislipidemias e Prevenção da Aterosclerose

Dados clássicos da literatura colocam a taxa de sucesso da cessação espontânea e sem acompanhamento médico entre 5% e 10%. O acompanhamento médico permite minimizar o sofrimento decorrente da cessação ao identificar e tratar adequadamente sintomas de abstinência; ao reconhecer precocemente eventuais efeitos colaterais da medicação, que pode requerer ajustes posológicos individualizados; e ao transmitir confiança e amparo ao paciente.

Finalmente, é preciso reconhecer que o tratamento do tabagista deve ser individualizado. A individualização permite a prescrição da medicação mais apropriada para cada caso, limitando custos desnecessários, reduzindo potenciais efeitos colaterais e estreitando o vínculo médico-paciente, extremamente valioso para o sucesso. Por isso, não é recomendável que sejam adotadas prescrições padronizadas, nem número de consultas preestabelecido de forma rígida.

Cinco mitos comuns relativos ao tabagismo que devem ser esclarecidos:

1. Fumar é somente um hábito ruim: o tabagismo apresenta impacto importante sobre a saúde. É a principal *causa mortis* evitável.
2. Para de fumar é somente um ato de vontade: o tabagismo é sinônimo de dependência.
3. Se o tabagismo não for interrompido da primeira vez, a pessoa nunca mais irá parar de fumar: o processo de cessação do tabagismo apresenta, normalmente, recaídas.
4. O melhor método para parar de fumar é a interrupção abrupta: o processo de cessação pode ser gradual e, assim, mais confortável.
5. Parar de fumar é caro: parar de fumar é amplamente custo-efetivo.

Terapia cognitivo-comportamental e intervenção motivacional

Trata-se de uma abordagem que combina intervenções cognitivas com treinamento de habilidades comportamentais. É bastante utilizada para o tratamento de diversos tipos de dependência.

Os componentes principais dessa abordagem são a detecção de situações de risco de recaída e o desenvolvimento de estratégias de enfrentamento. Fundamenta-se na mobilização da motivação como estofo do processo.

A motivação é um estado de prontidão ou avidez para a mudança, que pode oscilar de tempos em tempos, ou de uma situação para a outra, e que é passível de ser influenciado. A motivação também se constitui em um processo intrínseco, com diferentes estágios, e cuja compreensão pode auxiliar-nos no planejamento das intervenções. Motivação é um processo evolutivo. Estas são as fases deste processo:

- **Pré-contemplação**: o individuo não está pensando em mudar, em parar de fumar. A mudança lhe é irrelevante. Não está convencido de que as desvantagens de um comportamento superam os seus benefícios. Pode ser tido como resistente quando, na verdade, necessita de mais informações. Para promover um movimento para a contemplação, o terapeuta deve instalar a discrepância, o desconforto com o comportamento em relação aos benefícios e explorar a razão da resistência. Deve pedir permissão para falar do assunto de forma empática, entender as percepções do paciente por meio da escuta ativa atenta, prover informações e fazer o balanço das desvantagens. Deve expressar preocupação.
- **Contemplação**: o indivíduo possui uma avaliação mais realista da situação, sabe que necessita parar de fumar e sente algum incômodo com a situação atual; pensa em mudar, porém, ainda não tomou a decisão; a ambivalência atinge o seu acme. Por isso, o terapeuta necessita não somente reconhecer a ambivalência como normal no processo, como explorar as vantagens e desvantagens do comportamento, explorando os benefícios da mudança. É importante utilizar a escuta reflexiva, fortalecer a autoeficácia e facilitar a empatia.
- **Preparação**: o individuo decidiu-se pela mudança e se prepara para tal. A ambivalência e a resistência estão reduzidas; faz perguntas detalhadas sobre o processo de mudança e afirmações automotivacionais. Propõe soluções e faz tentativas de mudança – de parar de fumar, por exemplo. O terapeuta deve estimular, ajudar e negociar a construção de um plano de ação aceitável, acessível e efetivo, e fornecer apoio e acompanhamento.

242

- **Ação**: o indivíduo adota o plano de ação e interrompe o tabagismo. O papel do terapeuta é fortalecer a autoeficácia, assegurar as ações corretas por parte do paciente, ajudar a encontrar reforçadores para as mudanças positivas, firmar e sustentar a decisão, dando suporte aos desconfortos e às dificuldades iniciais e alertando para situações de risco e estratégias de escape e enfrentamento.
- **Manutenção/recaída**: o indivíduo abandona a mudança, podendo retornar a ambivalência e a resistência. O terapeuta deve avaliar as circunstâncias da recidiva e os efeitos – vantagens e desvantagens – do lapso; deve estimular a busca de ações alternativas de enfretamento, revisar a adequação das estratégias e promover a retomada da abstinência. Deverá enfatizar que lapsos e recaídas fazem parte do processo e deixam um lastro de conhecimento bastante útil para evitar e prevenir outros lapsos.

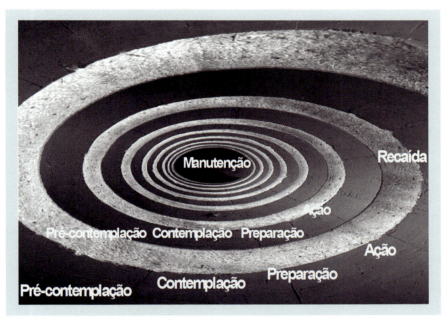

Figura 25.1 Evolução das fases da motivação como uma espiral progressiva de fases até a consolidação da manutenção.

Entrevista motivacional (Em) *versus* abordagem padrão		
	Abordagem padrão	Entrevista motivacional (Em)
Foco	Solucionar o problema	Preocupações e perspectivas do cliente
Relacionamento	Paternalista, professoral, enfático	Parceria igualitária e a responsabilidade é do cliente, empático
Intervenção	Pressupõe que esteja motivado	Adequada ao nível do cliente
Ambivalência	Negação	Normal
Conhecimento	Aconselha, adverte, ordena	Privilegia à escolha pessoal
Metas	Prescritas	Estabelecidas de forma cooperativa, o cliente traz as opções
Resistência	Enfretada com argumentação e correção	Passível de influência

Figura 25.2 Quadro comparativo entre a entrevista motivacional e a abordagem clínica padrão.

Princípios da entrevista motivacional:

1. **Expressar empatia**: a atitude fundamental da empatia é a aceitação, ou seja, a compreensão das perspectivas do indivíduo sem julgamentos, críticas ou reprovações. Empatia significa estar no lugar do outro. A aceitação facilita a comunicação, o estabelecimento de confiança por parte do cliente e a exploração do conteúdo do seu discurso.
2. **Desenvolver discrepância**: "As pessoas, com frequência, são mais persuadidas pelo que ouvem de si mesmas do que pelo que os outros lhes dizem". Isso significa estabelecer uma discrepância entre os valores, as metas e os comportamentos atuais e os decorrentes da mudança. Deve estabelecer as vantagens e desvantagens de cada condição, juntamente com o cliente, para evidenciar comparativamente os benefícios da nova condição. Está se mudando para melhor.
3. **Acompanhar a resistência**: há necessidade de reduzir as barreiras e minorar as resistências por meio de uma argumentação sem correção ou confrontação. Os recursos e as soluções para isto estão no próprio indivíduo. A resistência pode sinalizar a necessidade de modificação da abordagem. Perspectivas novas que podem diminuir a resistência devem ser negociadas e nunca impostas.
4. **Promover autoeficácia**: a autoeficácia é a crença do indivíduo em sua capacidade para realizar, com sucesso, uma tarefa específica. Trata-se de um elemento chave do processo. É definitivamente importante aumentar a percepção do cliente sobre sua capacidade de enfrentar e superar obstáculos. O terapeuta precisa afirmar sua crença na capacidade do paciente.

Método PAAR

O método PAAR é a metodologia que orienta a comunicação durante a entrevista motivacional. Inclui **P**erguntas abertas, **A**firmações, **R**eflexões e **R**esumos:

- As **perguntas abertas** convidam a contar histórias; as informações são mais amplas, menos tendenciosas, mais completas e mais relevantes: "Fale-me sobre seu desejo de mudança". "O que sabe sobre as consequências do tabagismo?"
- As **afirmações** transmitem reconhecimento e compreensão e são importantes para a manutenção da confiança: "Parabéns por ter reduzido o consumo de cigarro em 50% na última semana!".
- As **reflexões** dependem de uma escuta ativa atenta e traduzem ou refletem para o cliente seus pontos de vista de maneira organizada: "Posso, então, entender que você não acredita que o tabagismo promova a impotência sexual?".
- Os **resumos**, em geral, realizados depois de três a quatro afirmações ou reflexões junto ao indivíduo, são úteis para organizar o diálogo e alertar ou iluminar pontos importantes da construção da argumentação a favor da mudança. "Posso entender, então, que fumar lhe confere prazer e diminui seu estresse. Entretanto, também provoca tosse, obriga a procurar ambientes adequados e isolados para fumar, tem custo e, além disso, é um mau exemplo para suas crianças".

Tratamento medicamentoso

A terapêutica atualmente disponível para a cessação do tabagismo inclui, como primeira linha, a terapia de reposição de nicotina, disponível em várias apresentações, como adesivo transdérmico, goma de mascar, *spray* nasal, inalação e pastilhas; bupropiona, um antidepressivo; e vareniclina, um agonista parcial do alfa4beta2, receptor nicotínico de acetilcolina, que foi recentemente desenvolvido e aprovado para a cessação do tabagismo. Além das drogas de segunda linha, há vacinas estão sob estudo e parecem promissoras para a prevenção de recidivas.[9-11]

Estudos controlados e metanálises demonstraram que a terapia única ou com terapia de reposição de nicotina (TRN), bupropiona ou vareniclina são todas mais efetivas que o placebo para a cessação do tabagismo. Terapias associadas com uma ou mais formulações de TRN ou de TRN com bupropiona são superiores à monoterapia.[12,13]

Visão Atual do Tratamento do Tabagismo para Prevenção Primária e Secundária da Doença Cardiovascular

Terapia de reposição de nicotina (TRN)

A TRN tem por objetivo a substituição da nicotina do cigarro por meio de doses estáveis, menores e mais seguras, com a finalidade de reduzir as fissuras e os sintomas de dependência, promovendo conforto no processo de cessação. Recomenda-se sua administração isoladamente ou associada à bupropiona, sendo indicada para os pacientes com grau de dependência de cinco ou mais pontos, pelo Questionário de Fagerström.

A TRN permite variação e adequação da posologia, inclusive em relação à motivação do cliente. Pode ser útil em cardiopatas crônicos, assim como na gravidez (o benefício da abstinência supera os riscos da TRN para o feto), graças à liberação rápida, porém, é contraindicada em coronariopatia ou arritmia graves e deve ser ministrada com cautela em casos de diabetes, de hipertireoidismo e de feocromocitoma.

Não há evidências da utilização da TRN em adolescentes. O período de administração pode ser estendido para além de 12 semanas, conforme as necessidades do paciente, pois é preferível receber o adesivo que consumir cigarros, pois a TRN confere segurança ao tabagista.

Durante a TRN, pode ocorrer toxicidade de nicotina. Seus sinais são: náusea, vômitos, palidez, dor abdominal, sudorese, cefaleia, tonturas, tremores, sono interrompido, sonhos vívidos e pesadelos. Estes sintomas devem ser cuidadosamente investigados durante a terapia e, quando identificados, é necessário reduzir ou interromper a substituição. Não deve ser permitido o tabagismo junto com a TRN, pois aumenta exponencialmente a chance de intoxicação nicotínica.

Apresentações de nicotina

- **Adesivo transdérmico**: dobra a chance de cessação de tabagismo, quando comparado ao placebo. Apresentado em concentrações de 7, 14 e 21 mg, o que corresponde ao consumo de 7, 15 ou 20 cigarros ao dia, respectivamente. Portanto, deve ser utilizada uma dose compatível com o consumo de cigarros. A administração é recomendada a partir da data da cessação. Os adesivos devem ser trocados a cada 16 ou 24 horas e o local de aplicação modificado diariamente. A duração do tratamento é de 8 a 16 semanas, com uma redução gradual da dose a cada 4 semanas. Os efeitos adversos são: sensibilização da pele e distúrbios do sono: dificuldade para conciliar o sono e pesadelos coloridos.
- **Goma de mascar**: aumenta a chance de cessação em 40% a 60%, quando comparado com o placebo. Há duas apresentações disponíveis, de 2 mg e de 4 mg. A utilização da goma deve ser estritamente observada, para não provocar irritação gástrica e subabsorção de nicotina. O pico de absorção se dá em 20 minutos após o uso. Posologia diária: intervalos de 1 a 2 horas, até 8 a 15 gomas ao dia. Efeitos adversos são: queimação na boca e garganta, aftas, salivação, dispepsia, dor temporomandibular, náuseas e cefaleia. A utilização associada de adesivos e gomas aumenta a taxa de cessação.
- **Pastilhas**: absorção maior que as gomas; a forma de utilização é mais simples e, por isso, apresenta maior tolerância. Apresentações de 2 mg e 4 mg. Intervalos de 1 a 2 horas, até 9 a 15 ao dia.
- *Spray* **nasal de nicotina**: na dosagem de 1 mg.
- **Inalador de nicotina**: na dosagem de 4 mg.

MICRO CO ou *Smokerlyser*

Trata-se de um equipamento de fácil utilização que mensura o monóxido de carbono no ar expirado e infere a concentração de carboxi-hemoglobina no sangue. Apresenta a vantagem de mensurar o impacto do tabagismo no organismo, tornando tangíveis os ganhos obtidos com os esforços para parar de fumar, o que funciona como um reforço positivo.

Bupropiona

A bupropiona é um inibidor da recaptação de dopamina e de noradrenalina. A redução da dopamina provoca uma diminuição da propriedade reforçadora e a redução da noradrenalina reduz os sin-

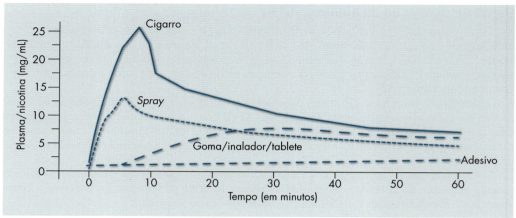

Figura 25.3 Diagrama esquemático mostrando a elevação dos níveis de nicotina no sangue venoso após fumar um cigarro e após usar um dos produtos de terapia de substituição da nicotina, seguidos de uma noite de abstinência do uso de cigarros.

Fonte: Fant, 1999

tomas da abstinência. Posologia: 150 mg pela manhã, por três a cinco dias e, após, 150 mg duas vezes ao dia, por 12 semanas, com interrupção do tabagismo entre os 10º e 15º dias de tratamento. Efeitos adversos: insônia (nesses casos, tomar o segundo comprimido no final da tarde), boca seca, náuseas, *rash* cutâneo, urticária. Contraindicações: epilepsia ou risco de convulsões, anorexia e bulimia.

O ganho de peso ocorre por diversas razões, durante o tratamento, em 40% a 50% dos pacientes. Esse ganho pode chegar a 4 kg e é por essa razão que também se deve dar ênfase à prática de atividade física e à vigilância sobre a alimentação durante a fase de cessação (não substituir o cigarro por alimento, por exemplo).

Um estudo de Jorenby e colaboradores, o ganho de peso na sétima semana de tratamento foi de 2,1 kg sob placebo, 1,6 kg sob adesivo, 1,7 kg sob bupropiona e 1,1 kg sob a associação de bupropiona e adesivo. A adição de adesivo reduz o ganho de peso, pois mantém ainda alta a taxa metabólica basal.[12]

Vareniclina

A vareniclina é um agonista parcial do receptor nicotínico neuronal alfa4beta2. Produz aumento moderado e sustentado dos níveis de dopamina, o que se traduz por alívio dos sintomas de fissura e abstinência. Posologia: 0,5 mg pela manhã, nos três primeiros dias; a mesma dose duas vezes ao dia, do 4º ao 7º dia e 1 mg duas vezes ao dia, até completar 12 semanas. Efeitos adversos são náuseas, insônia e cefaleia. Em geral, não se associa terapia de reposição de nicotina. Há evidências de que a associação entre vareniclina e TRN é segura e bem tolerada por pacientes em programa residencial de cessação de tabagismo.[14]

A terapia associada com diferentes tipos de TRN pode prover uma vantagem terapêutica. Por aumentar a concentração sérica de nicotina e a associação com diferentes drogas, pode capitalizar a sinergia obtida por meio de dois mecanismos de ação. Dados disponíveis sugerem que a terapêutica associada pode aumentar as taxas de abstinência em comparação com a monoterapia.[3,11]

Medicações de segunda linha

Estes medicamentos deveriam ser prescritos em caso de refratariedade ou de intolerância aos medicamentos anteriormente descritos. São consideradas terapias de segunda linha: nortriptilina; fluoxetina; doxepina; buspirona; mecamilamina (antagonista nicotínico) e clonidina (controle dos sintomas de abstinência).

Recidivas

Descreve-se que, em geral, os pacientes passam por três a quatro recidivas antes de parar definitivamente de fumar. Tem-se como importante enfatizar que a cada situação há um aprendizado novo, de tal forma que o patrimônio de experiências e de conhecimento adquirido é extremamente útil para os enfrentamentos subsequentes. O paciente deve ser informado desta possibilidade e motivado a ver nessas recidivas um caminho que ajuda a garantir a cessação.

Ambiente público e ambiente empresarial

O movimento dos "Direitos dos Não Fumantes" nos EUA, a partir de 1970, foi a intervenção que mais reduziu a prevalência do tabagismo naquele país e que se traduziu por políticas de ambientes livres de tabaco. São medidas efetivas para a redução da prevalência do tabagismo:

- **O aumento dos impostos:** induz interrupção, previne recidiva, reduz o consumo e evita o início do tabagismo em crianças. Um aumento de 10% no imposto reduz o consumo em cerca de 4%.
- **O aumento dos preços:** induze redução do consumo, principalmente em estratos socioeconômicos mais baixos e em jovens. Um aumento de 10% no preço reduz em 3% a chance de iniciação; em 9%, a chance do fumo diário; e em 9%, o consumo maciço.

Convenção Quadro para Controle do Tabaco

A Convenção Quadro para Controle do Tabaco é o primeiro tratado internacional da história sobre saúde pública. Proposto durante a 52ª Assembleia Mundial da Saúde da OMS, em 1999, foi finalmente aprovada por unanimidade em 2003, durante a 56ª Assembleia.

Sua implementação deu-se a partir da ratificação pelo Peru, perfazendo o mínimo exigido de quarenta países para sua vigência. Trata-se de uma iniciativa da Organização Mundial da Saúde (OMS), negociada por 194 países durante quatro anos (1999-2003), motivada pelo amplo reconhecimento dos graves danos sanitários, sociais e econômicos decorrentes do uso do tabaco, representando um compromisso internacional pela adoção de medidas de restrição ao consumo de cigarros e outros produtos derivados do tabaco.

Dentre as iniciativas propostas para controlar o tabagismo, ressaltamos: proibição de propaganda; educação e conscientização da população; proibição de fumar em ambientes fechados; controle do mercado ilegal de cigarros; tratamento da dependência da nicotina; inserção de mensagens de advertências fortes e contundentes nas embalagens dos produtos de tabaco; regulação dos produtos de tabaco quanto aos seus conteúdos e emissões.

Referências bibliográficas

1. Organização Mundial da Saúde – Centro Brasileiro de Classificação de Doenças e Problemas de Saúde. 10.ed. São Paulo: EDUSP, 1998.
2. STOP (Smoking: The Opinion of Physicians). Pesquisa de opinião realizada por Harris Interactive Inc. [Internet] [Acesso em 05 may 2017]. Disponível em: www.harrisinteractive.com
3. Kotseva K, Wood D, De Backer G, et al. Cardiovascular prevention guidelines in daily practice: a comparison of EUROASPIRE I, II, and III surveys in eight European countries. Lancet. 2009 Mar 14;373(9667):929-40.
4. Pearl R. Tobacco smoking and longevity. Science. 1938;87:216-7.
5. Glantz SA, Parmley WW. Passive Smoking and Heart Disease. Circulation. 1991;83:1-11.
6. IV Diretriz Brasileira sobre Dislipidemias e Prevenção da Aterosclerose. Departamento de Aterosclerose da Sociedade Brasileira de Cardiologia. Arq Bras Cardiol. 2007;88: Suppl I.
7. Hasdai D, Garratt KN, Grill DE, et al. Effect of Smoking Status on the Long-Term Outcome After Successful Percutaneous Coronary Revascularization. N Engl J Med. 1997;336:755-61.

8. Cavender JB, Rogers WJ, Fisher LD, et al. Effects of smoking on survival and morbidity in patients randomized to medical or surgical therapy in the Coronary Artery Surgery Study (CASS): 10-year follow-up. Cass Investigators. J Am Coll Cardiol. 1992;20:287-94.
9. Critchley JA, Capewell S. Mortality Risk Reduction Associated With Smoking Cessation in Patients With Coronary Heart Disease. JAMA. 2003;290:86-97.
10. Toll of Tobacco in the United States of America. [Internet] [Acesso em 07 may 2017]. Disponível em: www.tobaccofreekids.org/research/factsheets/pdf/0072.pdf
11. Grupo de Apoio ao Tabagista. A.C.Camargo. [Internet] [Acesso em 07 may 2017]. Disponível em: http://www.accamargo.org.br/grupo-de-apoio-ao-tabagista-gat/
12. Jorenby DE, Leischow SJ, Nides MA, et al. A controlled trial of sustained-release bupropion, a nicotine patch, or both for smoking cessation. N Engl L Med. 1999;340(9):685-91.
13. Hurt RD, Ebbert JO, Hays JT, et al. Treating tobacco dependence in a medical setting. CA Cancer J Clin. 2009;59;5:314-26.
14. Treating Tobacco Use and Dependence – Quick Reference Guide for Physicians. U.S. Department of Health and Human Services. Public Health Service October, 2000.
15. Reichert J, Araújo AJ, Gonçalves CMC, et al. Diretrizes para cessação do tabagismo – 2008. Diretrizes da Sociedade Brasileira de Pneumologia e Tisiologia. J Pneumol 2008. [Internet] [Acesso em 07 may 2017]. Disponível em: http://bvsms.saude.gov.br/bvs/is_digital/is_0408/pdfs/IS28(4)116.pdf
16. Abordagem e Tratamento do Fumante – Consenso 2001. Rio de Janeiro: INCA, 2001.
17. Rollnick, S, Miller WR, Butler CC. Motivational Interviewing in Health care – Helping Patients Change Behavior. New York: The Giilford Press, 2008.
18. Nides M. Update on pharmacologic options for smoking cessation treatment. Am J Med. 2008;121(4 Suppl 1):S20-31.
19. Ebbert JO, Hays JT, Hurt RD. Combination pharmacoterapy for stopping smoking: what advantages does it offer? Drugs. 2010;70(6):643-50.
20. McNeil JJ, Piccena L, Ioannides-Demos LL. Smoking cessation-recents advances. Cardiovasc Drugs Ther. 2010;24(4):359-67.
21. Hurt RD, Ebbert JO, Hays JT, et al. Treating tobacco dependence in a medical setting. CA Cancer J Clin. 2009;59(5):314-26.
22. Ebbert JO, Burke MV, Hays JT, et al. Combination treatment with varenicline and nicotine replacement therapy. Nicotine Tob Res. 2009;11(5):572-6.

CAPÍTULO 26

Nutrição e Doença Cardiovascular

Ana Carolina Moron Gagliardi ▪ Julio Cesar Acosta Navarro
▪ Raul Dias dos Santos Filho

Introdução

Durante os últimos 30 anos, presenciamos um declínio razoável da mortalidade por causas cardiovasculares em países desenvolvidos, enquanto elevações relativamente rápidas e substanciais têm ocorrido em países em desenvolvimento, entre eles, o Brasil. De acordo com as projeções da Organização Mundial de Saúde, esta tendência de elevação na doença cardiovascular tende a persistir, agravando ainda mais o quadro de morbidade e mortalidade elevadas nesses países.[1] É estimado que 82% da doença cardiovascular é atribuída às práticas de estilo de vida, como dieta, atividade física e uso de cigarros.[2]

Além disso, durante os últimos 50 anos, evidências de estudos epidemiológicos, experimentais e clínicos demonstraram a relação entre risco de doença cardiovascular e alimentação.[3]

Um recente estudo populacional, com 18.809 pacientes pós-síndrome coronariana aguda, mostrou que a aderência a estilos de vida saudáveis, como adoção de dieta, prática de exercício e cessação do hábito de fumar estão associadas à redução do risco de recorrência de eventos cardiovasculares. Pacientes que aderiram à dieta e ao exercício físico tiveram redução de 50% no risco de desenvolver evento cardiovascular em seis meses, comparados com pacientes não aderentes.[4]

Dentre os principais fatores de risco para doença cardiovascular, destacam-se os níveis elevados de colesterol (dislipidemia).[5] A dislipidemia aterogênica caracteriza-se por redução do HDL-colesterol (HDL-c), aumento dos triglicérides e aumento do LDL-colesterol (LDL-c). Além disso, pode ocorrer redução da apolipoproteína (apo) A-I e aumento da apolipoproteína B. Muitos indivíduos também apresentam distúrbios do metabolismo dos quilomícrons no período pós-prandial.[6]

O tratamento da dislipidemia certamente requer intervenção comportamental, nutricional e, muitas vezes, farmacológica[6]. De acordo com guias NCEP ATP III[7] e com a V Diretriz Brasileira Sobre Dislipidemia e Prevenção da Aterosclerose,[8] a terapia inicial para o tratamento das dislipidemias e prevenção da aterosclerose é a mudança no estilo de vida, que engloba modificações dietéticas, perda de peso, prática de atividade física e descontinuação do tabagismo. Está comprovado que, com estas intervenções, há redução expressiva nos níveis de triglicérides, LDL-c e aumento do HDL-c.

Esses mesmos guias indicam que o tratamento dietético vem sofrendo modificações, visando a uma maior efetividade e determinando os valores de consumo das gorduras na dieta diária, de acordo com o valor calórico total (VCT):

- **ácidos graxos saturados:** até 7%;
- **ácido graxo poliinsaturado:** ≤ 10%;
- **ácido graxo monoinsaturado:** ≤ 20%;
- **colesterol:** < 200 mg;
- **gordura *trans*:** < 1%, embora não haja um consenso em relação à quantidade máxima permitida.[7,8]

Dislipidemias e Prevenção da Aterosclerose

A seguir, são descritas cada uma dessas intervenções, com suas características e indicações.

Dietas ricas em carboidratos

Diferentes composições da dieta influenciam diretamente os níveis de partículas ricas em triglicérides (VLDL). Dois tipos de dieta têm sido estudados, apresentando efeitos bastante conclusivos em relação às alterações nos lipídeos plasmáticos: a dieta rica em carboidratos e a dieta mediterrânea.

Sabe-se, há alguns anos, que a dieta rica em carboidratos aumenta os níveis plasmáticos de triglicérides, quando comparada às dietas com alta porcentagem de gordura.[9]

As dietas ricas em carboidrato parecem ter dois efeitos principais no metabolismo dos triglicérides: primeiro, o alto influxo de carboidrato no fígado aparentemente aumenta a síntese de ácidos graxos por este órgão;[9] segundo, dietas ricas em carboidratos podem inibir a síntese de LPL (lipase lipoproteica), o que pode aumentar a concentração de triglicérides. Por outro lado, quando dietas ricas em gordura monoinsaturada substituem dietas ricas em carboidratos, a concentração plasmática de triglicérides diminui em pacientes com e sem diabetes.[10] Presumivelmente, dietas ricas em carboidratos agem principalmente no aumento de partículas de VLDL, ricas em triglicérides.[11]

No entanto, há uma evidência, revisada por Jenkins e colaboradores,[12] de que o tipo de carboidrato consumido afeta de forma diferente os níveis de triglicérides. Por exemplo, cereais integrais ricos em fibras podem não aumentar os níveis plasmáticos de triglicérides.[11]

Pacientes com resistência insulínica apresentam normalmente um aumento na concentração de partículas de LDL pequena e densa[13] e o consumo de dietas ricas em carboidratos parece favorecer a formação destas partículas pequenas. O mecanismo pode ser parcialmente explicado pela ação no aumento das concentrações de triglicérides, contudo, não está totalmente elucidado.[11]

Além da ação nos níveis de triglicérides e LDL pequena e densa, dietas ricas em carboidratos também diminuem as concentrações plasmáticas de HDL-c.[14]

Alguns estudos têm demonstrado os efeitos benéficos da chamada dieta mediterrânea, caracterizada por ser rica em cereais não refinados, frutas, vegetais e com elevada proporção de gorduras monoinsaturadas, em relação às saturadas.[15-17]

Um recente estudo comparativo sobre o consumo de dieta com baixa quantidade de carboidrato, dieta mediterrânea e dieta baixa em gordura mostrou que os pacientes que consumiram dieta baixa em carboidrato tiveram melhores efeitos nos lipídeos (redução 20% na relação colesterol total/HDL).[18] Em outro estudo realizado em pacientes com risco cardiovascular elevado, o seguimento desse tipo de dieta durante um ano reduziu de forma significativa os níveis dos triglicerídeos e aumentou os de HDL-c.[19]

Consumo de gorduras

Em algumas situações, como na hipertrigliceridemia ou quando o HDL-c for inferior ao desejável, pode ser aconselhável aumentar a quantidade de gordura monoinsaturada, reduzindo, neste caso, a oferta de carboidratos. No entanto, deve-se ter cuidado para substituir e não adicionar esta gordura ao plano alimentar, pois o aumento dos ácidos graxos monoinsaturados ao plano alimentar, de forma aditiva, pode promover o aumento do peso.[20] As gorduras monoinsaturadas fortalecem as partículas de LDL, tornando-as menos susceptíveis à oxidação. Em substituição às gorduras saturadas, promovem efeitos benéficos nas concentrações de colesterol total e HDL-c.[19]

Com relação aos ácidos graxos poli-insaturados, elevadas quantidades dos ácidos graxos ômega-6 podem provocar pequenas reduções nas concentrações séricas de HDL-c e triglicerídeos.[7] Já os ácidos graxos ômega-3 podem diminuir as concentrações de triglicerídeos (efeito secundário à redução da síntese de VLDL-c). Para tal, é recomendado o consumo de duas a três porções de peixes/semana.[20]

Os ácidos graxos saturados, especialmente aqueles com 12 a 16 carbonos e os ácidos graxos trans são os que têm maior efeito na elevação dos níveis de LDL colesterol. Os ácidos graxos saturados mirístico e palmítico são os que têm maior efeito no aumento do LDL-c, em relação aos demais saturados. Suas fontes principais são a gordura do leite integral e derivados, além das carnes.[21]

São relativamente consistentes os dados da relação entre a ingestão de ambos os ácidos graxos, saturados e trans, e a concentração de lipídeos plasmáticos em indivíduos com hipercolesterolemia

Nutrição e Doença Cardiovascular

moderada.[22] Quando ácidos graxos saturados ou trans são consumidos em substituição ao ácido graxo insaturado cis, as concentrações de colesterol total e LDL são aumentadas.[23-25] Quando ácidos graxos trans são consumidos em substituição aos ácidos graxos saturados, os valores de HDL são diminuídos, os valores de triglicérides são aumentados e a proporção de colesterol total e HDL é menos favorável.[22]

Alguns autores afirmam haver associação entre consumo de ácidos graxos saturados e aumento das concentrações de colesterol total e triglicérides, pressão sanguínea e resistência insulínica.[26-28] Comparadas com quatro dietas enriquecidas com ácido graxo trans, dietas enriquecidas com ácido graxo saturado apresentaram aumento na concentração de LDL, mas, paradoxalmente, com partículas grandes de LDL.[29]

Um recente estudo observacional[30] e um curto ensaio randomizado[31] indicaram que a ingestão de ácidos graxos trans aumenta a inflamação sistêmica em pessoas saudáveis. Como a inflamação sistêmica pode ser um fator de risco independente para futuras doenças cardiovasculares,[32] estes achados sugerem um novo potencial mecanismo pelo qual os ácidos graxos trans podem afetar a saúde cardiovascular de pessoas saudáveis em geral.[30] Han et al indicaram que o consumo de dietas contendo gordura hidrogenada, rica em ácidos graxos trans, aumenta a produção de citocinas inflamatórias TNF-α e IL-6 em humanos com moderada elevação nas concentrações de LDL.[33]

Em um estudo transversal com 730 mulheres (*Nurses' Health Study*), os valores de PCR foram 73% maiores naquelas que consumiram mais ácido graxo trans (maior quintil), comparadas com as que consumiram menos (menor quintil).[34] Também foram maiores os valores de marcadores de função endotelial, como E-selectina, molécula de adesão intracelular solúvel (sI-CAM-1) e molécula de adesão celular vascular (sV-CAM-1), sugerindo que um alto consumo de ácido graxo trans favorece a inflamação e os efeitos adversos na função endotelial. No entanto, em uma publicação prévia com algumas mulheres da coorte, esse estudo mostrou que a ingestão de ácido graxo trans foi positivamente associada com PCR e IL-6 apenas em mulheres com alto IMC.[30]

A maior contribuição desses ácidos graxos na dieta origina-se do consumo de óleos e gorduras hidrogenadas, margarinas duras e *shortenings* (gorduras industriais presentes em sorvetes, chocolates, produtos de padaria, molhos para saladas, maionese, cremes para sobremesa e óleos para fritura industrial) e, em menor quantidade nos produtos lácteos e carnes bovinas e caprinas. Seu consumo, portanto, deve ser reduzido. O colesterol dietético possui menor efeito sobre a colesterolemia, no entanto, sua ingestão deve ser inferior a 200 mg/dia.[20]

Além do aumento na quantidade de ácido graxos monoinsaturados e poli-insaturados, um dos primeiros objetivos da terapia nutricional é a limitação da ingestão de gorduras saturadas, por constituírem o principal fator determinante da elevação das concentrações plasmáticas de LDL-c.[35] Em seguida, os lipídeos que mais contribuem para esse aumento são os ácidos graxos trans isômeros e, em menor grau, o colesterol dietético.[36]

Soja

Em estudos clínicos e observacionais, o aumento no consumo de alimentos à base de soja são associados à redução nos níveis de LDL-c e elevação nos níveis de HDL-c.[37] Infelizmente, os dados não são consistentes, pois alguns estudos[38,39] demonstram um efeito hipolipemiante e outros reportam resultados negativos.[40,41] Estas controvérsias nos resultados podem ser explicadas, em parte, pelos diferentes métodos empregados nos estudos, porque diferentes doses de soja são utilizadas em cada estudo, variando a concentração de isoflavona nos suplementos; além disso, nos diferentes estudos, a substituição de proteína animal por soja pode ser um viés, já que produtos animais são ricos em gordura saturada, conhecidamente aterogênica.[37]

No entanto, dados de dois grandes estudos foram agrupados em duas metanálises e constituem uma evidência convincente de que a soja realmente modula favoravelmente os parâmetros lipídicos.[42] Os efeitos são pequena redução nos níveis de colesterol total, nos de LDL-c e triglicérides. O efeito no HDL-c é neutro. A dose ótima (provavelmente entre 20 e 40 g de soja por dia, correspondendo a 50 a 80 mg de isoflavonas) não está clara, assim como a segurança do uso de altas doses por longo período.

Dislipidemias e Prevenção da Aterosclerose

Na prática, pacientes com síndrome metabólica devem ser aconselhados a limitar a ingestão de proteínas animais e evidências suportam a recomendação de ingestão moderada de proteína de soja como substituto.[37]

Fibra alimentar

As fibras dietéticas são encontradas originalmente em plantas e são subdivididas em solúveis e insolúveis. Como as fibras insolúveis são insolúveis em água, aumentam o bolo fecal e diminuem o tempo de trânsito intestinal. As fibras solúveis, por outro lado, quando passam pelo colo, são fermentadas por bactérias comensais intraluminais, formando ácidos graxos de cadeia curta (ex.: butírico, etanoico e propiônico). Os ácidos graxos de cadeia curta são absorvidos na circulação portal e suprem o colesterol hepático para a síntese de colesterol.

O alto consumo de fibra alimentar está associado à diminuição significante nas taxas de prevalência de doença cardiovascular, acidente vascular cerebral e doença vascular periférica. Além disso, os fatores de risco hipertensão, diabetes, obesidade e dislipidemia são menos frequentes em pessoas com alto consumo de fibra alimentar.[43]

De Groot e colaboradores foram os primeiros a relatar que em homens saudáveis que consumiram 300 g de pão contendo 140 g de aveia, durante três semanas, tinham reduzidas a concentração de colesterol total em 11%.[44]

Durante os anos seguintes, estudos de coorte prospectivos sugeriram que o alto consumo de fibras e especialmente o consumo de grãos integrais são associados com significante diminuição na prevalência de doença cardiovascular. Sete estudos feitos com 158 mil indivíduos indicaram que a prevalência de doença cardiovascular é significativamente menor (29%) em indivíduos com alto consumo de fibra alimentar, quando comparado com aqueles com baixo consumo.[45]

Desde então, muitos estudos têm verificado os efeitos hipocolesterolemiantes da aveia, que, mais tarde, foi verificado ser de responsabilidade das betaglucanas.[46]

Alguns estudos epidemiológicos avaliaram os efeitos da fibra alimentar no risco de doenças coronárias. Em uma análise de 10 estudos de coorte prospectivos, cada 10 g/dia de aumento de fibra alimentar ajustada para energia foi associada com a diminuição de 14% no risco de eventos coronarianos e 27% de diminuição no risco de morte por causas coronárias.[47]

Estudos mostram que o aumento no consumo de fibras diminui modestamente a pressão arterial na população em geral. Em indivíduos hipertensos, foi verificada uma redução média de 6 mmHg na pressão sistólica e 4 mmHg na pressão diastólica.[45] Além disso, o alto consumo de grãos é associado com uma redução de 26% na prevalência de acidente vascular cerebral isquêmico.[45] Em razão disso, a Organização Mundial de Saúde (OMS) tem recomendado um aumento no consumo de fibras solúveis como prática segura e eficiente para a redução do risco cardiovascular em pacientes hipertensos.[48]

Desde que a aterosclerose foi considerada uma doença inflamatória,[49] a relação entre o consumo de fibra alimentar e os marcadores inflamatórios plasmáticos tem sido avaliada em estudos clínicos e epidemiológicos. Resultados de recentes estudos mostram consistentemente uma relação inversa entre o consumo de fibra alimentar e a proteína C-reativa (PCR).[50-53] Sabe-se também que o alto consumo de fibras está associado com melhoras no peso corporal, adiposidade visceral e sensibilidade à insulina.[45]

Fibras solúveis e insolúveis são associadas com a diminuição no risco de doença arterial coronária,[7] no entanto, a associação parece ser mais forte com a fibra solúvel.[54,55]

A relação da progressão da aterosclerose com o consumo de fibras foi avaliada recentemente em dois estudos. A fibra solúvel foi inversamente relacionada com a progressão da aterosclerose da carótida em homens e mulheres de 40 a 60 anos, sem doença coronária prévia.[56] Em mulheres na menopausa, com doença arterial coronária estável, o alto consumo de fibras foi associado com uma menor progressão da aterosclerose coronária.[57]

Uma revisão feita por Brown e colaboradores mostrou que as fibras solúveis diminuem as concentrações de colesterol total e LDL-c. Segundo os autores, o consumo de aproximadamente 3 g de fibra solúvel está associado com a diminuição de 5 mg/dL nas concentrações de colesterol total e LDL-c, o que pode predizer uma redução na incidência de doença cardiovascular por volta de 4%.[58]

Nutrição e Doença Cardiovascular

Em resposta ao consumo de fibra solúvel, as concentrações de HDL-c permanecem inalteradas ou são ligeiramente diminuídas.[58,59] Os efeitos da fibra solúvel parecem ser independentes de outros componentes da dieta, por causa das suas propriedades viscosas e da formação de gel.[60]

Como resultado de dados acumulados, em 1997 o Food and Drug Administration (FDA) autorizou a reivindicação de saúde para a associação entre fibras solúveis provenientes da aveia e do *psyllium* e o desenvolvimento de doença cardiovascular, quando consumidas como parte de uma dieta pobre em colesterol e gordura saturada.[61]

Portanto, o consumo moderado de fibra alimentar, especialmente fibra solúvel, é associado aos efeitos favoráveis e significantes no risco e na progressão da doença cardiovascular.

A literatura suporta o uso do *psyllium* para diminuir níveis de LDL-c. Doses maiores que 7 a 8 g/dia podem reduzir os níveis de LDL em torno de 5%.[37]

Fitosterol

Os fitosteróis são compostos naturais com estrutura semelhante à do colesterol. O mecanismo clássico de ação dos fitosteróis é o deslocamento do colesterol da fase micelar.[62,63]

Na dieta, as micelas mistas têm uma capacidade limitada de incorporar esteróis. A competição entre os fitosteróis e o colesterol reduz o conteúdo de colesterol nas micelas e, consequentemente, diminui seu transporte para a membrana de borda em escova do intestino.[62,63]

Fora da fase micelar, o colesterol não é mais solúvel, formando cocristais com fitosteróis e sendo, então, excretado juntamente com os fitosteróis não absorvidos.[62,63] Com isso, observa-se os efeitos na diminuição do colesterol, principalmente o LDL-colesterol (LDL-c), ocasionados pelos fitosteróis.[64] O consumo diário de dois gramas de fitosteróis sob a forma de margarinas enriquecidas reduz a absorção de colesterol em aproximadamente 30% a 40%,[65,66] o que ocasiona uma redução média no LDL-c de 8,8%.[67] No entanto, essa redução nas concentrações de LDL-c podem variar conforme a concentração basal de LDL do indivíduo, o meio em que o fitosterol está inserido (margarinas, iogurtes, leite) e a frequência de consumo (uma ou várias vezes ao dia).[67]

Uma dieta balanceada com quantidades adequadas de vegetais fornece aproximadamente 200 a 400 mg de fitosteróis, no entanto, é necessária a ingestão de 2 g/dia para reduções significativas no LDL-c.[8]

Álcool

A ingestão excessiva de álcool (mais que 30 g/dia) pode aumentar os níveis plasmáticos de triglicérides e a pressão arterial.[68]

No entanto, o consumo moderado de álcool aumenta níveis de HDL-c.[69] Uma metanálise indicou que o consumo de 30 g de álcool por dia aumenta 4 mg/dL os níveis de HDL-c, em média, independentemente do tipo de álcool consumido.[70] Esse aumento é decorrente do aumento do efluxo de colesterol e da esterificação do colesterol plasmático.[71] Contudo, o risco potencial associado com esta recomendação pode superar o benefício em pessoas com disfunção hepática ou com potencial para vício.[72] Além disso, o consumo excessivo de álcool leva ao aumento do peso, o que é deletério nos portadores de síndrome metabólica.

Conclusão

A adoção de dietas mais saudáveis, com aumento no consumo de ácidos graxos monoinsaturados e ômega-3, diminuição no consumo de gordura saturada e trans, substituição de parte da proteína animal por proteína de soja, aumento no consumo de fibra solúvel e consumo moderado de álcool, seguidos de perda de peso, prática de atividade física e cessação no tabagismo são hábitos que auxiliam no controle da dislipidemia aterogênica. Estas atitudes devem ser bem orientadas aos pacientes que apresentam doença cardiovascular ou que desejam preveni-la e encorajadas por toda a equipe, pois são medidas eficientes para que se obtenha um resultado favorável no controle das dislipidemias.

Dieta vegetariana

Embora o termo "vegetariano" não tenha sido acunhado até os meados do século XIX, a prática do vegetarianismo parece datar aos inícios do homem. Paleontologistas têm desenterrado restos de hominídeos na África oriental, cujas dentições sugerem que foram principalmente vegetarianos, já que tinham dentes amplos e planos, inadequados para uma dieta onívora. Vários cientistas já acreditam que a espécie humana é essencialmente e por natureza um ser animal hervíboro.[73,74]

Definições

A dieta vegetariana é aquela que inclui grãos, verduras, legumes, sementes, nozes, e que não consome produtos contendo carnes (vaca, carneiro, porco, aves, peixe, frutos do mar etc.) nem subprodutos de origem animal (*bacon*, presunto, salsicha etc.).

Podemos se classificar os vegetarianos em três categorias, dependendo do grau de restrição de outros produtos animais, como leite e ovos:

- Lacto-ovo-vegetariano (LOV), pessoa vegetariana que também consome ovos, leite e derivados. Um exemplo é a grande maioria de vegetarianos da Igreja Adventista do Sétimo Dia, que seguem as recomendações da profetisa Ellen G. White.
- Já o lactovegetariano (LV) inclui laticínios na dieta, porém exclui os ovos e as carnes. A maioria dos budistas, como os do movimento Hare Krishna, é um exemplo desse grupo. Eles acreditam que o ovo já é um ser animal e, portanto, um ser mais evoluído.
- Vegano ou o vegetariano estrito é a pessoa que não inclui laticínios, ovos e nenhum tipo de carnes em sua alimentação. Exemplos destes são os grupos filosóficos que, além de ter este tipo de alimentação, geralmente têm um estilo de vida diferente, como não usar nada de origem animal, como roupas, utensílios ou sapatos de couro.

Alguns pesquisadores têm descrito termos relacionados para outros tipos de dietas, porém, não são consideradas vegetarianas, como:

- dieta semivegetariana (SVEG): dieta predominantemente vegetariana, mas que inclui o consumo ocasional de carne (duas a três refeições por semana);
- a dieta macrobiótica, que compreende 10 regimes dietéticos com restrições crescentes, pode incluir o consumo de carne vermelha ou peixe no regime menos estrito. Esta dieta usualmente está baseada em arroz integral com frutas, verduras e pulses. O estágio final da dieta consiste de grãos integrais e líquidos limitados.

Prevenção de doenças crônicas

O regime de alimentação VEG, praticado há vários milênios pelos povos do Oriente, como os hinduístas e budistas, é baseado em crenças religiosas e atualmente está em constante propagação. É caracterizado pelo menor consumo de calorias, colesterol e gorduras saturadas e maior teor de gorduras poli-insaturadas, fibras e vitaminas antioxidantes, em comparação a uma dieta ocidental típica onívora (ONI).

A dieta VEG tem sido amplamente estudada nos últimos 35 anos na América do Norte, Europa e Ásia, tendo sido observados seus efeitos benéficos tanto a nível preventivo como terapêutico, frente a diversas doenças digestivas, metabólicas, renais, neoplásicas e infecciosas, além das doenças cardiovasculares.[74]

As evidências em nosso continente incluem os estudos de Ruiz e Peñaloza, que avaliaram a pressão arterial em habitantes de regiões elevadas, no Perú,[75] e Mancilha-Carvalho e Douglas, que avaliaram os lipídeos sanguíneos em povos indígenas ianomâmis, no Brasil.[76]

Recentemente, nós vimos que indivíduos SVEGs representam uma "ponte" ou elo intermediário entre os indivíduos VEGs e os ONIs. No estudo Lima,[77-79] estudando 105 VEGs, 34SVEGs e 45 ONIs, achamos que 2,9% dos VEGs a ser hipertensos, comparados a 13,3% dos ONIs e que os índices de CT/HDL e LDL/HDL eram menores nos VEGs e SVEGs que nos ONIs. No Sao Paulo Study,[79-81] avaliando

Nutrição e Doença Cardiovascular

65 VEGs, 30 SVEGs e 41 ONIs, avaliou-se que a pressão sanguínea e a prevalência de hipertensão e dislipidemia foram menores nos indivíduos VEGs que nos ONIs, ficando os SVEGs em uma posição intermediária. Adicionalmente, calculando a probabilidade futura em dez anos de haver um evento coronário, incluindo morte súbita, utilizando o escore de Framingham, também verificou-se que os VEGs tinham menor chance de desenvolver futuramente esta fatalidade, comparados aos ONIs.

Diversos estudos em vários continentes têm mostrado que os indivíduos VEGs têm menor pressão arterial e menor prevalência de hipertensão arterial, comparados aos ONIs, e que a dieta VEG também pode ser utilizada como forma de tratamento não farmacológico para pacientes hipertensos.[74] Com respeito às variáveis antropométricas e o perfil lipídico, diversos trabalhos mostraram parâmetros mais saudáveis nos indivíduos VEGs, comparados aos ONIs, incluindo menores taxas sanguíneas de colesterol, LDL-C e menor IMC.[74]

Por outro lado, atualmente, há estudos de intervenção dietética nos quais uma dieta VEG dada a pessoas ONIs modificou favoravelmente as taxas sanguíneas de lipídeos.[74] Ainda mais dramáticos têm sido os resultados de aplicação de uma dieta VEG com objetivos terapêuticos a pacientes que tinham sofrido as consequências da doença arterial coronária (DAC). Estudos clínicos prospectivos realizados por Ornish[82] em Massachusetts e Arntzenius,[83] na Holanda, evidenciaram que mudanças no estilo de vida, incluindo uma dieta VEG, em doentes com DAC (demonstrada por cinecoronariografia) resultaram em efeitos benéficos em relação à progressão da aterosclerose coronária, durante cinco anos de seguimento.

Para quantificar mudanças em tamanho e gravidade de anormalidades de perfusão miocárdica pela tomografia computarizada (PET) em pacientes com DAC, depois de cinco anos de modificação de fatores de risco (dieta vegetariana muito pobre em gordura, exercício físico, manuseio do *stress*), Gould e colaboradores[84] realizaram arteriografia coronária quantitativa e PET em um grupo experimental e em um controle, observando uma regressão modesta da estenose da artéria coronária, depois da modificação de fatores de risco. Essa regressão foi associada com menores tamanhos e gravidade de anormalidade de perfusão nas imagens PET com dipiridamol no repouso.

Por outro lado, pesquisas recentes têm esclarecido novos mecanismos bioquímicos e moleculares, explicando melhor as diferenças entre indivíduos VEGs e ONIs. Em Taiwan, Lin e colaboradores, usando métodos ultrassonograficos não invasivos, avaliaram as funções vasodilatadoras, tanto mediadas por fluxo (dependente de endotélio) quanto induzidas por nitroglicerina (independente do endotélio), em indivíduos VEGs e ONIs sadios, observando que ambas as respostas vasodilatadoras foram significativamente melhores no grupo VEG e o grau de vasodilatação pareceu estar correlacionado com os anos nesse regime dietético.[85]

Blacklock e colaboradores, do Hospital Dumfries (Escócia), determinando as concentrações sanguíneas de ácido salicílico em 37 VEGs e 39 ONIs, comparadas a 14 pacientes tomando esta medicação, coletaram dados que os levam a acreditar que a dieta rica em frutas e verduras contribui para a presença de ácido salicílico *in vivo*.[86]

No Hospital Budista Tzu Chi (Taiwan), Lin e colaboradores, avaliando as diferenças das funções dilatadoras vasculares de 20 indivíduos VEGs e 20 ONIs, por meio de método ultrassonográfico mediado por fluxo (dependente de endotélio) e induzido por nitroglicerina (independente de endotélio), encontraram que ambas as respostas de vasodilatação foram significativamente melhores nos VEGs e que o grau de vasodilatação parecia estar correlacionado com os anos na dieta VEG.[87]

Fu e colaboradores avaliaram 35 mulheres pós-menopáusicas VEGs e 35 ONIs sem terapia de reposição hormonal e observaram que os resultados indicavam que em longo prazo as dietas vegetarianas podem facilitar a regulação vagal do coração e aumentar a sensibilidade do barorreflexo em mulheres pós-menopáusicas saudáveis, sem o aumento da modulação simpática do sistema cardiovascular.[88]

Por outra parte, também novas evidências confirmam efeitos terapêuticos da dieta VEG, associadas ou não a terapias complementares para o tratamento de doentes que têm tido complicações relacionadas à aterosclerose. Schmidt e colaboradores, da Universidade de Hannover (Alemanha), estudando mudanças nos fatores de risco cardiovascular e taxas de hormônios em participantes de um programa compreensivo de três meses de duração que compreendia ioga, meditação e dieta vegetariana, obser-

Dislipidemias e Prevenção da Aterosclerose

varam uma redução substancial dos fatores de risco. IMC, colesterol total, LDL e fibrinogênio séricos, assim como a pressão sanguínea, foram reduzidos significativamente. A excreção urinária de adrenalina, noradrenalina, dopamina, aldosterona e também os níveis séricos de testosterona e hormônio luteinizante foram reduzidos, entretanto, a excreção de cortisol incrementou significativamente nos participantes do programa, comparados aos valores iniciais.[89]

Também na área das doenças metabólicas, para comparar os índices de sensibilidade à insulina entre VEGs e ONIs, Kuo e colaboradores, do Hospital Budista Dalin Tzu (Taiwan) estudaram 36 voluntários saudáveis (19 VEGs e 17 ONIs), que apresentaram níveis normais de glicose plasmática em jejum e viram que os VEGs são mais sensíveis à insulina que os congêneres ONIs. O grau de sensibilidade à insulina parece estar relacionado com os anos em uma dieta VEG.[90]

As dietas vegetarianas oferecem o benefício da proteção contra as doenças cardiovasculares devido a seu baixo conteúdo de gordura saturada, colesterol e proteína animal e, com frequência, maior concentração de folato (que reduz o nível sérico de homocisteína), de antioxidantes, como as vitaminas C e E, de carotenoides e fitoquímicos. Os VEGs também tendem a apresentar incidência mais baixa de hipertensão que os ONIs e é muito menos provável que o diabetes melito do tipo 2 venha a ser sua causa de morte, comparados aos ONIs, talvez, por causa da sua ingestão mais alta de carboidratos complexos e do menor índice de massa corporal.[91]

Considerações nutricionais para vegetarianos

Essencialmente, as alegações de que o vegetarianismo é uma dieta inadequada provém de bases teóricas mal compreendidas a respeito de diversos nutrientes, de estudos científicos mal desenhados ou mal interpretados.

Embora alimentos vegetais possam conter vitamina B12 em sua superfície devido a resíduos do solo, esta não é uma fonte confiável de B12 para vegetarianos.

Laticínios e ovos contêm vitamina B12, portanto, a questão de risco potencial da sua deficiência fica restrita aos indivíduos veganos (VEGs). Aconselha-se, portanto, a suplementação ou o uso de alimentos enriquecidos para este grupo de vegetarianos.

Também falta às dietas que não incluem peixe e ovos o ácido docosahexanoico (DHA), e ácido eicosapentanoico (EPA), ácidos graxos ômega-3 de cadeia longa. Os vegetarianos podem ter baixo nível lipídico sanguíneo destes ácidos graxos, embora nem todos os estudos concordem com este achado. O ácido alfa-linolênico, ácido graxo essencial, pode ser convertido em DHA e EPA, embora a taxa de conversão pareça ser ineficaz e a elevada ingestão de ácido linoleico, outro ácido graxo (ômega-6), interfira na conversão. A consequência do baixo nível de DHA não é bem conhecida. Contudo, recomenda-se que vegetarianos incluam boas fontes de ácido alfa-linolênico em sua dieta (sementes e óleo de linhaça e de canola).

Considerações finais

Nas últimas três décadas, testemunhamos novos estudos científicos pesquisando novas áreas da Medicina. Nas discussões e na luta pelos problemas ambientais da contaminação e do "efeito estufa", são mostrados o impacto negativo da indústria e da pecuária e o potencial benefício de uma mudança mundial para uma dieta vegetariana.[92]

Um relatório da FAO apontou que níveis atuais de produção da carne representam 14% a 22% dos 36 bilhões de toneladas de gases de efeito estufa, "equivalentes ao CO_2", produzidos pelo mundo, anualmente. A produção de meia libra de hambúrguer para um lanche libera tanto gás estufa para a atmosfera quanto um carro libera durante uma viagem de 10 milhas.[92]

Em 2003, a Organização Mundial de Saúde reconheceu que a demanda crescente da pecuária tem um impacto indesejável sobre o ambiente e enfaticamente recomendou o consumo de alimentos vegetais. Por exemplo, tem sido estimado que o número de pessoas alimentadas em um ano por hectare oscila entre 22 para as batatas e 19 para o arroz uma a duas para a carne bovina e caprina, respectivamente. A baixa conversão de energia da alimentação da carne é outro problema, já que parte dos cereais

256

Nutrição e Doença Cardiovascular

é direcionada à produção pecuária. Igualmente, os requerimentos de água e terra para a produção da carne será um problema principal, à medida que a demanda crescente para produtos animais resulte em sistemas de produção de pecuária mais intensiva.[93]

Dietas vegetarianas planejadas apropriadamente têm sido mostradas como saudáveis, nutricionalmente adequadas e benéficas na prevenção e no tratamento de diversas doenças. Elas são apropriadas para todos os estados da vida. Em nível de saúde pública, uma dieta LV ou uma dieta LOV balanceada pode ser recomendada como não tendo nenhum risco de deficiência nutricional.

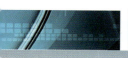

Referências bibliográficas

1. IV Diretriz Brasileira sobre dislipidemia e prevenção da aterosclerose. Departamento de aterosclerose da Sociedade Brasileira de Cardiologia. Arq Bras Cardiol. 2007;88(1):1-18.
2. Stampfer MJ, Hu FB, Manson JE, et al. Primary prevention of coronary heart disease in women through diet and lifestyle. N Engl J Med. 2000;343:16-22.
3. Van Horn L, McCoin M, Kris-Etherton PM, et al. The evidence for dietary prevention and treatment of cardiovascular disease. J Am Diet Assoc. 2008;108:287-331.
4. Chow et al 2010
5. Campos H, Blijlevens E, McNamara JR, et al. LDL particle size distribuition. Results from the Framingham Offspring Study. Aterioscler Thromb. 1992;12(12):1410-9.
6. Stalenhoef AFH, Watts GF. Internacional symposium on chylomicrons in disease. Atherosclerosis. 2008;9(2):1-102.
7. NCEP. Executive Summary of the Third Report of the National Cholesterol Education Program. Expert Panel detection, Evaluation, and Treatment of High Blood Cholesterol in Adult (Adult Treatment Panel III). JAMA. 2001;285:2486-97.
8. IV Diretriz Brasileira sobre dislipidemia e prevenção da aterosclerose. Departamento de aterosclerose da Sociedade Brasileira de Cardiologia. Arq Bras Cardiol. 2007;88(1):1-18.
9. Aarsland A, Chinkes D, Wolfe RR. Hepatic and whole-body fat synthesis in humans during carbohydrate overfeeding. Am J Clin Nutr. 1997;65:1774-82.
10. Garg A, Bantel JP, Henry RR, et al. Effects of varying carbohydrate content of diet in patients with noninsulin dependent diabetes mellitus. JAMA. 1994;271:1421-8.
11. Grundy SM, Abate N, Chandalia M. Diet composition and the metabolic syndrome: what is teh optimal fat intake? Am J Med. 2002;113(9B):25S-29S.
12. Jenkins DJA, Kendall CWC, Augustin LSA, et al. High-complex carbohydrate or lente carbohydrate foods? Am J Med. 2002;113(suppl 9B):30s-37s.
13. Mykkanen L, Haffner SM, Rainwater DL, et al. Relationship of LDL size to insulin sensitivity in normoglycemic men. Arterioscler Thromb Vasc Biol. 1997;17:1447-53.
14. Obarzanek E, Sacks FM, Vollmer WM, et al. Effects on blood lipids of a boold pressure-lowering diet: the Dietary Approaches to Stop Hypertension (DASH) Trial. Am J Clin Nutr. 2001;74:80-9.
15. Pitsavos C, Panagiotakos D, Chrysohou C, et al. The adoption of Mediterranean diet attenuates the development of acute coronary syndromes in people with the metabolic syndrome. Nutr J. 2003;2(1):1-7.
16. Riccardi G, Rivellese AA. Dietary treatment of the metabolic syndrome: the optimal diet. Br J Nutr. 2000;83(Suppl 1):S143-S148.
17. Ryan M, McInerney D, Ownes D, et al. Diabetes and Mediterranean diet: a beneficial effect of oleic acid on insulin sensitivy, adipocyte glucose transport and endothelium-dependent vasoreactivity. QJM. 2000;93(2):85-91.
18. Shai I, Schwarzfuchs D, Henkin Y, et al. Weight loss with a low-carbohydrate, Mediterranean or low-fat diet. N Engl J Med. 2008;359(3):229-41.
19. Estruch., Martínez-González MA, Corella D, et al. Effects of a Mediterranean-style diet on cardiovascular risk factors; a randomized trial. Ann Intern Med. 2006;145(1):1-11.
20. I Diretriz Brasileira de Diagnóstico e Tratamento da Síndrome Metabólica. Arq Bras Cardiol. 2005;84(suppl 1).
21. World Health Organization. WHO Obesity: preventing and managing the global epidemic. Report of a WHO Consultation on obesity. Geneva, 1997

22. Lichtenstein AH, Erkkila AT, Lamarche B, et al. Influence of hydrogenated fat and butter on CVD risk factors: remmante-like particles, glucose and insulin, blood pressure and C-reactive protein. Atherosclerosis. 2003;171:97-107.
23. Judd JT, Clevidence BA, Muesing RA, et al. Dietary trans fatty acids: effects on plasma lipids and lipoproteins of healthy men and women. Am J Clin Nutr. 1994;59(4):861-8.
24. Lichtenstein AH, Ausman LM, Jalbert SM, et al. Effects of different forms of dietary hydrogenated fats on serum lipoprotein cholesterol levels. N Engl J Med. 1999;340(25):1933-40.
25. Mensink RP, Zock PL, Kester ADM, et al. Effects of dietary fatty acids and carboidrates on the ratio of serum total to HDL cholesterol and on serum lipids and apolipoproteins: a meta-analysis of 60 controlled trials. Am J Clin Nutr. 2003;77(5):1146-55.
26. Grundy SM, Denke MA. Dietary influences on serum lipids and lipoproteins. J Lipid Res. 1990;31:1149-72.
27. Simopoulos AP. Omega-6/omega-3 fatty acids ratio and trans fatty acids in non-insulin-dependent diabetes mellitus. Ann N Y Acad Sci. 1997;827:327-38.
28. Watts GF, Jackson P, Burke V, et al. Dietary fatty acids and progression of coronary artery disease in men. Am J Clin Nutr. 1996;64:202-9.
29. Mauger JF, Lichtesntein AH, Ausman LM, et al. Effect of different forms of dietary hydrogenated fats on LDL particle size. Am J Clin Nutr. 2003;78:370-5.
30. Mozaffarian D, Pischon T, Hankinson SE, et al. Dietary intake of trans fatty acids systemic inflammation in women. Am J Clin Nutr. 2004;79:606-12.
31. Baer DJ, Judd JT, Clevidence BA, et al. Dietary fatty acids affect plasma markers of inflammation in healthy men fed controlled diets: a randomized cross-over study. Am J Clin Nutr. 2004;79:969-73.
32. Libby P, Ridker PM, Maseri A. Inflammation an atherosclerosis. Circulation. 2002;105:1135-43.
33. Han SN, Leka LS, Lichtenstein AH, et al. Effect of hydrogenated and saturated, relative to polyunsaturated, fat on immune and inflammatory responses of adults with moderate hypercholesterolemia. J Lipid Res. 2002;43:445-52.
34. Lopez-Garcia E, Schulze MB, Meigs JB, et al. Consumption of trans fatty acids is related to plasma biomarkers to inflammation and endothelial dysfunction. J Nutr. 2005;135:562-6.
35. ADA. American Diabetes Association. Clinical practice recommendations. Diabetes Care. 2004;27(1):S1-S143.
36. Santos CRB, Portella ES, Avila SS, et al. Fatores dietéticos na prevenção e tratamento de comorbidades associadas à síndrome metabólica. Rev Nutr Campinas. 2006;19(3):389-401.
37. Hollander JM, Mechanick JI. Complementary and alternative medicine and the management of the metabolic syndrome. J Am Diet Assoc. 2008;108(3):495-509.
38. Mcveigh BL, Dillingham BL, Lampe JW, et al. Effect of soy protein varying in isoflavone content on serum lipids in healthy young men. Am J Clin Nutr. 2006;83:244-51.
39. Hoie LH, Morgenstern EC, Gruenwald J, et al. A double-blind placebo-controlled clinical trial compares the cholesterol-lowering effects of two different soy protein preparations in hypercholesterolemic subjects. Eur J Nutr. 2005;44:65-71.
40. Engleman HM, Alekel DL, Hanson LN, et al. Blood lipid and oxidative stress responses to soy protein with isoflavones and phytic acid in postemenopausal women. Am J Clin Nutr. 2005;81:590-6.
41. Hermansen K, Hansen B, Jacobsen R, et al. Effects of soy supplementation on blood lipids and arterial function in hypercholesterolaemic subjects. Eur J Clin Nutr. 2005;59(7):843-50.
42. Weggemans RM, Trautwein EA. Relation between soy-associated isoflavones and LDL and HDL cholesterol concentrations in humans: a meta-analysis. Eur J Clin Nutr. 2003;57:940-6.
43. Lairon D, Arnault N, Bertrais S, et al. Dietary fiber intake and risk factors for cardiovascular disease in French adults. Am J Clin Nutr. 2005;82:1185-94.
44. De Groot AP, Luyken R, Pikaar NA. Cholesterol-lowering effect of rolled oats. Lancet. 1963;2:303-4.
45. Anderson JW, Baird P, Davis Jr RH, et al. Health benefits of dietary fiber. Nutr Reviews. 2009;67(4):188-205.
46. Theuwissen E, Mensink RP. Water-soluble dietary fibers and cardiovascular disease. Physiol Behav. 2008;94:285-92.
47. Pereira MA, O'Reilly E, Augustsson K, et al. Dietary fiber and risk of coronary heart disease: a pooled analysis of cohort studies. Arch Intern Med. 2004;164:370-6.
48. WHO. Population nutrient intake goals for prevention diet-related chronic diseases. In: Diet, nutrition and prevention of chronic diseases. WHO Technical Report Series. 2003;916:46-83.
49. Hanson GK. Inflammation, atherosclerosis and coronary artery disease. N Engl J Med. 2005;352:1685-95.

Nutrição e Doença Cardiovascular

50. Ajani UA, Ford ES, Mokdad AH. Dietary fiber and C-reactive protein: findings from National Health and Nutrition Examination Survey data. J Nutr. 2004;134:1181-5.
51. Ma Y, Griffith JA, Chasan-Taber L, et al. Association between dietary fiber and serum C-reactive protein. Am J Clin Nutr. 2006;83:760-6.
52. Qi L, van Dam RM, Liu S, et al. Whole-grain, bran, and cereal fiber intake and markers of systemic inflammation in diabetic women. Diabetes Care. 2006;29:207-11.
53. Ma Y, Hébert JR, Li W, et al. Association between dietary fiber and markers of systemic inflammation in the Women's Health Initiative Observational Study. Nutrition. 2008;24:941-9.
54. Pietinen P, Rimm EB, Korhonen P, et al. Intake of dietary fiber and risk of coronary heart disease in a cohort of finnish men. Circulation. 1996;94:2720-7.
55. Bazzano LA, He J, Ogden LG, et al. National Health Nutrition Examination Survey I. Epidemiologic Follow-up Study. Dietary fiber intake and reduced risk of coronary heart disease in US men and women: the National Health and Nutrition Examination Survey I Epidemiologic Follow-up Study. Arch Interm Med. 2003;163:1897-904.
56. Wu H, Dwyer KM, Fan Z, et al. Dietary fiber and progression of atherosclerosis: the Los Angeles Atherosclerosis Study. Am J Clin Nutr. 2003;78:1085-91.
57. Erkilla AT, Herrington DM, Mozaffarian D, et al. Cereal fiber and whole-grain intake are associated with reduced progression of coronary-artery atherosclerosis in postmenopausal women with coronary artery disease. Am Heart J. 2005;150:94-101.
58. Brown L, Rosner B, Willet WW, et al. Cholesterol-lowering effects of dietary fiber: a meta-analysis. Am J Clin Nutr. 1999;69:30-42.
59. Hunninghake DB, Miller VT, LaRosa JC, et al. Long-term treatment of hypercholesterolemia with dietary fiber. Am J Med. 1994;97:504-8.
60. Marlett JA, McBurney MI, Slavin JL. Position of the American Dietetic Association: health implications of dietary fiber. J Am Diet Assoc. 2002;102:993-1000.
61. US Food and Drug Administration. Health Claims: Soluble Fiber from Certain Foods and Risk of Heart Diseases. Publisher: Code of Federal Regulations, location not known. 2001;21:101.81.
62. Trautwein EA, Duchateau GS, Lin YG, et al. Proposed mechanism of cholesterol-lowering action of plant sterols. Eur J Lipid Sci Technol. 2003;105:171-85.
63. Mel'nikov SM, Seijen ten Hoorn JW, Eijkelenboom AP. Effect of phytosterol and phytostanols on the solubilization of cholesterol by dietary mixed micelles: an in vitro study. Chem Phys Lipids. 2004;127:121-41.
64. Reaven GM. Banting lecture 1988. Role of insulin resistance in human disease. Diabetes. 1988;37(12):1595-607.
65. Grundy SM, Hansen B, Smith SC Jr, et al. Clinical management of metabolic syndrome: report of the American Heart Association/National Heart, Lung, and Blood Institute/American Diabetes Association conference on scientific issues related to management. Circulation. 2004;109:551-6.
66. Grundy SSM, Cleeman JI, Daniels SR, et al. Diagnosis and Management of the Metabolic Syndrome. An American Heart. Association/National Heart, Lung, and Blood Institute Scientific Statement. Circulation. 2005;112:2735-52.
67. Demonty I, Ras RT, van der Knaap HCN, et al. Continuous dose-response relationship of the LDL-cholesterol-lowering effect of phytosterol intake. J Nutr. 2009;139:271-84.
68. Kiechle S, Willeit J, Poewe W, et al. Insulin sensitivity and regular alcohol consumption: large, prospective, cross sectional population study (Bruneck study). Br Med J. 1996;313:1040-4.
69. Ellison RC, Zhang Y, Qureshi MM, et al. Lifestyle determinants of high-density lipoprotein cholesterol: the National Heart, Lung, and Blood Institute family Heart Study. Am Heart J. 2004;147:529-35.
70. Rimm EB, Williams P, Fosher K, et al. Moderate alcohol intake and lower risk of coronary heart disease: meta-analysis of effects on lipids and haemostasic factors. BMJ. 1998;319:1523-8.
71. Van Der Gaag MS, Van Tol A, Vermunt SH, et al. Alcohol consumption stimulates early steps in reverse cholesterol transport. J Lipid Res. 2001;42:2077-83.
72. Asken MD, Blumenthal RS. Low HDL cholesterol levels. N Engl J Med. 2005;353:1252-60.
73. Roberts WC. We think we are one, we act as IF we are one, but we are not one. Am J Cardiol. 1990;66:896.
74. Acosta-Navarro JC. Vegetarianismo e ciência. Um ponto de vista médico sobre a alimentação sem carne. São Paulo: Ed. Alaúde, 2010. p.252.
75. Ruiz E, Peñaloza D. Altitud and hypertension. Mayo Clinic Proc. 1977;52:442-5.
76. Mancilha-Carvalho JJ, Crews DE. Lipid profiles of Yanomano Indians of Brazil. Prev Med. 1990;19(1):66-75.

Dislipidemias e Prevenção da Aterosclerose

77. Acosta-Navarro JC, Prado SC, Sanchez ET, et al. Pressão sanguínea, perfil lipídico e outros parâmetros bio-químicos entre peruanos vegetarianos, semi-vegetarianos e onívoros. O Estudo Lima. Annais Paulist Med Cir. 1998,125:87-101.

78. Acosta-Navarro JC, Prado S, Sanchez D, et al. Blood pressure, blood lipids and other biochemical parame-ters among vegetarian, semi-vegetarian and omnivorous Peruvians. The Lima Study. JACC. 1998;31(5):373

79. Acosta-Navarro JC, Caramelli B. Vegetarians from Latin America. Am J Cardiol. 2010;105:902.

80. Acosta-Navarro JC, Prado S, Sanchez D, et al. Vegetarians are exposed to less cardiovascular risk factors. Int J Atherosc. 2006;1:48-54.

81. Acosta-Navarro JC, Prado S, Acosta PV, et al. Pre-historic eating patterns in Latin America and protective effects of plant-based diets on cardiovascular risk factors. Clinics. 2010;65(10):1049-54.

82. Ornish D, Scherwitz LW, Doody R, et al. Effects of stress management training and dietary changes in trea-ting ischemic heart disease. JAMA. 1983;249:54-9.

83. Arntzenius AC, Kromhout D, Barth JD, et al. Diet, lipoproteins and the progression of coronary atheroes-clerosis. The Leiden Intervention Trial. N Eng J Med. 1985;312(3):805-11.

84. Gould LK, Ornish D, Scherwitz LW, et al. Changes in myocardial perfusion abnormalities by positron emis-sion tomography after long-term, intense risk factor modification. JAMA. 1995;274(11):894-901.

85. Lin CL, Fang TC, Gueng MK. Vascular dilatory functions of ovo-lactovegetarians compared with omnivo-res. Atherosclerosis. 2001;158(1):247-51.

86. Blacklock CJ, Lawrence JR, Wiles D, et al. Salicylic acid in the serum of subjects not taking aspirin. Compa-rison of salicylic acid concentrations in the serum of vegetarians, non-vegetarians, and patients taking low dose aspirin. J Clin Pathol. 2001;54(7):553-5.

87. Lin CL. Vascular dilatory functions of ovo-lactovegetarians compared with omnivores. Atherosclerosis. 2001;158(1):247-51.

88. Fu CH, Yang CC, Lin CL, et al. Alteration of cardiovascular autonomic functions by vegetarian diets in postmenopausal women is related to LDL cholesterol levels. Chin J Physiol. 2008;51(2):100-5.

89. Schmidt T, Wijga A, Von Zur Muhlen A, et al. Changes in cardiovascular risk factors and hormones during a comprehensive residential three month kriya yoga training and vegetarian nutrition. Acta Physiol Scand Suppl. 1997;640:158-62.

90. Kuo CS, Lai NS, Ho LT, et al. Insulin sensitivity in Chinese ovo-lactovegetarians compared with omnivores. Eur J Clin Nutr. 2004;58(2):312-6.

91. Position of the American Dietetic Association and Dietitians of Canada: vegetarian diets. J Am Dietec Assoc. 2003;103:748-65.

92. Fiala N. The greenhouse hambúrguer. Scient Am. 2009 Feb:72-5.

93. WHO/OMS. Diet, Nutrition and the prevention of chronic diseases. Geneva: WHO, 2003. p.21.

260

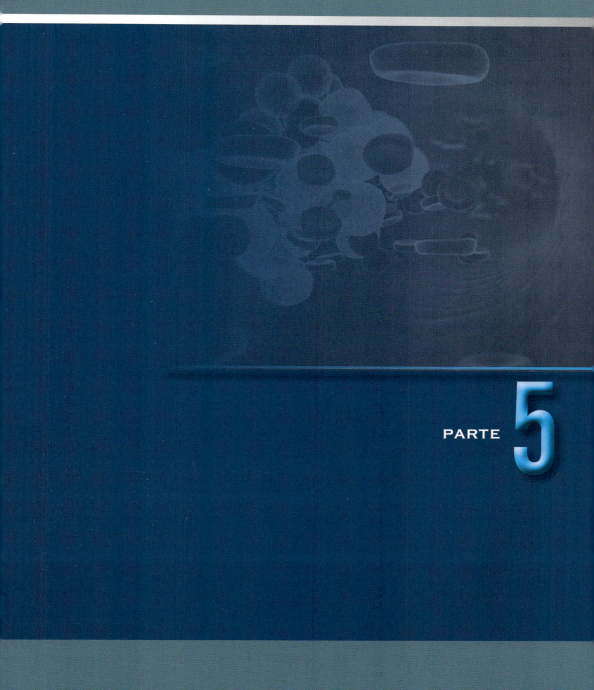

PARTE 5

Prevenção em Condições Especiais

CAPÍTULO 27

Prevenção em Condições Especiais: Idosos

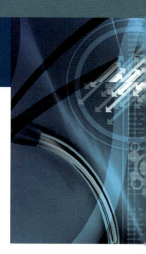

Otavio Celso Eluf Gebara

Introdução

O conhecimento do impacto das doenças cardiovasculares (DCV) em idosos e o entendimento das particularidades no seu diagnóstico e manejo tornaram-se obrigatórios no cuidado médico atual. O diagnóstico das DCV pode ser dificultado pela obtenção de história pouco precisa, pelo exame físico com achados não específicos ou pela presença de sintomas atípicos, presentes em parcela considerável de pacientes. A terapêutica deve ser conduzida com cautela, uma vez que a farmacodinâmica e a farmacocinética das drogas no organismo do idoso são diferentes quando comparado à indivíduos mais jovens.

Assim, as complexidades fisiopatológicas, diagnósticas e terapêuticas, bem como a dificuldade inerente da relação médico-paciente no paciente idoso, tornam a prevenção nesse grupo um desafio fascinante.

Prevenção primária *versus* secundária no idoso

Tradicionalmente, divide-se a prevenção cardiovascular em primária e secundária. Porém, é fato relevante que a aterosclerose é um processo inflamatório, crônico, mediado pelo colesterol, que se inicia cedo na vida de um indivíduo e que, eventualmente, ao longo de anos, passa a ter uma manifestação clínica. Portanto, o diagnóstico precoce e as intervenções adequadas podem ter grande impacto na prevenção da progressão da doença.

Recentemente, com o avanço dos métodos de diagnóstico por imagem, pode-se identificar a doença aterosclerótica em um estágio ainda subclínico.[1,2] De modo conceitual, quando a presença de doença subclínica é diagnosticada, poderíamos considerar que este indivíduo em questão já apresentaria a doença aterosclerótica em estágio assintomático, e que medidas preventivas mais intensivas seriam justificáveis (Figura 27.1).[1-3] Na V Diretriz Brasileira para Prevenção de Aterosclerose, a identificação de doença subclínica é considerada um fator agravante de risco (vide capítulo sobre dislipidemias).

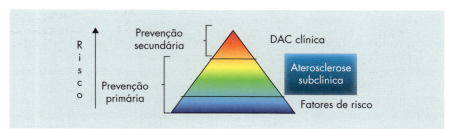

Figura 27.1 Bases da prevenção da doença aterosclerótica. Ainda no grupo de indivíduos em prevenção primária, pode-se observar um grupo que já apresenta doença aterosclerótica sem manifestação clínica (doença subclínica). Neste grupo, provavelmente estariam indicadas abordagens preventivas mais intensivas.

Pode-se definir como doença subclínica a disfunção endotelial, a presença de aterosclerose assintomática em carótidas, aorta ou coronárias, ou a presença de rigidez arterial (Figura 27.2). Em cada uma destas situações, dispomos de métodos diagnósticos correspondentes.[3]

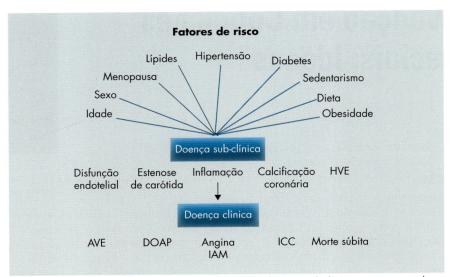

Figura 27.2 Fatores de risco tradicionais convergem para a doença subclínica, que eventualmente se torna sintomática. HVE: hipertrofia ventricular esquerda; AVE: acidente vascular encefálico; DOAP: doença obstrutiva vascular periférica; IAM: infarto do miocárdio; ICC: = insuficiência cardíaca congestiva.

A disfunção endotelial pode ser evidenciada por marcadores inflamatórios no sangue periférico, como a proteína C-reativa (PCR) ou por métodos de medida da reatividade vascular, por meio de ultrassonografia ou pletismografia. A aterosclerose assintomática pode ser evidenciada pelo ultrassom de carótidas, com as medida da camada íntima-média ou pela tomografia coronária, que identifica as calcificações ou estenoses assintomáticas. A rigidez arterial pode ser aferida pela medida da propagação da onda de pulso, pela ultrassonografia periférica.[3]

Fatores de risco

Quando se objetiva a prevenção das doenças cardiovasculares, a identificação de fatores de risco que predispõem à doença é de fundamental importância para que as intervenções possam ser realizadas. No paciente idoso, existem peculiaridades que podem alterar o impacto dos fatores de risco, mas geralmente não eliminam sua importância.[4,5]

Diabetes

O diabete melito (DM) encontra-se entre as doenças crônicas mais frequentes nos idosos. A forma clínica de maior prevalência é o diabetes do tipo 2, que apresenta graus variáveis de deficiência e resistência à ação da insulina, e aumenta o risco para doença cardiovascular, cerebrovascular e arterial periférica.[6,7]

O diagnóstico clínico de diabetes no idoso tende a ser mais difícil, pois os sintomas podem ser inespecíficos: baixa energia, queda, tontura, confusão mental, mialgias, infecção do trato geniturinário, pele ou boca. Os sintomas clássicos de poliúria e polidipsia ocorrem geralmente quando os níveis sanguíneos estão maiores que 200 mg/dL.[8]

Prevenção em Condições Especiais: Idosos

O diagnóstico laboratorial de diabetes e pré-diabetes se baseia nos níveis de glicemia e não difere dos adultos jovens (ver capítulo de DM).

É importante notar que na terapêutica do DM no idoso, a frequência de episódios de hipoglicemia é duas vezes mais frequente que a observada nos jovens.[8]

Hipertensão arterial

A incidência da hipertensão arterial aumenta linearmente com a idade, após os 65 anos, particularmente no sexo feminino, e está associada à elevação no risco para eventos cardiovasculares.[9] O envelhecimento natural resulta em espessamento progressivo das grandes artérias e perda de suas propriedades elásticas. A convergência dos fatores de risco para aterosclerose, causadores de disfunção endotelial, proliferação celular, fibrose e deposição de cálcio são catalisadores deste processo.[10]

Estas modificações vasculares têm importantes implicações na gênese de novas situações de risco para os idosos. A sobrecarga de trabalho imposta ao ventrículo esquerdo pela elevação da pressão arterial sistólica induz a sua hipertrofia (HVE) e pode desequilibrar a relação oferta/demanda por oxigênio, que, associada à diminuição da pressão arterial diastólica, reduz a perfusão coronária.

A aferição da pressão arterial nos idosos deve ser realizada com múltiplas medidas e em várias posições, pois neste grupo a variabilidade da pressão é maior e a possibilidade de hipotensão ortostática também.

O objetivo do tratamento deve ser a redução da pressão arterial a níveis inferiores a 140/90 mmHg. Nos pacientes com níveis muito elevados de pressão sistólica, esta pode ser mantida em níveis até 160 mmHg. A manutenção de níveis de pressão diastólica menores que 65 mmHg parecem estar associados ao pior prognóstico. Neste último grupo de pacientes, deve-se iniciar o tratamento com metade da menor dose recomendada e aumentar, lentamente, até atingir a dose terapêutica.[6]

Ajustes de doses ou associação de drogas devem respeitar um período mínimo de quatro semanas, salvo situações especiais. A utilização da monitorização ambulatorial da pressão arterial deve ter sua indicação baseada na diretriz orientada para adultos jovens (vide capítulo sobre hipertensão arterial). A análise conjunta de vários estudos randomizados documentou uma redução média de 34% de acidentes vasculares cerebrais, 19% de eventos coronarianos e 23% nas mortes vasculares, após seguimento médio de cinco anos e redução de 12 a 14 mmHg da pressão arterial sistólica e de 5 a 6 mmHg da pressão arterial diastólica, comparada com o placebo.[6]

Um estudo clínico recente avaliou o impacto do tratamento da hipertensão arterial em muito idosos (> 80 anos) e demonstrou claramente a redução da incidência de acidente vascular cerebral fatal, mortalidade e insuficiência cardíaca, concluindo que, mesmo nesta faixa etária, o tratamento é benéfico.[10]

As medicações que devem ser empregadas são as mesmas utilizadas em adultos jovens (ver capítulo sobre hipertensão).

Tabagismo

A importância do controle do tabagismo no idoso foi questionada por alguns estudos iniciais, que sugeriram que tal risco diminuía acentuadamente conforme o indivíduo envelhecia. Estudos posteriores demonstraram que o efeito do tabagismo perdura no envelhecimento. O estudo Established Populations for Epidemiologic Studies of the Elderly observou, em 7.178 idosos de ambos os sexos (50% acima de 75 anos), que a taxa de mortalidade total e de mortalidade cardiovascular era duas vezes maior em tabagistas. Esse estudo demonstrou também os resultados benéficos da interrupção do hábito de fumar, mesmo no idoso tabagista de longa data: o risco de mortalidade cardiovascular entre os ex-tabagistas idosos equiparou-se ao risco de mortalidade dos idosos que não fumavam. Esse efeito ocorreu também entre os pacientes acima de 75 anos.[11]

O estudo INTERHEART[12] demonstrou que o tabagismo é um fator de risco para o infarto agudo do miocárdio entre os idosos, embora com menor risco relativo do que entre os mais jovens.

Por se tratar de um hábito crônico, o idoso está menos propenso a abandonar o tabagismo do que os pacientes mais jovens. Na maioria das vezes, considera como uma interferência em seus hábitos e não como uma preocupação da equipe de saúde com a melhoria de sua qualidade de vida.

Dislipidemias e Prevenção da Aterosclerose

Estudos mostram que os fumantes idosos apresentam menor intenção em abandonar o cigarro, se comparados aos jovens; no entanto, apresentam maior probabilidade de sucesso, quando tentam parar de fumar. Com frequência, o sucesso na interrupção é obtido após um evento coronário agudo, agravamento de doença pulmonar obstrutiva crônica ou doença vascular periférica sintomática e limitante. O aconselhamento médico para a cessação do fumo deve ser firme, com ênfase nos benefícios em curto e médio prazo. Devem ser adotadas práticas agressivas relacionadas à suspensão do tabagismo.

Obesidade e sedentarismo

A obesidade vem aumentando entre os idosos nas últimas décadas, tendo sido detectada a prevalência de 30% entre os idosos ambulatoriais brasileiros.[13]

A obesidade pode ser avaliada por índice de massa corpórea (IMC), medida da circunferência abdominal (CA) e relação cintura-quadril (RCQ).

1. Recomenda-se adotar como critérios os seguintes diagnósticos em idosos:[6]
   Índice de massa corpórea (IMC):
   - Peso normal: IMC 18,5-27 kg/m^2.
   - Sobrepeso: IMC > 27-29,9 kg/m^2.
   - Obesidade: IMC $\geq$ 30 kg/m^2.
   - Circunferência abdominal (CA): 102 cm para homens e 88 cm para mulheres.
2. Recomenda-se dieta hipocalórica e exercício físico precedido por avaliação médica para perda de peso: grau de recomendação I, nível de evidência B.[6]

Sedentarismo/atividade física

O envelhecimento associa-se à perda da massa muscular esquelética, com redução da força muscular, flexibilidade, débito cardíaco e função pulmonar, mudanças na regulação hormonal e sistema imunológico, redução na densidade óssea e maior prevalência e incidência de sedentarismo.

O sedentarismo em idosos pode ser caracterizado por atividades com duração inferior a 150 minutos por semana. É importante fator de risco para doença coronária em idosos.

O exercício físico está associado a diversos benefícios cardiovasculares. É importante no controle da hipertensão arterial sistêmica, pela redução da resistência arterial periférica; aumenta o HDL-colesterol, reduz a obesidade e os triglicerídeos, propicia melhor controle dos níveis glicêmicos, previne doença coronária e diminui a mortalidade.

a) **Exercício físico:** grau recomendação I, nível de evidência A.[6]
b) **Exercícios de resistência:** grau de recomendação IIa, nível de evidência C.[6]
c) **Avaliação pré-exercício:** exame clínico e eletrocardiograma (grau de recomendação I, nível de evidência C); ecocardiograma, teste de esforço ou cintilografia miocárdica em paciente de médio risco ou em exercício moderado a intenso (grau de recomendação IIa, nível de evidência C).

Dislipidemia

O aumento dos lipídeos séricos é um importante fator de risco para a doença aterosclerótica coronária e está presente em aproximadamente 25% dos homens e 42% das mulheres acima dos 65 anos de idade.[14] Ainda existe a crença de que o colesterol elevado perderia seu impacto como fator de risco para a aterosclerose em faixas etárias avançadas. Por outro lado, diversos estudos recentes, com seguimento de longo prazo, confirmam a importância do colesterol como fator de risco em idosos.[15]

O envelhecimento é associado com a elevação progressiva de LDL-colesterol, em ambos os sexos, até a sexta ou sétima décadas de vida, quando existe a tendência à estabilização de seus níveis. Níveis elevados de colesterol total são considerados como fator de risco reconhecido para DAC até 85 anos de idade. Níveis elevados de HDL-colesterol estão associados ao risco reduzido, principalmente em mulheres.

Prevenção em Condições Especiais: Idosos

No estudo de Framingham, entre indivíduos acima dos 65 anos que sofreram infarto do miocárdio, o colesterol total sérico relacionou-se fortemente à morte por doença coronária e à mortalidade total.[16] Em outro estudo que envolveu 1.793 homens e mulheres idosos (idade média de 81 anos), cada 10 mg/dL de aumento do LDL-colesterol associou-se com uma probabilidade 1,28 vezes maior do desenvolvimento de doença coronária.[17]

O HDL-colesterol baixo também é fator de risco independente para a doença coronária em idosos. Esse achado é ilustrado, por exemplo, pelos dados de um estudo prospectivo de uma coorte de 2.527 mulheres e 1.377 homens acima de 70 anos de idade. Nesse estudo, o risco relativo de morte por doença coronária para os participantes que apresentavam HDL-colesterol baixo (< 35 mg/dL) foi de 4,9 em homens e de 2,0 em mulheres. A hipertrigliceridemia também se mostrou como um fator de risco independente para novos eventos coronários, especialmente nas mulheres.[18]

Abordagem da dislipidemia no idoso

Como visto, a dislipidemia é um fator de risco reconhecido no idoso, mas na prática clínica, esse grupo representa um desafio no seu manejo. Nessa faixa etária, deve ser dada especial atenção ao afastamento de causas secundárias de dislipidemias, principalmente hipotireoidismo, diabetes melito e insuficiência renal.

De modo geral, a intervenção em pacientes que já apresentam manifestações da doença aterosclerótica (prevenção secundária) apresenta maior possibilidade de se traduzir em benefício mensurável, em termos de redução de eventos clínicos (redução de risco absoluto).

Existem poucos estudos na literatura que avaliam o impacto da redução de fatores de risco sobre a população de idosos, mas alguns resultados são consistentes o suficiente para gerarem recomendações. Entre 60 a 80 anos de idade, deve-se seguir dieta hipogordurosa, exercício regular, controle da pressão arterial tanto sistólica quanto diastólica e abandono do cigarro. Drogas hipolipemiantes em grupos de alto risco têm sido consistentemente associadas com a redução de risco de doença arterial coronária, bem como acidentes vasculares cerebrais.

A utilização de drogas hipolipemiantes em idosos foi testada em diversos estudos que avaliaram segurança e eficácia na redução de lipídeos e eventos clínicos. As drogas mais extensivamente estudadas foram as estatinas.

Em prevenção secundária, nos estudos 4S (foram incluídos 1.021 pacientes com idades entre 65 e 70 anos),[19] CARE (foram incluídos 1.283 pacientes com mais de 65 anos)[20] e LIPID (3.514 pacientes com idades entre 65 e 70 anos),[21] foi demonstrada significativa redução de eventos clínicos e mortalidade com sinvastatina ou pravastatina. Baseando-se nesses estudos, é necessário tratar entre 10 e 24 pacientes (NNT) para reduzir um evento clínico em um período de cinco anos, ou seja, um número relativamente baixo de indivíduos devem ser tratados para se verificar benefício significativo.

Estudos mais recentes reafirmaram esses achados: com o uso de estatina, observou-se redução de mortalidade coronária e total, incidência de primeiro infarto e acidente vascular cerebral em todas as faixas etárias, incluindo octogenários, em prevenção secundária e primária (Heart Protection Study – HPS), com 20.536 pacientes de 40 a 80 anos, sendo 5.806 com idade ≥ 70 anos.[22]

Houve significativa redução de mortalidade e desfecho composto (mortalidade coronária, infarto do miocárdio e acidente vascular cerebral) em um estudo de prevenção secundária e primária realizado apenas com idosos (5.804 indivíduos) entre 70 a 82 anos (Prospective Study of Pravastatin in the Elderly at Risk – PROSPER). O estudo apontou que idosos com baixo HDL-colesterol apresentaram maiores benefícios,[23] entretanto, não ocorreu redução isolada do acidente vascular cerebral.

Observou-se a redução significativa da mortalidade cardiovascular e tendência a um menor número de eventos agudos em um estudo realizado apenas com idosos (893 idosos de 65 a 85 anos), portadores de doença coronária estável e isquemia no Holter de 48 horas, no grupo que utilizou tratamento mais intensivo com estatina (atorvastatina 80 mg versus pravastatina 40 mg ao dia – Study Assessing Goals in the Elderly – SAGE).[16]

Em indivíduos sem doença cardiovascular diagnosticada previamente, o estudo *Justification for the use of Statins in Primary Prevention: an Intervention Trial Evaluating Rosuvastatin* (JUPITER) identificou uma redução de 44% de evento composto (infarto do miocárdio não fatal, acidente vascular cerebral não fatal, hospitalização por angina, procedimento de revascularização do miocárdio ou morte por causa cardiovascular confirmada), 55% de infarto não fatal, 48% de acidente vascular cerebral não fatal e 20% da mortalidade total. Esse estudo acompanhou 17.802 homens > 55 anos e mulheres > 65 anos, sem doença cardiovascular definida, com LDL-colesterol < 130 mg/dL e proteína C-reativa ≥ 2,0 mg/L, tratados por 1,9 ano com rosuvastatina 20 mg ao dia, em comparação com placebo.[25]

Em uma análise recente desse estudo, o subgrupo de pacientes com mais de 70 anos (5.695 pacientes ou 32% da amostra) mostrou benefício ainda mais evidente em redução de eventos vasculares combinados, mas sem redução de mortalidade global.[26]

Recentemente, foi publicado o estudo caso-controle que observou que pacientes com mais de 50 anos que faziam uso de estatinas tinham um risco 71% menor de desenvolverem demência no seguimento.[27]

Existe limitada experiência com a utilização de outras drogas. Clofibrato e niacina demonstraram ser eficazes para reduzir o colesterol total e os triglicérides.

Em resumo, as recomendações para o tratamento farmacológico de idosos, de ambos os sexos, são as mesmas para os adultos em geral. As estatinas são as drogas preferidas e podem ser utilizadas baseando-se em limitados dados clínicos, em indivíduos com até 85 anos de idade, e expectativa de vida de pelo menos dois anos.

Considerações finais

O envelhecimento é um grande fator de risco para o sistema cardiovascular. Consequentemente, o atendimento de pacientes idosos com cardiopatias tornou-se rotina na clínica diária. Particularidades fisiopatológicas, diagnósticas e terapêuticas devem ser extensivamente entendidas, quando objetivamos uma assistência completa à saúde e às expectativas dos pacientes desse grupo etário. Este é o desafio que se apresenta para este milênio.

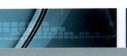

Referências bibliográficas

1. Miller M. An emerging paradigm in atherosclerosis: focus on subclinical disease. Postgrad Med. 2009;121:49-59.
2. Naghavi M, Falk E, Hecht HS, et al. From vulnerable plaque to vulnerable patient--Part III: Executive summary of the Screening for Heart Attack Prevention and Education (SHAPE) Task Force report. Am J Cardiol. 2006;98(2A):2H-15H.
3. Santos RD, Nasir K. Insights into atherosclerosis from invasive and non-invasive imaging studies: Should we treat subclinical atherosclerosis? Atherosclerosis. 2009;205:349-56.
4. Harris T, Cook EF, Kannel WB, et al. Proportional hazards analysis of risk factors for coronary heart disease in individuals aged 65 or older: The Framingham Heart Study. J Am Geriatr Soc. 1988;36:1023-8.
5. Kannel WB. Cardiovascular risk factors in the elderly. Cor Art Dis. 1997;8:565-75.
6. Gravina CF, Rosa RF, Franken RA, et al. Sociedade Brasileira de Cardiologia. II Diretrizes Brasileiras em Cardiogeriatria. Arq Bras Cardiol. 2010 (in press).
7. Ryden L, Standl E, Bartnik M, et al. Guidelines on diabetes, pre-diabetes, and cardiovascular diseases: executive summary. The Task Force on Diabetes and Cardiovascular Diseases of the ESC, and EASD. Eur Heart J. 2007;28:88-136.
8. Hornick T, Aron DC. Managing diabetes in the elderly: go easy, individualize. Cleveland Clin J Med. 2008;75:70-8.
9. Mancia G, Laurent S, Agabiti-Rosei E, et al. Reappraisal o European guidelines on hypertension management: A European Society of Heypertension Tak Force Document. Blood Press. 2009;18:308-47.

Prevenção em Condições Especiais: Idosos

10. Beckett NS, Peters R, Fletcher AE, et al. Treatment of hypertension in patients 80 years of age and older. N Engl J Med. 2008;358:1887-98.
11. Ferrucci L, Izmirlian G, Leveille S, et al. Smoking, physical activity, and active life expectancy. Am J Epidemiol. 1999;149:645-53.
12. Yusuf S, Hawken S, Ôunpuu S. Effect of potentially modifiable risk factors associated with myocardial infarction in 52 countries (the INTERHEART study): case-control study. Lancet. 2004;364:937-52
13. Gravina Taddei CF, Ramos LR, Moraes C. Estudo multicêntrico em idosos atendidos em ambulatórios de cardiologia e geriatria de instituições brasileiras. Arq Bras Cardiol. 1997;69:327-33
14. Rubin SM, Sidney S, Black DM, et al. High blood cholesterol in elderly in elderly men and the excess risk for coronary heart disease Ann Intern Med. 1990;113:916-20.
15. Corti MC, Guralnik JM, Salive ME, et al. Clarifying the direct relation between total cholesterol levels and death from coronary heart disease in older persons Ann Intern Med. 1997;126:753-60.
16. Wong ND, Wilson PW, Kannel WB. Serum cholesterol as a prognostic factor after myocardial infarction: the Framingham Study. Ann Intern Med. 1991;115:687-93.
17. Aronow WS, Ahn C. Correlation of serum lipids with the presence or absence of coronary artery disease in 1,793 men and women aged > or = 62 years. Am J Cardiol. 1994;73:702-3.
18. Aronow WS, Ahn C. Risk factors for new coronary events in a large cohort of very elderly patients with and without coronary artery disease. Am J Cardiol. 1996;77:864-6.
19. Miettinen TA, Pyorala K, Olsson AG, et al. Cholesterol-lowering therapy in women and elderly patients with myocardial infarction or angina pectoris: findings from the Scandinavian Simvastatin Survival Study (4S). Circulation. 1997;96:4211-8.
20. Lewis SJ, Moye LA, Sacks FM, et al. Effect of pravastatin on cardiovascular events in older patients with myocardial infarction and cholesterol levels in the average range. Results of the Cholesterol and Recurrent Events (CARE) trial. Ann Intern Med. 1998;129:681-9.
21. Rubins HB, Robins SJ, Collins D, et al. Gemfibrozil for the secondary prevention of coronary heart disease in men with low levels of high-density lipoprotein cholesterol. Veterans Affairs High-Density Lipoprotein Cholesterol Intervention Trial Study Group. N Engl J Med. 1999;341:410-8.
22. MRC/BHF Heart Protection Study of cholesterol lowering with simvastatin in 20,536 high-risk individuals: a randomised placebo-controlled trial. Lancet. 2002;360:7-22.
23. Shepherd J, Blauw GJ, Murphy MB, et al. Pravastatin in elderly individuals at risk of vascular disease (PROSPER): a randomised controlled trial. Lancet. 2002;360:1623-30.
24. Deedwania P, Stone PH, Bairey Merz CN, et al. Effects of intensive versus moderate lipid-lowering therapy on myocardial ischemia in older patients with coronary heart disease: results of the Study Assessing Goals in the Elderly (SAGE). Circulation. 2007;115:700-7.
25. Ridker PM, Danielson E, Fonseca FA, et al. Rosuvastatin to prevent vascular events in men and women with elevated C-reactive protein. N Engl J Med. 2008;359:2195-207.
26. Glynn RJ, Koenig W, Nordestgaard BG, et al. Rosuvastatin for Primary Prevention in Older Persons With Elevated C-Reactive Protein and Low to Average Low-Density Lipoprotein Cholesterol Levels: Exploratory Analysis of a Randomized Trial. Ann Intern Med. 2010;152:488-96.
27. Jick H, Zornnberg GL, Jick SS, et al. Statins and the risk of dementia. Lancet. 2000;356:1627-31.

CAPÍTULO 28

Prevenção Cardiovascular nos Portadores do HIV

Bruno Caramelli ▪ Eneas Martins de Oliveira Lima

Introdução

A Síndrome da Imunodeficiência Adquirida (AIDS) é uma doença que chegou ao Brasil na década de 1980, tornando-se rapidamente uma epidemia de alta mortalidade. Alguns anos depois, com a introdução do "coquetel" de medicamentos antirretrovirais, essa patologia se tornou crônica e a mortalidade entrou em declínio no Brasil e no mundo. Os pacientes passaram a apresentar, então, uma expectativa de vida cada vez maior.

O aumento de sobrevida decorrente do uso dos medicamentos antirretrovirais expôs essa população aos efeitos degenerativos desta doença em outros âmbitos de sua saúde. O aumento do risco cardiovascular foi um ponto determinante observado nestes indivíduos. Isto se deve, principalmente, às alterações no perfil lipídico, de caráter plurimetabólico, e à indução de alterações vasculares e marcadores secundários à doença aterosclerótica. Essas alterações metabólicas têm sua etiologia ligada tanto à própria infecção pelo vírus quanto pelo uso dos medicamentos antirretrovirais.

Alterações das concentrações dos lipídeos em indivíduos infectados pelo vírus da imunodeficiência humana (HIV)

As alterações lipídicas presentes em indivíduos soropositivos já foram descritas em diversos artigos na literatura médica.[1-4] Elas se caracterizam pela redução nos níveis de HDL-colesterol e pela discreta elevação dos triglicérides, provavelmente traduzindo uma resposta inespecífica e secundária ao processo infeccioso.[1] O uso de medicamentos antirretrovirais, principalmente os inibidores de protease, intensificou este quadro dislipidêmico nesses pacientes.[5,6,8,9]

Teoria da modificação do metabolismo lipídico em indivíduos portadores do HIV

Os mecanismos envolvidos nas alterações metabólicas presentes nos pacientes soropositivos não estão completamente elucidados, mas, ainda assim, existem algumas teorias a esse respeito. Dentre elas, seguem as mais comentadas, a seguir.[7]

1. Na primeira hipótese, o sítio de ligação dos inibidores de protease à proteína viral teria estrutura molecular similar a algumas proteínas envolvidas no metabolismo lipídico. Desta maneira, a introdução destes medicamentos promoveria uma inibição parcial ou total do metabolismo lipídico, dependendo provavelmente da expressão gênica dos receptores envolvidos.

2. A segunda hipótese refere-se à inibição da atividade da lipase lipoproteica plasmática (LPL), secundária à introdução dos inibidores de protease. Com a inibição da atividade lipolítica, ocorreria

Dislipidemias e Prevenção da Aterosclerose

uma redução na hidrólise dos quilomícrons, provocando um acentuado aumento dos triglicérides plasmáticos e um pequeno aumento do colesterol total.

3. O terceiro mecanismo proposto sugere que os inibidores de protease, por similaridade molecular, competiriam pelo sítio de ligação dos remanescentes de quilomícrons aos receptores hepáticos.[10] Este fenômeno explicaria o aumento equilibrado dos níveis de colesterol total e triglicérides, descrito como dislipidemia tipo III, da classificação de Fredrickson, que está relacionado à permanência dos remanescentes de quilomícrons no plasma.[11]

4. A quarta hipótese formula que os inibidores de protease reduzem a função da SREBP1 (*sterol-regulatory-element-binding-protein-1*), que é um importante mediador da diferenciação dos adipócitos periféricos, o que levaria à apoptose precoce e às alterações metabólicas, como resistência insulina e aumento dos triglicérides.[7]

Em resumo, independentemente do mecanismo envolvido ou das hipóteses formuladas, pela natureza das modificações observadas no perfil lipídico, sabe-se que, após a introdução dos inibidores de protease, ocorre uma interferência principalmente sobre a via exógena do metabolismo lipídico. Estas alterações lipídicas são responsáveis por um aumento no risco aterosclerótico, como será descrito a seguir.

Aumento do risco aterosclerótico

Os fatores de risco cardiovascular mais prevalentes nos portadores de HIV são HDL-colesterol baixo, hiperglicemia, elevação do colesterol total e triglicérides e, principalmente, tabagismo.[12,13] Todos eles estão diretamente ligados à gênese da aterosclerose, seja por meio da agressão ao endotélio ou por seu acúmulo plasmático, favorecendo sua infiltração nas paredes da artéria.

Estudos avaliando alguns marcadores subclínicos de aterosclerose, como a espessura do complexo médio-intimal da artéria carótida, pela ultrassonografia *doppler*, também evidenciaram maiores alterações em indivíduos HIV-positivos,[14-16] demonstrando a característica precoce da doença aterosclerótica nesta população e a consequente necessidade de introdução de tratamento preventivo.

Em virtude destas características, este grupo apresenta um risco cardiovascular superior à população geral, sendo necessária a individualização das estratégias de prevenção, tornando-as mais apropriadas a este grupo.

Hábitos específicos da população

Além das alterações metabólicas decorrentes da terapia antirretroviral e da infecção pelo HIV, foi demonstrado que esta população apresenta hábitos alimentares associados à promoção da aterogênese, especialmente quando comparada à população em geral. Estes hábitos se manifestam por um consumo superior à recomendação de ácidos graxos saturados e colesterol.

No estudo de Joy e colaboradores, verificou-se que, nos pacientes HIV positivos, há uma relação direta entre o consumo de ácidos graxos saturados e a ocorrência de hipertrigliceridemia.[17] Este perfil de dieta deve ser considerado no desenvolvimento de recomendações e metas específicas para esta população. Desta forma, o foco principal da dieta deve ser a redução no consumo de ácidos graxos saturados em vez da redução no consumo das gorduras em geral. O consumo dos outros ácidos graxos, como os insaturados, deve ser encorajado.

Alcoolismo

O consumo excessivo de álcool é também um fator comum entre a população HIV positivo. Outros problemas de saúde, como hipertensão arterial sistêmica, síndrome metabólica, resistência à insulina, diabetes e hipertrigliceridemia, relativamente frequentes nesta população, podem ser agravados pelo consumo excessivo de álcool.

O efeito do consumo de álcool tem impacto direto em diversos fatores do sistema imunológico; no entanto, poucos estudos foram realizados para avaliar precisamente seu impacto na progressão da

Prevenção Cardiovascular nos Portadores do HIV

doença. Atualmente, já se pode afirmar que o consumo crônico de álcool está associado a um aumento na suscetibilidade a doenças infecciosas, como tuberculose e pneumonia bacteriana; agravamento de doenças como a hepatite viral e aumento no risco de câncer.

Além disso, o consumo de álcool pode ocasionar doenças hepáticas e cirrose, cujo impacto é grande na imunocompetência do indivíduo já debilitado. Estudos mais recentes afirmam ainda que o álcool pode contribuir para a progressão da doença, permitindo a translocação de bactérias no intestino, comprometendo as ações dos linfócitos e prejudicando a absorção de micronutrientes. Finalmente, o consumo de álcool demonstrou estar associado a alterações no mecanismo de ação dos medicamentos, gerando toxicidade ou ineficiência da terapia antirretroviral.[18] Assim sendo, o consumo de bebidas alcoólicas deve ser desencorajado e devem ser estabelecidas medidas específicas para esta população, levando em conta os fatores psicológicos presentes.

Tabagismo

Outra importante característica desta população é a alta prevalência de tabagismo, entre 45% e 70%,[19] também superior à prevalência na população em geral. Além dos inúmeros malefícios já conhecidos, o tabagismo diminui a produção da adiponectina, hormônio produzido pelo tecido adiposo e que possui um papel protetor responsável pela supressão dos efeitos metabólicos associados a diabetes, aterosclerose, disfunção endotelial e resistência à insulina.[20]

A cessação do tabagismo constitui uma medida fundamental e prioritária na prevenção primária e secundária da aterosclerose. De forma isolada, já reduz consideravelmente o risco cardiovascular.[19]

É importante a criação de orientações e programas específicos que incentivem a cessação de tabagismo neste grupo que, por apresentar um sistema imunológico comprometido, pode ter consequências à saúde ainda piores do que em indivíduos saudáveis.[20]

Os dados expressos anteriormente reafirmam o conceito de que a melhor arma na prevenção das doenças cardiovasculares é a adoção de um estilo de vida saudável. Estima-se ainda que as intervenções não farmacológicas parecem ter o efeito mais importante no tratamento preventivo do paciente infectado pelo HIV. Os pacientes devem ser aconselhados a controlar os fatores de risco seguindo as orientações de estilo de vida, como parar de fumar, seguir dieta, realizar exercícios físicos, controlar a hipertensão arterial e o diabetes.[21]

Propostas terapêuticas

Estudos realizados enfatizam o sucesso da abordagem multifatorial do risco, o que se contrapõe às estratégias comumente adotadas em serviços de atendimento a pacientes soropositivos. De fato, alguns autores e algumas diretrizes de tratamento dão prioridade à terapia de modificação do tratamento antirretroviral (switching). Estas estratégias, entretanto, não são acompanhadas de resultados convincentes, do ponto de vista laboratorial, nem tão pouco da estimativa de risco cardiovascular. Chega a ser surpreendente que alguns estudos e ensaios clínicos com grande número de pacientes, como o estudo DAD,[22] tenham proposto e realizado troca de medicamentos antirretrovirais com o objetivo de reduzir o risco cardiovascular em uma população em que a prevalência de tabagismo era de 56%, sem ter demonstrado nenhuma estratégia para reduzi-la.

A exemplo das estratégias dirigidas para a população geral, é necessário que se minimize o risco cardiovascular com tratamentos e orientações específicas para esta condição. A proposta de tratamento preventivo deve incluir modificações do estilo de vida (parar de fumar, dieta e atividade física) e utilização de medicamentos que reduzam os níveis de triglicérides e colesterol.[8,9] Entretanto, estes tratamentos devem ter objetivos e estratégias uniformes que permitam uma avaliação precisa de seus efeitos sobre o risco cardiovascular nesta população.

O atendimento multidisciplinar do portador de infecção pelo HIV reflete a complexa característica da doença de base. O infectologista, que atua como médico principal no tratamento desta população, não está familiarizado com as estratégias de prevenção primária e secundária da doença aterosclerótica. Por este motivo, é muito importante que sejam estabelecidos métodos eficazes e de fácil utilização,

Dislipidemias e Prevenção da Aterosclerose

tanto para a identificação e estratificação de risco cardiovascular quanto para a monitorização dos resultados do tratamento preventivo. A atenção individualizada para cada paciente é um ponto chave do sucesso terapêutico (referencia groover e a nossa).[23]

Tratamento não farmacológico

O primeiro passo que deve ser tomado no combate a essas alterações metabólicas, neste grupo de indivíduos, é a adoção de medidas não farmacológicas, como a dieta individualizada, o exercício físico e a cessação do tabagismo. As metas do tratamento são as mesmas recomendadas para a população em geral, levando em conta as particularidades e os demais fatores de risco de cada indivíduo.[14,21]

É importante levar em conta alguns pontos importantes, relacionados ao grupo em questão, no momento do desenvolvimento destas metas e orientações. Para essa população, em especial, perder peso e fazer dieta representa um problema adicional frente ao estigma que associa perda de peso com agravamento da doença de base.[24] Portanto, a decisão de intervir por meio de uma orientação dietética deve ser embasada em avaliação de risco/benefício para o paciente e com esclarecimento sobre os objetivos e etapas a serem alcançadas. Em outras palavras, é preciso explicar que a adoção do estilo de vida saudável não tem por objetivo o emagrecimento e, sim, modificações qualitativas na atividade física, nos hábitos e na alimentação.

Entretanto, apesar das dificuldades relatadas, o trabalho árduo e persistente junto dos pacientes soropositivos demonstrou que é possível reduzir e manter em níveis satisfatórios a estimativa do risco cardiovascular por meio de um programa de intervenção, ao longo de seis meses ou mais.[24]

Orientação nutricional

Em pacientes com dislipidemia leve a moderada, as metas recomendadas podem ser facilmente atingidas com a utilização de medidas não farmacológicas, como dieta, exercício e manutenção do peso ideal.[19] A dieta para melhora da hipercolesterolemia se baseia em três pilares: redução no consumo de ácidos graxos saturados e colesterol e aumento no consumo de fibras solúveis.[19]

O conteúdo alimentar de gordura saturada e de colesterol influencia diferentemente os níveis lipídicos plasmáticos, em especial a colesterolemia. O colesterol presente nos alimentos normalmente é absorvido em torno de 50% pela luz intestinal. Alguns indivíduos, no entanto, são hiperresponsivos e absorvem uma quantidade superior deste nutriente, potencializando o impacto deste na colesterolemia. Por esta razão, os pacientes devem evitar o consumo de alimentos ricos em colesterol, como os de origem animal, em especial as vísceras, embutidos, frios, pele de aves, frutos do mar (camarão, ostra, marisco, polvo, lagosta), leite integral e seus derivados.

Já a gordura saturada tem sua absorção enteral ilimitada e, por esta razão, sua ingestão promove um efeito mais intenso sobre o aumento da colesterolemia. Para diminuir o consumo de ácidos graxos saturados, o indivíduo deve evitar o consumo de gordura animal (carnes gordurosas, leite integral, iogurte integral, queijos amarelos, creme de leite, pele de aves), de polpa e leite de coco, alguns óleos vegetais (dendê e coco) e frituras.[25]

Apesar da redução no consumo de alguns tipos de lipídeos, outros tipos, como os ácidos graxos insaturados, devem ter seu consumo incentivado, mas em quantidade adequada, já que estes apresentam inúmeras funções importantes no organismo e estão relacionados à saúde cardiovascular.[26] O ideal, então, é que se substitua o consumo das fontes de ácidos graxos saturados por fontes de ácidos graxos insaturados, mantendo as mesmas quantidades para não aumentar o consumo energético.[25,26]

Os ácidos graxos insaturados são divididos em dois tipos: poliinsaturados e monoinsaturados, e cada um vai agir de uma maneira na regulação do perfil lipídico. Os ácidos graxos poliinsaturados atuam na redução do colesterol total e do LDL-colesterol plasmáticos, porém, quando utilizados em grande quantidade, pode ocorrer a diminuição do HDL-colesterol devido ao aumento da oxidação lipídica gerada por estes.[25]

Os ácidos graxos polinsaturados ômega-3 (linolênico, EPA e DHA) são encontrados nos óleos vegetais (soja, canola e linhaça) e em peixes de águas frias (cavala, sardinha, salmão, arenque). Eles atuam promo-

274

Prevenção Cardiovascular nos Portadores do HIV

vendo a redução dos triglicérides plasmáticos pela diminuição da síntese hepática de VLDL, podendo, ainda, exercer outros efeitos cardiovasculares, como redução da viscosidade do sangue, maior relaxamento do endotélio, além dos efeitos antiarrítmicos.

Já os ácidos graxos monoinsaturados (oleico) exercem o mesmo efeito sobre a colesterolemia sem, no entanto, diminuir o HDL-colesterol e provocar oxidação lipídica. Suas principais fontes dietéticas são: óleo de oliva, óleo de canola, azeitona, abacate e oleaginosas (amendoim, castanhas, nozes, amêndoas).[25]

Outra estratégia para reduzir o LDL e o colesterol plasmático é o aumento na ingestão de fibras solúveis.[27] Estas são representadas pela pectina (frutas) e pelas gomas (aveia, cevada e leguminosas: feijão, grão de bico, lentilha e ervilha) e atuam reduzindo o tempo do trânsito gastrintestinal e, consequentemente, a absorção enteral do colesterol. Dentre elas, o farelo de aveia é o alimento mais rico em fibras solúveis e apresenta o potencial de redução moderada do colesterol sanguíneo.[28,25]

O tratamento nutricional da hipertrigliceridemia secundária é similar ao da hipercolesterolemia, ainda assim, alguns pontos devem ser enfatizados. Recomenda-se que não sejam consumidos carboidratos refinados, como pães brancos, arroz branco, biscoitos, bolachas, doces, bolos, açúcar de adição e bebidas alcoólicas. As fontes de carboidratos devem ser restritas a hortaliças, leguminosas, grãos integrais e frutas, em porções diárias que variam entre 6 e 11, dependendo das necessidades energéticas do indivíduo.[27]

Atenção também deve ser dada à qualidade na oferta de ácidos graxos, que é similar ao recomendado para pacientes com hipercolesterolemia, priorizando a substituição dos ácidos graxos saturados por ácidos graxos insaturados. O consumo dos ácidos graxos poliinsaturados ômega-3 tem papel especial na redução da trigliceridemia,[27] sendo recomendados no mínimo duas porções semanais de peixes. Já os ácidos graxos monoinsaturados podem contribuir no caso de pacientes que apresentem hipertrigliceridemia e baixo HDL-colesterol.[29]

Os ácidos graxos trans devem ser evitados a todo custo, em ambas as condições metabólicas. Estes aumentam o LDL-colesterol e os triglicerídes, ao mesmo tempo em que reduzem a fração do HDL-colesterol. Para reduzir este consumo, o indivíduo deve evitar o consumo de óleos e gorduras hidrogenadas, margarinas duras e alimentos industrializados, como sorvetes, chocolates, produtos de padaria, salgadinhos tipo *chips*, molhos para saladas, maionese, cremes para sobremesas e óleos para fritura industrial e diminuir a ingestão de produtos lácteos, carnes bovinas e caprinas.[29]

Outras recomendações nutricionais que auxiliam na realização de uma alimentação saudável são o fracionamento da dieta em cinco refeições, sendo três principais e dois lanches. Deve ser dada atenção especial à forma de preparo dos alimentos, preferindo sempre os grelhados, assados, cozidos no vapor ou até mesmo crus.

Atividade física

A atividade física regular é uma medida auxiliar para o controle das dislipidemias. A prática de exercícios físicos aeróbios promove a redução dos níveis plasmáticos de triglicérides e o aumento dos níveis de HDL-colesterol, porém, sem alterações significativas sobre as concentrações de LDL-colesterol. O ideal é que o indivíduo realize pelo menos 30 minutos de atividade física leve a moderada, de forma contínua ou acumulada na maioria dos dias de semana. Algumas mudanças no cotidiano podem favorecer a prática de atividade física. Por exemplo, subir escada, usar menos o carro para a sua locomoção ou mesmo tornar as suas atividades de lazer mais ativas.[29,30]

Tratamento farmacológico

A indicação do tratamento farmacológico é determinada por meio da estratificação do risco cardiovascular, em adiamento à adoção de um estilo de vida saudável. O escore de risco de Framingham tem se mostrado mais preciso para esta população, visto sua importância na questão referente à hipertensão arterial, bastante prevalente nos indivíduos soropositivos.

Por outro lado, a prescrição dos hipolipemiantes pode interferir de forma desfavorável nos complexos esquemas antirretrovirais levando a efeitos adversos secundários do uso de estatinas e fibratos (elevação de transaminases hepáticas e da creatinofosfoquinase). Estes fenômenos, descritos principalmente com a sinvastatina, fez com que todas as recomendações e diretrizes de tratamento contraindiquem o uso desta última nos portadores de HIV. Algumas alternativas ao tratamento farmacológico da dislipidemia foram aventadas, tais como alterar o esquema de tratamento antirretroviral, substituindo o inibidor de protease por outro ou para um inibidor da transcriptase reversa não nucleosídeo. Porém, essas alternativas, teoricamente favoráveis, não têm resultado em benefícios consideráveis nos estudos clínicos, além da possibilidade de ocorrência de modificações nas características do processo infeccioso viral crônico, como resistência viral e falência terapêutica.

Os medicamentos mais utilizados no tratamento da dislipidemia desses pacientes são os mesmos da população geral: estatinas, fibratos e niacina. As recomendações do grupo de estudos da AIDS referem-se ao NCEP Panel III para o manejo da dislipidemia.[21] As diretrizes baseiam-se na análise do risco global do paciente e nos níveis de LDL-colesterol, em jejum.

Os fibratos são a primeira escolha no tratamento da dislipidemia mista dos pacientes infectados pelo HIV. É a mais frequente alteração observada nessa população.[14,21] São desconhecidos os efeitos, a longo prazo, de sua administração com os inibidores da protease. O gemfibrozil é bem tolerado e tem perfil de interação aceitável para utilização. Em estudo que utilizou atorvastatina com genfibrozila em pacientes soropositivos houve redução de 30% no colesterol total e 60% nos triglicérides (Kannel, 2004). As recomendações para essa população são em favor da utilização do genfibrozila ou do fenofibrato.[21,25]

Com exceção da pravastatina e da rosuvastatina, a maioria das estatinas é metabolizada pela isoenzima 3A4 do citocromo P450, que é inibida pelos inibidores de protease atuais. Portanto, a administração das estatinas com os inibidores de protease pode resultar em elevação dos níveis da estatina no sangue a níveis perigosos, possivelmente causando toxicidade muscular esquelética e outros efeitos adversos.[6,14,21,25] Pelas potenciais interações, as estatinas devem ser dadas, inicialmente, em baixas doses e com monitoração frequente. Na prática clínica, alguns autores utilizaram atorvastatina com segurança nessa população, fato também observado em nossa experiência.[6,14] Assim, as estatinas teoricamente mais seguras para o uso em associação aos inibidores de protease são pravastatina, atorvastatina e rosuvastatina. São os medicamentos de escolha no tratamento da hipercolesterolemia, além de serem eficazes também na terapia da hipertrigliceridemia, especialmente a atorvastatina e a rosuvastatina.

A niacina reduz os níveis de LDL-colesterol, aumenta os níveis de HDL-colesterol e reduz os triglicérides. Entretanto, efeitos colaterais como *flushing*, prurido, hiperglicemia e, principalmente, hepatotoxicidade, não a recomendam como agente de primeira escolha ao portador de HIV.[14]

A colestiramina e o colestipol não são recomendados por interferirem com a biodisponibilidade dos inibidores de protease e por aumentarem os níveis de triglicérides. As glitazonas, ativadores do receptor PPAR-gama, não se demonstraram úteis no tratamento da dislipidemia nesses pacientes.[14]

A metformina, entretanto, mostrou eficácia na redução dos triglicérides, mas com um efeito potencial de acidose láctica, especialmente na presença do uso contínuo de inibidores da transcriptase reversa. Os ácidos graxos ômega-3 são úteis no tratamento da hipertrigliceridemia nos pacientes soropositivos, porém, não foram avaliados em pacientes que receberam inibidores da protease.[14]

O paciente deve ter um controle rigoroso de seus parâmetros metabólicos durante todo o tratamento, para avaliar as alterações relevantes decorrentes da condição e/ou medicação.

O controle laboratorial deve ser realizado de três em três meses, após o início do tratamento, com os ajustes necessários e a associação do tratamento hipolipemiante, assim que possível, seguindo a regra conforme o nível do triglicérides:

1. Acima de 500 mg/dL, iniciar preferencialmente com fenofibrato, devido a seu menor potencial de interação farmacológica;
2. Abaixo de 500 mg/dL, iniciar com estatina associada à ezetimiba. Observe o fluxograma da Figura 28.1, a seguir.

Prevenção Cardiovascular nos Portadores do HIV

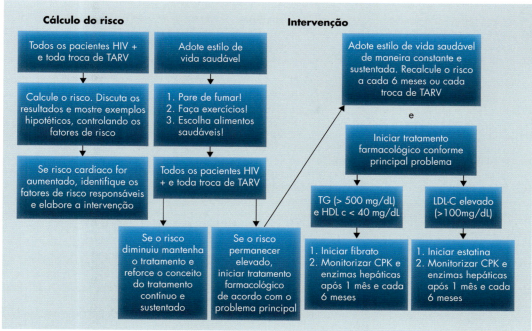

Figura 28.1 Programa de prevenção cardiovascular sugerido.

Legenda: HIV+: *positive serology for the human immunodeficiency virus* (indivíduo soropositivo para o vírus da imunodeficiência humana), TARV: terapia antirretroviral; TG: triglicérides; HDL-c: *high density lipoprotein cholesterol*; LDL-c: *low density lipoprotein cholesterol*; mg/dL: miligramas por decilitro; CPK: creatinafosfoquinase.

Fonte: Recomendações para terapia antirretroviral em adultos infectados pelo HIV - 2008. http://www.aids.gov.br/publicacao/consenso-recomendacoes-para-terapia-antirretroviral-em-adultos-infectados-pelo-hiv-2008. Acessado em 28 de março de 2011.

Referências bibliográficas

1. Sposito A, Caramelli B, Sartori AM, et al. Lipoprotein profile alteration in HIV positive patients. International Symposium on Infection and Atherosclerosis. Les Pensières, Veyrier du Lac, 1998.
2. Grunfeld C, Kotler DP, Hamadeh R, et al. Hypertriglyceridemia in the acquired immunodeficiency syndrome. Am J Med. 1989;86:27-31
3. Sorelle R. Vascular and Lipid Syndromes in Selected HIV-Infected Patients. Circulation. 1998;9:829-30
4. Wanke CA. Epidemiological and clinical aspects of the metabolic complications of HIV infection. The fat redistribution syndrome. AIDS. 1999,13:1287-93.
5. Smith JH, Martin J, Decker CF. Hiperlipidemia Associated with the Use of Protease Inhibitors. Clin Infect Dis. 2000;31:207-8.
6. Pe´riard D, Telenti A, Sudre P, et al. Atherogenic Dyslipidemia in HIV-Infected Individuals Treated With Protease Inhibitors. Circulation. 1999;100:700-5.
7. Bastard JP, Caron M, Vidal H, et al. Association between altered expression of adipogenic factor SREBP1 in lipoatrophic adipose tissue from HIV-1-infected patients and abnormal adipocyte differentiation and insulin resistance. Lancet. 2002 Mar 23;359(9311):1026-31.
8. Bernoche C, Ikeoka D, Monachini M, et al. Dislipidemias associada ao uso de inibidores de protease em pacientes com AIDS: resultados com o uso de fenofibrato. Rev Socesp. 2001;11:26.

Dislipidemias e Prevenção da Aterosclerose

9. Caramelli B, Bernoche C, Sartori A, et al. Hyperlipidemia related to the use of HIV protease inhibitors: natural history and results from treatment with fenofibrate. Braz J Infect Dis. 2001 Dec;5(6):332-8.

10. Carr A, Samaras K, Burton S, et al. A syndrome of peripheral lipodystrophy, hyperlipidaemia and insulin resistance in patients receiving HIV protease inhibitors. AIDS. 1998;12:F51-58.

11. Beaumoint JL, Carlson LA, Cooper GR, et al. Classification of hyperlipidemias and hyperlipoproteinemias. Bull Wld Hlth Org. 1970;43:891-915.

12. Levy AR, McCandless L, Harrigan PR, et al. Changes in Lipids Over Twelve Months After Initiating Protease Inhibitor Therapy Among Person Trated for HIV/AIDS. Lipids Health Dis. 2005;4:4.

13. Lima EMO, Gualandro DM, Yu PC, et al. Cardiovascular prevention in HIV patients: Results from a successful intervention program. Atherosclerosis. 2009;204:229-32.

14. Hajjar LA, Calderaro D, Yu PC, et al. Manifestações Cardiovasculares em Pacientes com Infecção pelo Vírus da Imunodeficiência Humana. Arq Bras Cardiol. 2005;85(5).

15. De Saint Martin L, Vandhuick O, Guillo P, et al. Premature atherosclerosis in HIV positive patients and cumulated time of exposure to antiretroviral therapy (SHIVA study). Atherosclerosis. 2006;185(2):361-7.

16. Mangili A, Jacobson DL, Gerrior J, et al. Metabolic syndrome and subclinical atherosclerosis in patients infected with HIV. Clin Infect Dis. 2007 15/May 44;(10):1368-74.

17. Joy T, Keogh HM, Hadigan C, et al. Dietary fat intake and relationship to serum lipid levels in HIV-infected patients with metabolic abnormalities in the HAART era. AIDS. 2007;21:1591-600.

18. Hahn JA, Samet JH. Alcohol and HIV Disease Progression: Weighing the Evidence. Curr HIV/AIDS Rep. 2010;7:226-33.

19. Blanco F, Román JS, Vispo E, et al. Management of Metabolic Complications and Cardiovascular Risk in HIV-Infected Patients. AIDS Rev. 2010;12:231-41.

20. Capili B, Anastasi JK, Ogedegbe O. HIV and General Cardiovascular Risk. J Assoc Nurses Aids Care. 2011;22(5):362-75.

21. Dube MP, Stein JH, Aberg JA, et al. Guidelines for the evaluation and management of dyslipidemia in human immunodeficiency virus infected adults receiving antiretroviral therapy. Clin Infec Dis. 2003;37:613-27.

22. Sabin CA, Worm SW, Weber R, et al. Use of nucleoside reverse transcriptase inhibitors and risk of myocardial infarction in HIV-infected patients enrolled in the D:A:D study: a multi-cohort collaboration. Lancet. 2008 Apr 26;371(9622):1417-26.

23. Grover SA, Lowensteyn I, Joseph L, et al. Patient knowledge of coronary risk profile improves the effectiveness of dyslipidemia therapy: the CHECK-UP study: a randomized controlled trial. Arch Intern Med. 2007 Nov 26;167(21):2296-303

24. Fitch KV, Anderson EJ, Hubbard JL, et al. Effects of a lifestyle modification program in HIV-infected patients with the metabolic syndrome. AIDS. 2006;20:1843-50.

25. Departamento de Aterosclerose da Sociedade Brasileira de Cardiologia. IV Diretriz Brasileira Sobre Dislipidemias e Prevenção da Aterosclerose. Arq Bras Cardiol. 2007;88(Supl I).

26. Hodson L, Skeaff CM, Chisholm W-AH. Original Communication The effect of replacing dietary saturated fat with polyunsaturated or monounsaturated fat on plasma lipids in free-living young adults. Eur J Clin Nutr. 2001;55:908-15.

27. Almeida LB, Giudici KV, Jaime PC. Consumo alimentar e dislipidemia decorrente da terapia antirretroviral combinada para infecção pelo HIV: uma revisão sistemática. Arq Bras Endocrinol Metab. 2009;53/5.

28. Andersson KE, Svedberg KA, Lindholm MW, et al. Oats (Avena sativa) reduce atherogenesis in LDL-receptor-deficient mice. Atherosclerosis. 2010;212:93-9.

29. Sociedade Brasileira de Cardiologia. I Diretriz Brasileira de Diagnóstico e Tratamento da Síndrome Metabólica. Arq Bras Cardiol. 2005;84(Supl I).

30. Fagherazzi S, Dias RL, Bortolon F. Impacto do Exercício Físico Isolado e Combinado com Dieta Sobre os Níveis Séricos de HDL, LDL, Colesterol Total e Triglicerídeos. Rev Bras Med Esporte. 2008;14(4).

CAPÍTULO 29

Nas Síndromes Isquêmicas Agudas

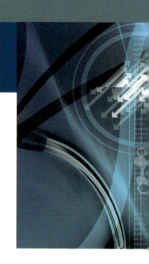

Bruno Biselli ▪ Roberto Rocha Corrêa Veiga Giraldez

Introdução

As doenças cardiovasculares são a principal causa de morte no mundo. Dentre elas, a doença isquêmica do coração é a de maior impacto, principalmente nos países desenvolvidos.[1] Normalmente, a doença arterial coronária em sua forma estável é benigna e associada à baixa morbimortalidade. A instabilização do ateroma, associada às síndromes coronarianas agudas (SCA), no entanto, representa um momento crítico de alto risco de eventos cardiovasculares adversos. Depois de instalada a SCA, a maior parte das complicações ocorre na fase precoce de manifestação da doença,[2] diminuindo progressivamente a seguir.

O uso de antiagregantes plaquetários, anticoagulantes, betabloqueadores e inibidores da enzima conversora da angiotensina é de benefício comprovado no tratamento precoce das SCA.[2-4] Apesar do benefício das estatinas na prevenção primária e secundária da doença arterial coronária,[5-9] as evidências que dão suporte ao seu uso precoce nas SCA ainda não estão bem estabelecidas.[10]

A elevação do nível sérico de lipoproteínas de colesterol de baixa-densidade (LDL-C) é um dos principais fatores de progressão da doença aterosclerótica e um forte preditor de eventos cardiovasculares.[11,12] Os mecanismos ligados à hipercolesterolemia que contribuem para a instabilização das placas ateroscleróticas, deflagrando as SCA e suas complicações são variados e complexos. Acredita-se que esse processo possa ser mediado por um estado inflamatório sistêmico produzido por componentes celulares (macrófagos e células T) e humorais (aumento local, no ateroma, e sistêmico, das proteínas de atividade inflamatória, entre elas a proteína C-reativa e as citocinas).[13-14] Além do processo inflamatório local e sistêmico, alterações nas paredes dos vasos, disfunção endotelial e hipercoagulabilidade contribuem para eventos trombóticos e embólicos observados nos eventos isquêmicos coronários agudos.[15]

A diminuição de níveis de LDL-C, associada ao uso crônico das estatinas, está fortemente relacionada à diminuição da mortalidade e de eventos cardiovasculares, em portadores de doença aterosclerótica crônica[5-9] e aguda.[16-18] As estatinas utilizadas na profilaxia secundária das SCA diminuem a mortalidade e os desfechos clínicos cardiovasculares a médio e longo prazo, relacionados à redução dos níveis de LDL-C nesse período.[8,9] Pacientes que tiveram maior redução de LDL-C apresentam uma diminuição adicional de eventos cardiovasculares,[17,18] entretanto, esse benefício não é evidente na fase precoce das SCA.[8,9]

Alguns estudos parecem indicar que o benefício do uso das estatinas ultrapassam a simples redução dos níveis de LDL-C, e poderiam estar relacionados a efeitos antitrombóticos, anti-inflamatórios e antioxidantes. Esses efeitos, conhecidos como efeitos pleiotrópicos, poderiam, eventualmente, justificar a utilização das estatinas na fase aguda das SCA.[15,19] O real benefício desses efeitos, entretanto, permanece controverso.

Pleiotropicidade das estatinas: além da redução do colesterol

O uso das estatinas na fase aguda das SCA poderia ser justificado pelos efeitos pleiotrópicos, percebidos precocemente, após o início do tratamento. Entre eles, estão a melhora da função endotelial, a estabilização da placa aterosclerótica vulnerável, a redução das moléculas de adesão endoteliais, leucocitárias e plaquetárias e dos marcadores inflamatórios circulantes, além da diminuição do estresse oxidativo.

Em estudos experimentais, o uso de estatinas na admissão de portadores de SCA diminuiu a concentração sérica de PCR e interleucina-6 nas primeiras 24 horas.[20] Doses elevadas de atorvastatina na SCA relacionaram-se com a diminuição de níveis se PCR,[21] citocinas pró-inflamatórias e pró-trombóticas[22] e marcadores de estresse oxidativo.[23] Níveis séricos elevados de PCR e citocinas pró-trombóticas se correlacionam com eventos clínicos recorrentes.[13,14,21,22] A elevação dos níveis das molécula de adesão intercelular-1 (ICAM-1) e E-selectina observados após a angioplastia, em portadores de SCA, foram significativamente atenuados naqueles que receberam atorvastatina.[24]

Dessa forma, o início precoce da terapia hipolipemiante com estatinas, visando à diminuição de atividade inflamatória, trombótica e estresse oxidativo, poderia resultar em diminuição dos eventos isquêmicos antes mesmo de se observar uma queda do LDL-C, principal responsável pelas complicações da doença arterial coronária.

Evidência do uso das estatinas nas SCA

A introdução das estatinas em portadores de SCA, antes da alta hospitalar, além de melhorar a aderência ao tratamento em longo prazo, correlaciona-se com a redução de desfechos cardiovasculares.[25-27] Em metanálises, a introdução precoce de estatinas em doses elevadas, dentro de 14 dias do evento isquêmico miocárdico, diminuiu eventos de angina instável nos primeiros quatro meses, comparada com o placebo,[10] porém, não mostrou diminuição de outros eventos cardiovasculares maiores nesse período.[8,9] Os benefícios foram verificados em médio e longo prazo, com diminuição significativa de até 20% de eventos coronarianos, que se sustentou em até dois anos de seguimento.[9]

O estudo *Pravastatin or Atorvastatin with Aggressive Cholesterol Lowering* (PROVE-IT-TIMI 22 Trial) selecionou 4.162 pacientes com SCA para receber, em até 10 dias do evento agudo, atorvastatina em doses elevadas (80 mg/dia) ou doses moderadas de pravastatina (40 mg/dia). O grupo tratado com doses altas de estatina apresentou redução significativa de 16% dos eventos cardiovasculares da meta primária ($p = 0,005$) e de 25% do desfecho secundário morte, reinfarto ou revascularização de urgência (Figura 29.1).[18]

O estudo mostrou também diminuição da mortalidade por todas as causas de 28% no grupo atorvastatina 80 mg. Esse benefício emergiu após 30 dias do evento isquêmico, indicando a importância do início precoce do tratamento, e se estendeu pelos cerca de 30 meses de seguimento. Uma análise *post-hoc* do estudo PROVE-IT mostrou que o maior benefício da terapia hipolipemiante agressiva foi observado nos pacientes que mostraram a maior redução dos níveis de PCR, independentemente da redução do LDL-C, ou seja, naqueles em que a atividade inflamatória foi reduzida de forma mais significativa.

Por outro lado, o estudo *Fluvastatin on Risk Diminishment after Acute Myocardial Infarction* (FLORIDA), que randomizou 540 pacientes dentro de 14 dias do evento isquêmico, para tratamento por 12 meses com fluvastatina 80 mg/dia ou placebo, não mostrou benefícios clínicos com o uso de estatina ($p = 0,77$).[28] A despeito dos resultados negativos, os próprios autores do estudo recomendam a introdução precoce de estatina nas SCA porque essa medida aumenta a aderência ao tratamento e os bons resultados de longo prazo.

Assim, o benefício do uso das estatinas nas SCA parece estar relacionado às doses utilizadas. Em uma metanálise que incluiu os principais estudos que avaliaram o uso de estatinas nas SCA, evidenciou-se uma redução significativa de 16% na mortalidade coronariana ou de infarto agudo do miocárdio (IAM), em pacientes sob regime terapêutico com altas dose de estatina.[29]

Nas Síndromes Isquêmicas Agudas

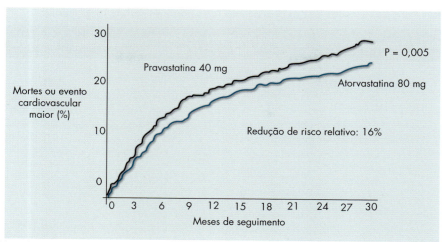

Figura 29.1 Comparação entre doses elevadas e doses baixas de estatinas nas SCA (Estudo PROVE IT-TIMI 22).
Fonte: Adaptada de Cannon CP et al. N Engl J Med. 2004;350:1495-504.

A V Diretriz Brasileira recomenda o uso de estatinas para os indivíduos com SCA, tendo como meta terapêutica LDL-C < 70 mg/dL (grau de recomendação I, nível de evidência B). Nos pacientes com LDL-C ≥ 100 mg/dL, já em tratamento com estatinas, a dose da medicação deve ser aumentada e, se necessário, uma combinação de medicamentos deve ser utilizada (grau de recomendação I, nível de evidência A) (Tabela 29.1).[2]

Tabela 29.1 Recomendações do uso de estatinas das síndromes coronarianas agudas.[2]

	Classe	Nível evidência
Início do tratamento com estatinas em indivíduos com SCA e LDL-C ≥ 100 mg/dL	I	A
Uso de estatinas em indivíduos com SCA, tendo como meta terapêutica LDL-C < 70mg/dL	I	B
Uso de estatinas na fase aguda das SCA em indivíduos com LDL-C ≥ 70-100 mg/dL	IIa	B

Evidências do uso de estatinas na fase aguda das SCA

Após os resultados positivos do uso de estatinas na profilaxia primária e secundária de eventos cardiovasculares a médio e longo prazo, estudos começaram a ser conduzidos para avaliar o benefício das estatinas na fase aguda das SCA. A maioria desses estudos, entretanto, somente iniciou a terapia depois de 24 horas do evento cardíaco (Tabela 29.2).

O estudo *Effects of Atorvastatin on Early Recurrent Ischemic Events in Acute Coronary Syndromes* (MIRACL) foi o primeiro grande estudo a comparar o uso de estatinas em altas doses e placebo na fase aguda das SCA.[30] Atorvastatina em altas doses (80 mg/dia), iniciadas nas primeiras 24 a 96 horas da admissão hospitalar, em pacientes com AI e IAM sem supra-ST, diminuiu em 16% o risco relativo do desfecho primário combinado (morte, IAM não fatal ou recorrência de evento isquêmico miocárdico necessitando de hospitalização), após 16 semanas de seguimento, comparado com o placebo ($p = 0,048$) (Figura 29.2). Essa foi a primeira evidência do benefício clínico do uso de estatinas na fase aguda das SCA.

Dislipidemias e Prevenção da Aterosclerose

Tabela 29.2 Principais estudos do uso de estatinas nas síndromes coronarianas agudas.

Estudo (ref.)	Tratamento	Início Tratamento (dias)	Número Indivíduos	Seguimento	Resultados
Prove IT-TIMI 22 (18)	Atorvastatina 80 mg/d × Pravastatina 40 mg/d	5,7	4162	6 meses	Redução de 16% de eventos cardiovasculares combinados (desfecho primário) e 28% de redução de mortalidade por todas as causas no grupo Atorvastatina
Florida (28)	Fluvastatina 80 mg/d × Placebo	8	540	12 meses	Sem redução significativa de eventos entre os grupos. Tendência a diminução de mortalidade em 1 ano no grupo estatina
Miracl (30)	Atorvastatina 80 mg/d × placebo	2,6	3806	4 meses	Redução de 16% de eventos cardiovasculares combinados (desfecho primário) no grupo atorvastatina
PACT (31)	Pravastatina 20-40 mg/d × placebo	< 1	3408	1 mês	Redução não significativa de eventos no grupo estatina
A to Z (17)	Sinvastatina 40 mg/d seguido de Sinvastatina 80 mg/d × placebo seguido de Sinvastatina 20 mg/d	3,7	4497	6 meses	14,4% dos indivíduos do grupo estatina tiveram eventos contra 16,7% do grupo sem estatina (p = 0,14)

Apesar de o estudo mostrar uma diminuição dos níveis de LDL-C, triglicérides e PCR nos indivíduos que usaram estatinas, uma análise *post-hoc* indicou que o benefício evidenciado não estava relacionado aos níveis de LDL-C basais ou atingidos após seis semanas da intervenção, inferindo-se que esses benefícios não estariam somente relacionados aos níveis de LDL-C.[15] Nesse estudo, o uso de atorvastatina em doses elevadas aumentou em cerca de quatro vezes o risco de elevações significativas de transaminases hepáticas, comparado com o uso de pravastatina.

Apesar do resultado positivo do MIRACL, outros grandes estudos randomizados apresentaram resultados conflitantes. O estudo *Pravastatin in Acute Coronary Treatment* (PACT) examinou o efeito a curto prazo (30 dias) do uso de fluvastatina iniciada em até 24 horas do início de SCA.[31] Comparado ao placebo, a terapia com doses moderadas de fluvastatina (20 a 40 mg/dia) por quatro semanas não determinou uma diminuição significativa de eventos cardiovasculares (p = 0,48), apesar de uma tendência à diminuição de eventos nos doentes que receberam doses mais elevadas (40 mg/dia). O estudo PACT, no entanto, foi criticado por não ter alcançado o número necessário de inclusões para garantir um poder estatístico adequado para o estudo.

282

O estudo A to Z Trial comparou, em portadores de IAM, o regime hipolipemiante precoce (até 12 horas do evento) e intensivo com 40 mg/d de sinvastatina no primeiro mês, seguido de 80 mg/d ao tratamento menos intensivo (placebo por quatro meses, seguido de sinvastatina 20 mg/d, após). Apesar de não atingir significância estatística, houve uma tendência à diminuição de eventos cardiovasculares ao final de seis meses de seguimento no grupo que recebeu tratamento agressivo.[17] O estudo foi limitado, no entanto, pelo baixo poder estatístico, devido ao número de eventos cardiovasculares abaixo do esperado. Com relação à segurança do tratamento, os pacientes que receberam doses mais elevadas de sinvastatina (80 mg/d) tiveram um aumento de quase nove vezes na incidência de miopatia, comparado aos que receberam doses menores (20 mg/d).

Um estudo multicêntrico, duplo-cego e randomizado em andamento, que compara os efeitos da terapia com fluvastatina iniciada à admissão hospitalar ao placebo em portadores de SCA, deve ajudar a responder à questão sobre o uso de estatinas da fase aguda das SCA. O desfecho primário do estudo vai incluir níveis de marcadores inflamatórios e os desfechos secundários combinados serão morte, IAM, recorrência de eventos isquêmicos e revascularização de urgência em 30 dias e 1 ano.[32]

As Diretrizes da Sociedade Brasileira de Cardiologia sobre Tratamento do Infarto Agudo do Miocárdio com Supradesnível do Segmento ST[2] recomenda o uso de estatinas precocemente nas SCA, em indivíduos com LDL-C ≥ 70 a 100 mg/dL (grau de recomendação IIa, nível de evidência B).

Estatinas e intervenções percutâneas nas SCA

Diversas estratégias estão estabelecidas para a prevenção de complicações cardiovasculares relacionadas às intervenções coronarianas percutâneas (ICP) em portadores de SCA, como o uso de anticoagulantes e de antiplaquetários (clopidogrel e inibidores de glicoproteína IIb/IIIa, entre outros).

O benefício de outras estratégias terapêuticas na ICP de portadores de SCA, como o uso de estatinas, ainda não é tão evidente. Alguns princípios fisiopatológicos, no entanto, sugerem que o uso desses agentes pode ser vantajoso no contexto das SCA submetida à angioplastia. Na doença coronária aguda, verifica-se um estado pró-inflamatório sistêmico, caracterizado pela elevação dos níveis séricos de PCR, além de ativação plaquetária, principalmente nas áreas de rotura das placas ateroscleróticas, favorecendo a formação de trombos e sua embolização microcirculatória. Evidências sugerem que as estatinas ajudam na prevenção dessas complicações, tanto ao contribuir para a estabilização dos ateromas quanto ao diminuir os eventos de microembolização durante o implante de *stents*.[33]

O estudo *Atorvastatin for Reduction of MYocardial Damage during Angioplasty – Acute Coronary Syndromes* (ARMYDA-ACS) foi o primeiro estudo randomizado a avaliar os efeitos de doses elevadas de estatinas em 171 portadores de SCA, sem supradesnível do segmento ST, submetidos à angioplastia coronariana precoce. Os pacientes foram randomizados para receberem uma dose de ataque de 80 mg de atorvastatina 12 horas antes da ICP, seguida de nova dose de 40 mg no momento do procedimento ou placebo. Todos os pacientes foram mantidos com 40 mg de atorvastatina depois da angioplastia. Ao final de 30 dias, o grupo tratado com doses elevadas de atorvastatina apresentou uma diminuição significativa na taxa do desfecho primário combinado morte, IAM ou revascularização de urgência, comparado ao grupo que recebeu doses tradicionais de atorvastatina (5% *versus* 17%; $p = 0,01$). O resultado favorável em pacientes tratados com doses elevadas de atorvastatina foi relacionado, principalmente, à redução das taxas de IAM pós-procedimento (5% *versus* 15%; $p = 0,04$). Uma análise multivariada do estudo revelou redução de 88% de eventos cardiovasculares maiores em 30 dias e 70% de redução de IAM periprocedimento no grupo intervenção, sendo necessário tratar 10 pacientes com atorvastatina para evitar um caso IAM periprocedimento.[34]

Ao se avaliar o subgrupo dos indivíduos submetidos a ATC no estudo PROVE IT (PCI-PROVE IT) observou-se uma redução de 22% de eventos cardiovasculares ao final de dois anos no grupo tratado com atorvastatina 80 mg comparado ao grupo pravastatina 40 mg ($p = 0,001$).[35] Verificou-se ainda diminuição das taxas de revascularização da artéria submetida à ICP em dois anos no grupo que recebeu atorvastatina. Esse benefício foi independente da diminuição dos níveis de LDL-C, sugerindo um possível efeito pleiotrópico das estatinas.

Yun e colaboradores confirmaram esses resultados,[36] em que o uso de altas doses de rosuvastatina cerca de 16 horas antes de ICP em indivíduos com SCA também virgens de tratamento, diminuiu significativamente eventos isquêmicos em 30 dias graças a diminuição de IAM periprocedimento nos indivíduos que usaram estatina.

O estudo ARMYDA RECAPTURE foi o primeiro a investigar o uso de doses elevadas de atorvastatina antes de ICP em 383 pacientes em terapia hipolipemiante crônica.[37] O estudo randomizou tanto portadores de angina estável submetidos à ICP eletiva (53%) quanto pacientes com SCA, sem supradesnível de ST (47%), para receber atorvastatina 80 mg 12 horas antes do procedimento e dose adicional de 40 mg pré-procedimento ou placebo. Verificou-se uma diminuição significativa de eventos cardíacos adversos maiores (morte de origem cardíaca, infarto do miocárdio ou revascularização de urgência) em 30 dias no grupo que recebeu dose adicional de atorvastatina ($p = 0,037$). Novamente, essa diferença foi relacionada à redução de IAM periprocedimentos. O benefício foi maior no grupo de portadores de SCA. A análise multivariada mostrou uma diminuição de 50% nos eventos cardíacos maiores, sendo necessário tratar 17 pacientes para prevenir um evento adverso.

Apesar das recomendações do AHA/ACC, de iniciar a terapia com estatinas antes da alta hospitalar, em pacientes submetidos à ICP, baseando-se nos níveis de LDL-C[38] e frente às evidências disponíveis, alguns autores sugerem a administração de altas doses de estatinas precocemente, em pacientes que serão submetidos à ICP eletiva ou como estratégia de angioplastia em SCA, principalmente naqueles que não estão em uso de estatinas.[33]

Considerações finais

As evidências atuais sobre o uso de estatinas nas SCA sugerem que o início precoce da terapia poderia diminuir eventos isquêmicos no período precoce, porém, não se comprovou uma diminuição de eventos mais importantes, como mortalidade.

Apesar de as estatinas diminuírem a taxa de mortalidade a médio e longo prazo, após as SCA, não houve diminuição de mortalidade em até quatro meses de seguimento nos maiores estudos publicados. Esse benefício parece estar mais relacionado à diminuição dos níveis de LDL-C.

Tanto os benefícios clínicos quanto os efeitos adversos são dose-dependentes. Além disso, quanto maior a dose de estatina utilizada, maior a descontinuação do tratamento, devido a esses efeitos adversos.

Não há evidência na literatura, até o presente, que permita afirmar o melhor momento para iniciar a terapia com estatinas nas SCA.

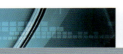

Referências bibliográficas

1. Serrano Jr CV, Timerman A, Stefanini E. Tratado de cardiologia SOCESP. 2.ed. São Paulo: Manole, 2009.
2. Piegas LS, Feitosa G, Mattos LA, et al. Sociedade Brasileira de Cardiologia. Diretriz da Sociedade Brasileira de Cardiologia sobre Tratamento do Infarto agudo do Miocárdio com Supradesnível do Segmento ST. Arq Bras Cardiol. 2009;93(6 supl.2):e179-e264.
3. Antman EM, Hand M, Armstrong PW, et al. 2007 focused update of the ACC/AHA 2004 guidelines for the management of patients with ST-elevation myocardial infarction: a report of the American College of Cardiology/American Heart Association Task Force on Practice Guidelines (Writing Group to Review New Evidence and Update the ACC/AHA 2004 Guidelines for the Management of Patients With ST-Elevation Myocardial Infarction). J Am Coll Cardiol. 2008;51:210-47.
4. Anderson JL, Adams CD, Antman EM, et al. 2011 ACCF/AHA Focused Update Incorporated Into the ACC/AHA 2007. Guidelines for the Management of Patients With Unstable Angina/NonST-Elevation Myocardial Infarction: A Report of the American College of Cardiology Foundation/American Heart Association Task Force on Practice Guidelines. Circulation. 2011;123;e426-e579.

Nas Síndromes Isquêmicas Agudas

5. Randomised trial of cholesterol lowering in 4,444 patients with coronary heart disease: the Scandinavian Simvastatin Survival Study (4S). Lancet. 1994;344:1383-9.
6. The Long-Term Intervention with Pravastatin in Ischemic Disease (LIPID) Study Group. Prevention of cardiovascular events and death with pravastatin in patients with coronary heart disease and a broad range of cholesterol levels. N Engl J Med. 1998;339:1349-57.
7. Heart Protection Study Collaborative Group. MRC/BHF Heart Protection Study of cholesterol lowering with simvastatin in 20,536 high-risk individuals: a randomised placebo-controlled trial. Lancet. 2002;360:7-22.
8. Baigent C, Keech A, Kearney PM, et al. Efficacy and safety of cholesterol-lowering treatment: prospective meta-analysis of data from 90,056 participants in 14 randomised trials of statins. Lancet. 2005;366:1267-78.
9. Hulten E, Jackson JL, Douglas K, et al. The effect of early, intensive statin therapy on acute coronary syndrome: a meta-analysis of randomized controlled trials. Arch Intern Med. 2006;166:1814-21.
10. Briel M, Schwartz GG, Thompson PL, et al. Effects of early treatment with statins on shortterm clinical outcomes in acute coronary syndromes: a meta-analysis of randomized controlled trials. JAMA. 2006;295:2046-56.
11. LaRosa JC, Grundy SM, Kastelein JPPP, et al., on behalf of the Treating to New Targets (TNT) Steering Committee and Investigators. Safety and efficacy of atorvastatin-induced very low-density lipoprotein cholesterol levels in patients with coronary heart disease (a post hoc analysis of the Treating to New Targets [TNT] study). Am J Cardiol. 2007;100:747-52.
12. Wiviott SD, Cannon CP, Morrow DA, et al. Can low-density lipoprotein be too low? The safety and efficacy of achieving very low low-density lipoprotein with intensive statin therapy. J Am Coll Cardiol. 2005;46:1411-6.
13. Ferreiros ER, Boissonnet CP, Pizarro R, et al. Independent prognostic value of elevated C-reactive protein in unstable angina. Circulation. 1999;100:1958-63.
14. Biasucci LM, Liuzzo G, Grillo RL, et al. Elevated levels of C-reactive protein at discharge in patients with unstable angina predict recurrent instability. Circulation. 1999;99:855-60.
15. Ray KK, Cannon CP, Ganz P. Beyond Lipid Lowering: What Have We Learned About the Benefits of Statins from the Acute Coronary Syndromes Trials? Am J Cardiol. 2006;98[suppl]:18P-25P.
16. Schwartz GG, Olsson AG, Ezekowitz MD, et al. Myocardial ischemia reduction with aggressive cholesterol lowering (MIRACL) study investigators. Effects of atorvastatin on early recurrent ischemic events in acute coronary syndromes. The MIRACL study: a randomized controlled trial. JAMA. 2001;285:1711-8.
17. de Lemos JA, Blazing MA, Wiviott SD, et al. Early intensive vs a delayed conservative simvastatin strategy in patients with acute coronary syndromes. JAMA. 2004;292:1307-16
18. Cannon CP, Braunwald E, McCabe CH, et al. Intensive versus moderate lipid lowering with statins after acute coronary syndromes. N Engl J Med. 2004;350:1495-504.
19. Morrissey PR, Diamond AG, Kaul S. Statin in acute coronary syndromes. Do the guidelines recommendations match the evidence?. J Am Coll Cardiol. 2009;54:1425-33.
20. Ostadal P, Alan D, Hajek P, et al. The effect of early treatment by cerivastatin on the serum level of C-reactive protein, interleukin-6, and interleukin-8 in the patients with unstable angina and non-Q-wave myocardial infarction. Mol Cell Biochem. 2003;246:45-50.
21. Kinlay S, Schwartz GG, Olsson AG, et al. High-dose atorvastatin enhances the decline in inflammatory markers in patients with acute coronary syndromes in the MIRACL study. Circulation. 2003;108:1560-6.
22. Kinlay S, Schwartz GG, Olsson AG, et al. Effect of atorvastatin on risk of recurrent cardiovascular events after an acute coronary syndrome associated with high soluble CD40 ligand in the Myocardial Ischemia Reduction with Aggressive Cholesterol Lowering (MIRACL) Study. Circulation. 2004;110:386-91.
23. Tsimikas S, Witztum JL, Miller ER, et al. High-dose atorvastatin reduces total plasma levels of oxidized phospholipids and immune complexes present on apolipoprotein B-100 in patients with acute coronary syndromes in the MIRACL trial. Circulation. 2004;110:1406-12.
24. Patti G, Chello M, Pasceri V, et al. Protection from procedural myocardial injury by atorvastatin is associated with lower levels of adhesion molecules after percutaneous coronary intervention: results from the ARMYDA-CAMs (Atorvastatin for Reduction of MYocardial Damage during Angioplasty-Cell Adhesion Molecules) substudy. J Am Coll Cardiol. 2006;48:1560-6.
25. Fonarow GC, Gawlinski A, Moughrabi S, et al. Improved treatment of coronary heart disease by implementation of a Cardiac Hospitalization Atherosclerosis Management Program (CHAMP). Am J Cardiol. 2001;87:819-22.

26. Eagle KA, Montoye CK, Riba AL, et al. Guideline-based standardized care is associated with substantially lower mortality in Medicare patients with acute myocardial infarction: the American College of Cardiology's Guidelines Applied in Practice (GAP) Project in Michigan. J Am Coll Cardiol. 2005;46:1242-8.
27. Spencer FA, Goldberg RJ, Gore JM, et al. Comparison of utilization of statin therapy at hospital discharge and six-month outcomes in patients with an acute coronary syndrome and serum low-density lipoprotein _ or _ 100 mg/dl versus _100 mg/dl. Am J Cardiol. 2007;100:913-8.
28. Liem AH, van Boven AJ, Veeger NJ, et al. Effect of fluvastatin on ischaemia following acute myocardial infarction: a randomized trial. Eur Heart J. 2002;23:1931-7.
29. Cannon CP, Steinberg BA, Murphy SA, et al. Meta-analysis of cardiovascular outcomes trials comparing intensive versus moderate statin therapy. J Am Coll Cardiol. 2006 Aug 1;48(3):438-45
30. Schwartz GG, Olsson AG, Ezekowitz MD, et al. Myocardial ischemia reduction with aggressive cholesterol lowering (MIRACL) study investigators. Effects of atorvastatin on early recurrent ischemic events in acute coronary syndromes. The MIRACL study: a randomized controlled trial. JAMA. 2001;285:1711-8.
31. Thompson PL, Meredith I, Amerena J, et al. Effect of pravastatin compared with placebo initiated within 24 hours of onset of acute myocardial infarction or unstable angina: the Pravastatin in Acute Coronary Treatment (PACT) trial. Am Heart J. 2004;148:e2.
32. Ostadal P, Alan D, Hajek P, et al. Fluvastatin in the therapy of acute coronary syndrome: rationale and design of a multicenter, randomized, double-blind, placebo-controlled trial (The FACS Trial)[ISRCTN81331696] [research report]. Curr Control Trials Cardiovasc Med. 2005;6:4.
33. Nusca A, Melfi R, Patti G, et al. Statin loading for acute coronary syndromes. Curr Opin Cardiol. 2010;25:373-8.
34. Patti G, Pasceri V, Colonna G, et al. Atorvastatin pretreatment improves outcomes in patients with acute coronary syndromes undergoing early percutaneous coronary intervention: results of the ARMYDA-ACS randomized trial. J Am Coll Cardiol. 2007;49:1272-8.
35. Gibson CM, Pride YB, Hochberg CP, et al. Effect of intensive statin therapy on clinical outcomes among patients undergoing percutaneous coronary intervention for acute coronary syndrome. PCI-PROVE IT: A PROVE IT-TIMI 22 (Pravastatin or Atorvastatin Evaluation and Infection Therapy-Thrombolysis In Myocardial Infarction 22) Substudy. J Am Coll Cardiol. 2009;54:2290-5.
36. Yun KH, Jeong MH, Oh SK, et al. The beneficial effect of high loading dose of rosuvastatin before percutaneous coronary intervention in patients with acute coronary syndrome. Int J Cardiol. 2009;137:246-51
37. Di Sciascio G, Patti G, Pasceri V, et al. Efficacy of atorvastatin reload in patients on chronic statin therapy undergoing percutaneous coronary intervention. J Am Coll Cardiol. 2009;54:558-65.
38. King SB 3rd, Smith SC Jr, Hirshfeld JW Jr, et al. 2007 focused update of the ACC/AHA/SCAI 2005 guideline update for percutaneous coronary intervention: a report of the American College of Cardiology/American Heart Association Task Force on Practice Guidelines (2007 Writing Group to Review New Evidence and Update the 2005 ACC/AHA/SCAI Guideline Update for Percutaneous Coronary Intervention). J Am Coll Cardiol. 2008;51:172-209.

CAPÍTULO 30

No Período Perioperatório em Geral e na Doença Vascular Periférica

Daniela Calderaro ▪ Bruno Caramelli

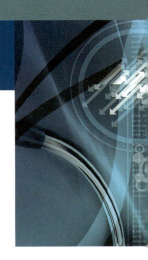

Doença vascular periférica

A doença arterial obstrutiva periférica (DAOP) é caracterizada clinicamente pelo sintoma de claudicação: intolerância para realizar esforços devido ao desconforto em membros inferiores. Embora as consequências mais óbvias de sua evolução sejam a incapacidade funcional e o risco de perda de membro por isquemia crítica, a maior morbimortalidade dos pacientes com DAOP é cardiovascular.[1]

Pacientes portadores de DAOP com clínica de claudicação intermitente apresentam taxa de mortalidade de 15% a 30% (75% das vezes por causa cardiovascular) e 20% de incidência de infarto ou acidente vascular encefálico não fatal, em cinco anos de seguimento. Neste mesmo período, a chance de isquemia crítica no membro é de apenas 1% a 2%, sendo que a grande maioria permanece com sintomas estáveis de claudicação.[1] Sabe-se que mesmo pacientes com a forma subclínica de DAOP já apresentam o pior prognóstico cardiovascular[2].

É importante ressaltar que, embora o diagnóstico concomitante de aterosclerose coronária e DAOP seja bastante comum, o diagnóstico isolado de DAOP, ainda que sem a confirmação de doença arterial coronária (DAC) evidente, deve ser interpretado como um equivalente de DAC.[3]

Há um interessante trabalho de Zeymer e colaboradores que evidencia bem essa questão, ao comparar a evolução clínica de 483 pacientes com DAOP, sem evidência clínica de DAC, e 479 pacientes com DAC manifesta. Após dois anos de seguimento, não houve diferença significativa na mortalidade cardiovascular entre os grupos (3,7% versus 3,9%).[3] Também não houve diferença na taxa global de eventos cardiovasculares (morte cardiovascular, infarto e acidente vascular encefálico não fatal): 8,2% versus 8,3%.

Enquanto esta equivalência de risco é bem reconhecida no âmbito científico, quando DAOP e DAC são igualmente consideradas critério de inclusão em importantes estudos de prevenção cardiovascular para pacientes de alto risco (HOPE,[4] HPS,[5] CAPRIE[6]), na prática clínica não é o que observamos.

Vários estudos evidenciam a baixa taxa de farmacoproteção prescrita a pacientes com DAOP. Em 2006, Kinikini e colaboradores avaliaram a efetividade do controle dos fatores de risco em 200 pacientes portadores de DAOP, obstrução carotídea ou aneurisma de aorta abdominal, atendidos em um ambulatório especializado em cirurgia vascular.[7] Apenas 79% dos pacientes recebiam antiagregante plaquetário; 61%, estatina; 48%, IECA; e 40%, betabloqueadores. Entre eles, apenas 36% apresentavam LDL-colesterol < 100 mg/dL.[7]

Em 2010, Flu e colaboradores publicaram um trabalho com ampla revisão da literatura sobre a implementação das recomendações de prevenção secundária em pacientes com doença arterial obstrutiva periférica.[8] Eles compilaram dados de 34.157 pacientes de 24 estudos e observaram que apenas 63% dos pacientes recebiam prescrição de antiagregantes plaquetários, 46% recebiam anti-hipertensivos (sendo que a prevalência de hipertensão na população foi 73%), 53% recebiam estatinas (64% dos pacientes apresentavam dislipidemia) e 81% dos diabéticos recebiam hipoglicemiantes (31% de diabéticos na população).[8] Dados preliminares de uma pesquisa realizada pela Unidade de Medicina Interdisciplinar em Cardiologia do InCor, com pacientes da Cirurgia Vascular do Hospital das Clínicas-SP, mostram as seguintes taxas de prescrição de farmacoprotetores: 82% de algum antiagregante plaquetário, 85% de estatina, 49% de betabloqueador e 45% de inibidor da enzima de conversão da angiotensina. Entre os 93 pacientes entrevistados, apenas 32 (34%) apresentavam LDL-colesterol inferior a 100 mg/dL.[9]

Embora o controle dos fatores de risco em pacientes com DAC também esteja aquém do ideal, alguns trabalhos que comparam esta prática para grupos com aterosclerose coronária *versus* extracoronária, sugerem que a situação é pior no segundo grupo.[3,10,11]

Focando mais especificamente na importância do controle da dislipidemia, encontramos evidências favoráveis sobre o impacto desta prática tanto sobre os sintomas de DAOP quanto na mortalidade cardiovascular.

Controle da dislipidemia e morbidade da DAOP

Subanálises de grandes estudos para controle da dislipidemia mostraram que nos grupos que receberam intervenção para redução do colesterol houve menor incidência de novos casos de DAOP ao longo do tempo, quando comparados aos respectivos grupos controle.[12,13] Quando avaliamos pacientes que já apresentam claudicação intermitente, a terapia com estatinas é capaz de aumentar o tempo de caminhada livre de sintomas.[14,15] Em alguns estudos, além da melhora da claudicação, foi observado aumento do índice tornozelo-braquial, importante marcador de mortalidade cardiovascular.[16]

A melhora da claudicação com o uso de estatinas parece ser ao menos parcialmente explicada por efeitos pleiotrópicos da medicação, além do efeito hipolipemiante.[17]

Controle da dislipidemia e mortalidade cardiovascular em pacientes com DAOP

A evidência mais contundente e objetiva sobre a redução da mortalidade cardiovascular em pacientes com DAOP, que recebem estatinas, é proveniente do estudo HPS.[5] Entre os 20.536 pacientes que participaram do estudo, 6.748 portadores de DAOP foram randomizados para receberem 40 mg de sinvastatina *versus* placebo, durante cinco anos. O uso de estatina promoveu redução de 24% da taxa de eventos cardiovasculares e redução de 18% na mortalidade por infarto (5,7% *versus* 6,9%; $p = 0,0005$).[5]

Semelhante ao que foi comentado a respeito do papel das estatinas na morbidade de pacientes com DAOP, seu impacto na redução da mortalidade vai além de seu efeito hipolipemiante, com evidências sugerindo que altas doses de estatina e baixos níveis de LDL-colesterol são ambos independentemente associados à menor mortalidade cardiovascular.[5,18]

Metas lipídicas a serem alcançadas para pacientes com DAOP

As duas principais diretrizes internacionais específicas para o controle de pacientes com DAOP[1,19] estabelecem que a terapia com estatina está indicada para atingir LDL-colesterol obrigatoriamente inferior a 100 mg/dL, mas idealmente inferior a 70 mg/dL, para pacientes com outros fatores que elevem seu risco cardiovascular. Pela Diretriz Brasileira de Aterosclerose,[20] pacientes com DAOP, por serem portadores de aterosclerose significativa, têm como meta terapêutica LDL-colesterol inferior a 70 mg/dL ou colesterol não HDL inferior a 100 mg/dL.[20]

Estatinas no perioperatório de cirurgias não cardíacas

Por muito tempo acreditava-se que a cirurgia funcionava para pacientes coronariopatas como um "teste de esforço", durante o qual estímulos como anemia, oscilações hemodinâmicas e descarga adrenérgica ocasionariam desequilíbrio do balanço entre oferta e consumo miocárdico de oxigênio, podendo, em casos extremos, ocasionar infarto agudo. Atualmente, sabemos que a clássica aterotrombose, bem reconhecida nas síndromes coronarianas agudas espontâneas, desempenha importante papel também no perioperatório. Sendo assim, o racional para utilização de estatinas, neste contexto, é bastante plausível: estabilização das placas de ateroma, melhora da função endotelial e diminuição da chance de eventos aterotrombóticos.

O primeiro estudo randomizado que testou o papel das estatinas no perioperatório foi conduzido a partir de 1998 pela Unidade de Medicina Interdisciplinar em Cardiologia do InCor e pela Disciplina de Cirurgia Vascular do Hospital das Clínicas-SP. Foram analisados 98 pacientes no perioperatório vascular e foi observada redução de 68% de eventos cardiovasculares (morte, infarto agudo de miocárdio, acidente vascular cerebral, angina instável) nos pacientes que fizeram uso de 20 mg de atorvastatina, em relação aos que fizeram uso de placebo, efeito este adicional ao uso de betabloqueadores e independente dos níveis basais de colesterol.[21] Desde então, vários outros estudos retrospectivos, tanto em operações vasculares quanto gerais, apontaram para a mesma conclusão.[22-25]

Finalmente, em 2009, mais um estudo randomizado reforça o grau de evidência para o uso de estatinas, ao demonstrar redução de infarto e morte cardíaca no perioperatório vascular de pacientes que receberam 80 mg de fluvastatina.[26]

Embora as evidências sobre o uso de estatinas para a prevenção de complicações cardiovasculares em operações não vasculares sejam provenientes apenas de estudos retrospectivos, havendo até mesmo uma publicação recente de estudo prospectivo e randomizado que não mostrou influência alguma da terapia com estatina na evolução perioperatória,[27] acreditamos que o mesmo racional para o benefício observado no perioperatório vascular se aplique a este contexto. Dado o menor risco intrínseco dos procedimentos cirúrgicos gerais e a maior heterogeneidade do perfil clínico dos candidatos a estes procedimentos, quando comparados aos vasculopatas, é necessária maior casuística para definir esta questão.

A introdução de estatina em pacientes que serão submetidos a operações não cardíacas deve ser feita, de preferência, duas semanas antes do procedimento, e a medicação deve ser mantida durante 30 dias. Após este tempo, a terapia deve ser ajustada para a meta de LDL individual de cada paciente. Não há consenso sobre a dose a ser utilizada. Acredita-se em efeito de classe e relacionado a doses mais elevadas, equivalentes a no mínimo 20 mg de atorvastatina ou 40 mg de sinvastatina.

As recomendações para prescrição de estatina no perioperatório, de acordo com a II Diretriz de Avaliação Perioperatória da Sociedade Brasileira de Cardiologia,[28] estão resumidas no Quadro 30.1, a seguir:

Quadro 30.1 Indicações para prescrição de estatina no perioperatório.

Indicações para prescrição de estatina no perioperatório
Devem receber estatina no perioperatório (grau de recomendação I): • Pacientes que serão submetidos a operações vasculares. • Pacientes sabidamente coronariopatas. • Manter em pacientes que já a utilizam.
Potencial benefício (grau de recomendação IIb): • Pacientes de alto risco, independentemente, da natureza do procedimento cirúrgico.

Fonte: Adaptação da II Diretriz de Avaliação Perioperatória da Sociedade Brasileira de Cardiologia.[28]

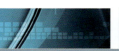

Referências bibliográficas

1. Hirsch AT, Haskal ZJ, Hertzer NR, et al. ACC/AHA 2005 Practice Guidelines for the management of patients with peripheral arterial disease (lower extremity, renal, mesenteric, and abdominal aortic): a collaborative report from the American Association for Vascular Surgery/Society for Vascular Surgery, Society for Cardiovascular Angiography and Interventions, Society for Vascular Medicine and Biology, Society of Interventional Radiology, and the ACC/AHA Task Force on Practice Guidelines (Writing Committee to Develop

Guidelines for the Management of Patients With Peripheral Arterial Disease): endorsed by the American Association of Cardiovascular and Pulmonary Rehabilitation; National Heart, Lung, and Blood Institute; Society for Vascular Nursing; TransAtlantic Inter-Society Consensus; and Vascular Disease Foundation. Circulation. 2006;13(11):e463-654.

2. Fowkes FG, Murray GD, Butcher I, et al. Ankle brachial index combined with Framingham Risk Score to predict cardiovascular events and mortality: a meta-analysis. JAMA. 2008;300(2):197-208.

3. Zeymer U, Parhofer KG, Pittrow D, et al. Risk factor profile, management and prognosis of patients with peripheral arterial disease with or without coronary artery disease: results of the prospective German REACH registry cohort. Clin Res Cardiol. 2009;98(4):249-56.

4. Yusuf S, Sleight P, Pogue J, et al. Effects of an angiotensin-converting-enzyme inhibitor, ramipril, on cardiovascular events in high-risk patients. The Heart Outcomes Prevention Evaluation Study Investigators. N Engl J Med. 2000;342(3):145-53.

5. Heart Protection Study Collaborative Group.MRC/BHF Heart Protection Study of cholesterol lowering with simvastatin in 20,536 high-risk individuals: a randomised placebo-controlled trial. Lancet. 2002;360(9326):7-22.

6. A randomised, blinded, trial of clopidogrel versus aspirin in patients at risk of ischaemic events (CAPRIE). Lancet. 1996;348(9038):1329-39.

7. Kinikini D, Sarfati MR, Mueller MT, et al. Meeting AHA/ACC secondary prevention goals in a vascular surgery practice: an opportunity we cannot afford to miss. J Vasc Surg. 2006;43(4):781-7.

8. Flu HC, Tamsma JT, Lindeman JH, et al. A systematic review of implementation of established recommended secondary prevention measures in patients with PAOD. Eur J Vasc Endovasc Surg. 2010;39(1):70-86.

9. Chang VYP, Handa KK, Fernandes MM, et al. Retrato da Prevenção Secundária de Doença Cardiovascular nos Pacientes em Tratamento no InCor e na Cirurgia Vascular do Hospital das Clínicas da FMUSP. Dados preliminares: comunicado pessoal. [Internet] [Acesso em 06 may 2017]. Disponível em: http://www.incor.usp.br/news/artigos/2011/2_Simposio_IniCientifica-07-12-2011/Poster_Veronica.pdf

10. McDermott MM, Mehta S, Ahn H, et al. Atherosclerotic risk factors are less intensively treated in patients with peripheral arterial disease than in patients with coronary artery disease. J Gen Intern Med. 1997;12(4):209-15.

11. Vesin C, Galan P, Gautier B, et al. Control of baseline cardiovascular risk factors in the SU-FOL-OM3 study cohort: does the localization of the arterial event matter? Eur J Cardiovasc Prev Rehabil. 2010;17(5):541-8.

12. Buchwald H, Bourdages HR, Campos CT, et al. Impact of cholesterol reduction on peripheral arterial disease in the Program on the Surgical Control of the Hyperlipidemias (POSCH). Surgery. 1996;120(4):672-9.

13. Scandinavian Simvastatin Survival Study (4S). Randomised trial of cholesterol lowering in 4444 patients with coronary heart disease: the Scandinavian Simvastatin Survival Study (4S) Lancet. 1994;344(8934):1383-9.

14. Mohler ER 3rd, Hiatt WR, Creager MA. Cholesterol reduction with atorvastatin improves walking distance in patients with peripheral arterial disease. Circulation. 2003;108(12):1481-6.

15. Aronow WS, Nayak D, Woodworth S, et al. Effect of simvastatin versus placebo on treadmill exercise time until the onset of intermittent claudication in older patients with peripheral arterial disease at six months and at one year after treatment. Am J Cardiol. 2003;92(6):711-2.

16. Mondillo S, Ballo P, Barbati R, et al. Effects of simvastatin on walking performance and symptoms of intermittent claudication in hypercholesterolemic patients with peripheral vascular disease. Am J Med. 2003;114(5):359-64.

17. McDermott MM, Guralnik JM, Greenland P, et al. Statin use and leg functioning in patients with and without lower-extremity peripheral arterial disease. Circulation. 2003;107(5):757-61.

18. Feringa HH, Karagiannis SE, van Waning VH, et al. The effect of intensified lipid-lowering therapy on long-term prognosis in patients with peripheral arterial disease. J Va Surg. 2007;45:936-43.

19. Norgren L, Hiatt WR, Dormandy JA, et al. Inter-Society Consensus for the Management of Peripheral Arterial Disease (TASC II). Eur J Vasc Endovasc Surg. 2007;33 Suppl 1:S1-75.

20. Sposito AC, Caramelli B, Fonseca FA, et al. IV Brazilian Guideline for Dyslipidemia and Atherosclerosis prevention: Department of Atherosclerosis of Brazilian Society of Cardiology. Arq Bras Cardiol. 2007;88 Suppl 1:2-19.

21. Durazzo AES, Machado FS, Ikeoka DT, et al. Reduction in cardiovascular events after vascular surgery with atorvastatin: a randomized Trial. J Vasc Surg. 2004; 39;96-76.

22. Poldermans D, Bax JJ, Kertai MD, et al. Statins are associated with a reduced incidence of perioperative mortality in patients under going major non-cardiac vascular surgery. Circulation. 2003;107:1848-51.

23. McGirt MJ, Perler BA, Brooke BS, et al. 3-hydroxy-3-methylglutaryl coenzyme A reductase inhibitors reduce the risk of perioperative stroke and mortality after carotid endarterectomy. J Vasc Surg. 2005;42(5):829-36.

No Período Perioperatório em Geral e na Doença Vascular Periférica

24. O'Neil-Callahan K, Katsimaglis G, Tepper MR, et al. Statins decrease perioperative cardiac complications in patients undergoing noncardiac vascular surgery: the Statins for Risk Reduction in Surgery (StaRRS) study. J Am Coll Cardiol. 2005;45(3):336-42.
25. Lindenauer PK, Pekow P, Wang K, et al. Lipid-lowering therapy and in-hospital mortality following major non-cardiac surgery. JAMA. 2004;291:2092-9.
26. Schouten O, Boersma E, Hoeks SE, et al. Fluvastatin and perioperative events in patients undergoing vascular surgery. N Engl J Med. 2009;361:980-9.
27. Dunkelgrun M, Boersma E, Schouten O, et al. Bisoprolol and fluvastatin for the reduction of perioperative cardiac mortality and myocardial infarction in intermediate-risk patients undergoing noncardiovascular surgery: a randomized controlled trial (DECREASE-IV). Ann Surg. 2009;249(6):921-6.
28. Gualandro DM, Yu PC, Calderaro D, et al. II Diretriz de Avaliação Perioperatória da Sociedade Brasileira de Cardiologia. Arq Bras Cardiol. 2011;96(3 supl.1):1-68.

CAPÍTULO 31

Na Mulher: é Diferente do Homem?

Antonio de Pádua Mansur

Introdução

As doenças cardiovasculares (DCV), doenças isquêmicas do coração (DIC) e doenças cerebrovasculares (DCbV), são as principais causas de morte nas mulheres. No Brasil, a mortalidade por DCbV predomina sobre as DIC, nas mulheres. Porém, estamos observando uma transição na mortalidade por estas doenças com um aumento proporcionalmente maior das DIC.[1]

Nas regiões mais desenvolvidas do Brasil, regiões Sul e Sudeste, as DIC predominam nas mulheres. Desde 1984, estamos observando uma constante redução da mortalidade pelas DCV, semelhante à observada nos homens.[2]

Estudos mostram que a redução na mortalidade, em homens e mulheres, está equitativamente associada a uma melhora no controle dos principais fatores de risco e no tratamento das DCV.[3,4] A dislipidemia é um dos fatores de risco tradicionais para as DCV. Os demais são: idade, sexo masculino, diabetes, tabagismo e HAS. A dislipidemia mista é a mais frequente em homens e mulheres. O perfil lipídico de risco aterogênico para os homens caracteriza-se pelo aumento dos níveis séricos de LDL, da fração não HDL e dos níveis reduzidos do HDL, enquanto, nas mulheres, o aumento da fração não HDL e os níveis reduzidos do HDL são os principais preditores lipêmicos de risco cardiovascular.[5]

Portanto, teoricamente, os principais objetivos nas mulheres para redução do risco de morte por DCV, atribuídos às dislipidemias, são a redução dos níveis séricos das frações não HDL e HDL do perfil lipídico. Para a fração não HDL, o tratamento não farmacológico pela mudança no estilo de vida, alimentação adequada e atividade física é extremamente eficaz. O tratamento farmacológico, por exemplo, com fibratos, também reduz a incidência de DCV neste grupo de indivíduos. Porém, para a fração HDL, não dispomos ainda de uma droga eficaz em aumentar o nível sérico desta fração, associado com a redução na mortalidade por DCV.[6]

Atualmente, na prática clínica, usamos drogas que reduzem o LDL em uma tentativa de compensar indiretamente os reduzidos níveis do HDL. Destas, a estatina é a droga de escolha, devido à eficácia e segurança na redução dos níveis de LDL, promovendo uma relação LDL/HDL menos aterogênica.[7]

As estatinas produzem discreto aumento dos níveis de HDL. Na prevenção secundária, em homens e mulheres, as estatinas mostraram-se eficazes na redução da mortalidade por DCV e na morte em geral. O estudo Scandinavian Simvastatin Survival Study (4S) foi um dos primeiros estudos clínicos randomizados de prevenção secundária a mostrar, em homens e mulheres, uma importante redução do risco de morte por DCV com o uso de estatina, em uma população com níveis elevados de colesterol.[8]

Posteriormente, o estudo CARE mostrou em pacientes pós-infarto do miocárdio, mas com aumento moderado dos níveis de LDL, maior redução do risco de eventos CDV em mulheres (46%), comparadas aos homens (20%). Este benefício foi mais evidente em indivíduos com LDL > 150 mg/dL.[9] O estudo LIPID, realizado em pacientes com síndrome coronária aguda (SCA), mostrou redução significativa da mortalidade em homens (26%), enquanto nas mulheres o resultado foi duvidoso, com redução de 11%, porém com intervalo de confiança 95% variando de -18 a +33%).[10]

Neste estudo, o benefício foi também mais evidente para pacientes com LDL > 135 mg/dL. É importante notar que nos três estudos anteriores observou-se uma redução significativa do acidente vascular cerebral isquêmico. Devido aos resultados encontrados nos estudos de prevenção secundária, estendeu-se o uso das estatinas para a prevenção primária.[11]

O estudo WOSCOPS, realizado somente em homens, mostrou redução de infarto do miocárdio e morte de origem cardíaca em 31% (p < 0,001). Observou-se redução quase significativa de 22% (p = 0,051) na mortalidade em geral.[12]

Um estudo posterior, o AFCAPS/TexCAPS, realizado em homens (85%) e mulheres (15%), mostrou benefícios na redução de eventos CV somente em homens.[13] Portanto, ficou evidente, pelos estudos anteriores e confirmados com estudos mais recentes, que a prevenção primária com estatinas é uma realidade nos homens. Porém, nas mulheres, os estudos clínicos randomizados mais recentes que discutiremos individualmente, inclusive com metanálises, são ainda controversos.[14] O primeiro estudo com um número significativo de mulheres (49%) foi *The Antihypertensive and Lipid-Lowering Treatment to Prevent Heart Attack Trial* (ALLHAT LLT), um estudo multicêntrico randomizado, porém, não cego, que analisou a mortalidade em geral em 10.355 indivíduos, a maioria sem diagnóstico de doença coronária (~85%), placebo ou pravastatina (40 mg/dia). Após seguimento médio de 4,8 anos, não se observou redução da mortalidade em geral ou por DCV (incluindo AVC).[15] O estudo The PROspective Study of Pravastatin in the Elderly at Risk (PROSPER) analisou a eficácia da pravastatina (40 mg/dia), em relação ao placebo, na mortalidade em geral ou por DCV em homens (42%) e mulheres (58%) com idade entre 70 a 82 anos de idade. Após seguimento médio de 3,2 anos, observou-se significativa redução da mortalidade em geral ou por DCV, em indivíduos com doença vascular prévia, sexo masculino, LDL > 160 mg/dL, HDL < 43 mg/dL, em não fumantes e sem história prévia de diabetes melito. Da mesma forma, o tratamento com pravastatina foi eficaz na redução de eventos CV na prevenção secundária, mas não na prevenção primária.[16]

O estudo *The Anglo-Scandinavian Cardiac Outcomes Trial — Lipid Lowering Arm* (ASCOT-LLA) mostrou, em um seguimento médio de 3,3 anos, uma redução significativa dos eventos CV, infarto do miocárdio e morte de origem cardíaca em hipertensos dislipidêmicos com uso de 10 mg/dia de atorvastatina. A redução da morte por todas as causas não foi significativa. O estudo também não mostrou benefícios do tratamento no subgrupo de mulheres. No entanto, este estudo incluiu um número menor de mulheres (18,8%).[17]

O estudo *Primary prevention of cardiovascular disease with pravastatin in Japan* (MEGA Study) foi realizado com o objetivo de avaliar na população japonesa (68% mulheres), os mesmos benefícios observados na população ocidental. A pravastatina foi usada nas doses de 10 a 20 mg/dia, menores que as usadas em outros estudos. O tempo médio de seguimento foi de 5,3 anos. Da mesma forma, dos estudos anteriores, observou-se redução dos eventos CV nos homens, mas ausência de benefícios nas mulheres.[18] Porém, o estudo *The Justification for the Use of Statins in Prevention: an Intervention Trial Evaluating Rosuvastatin* (JUPITER), recentemente publicado, mostrou benefícios do tratamento com rosuvastatina (20 mg/dia) em um número significativo de indivíduos (38% mulheres), com níveis séricos de LDL ≤ 130 mg/dL, saudáveis do ponto de vista lipídico, porém com níveis de proteína C-reativa elevados (PCR ≥ 2,0 mg/L).[19]

Observou-se, na população estudada, redução significativa de todos eventos CV analisados, tais como infarto do miocárdio, morte de origem cardíaca, AVC e morte em geral. Os benefícios estenderam-se para as mulheres. Uma avaliação posterior do mesmo estudo, acrescido de metanálise, mostrou que a redução dos eventos primários observado nas mulheres ocorreu na menor revascularização arterial, na hospitalização por angina instável e revascularização arterial. Para os demais eventos primários (infarto do miocárdio, morte de origem cardíaca e morte em geral), não se observou diferenças significativas entre os grupos controle e rosuvastatina.[20]

Outra análise da mesma população, agora para indivíduos com idade ≥ 70 anos, mostrou benefícios do uso da rosuvastatina na redução por infarto do miocárdio, AVC, revascularização e internação por angina instável, mas não por morte de origem cardíaca. Esta redução foi significativa também para as mulheres, porém, não existe indicação neste estudo dos eventos primários beneficiados.[21]

Concluindo, a redução dos níveis de LDL-colesterol está associada a reduções dos eventos CV na prevenção secundária em homens e mulheres. Porém, em relação à prevenção primária, existem diferenças entre os sexos. Nos homens, a redução dos níveis de LDL está associada à redução dos eventos CV, porém, nas mulheres, esta associação, apesar de sugerida, não está clara. Portanto, na prevenção primária, o controle dos níveis de LDL nas mulheres deve ser extremamente criterioso e não generalizado.

Referências bibliográficas

1. Mansur AP, Lopes AIA, Favarato D, et al. Transição Epidemiológica da Mortalidade por Doenças Circulatórias no Brasil. Arq Bras Cardiol. 2009;93(5):506-10.
2. Mansur AP, Lopes AIA, Favarato D, et al. Transição Epidemiológica da Mortalidade por Doenças Circulatórias no Brasil. Arq Bras Cardiol. 2009;93(5):506-10.
3. Ford ES, Ajani UA, Croft JB, et al. Explaining the decrease in U.S. deaths from coronary disease, 1980-2000. N Engl J Med. 2007;356:2388-98.
4. Wijeysundera HC, Machado M, Farahati F, et al. Association of temporal trends in risk factors and treatment uptake with coronary heart disease mortality, 1994-2005. JAMA. 2010;303(18):1841-7.
5. Cui Y, Blumenthal RS, Flaws JA, et al. Non-high-density lipoprotein cholesterol level as a predictor of cardiovascular disease mortality. Arch Intern Med. 2001;161(11):1413-9.
6. Scandinavian Simvastatin Survival Study Group. Randomised trial of cholesterol lowering in 4444 patients with coronary heart disease: the Scandinavian Simvastatin Survival Study (4S). Lancet. 1994;344:1383–9.
7. Scandinavian Simvastatin Survival Study Group. Randomised trial of cholesterol lowering in 4444 patients with coronary heart disease: the Scandinavian Simvastatin Survival Study (4S). Lancet. 1994;344:1383–9.
8. Scandinavian Simvastatin Survival Study Group. Randomised trial of cholesterol lowering in 4444 patients with coronary heart disease: the Scandinavian Simvastatin Survival Study (4S). Lancet. 1994;344:1383–9.
9. Sacks FM, Pfeffer MA, Moye LA, et al. The effect of pravastatin on coronary events after myocardial infarction in patients with average cholesterol levels. N Engl J Med. 1996;335:1001-9.
10. The Long-Term Intervention with Pravastatin in Ischaemic Disease (LIPID) Study Group. Prevention of cardiovascular events and death with pravastatin in patients with coronary heart disease and a broad range of initial cholesterol levels. N Engl J Med. 1998;339:1349-57.
11. Shepherd J, Cobbe SM, Ford I, et al. Prevention of coronary heart disease with pravastatin in men with hypercholesterolemia. N Engl J Med. 1995; 333:1301-7.
12. Shepherd J, Cobbe SM, Ford I, et al. Prevention of coronary heart disease with pravastatin in men with hypercholesterolemia. N Engl J Med. 1995; 333:1301-7.
13. Downs JR, Clearfield M, Weis S, et al. Primary prevention of acute coronary events with lovastatin in men and women with average cholesterol levels: results of AFCAPS/TexCAPS. JAMA. 1998;279:1615-22.
14. Major outcomes in moderately hypercholesterolemic, hypertensive patients randomized to pravastatin vs usual care: the Antihypertensive and Lipid-Lowering Treatment to Prevent Heart Attack Trial (ALLHAT-LLT). JAMA. 2002;288:2998-3007.
15. Major outcomes in moderately hypercholesterolemic, hypertensive patients randomized to pravastatin vs usual care: the Antihypertensive and Lipid-Lowering Treatment to Prevent Heart Attack Trial (ALLHAT-LLT). JAMA. 2002;288:2998-3007.
16. Shepherd J, Blauw GJ, Murphy MB, et al. Pravastatin in elderly individuals at risk of vascular disease (PROSPER): a randomised controlled trial. Lancet. 2002;360:1623-30.
17. Sever PS, Dahlof B, Poulter NR, et al. Prevention of coronary and stroke events with atorvastatin in hypertensive patients who have average or lower-than-average cholesterol concentrations, in the Anglo-Scandinavian Cardiac Outcomes Trial—Lipid Lowering Arm (ASCOT-LLA): a multicentre randomised controlled trial. Lancet. 2003;361(9364):1149-58.
18. Nakamura H, Arakawa K, Itakura H, et al. Primary prevention of cardiovascular disease with pravastatin in Japan (MEGA Study). Lancet. 2006;368(9542):1155-63.

Dislipidemias e Prevenção da Aterosclerose

19. Ridker PM, Danielson E, Fonseca FA, et al. Rosuvastatin to prevent vascular events in men and women with elevated C-reactive protein. N Engl J Med. 2008;359(21):2195-207.
20. Mora S, Glynn RJ, Hsia J, et al. Statins for the primary prevention of cardiovascular events in women with elevated high-sensitivity C-reactive protein or dyslipidemia: results from the Justification for the Use of Statins in Prevention: An Intervention Trial Evaluating Rosuvastatin (JUPITER) and meta-analysis of women from primary prevention trials. Circulation. 2010;121(9):1069-77.
21. Glynn RJ, Koenig W, Nordestgaard BG, et al. Rosuvastatin for primary prevention in older persons with elevated C-reactive protein and low to average low-density lipoprotein cholesterol levels: exploratory analysis of a randomized trial. Ann Intern Med. 2010 Apr 20;152(8):488-96.

PARTE 6

Capítulo Complementar

CAPÍTULO 32

Capítulo Complementar: Lipoproteína de Baixa Densidade (LDL) e Prevenção da Doença Cardiovascular

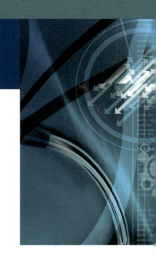

Marcio Hiroshi Miname ▪ Viviane Zorzanelli Rocha
▪ Raul Dias dos Santos Filho

Introdução

A doença isquêmica coronária e o acidente vascular cerebral representam as principais causas de morte no mundo, a despeito da recente queda na mortalidade cardiovascular.[1] O gigante impacto da doença cardiovascular (DCV) na morbimortalidade mundial torna a prática de medidas preventivas algo de inegável relevância. Sendo a DCV aterosclerótica uma condição multifatorial, sua prevenção apoia-se fortemente na identificação e no controle dos fatores de riscos cardiovasculares, como a hipercolesterolemia, o tabagismo, a hipertensão arterial sistêmica, o diabetes melito, entre outros.

A evidência acerca da associação entre o colesterol e a DCV é robusta, baseando-se em diversos pilares, como estudos epidemiológicos, genéticos e grandes estudos clínicos, associados à própria plausibilidade biológica da teoria lipídica. É muito conhecida a plausibilidade biológica da associação entre colesterol, em particular do LDL-colesterol (LDL-C) elevado e da DCV aterosclerótica. Um amplo leque de trabalhos já demonstrou, em humanos e em animais ateroscleróticos, a participação das partículas de LDL oxidadas na aterogênese e também na progressão das placas ateroscleróticas, que representam a base da DCV.

Já os estudos epidemiológicos revelam uma associação consistente entre níveis elevados de colesterol e o risco de eventos cardiovasculares.[2] Uma grande metanálise que incluiu dados individuais de 61 estudos prospectivos e 900.000 indivíduos com 55.000 mortes por doença isquêmica do coração demonstrou um risco maior de mortalidade cardiovascular em relação à maior concentração de colesterol total, em todas as faixas etárias avaliadas.[3]

Estudos genéticos corroboram essa associação, mostrando que a exposição precoce a níveis elevados de LDL-C, como, por exemplo, na presença de hipercolesterolemia familiar, resulta em risco aumentado de eventos cardiovasculares. Além disso, diversos estudos baseados no conceito de randomização mendeliana também fornecem suporte adicional à teoria do colesterol. Estudos dessa natureza, em geral, comparam indivíduos que herdaram alguma variante genética associada a determinada condição (por exemplo, colesterol elevado) com um grupo "controle", ou seja, que não herdou a(s) variante(s) pesquisada(s). Considerando a herança dessas variantes genéticas um processo aleatório que ocorre no momento da concepção (sem potenciais fatores de confusão e sem causalidade reversa), e que o genótipo afeta apenas a condição estudada (por exemplo, colesterol elevado), estudos de randomização mendeliana são frequentemente considerados como estudos clínicos de randomização "natural", e assim, podem sugerir associações causais entre determinado fator e um desfecho (colesterol elevado e evento cardiovascular). O estudo de Zacho e colaboradores, por exemplo, mostrou que polimorfismos no gene da apolipoproteína E (*APOE*) estavam associados a níveis elevados de colesterol e a um risco proporcionalmente aumentado de doença cardíaca isquêmica,[4] estabelecendo uma associação causal entre o colesterol e a DCV. Por outro lado, os polimorfismos no gene da proteína C-reativa (PCR), embora estivessem associados a níveis plasmáticos marcadamente aumentados de PCR, não se associaram a risco aumentado de doença vascular isquêmica,[4] tornando menos provável uma conexão causal entre PCR e DCV.

Além disso, se por um lado a exposição a níveis elevados de colesterol desde o início da vida aumenta significativamente o risco de eventos cardiovasculares, o contrário também é verdadeiro. Um estudo mostrou que indivíduos portadores de variantes genéticas associadas a níveis baixos de colesterol, e que, portanto, estiveram expostos a esse cenário desde o início da vida, apresentavam redução consistente no risco de doença coronária e proporcional risco em relação ao LDL-C.[5] Resultados desses estudos fortaleceram ainda mais a importância do colesterol como fator de risco causal da DCV coronária.

Finalmente, uma das evidências mais relevantes na confirmação da importância do colesterol no desenvolvimento da doença cardiovascular aterosclerótica consiste no conjunto de estudos clínicos com estatinas. As estatinas, inibidores da enzima HMGCoA redutase, são potentes hipolipemiantes, capazes de prover reduções no LDL-C em mais de 50% e redução significativa de eventos cardiovasculares e mortalidade, proporcionalmente à queda do colesterol. Trata-se, portanto, de um dos pilares mais sólidos de suporte à teoria lipídica. Mais recentemente, em resposta ao reconhecimento da presença de risco residual em uma parcela de indivíduos tratados com estatinas, novos medicamentos redutores de colesterol entraram em cena.

Algumas dessas classes de hipolipemiantes, como os inibidores da proteína convertase subtilisina kexina-9 (PCSK9) já demonstram uma redução do risco de eventos ocorrendo de forma proporcional à queda do LDL-C. Assim, hoje descortinam-se não apenas um acervo altamente robusto de estudos dando suporte à teoria do colesterol, que já se tornou um axioma, mas também novos medicamentos eficazes para sua redução.

Terapias com foco sobre o LDL-C

Estatinas

Os fármacos de primeira escolha para o tratamento da hipercolesterolemia são os inibidores da HMGCo-A redutase ou as estatinas. As estatinas são inibidoras competitivas da HMG-CoA redutase, apresentando maior afinidade de ligação por essa enzima do que a HMG-CoA.[6] Essa força e o número de ligações variam de acordo com a estatina e em parte explicam as diferenças de potência e meia-vida entre as diferentes estatinas. Por exemplo, a rosuvastatina tem nove sítios de ligação, enquanto as estatinas derivadas de fungos (menos potentes) têm seis sítios de ligação.[7]

A inibição da HMG-CoA redutase leva à redução da síntese de colesterol no hepatócito, além de gerar um aumento na transcrição de receptores de LDL na sua superfície. As estatinas diminuem o LDL-C de 20% a 55%.[8] Quando se dobra a dose de uma estatina, em média, há um ganho de 6% de redução do LDL-C. Em indivíduos não hipertrigliceridêmicos, as reduções dos triglicérides do plasma estão na faixa de 5% a 10%. Entretanto, em indivíduos com triglicérides > 250 mg/dL, podem-se atingir reduções de 20% a 45%.

A redução do LDL-C com as estatinas resulta em diminuição do risco de eventos cardiovasculares em pacientes de prevenção primária e secundária. O benefício cardiovascular das estatinas pode ser muito bem sintetizado pela metanálise com dados individuais do grupo CTT (*Cholesterol Treatment Trialists*) da Universidade de Oxford, incluindo mais de 170 mil indivíduos de 26 estudos clínicos randomizados com estatinas.[9] O principal achado dessa metanálise foi uma redução de risco cardiovascular proporcional à queda do LDL-C: para cada 39 mg/dL de redução no LDL-C (1 mmol/L), houve 22% de redução relativa de eventos vasculares maiores (definidos como morte coronária, infarto miocárdico não fatal, revascularização coronária ou acidente vascular cerebral), 27% no infarto do miocárdio, 21% no acidente vascular cerebral aterotrombótico, 25% na necessidade de revascularização do miocárdio e 10% de redução da mortalidade por todas as causas, com uma mediana de seguimento de 5,1 anos.[9] O

Capítulo complementar: Lipoproteína de baixa densidade (LDL) e prevenção da doença cardiovascular

estudo não mostrou heterogeneidade entre indivíduos com ou sem doença cardiovascular prévia e entre homens e mulheres. O benefício absoluto do tratamento é proporcional ao risco de eventos cardiovasculares dos indivíduos. A metanálise mostrou também um excelente grau de segurança e tolerabilidade das estatinas, e ocorreram quatro episódios de rabdomiólise para cada 10 mil indivíduos tratados com 80 mg/dia de sinvastatina. As estatinas associam-se respectivamente ao aumento relativo de 9% no risco de aparecimento de diabetes, quando comparadas ao placebo.[10] Isso ocorre em indivíduos predispostos a essa doença, sendo a glicemia de jejum alterada o principal fator de risco.[11] Não há perda do benefício cardiovascular das estatinas nos indivíduos que se tornaram diabéticos.

Ezetimiba

O colesterol é absorvido na borda em escova do intestino, principalmente no duodeno e jejuno. Estudos prévios demonstraram que a proteína-chave neste processo é o transportador Niemann-Pick C1-Like (NPC1L1). A ezetimiba atua exatamente inibindo este processo.[12]

O bloqueio da absorção entérica de colesterol, com uso da ezetimiba, promove reduções mais modestas de LDL-C, em comparação às estatinas mais potentes, algo em torno de 16% a 24%. No entanto, a publicação do estudo IMPROVE-IT (*Improved Reduction of Outcomes: Vytorin Efficacy International Trial*) demonstrou que a redução do LDL-C por um mecanismo diferente da inibição da HMGCoA redutase poderia também resultar em redução de eventos cardiovasculares.[13] Neste estudo, foram incluídos mais de 18 mil pacientes pós-síndrome isquêmica aguda, em uso de sinvastatina, e sendo randomizados para receber ezetimiba ou placebo.[13] Ao final de um ano de seguimento, o grupo placebo ficou com uma média de 69,9 mg/dL de LDL-C e o grupo ezetimiba, de 53,2 mg/dL. Houve redução estatisticamente significativa do desfecho primário, a favor do grupo ezetimibe (32,7% *versus* 34,7%), sendo esse grau de redução concordante com a redução de evento esperada e projetada pela metanálise do grupo CTT. Esse achado reforça a teoria lipídica e corrobora a hipótese de que a redução do LDL-C, independentemente da via utilizada, pode se traduzir em redução de eventos cardiovasculares.

Lomitapida

A MTP (*Microsomal Triglyceride Protein*) é uma proteína transferidora de lípides, encontrada no retículo endoplasmático de hepatócitos e enterócitos e que atua na montagem de lipoproteínas que contêm apolipoproteína B (Apo B).[14] No intestino, a inibição da MTP reduz a síntese de quilomícrons e, no fígado, reduz a síntese de VLDL, diminuindo, por conseguinte, os níveis de LDL-C no plasma. O estudo da abetalipoproteinemia, condição autossômica recessiva rara, causada pela mutação no gene da MTP e que cursa com ausência total de lipoproteínas que contêm ApoB, tornou a MTP um potencial alvo terapêutico para tratamento das dislipidemias.

A lomitapida é uma pequena molécula inibidora específica da MTP no intestino e no fígado. Como sua ação não envolve receptores de LDL, é uma alternativa eficaz para reduzir o LDL-C em pacientes com ausência dos receptores de LDL, como ocorre em algumas formas de HF homozigótica.[14]

Estudos prévios demonstraram efeito de dose-resposta na redução de LDL-C, onde 10, 25 e 50 mg diários reduziram LDL-C em 30%, 55% e 70%, respectivamente(15). Em associação com outras terapias como ezetimibe ou estatinas, há efeito aditivo na redução do LDL-C.

Um estudo na fase 3 da lomitapida na HF homozigótica mostrou redução do LDL-C de 50% na semana 26, de 44% na semana 56 e de 38% na semana 78.[14] Ainda há incertezas quanto à segurança em longo prazo da lomitapida, principalmente sobre a evolução clínica da esteatose hepática que acompanha o uso da droga. Portanto, apenas os pacientes com a forma homozigótica da HF têm a indicação do uso desse medicamento endossada por algumas agências regulatórias, com base no julgamento de benefício e risco no contexto atual.

Os sintomas gastrintestinais, como náuseas, flatulência e diarreia são frequentes, principalmente no início do tratamento, mas tendem a melhorar com o tempo e são minimizados com a redução da gordura na dieta (consumo < 20% das calorias totais na forma de gordura). O uso desse medicamento também está associado à redução dos níveis plasmáticos de vitamina E lipossolúvel e, por isso, recomenda-se a sua suplementação. A absorção das vitaminas A, D e K aparentemente não é afetada. A elevação de enzima hepática pode ocorrer de forma relativamente frequente, com incidência ao redor de 30%,[16] mas com normalização mediante redução ou suspensão do medicamento. Recomenda-se uma medida basal de transaminases, fosfatase alcalina e bilirrubinas, medida mensal de transaminases no primeiro ano de tratamento e, depois, a cada três meses. Um importante efeito adverso é a esteatose hepática, mas não se sabe atualmente qual o risco de progressão futura para esteato-hepatite ou cirrose.

Seu metabolismo ocorre pelo citocromo CYP3A4, portanto, o uso concomitante de inibidores deste aumenta as concentrações de lomitapida. Pode aumentar os níveis séricos das estatinas, mas não há interação com outros hipolipemiantes. Os níveis de varfarina podem aumentar em aproximadamente 30% com lomitapida, o que exige um controle especial de seu efeito anticoagulante.[15] A dose inicial é de 5 mg/dia, podendo ser atingida a dose máxima de 60 mg/dia. A partir da dosagem de 10 mg/dia, a avaliação do escalonamento da dose deve ser feita após quatro semanas. A avaliação dos efeitos clínicos adversos e a determinação laboratorial da função hepática devem preceder esta progressão. Em pacientes com doença renal crônica dialítica, a dose máxima é de 40 mg/dia, mas em pacientes renais crônicos não dialíticos, ainda não há evidência sólida sobre a posologia mais segura, corrigida pelo grau de disfunção renal.

Mipomerseno

A apolipoprotena B (ApoB) é a parte proteica das lipoproteínas consideradas aterogênicas: VLDL, IDL e LDL. Desse modo, a ApoB é necessária para síntese das lipoproteínas aterogênicas e a redução de sua produção reduz os níveis de LDL-C. Portanto, a inibição na síntese de ApoB poderia ser um alvo terapêutico para redução do LDL-C.[15]

Os oligonucleotídeos antisentido (ASO) são sequências curtas de RNA não codificadoras, complementares a uma fita de RNA. A ligação do ASO ao seu alvo de RNA mensageiro leva à ação da enzima RNAase e à consequente clivagem da fita do RNA mensageiro, ou ao simples bloqueio da transcrição do RNA mensageiro. O mipomerseno é um ASO de segunda geração que se liga ao RNA mensageiro que codifica a ApoB-100, levando a sua degradação pela ação da enzima RNAase, reduzindo a produção de ApoB-100. A aplicação dessa medicação é por injeção subcutânea semanal, na dose de 200 mg.[15]

O mipomerseno, comparado ao placebo, leva à redução do LDL-C em 32%, dos triglicérides em 36%, da ApoB em 32% e lipoproteína (a) [Lp(a)] em 25%.[17,18] Um estudo com tempo médio de exposição à medicação por 18,8 meses mostra a estabilidade do efeito hipolipemiante do mipomerseno em longo prazo.[19] Após a administração subcutânea, o mipomerseno é rapidamente absorvido para a circulação e atinge o pico de concentração plasmática em 3 a 4 horas. Essa medicação se liga às proteínas plasmáticas, principalmente à albumina. Tal ligação é de baixa afinidade, o que previne, em parte, a eliminação da droga por filtração renal, porém, não impede sua captação pelos tecidos. Os estudos pré-clínicos mostram maior concentração da droga nos rins e no fígado. O clearance do mipomerseno dos tecidos é lento e envolve tanto sua metabolização nos tecidos, via nucleases, e sua excreção urinária, tanto da droga como de seus metabólitos de cadeia curta.[20]

A maior parte dos efeitos colaterais do mipomerseno foi relacionada à reação local no sítio de injeção (98% dos pacientes tiveram pelo menos um episódio) e aos sintomas semelhantes aos de um quadro gripal (65% dos pacientes tiveram pelo menos um episódio). Em relação aos dados de segurança hepática, a elevação de enzimas hepáticas e o aumento do teor de gordura hepática podem ocorrer em uma fase inicial. Um estudo de seguimento em longo prazo do mipomerseno mostrou que 16 de 65 pacientes (25%) apresentaram aumento no teor de gordura, que ultrapassava 20% em pelo menos uma ocasião.[19] A elevação de enzima hepática e do depósito de gordura hepática com mipomerseno são reduzidos com suspensão da medicação. Ainda é desconhecido o efeito em longo prazo da esteatose hepática induzida por essa medicação.

O mipomerseno foi aprovado nos EUA para tratamento da dislipidemia em pacientes portadores de HF homozigótica.

Capítulo complementar: Lipoproteína de baixa densidade (LDL) e prevenção da doença cardiovascular

Inibição da PCSK9

Anticorpo monoclonal contra PCSK9

A PCSK9 apresenta um papel-chave na homeostase do colesterol. Para entender sua função, precisamos recordar algumas etapas na metabolização do LDL-C. As partículas de LDL são removidas da circulação via receptor de LDL (LDL-R) presentes no fígado. A partícula de LDL liga-se ao LDL-R e esse complexo é internalizado via endocitose. O complexo LDL-partícula e LDL-R é dissociado dentro da vesícula e o LDL-R é reciclado para a membrana celular. O LDL-R sofre esse processo de reciclagem em até 150 vezes. Em condições fisiológicas normais, a reciclagem do LDL-R é regulada intracelularmente pela concentração do colesterol livre e, extracelularmente, pela PCSK9. A PCSK9 liga-se ao complexo LDL-R/LDL. Esse complexo maior é internalizado e degradado por lisossomas, resultando, em última instância, em degradação do LDL-R. Como resultado, o *clearance* de partículas de LDL é reduzido e ocorre aumento nos níveis de LDL-C no plasma. A inibição do PCSK9 pode reduzir os níveis plasmáticos de LDL-C, por reduzir a degradação dos LDL-R, como descrito previamente.

A mutação com ganho de função da PCSK9 é uma das causas de hipercolesterolemia familiar.[21] Por outro lado, em 2006, Cohen e colaboradores publicaram um estudo demonstrando que indivíduos portadores de mutações de perda de função da PCSK9 apresentavam LDL-C mais baixo e menor risco de doença coronariana.[22] Esses achados tornaram a PCSK9 um novo alvo terapêutico para a redução do LDL-C.

Os anticorpos monoclonais representam uma classe de fármacos que atuam ao se ligar e inibir a atividade de determinado alvo terapêutico. O anticorpo monoclonal contra a PCSK9 liga-se à PCSK9 circulante, neutraliza sua atividade e, dessa forma, impede a degradação do receptor de LDL, mediada pela PCSK9. O número de receptores na superfície do hepatócito aumenta e mais LDL-C circulante é removida. Após a saturação da PCSK9 circulante, os anticorpos livres se ligam à PCSK9, à medida que ela é produzida e liberada pelo hepatócito. Neste estágio, o aumento na concentração dos anticorpos não mais reduz os níveis de LDL-C mas, sim, prolonga a redução do LDL-C. Dois estudos de farmacodinâmica, com evolocumabe e alirocumabe, demonstram que essas medicações aumentam o catabolismo de partículas de LDL e também reduzem sua produção, sendo esta última ação possivelmente associada a sua participação no aumento da remoção de partículas de IDL.[23,24]

Os anticorpos monoclonais contra a PCSK9 podem ser administrados por via subcutânea ou endovenosa. As duas principais medicações desta classe, aprovadas para uso clínico no Brasil, são alirocumabe (Regeneron, da Sanofi) e evolocumabe (Amgen), sendo ambos totalmente humanos. Um estudo com alirocumabe, após a administração de 75 mg via subcutânea, demonstra que o nível de PCSK9 livre dosado atinge valor próximo de zero entre 3 a 4 dias após a administração e, a partir de então, começa a se elevar gradualmente. A maior redução do LDL-C ocorre cerca de 15 dias após a aplicação da medicação.[25] Um achado similar de redução de nível da PCSK9 livre foi descrito em um estudo fase 1 com evolocumabe. O nadir de LDL-C variou de 6 a 22 dias, dependendo da dose administrada do evolocumabe.[26] A redução do LDL-C com inibidores da PCSK9 varia em torno de 50% a 65%, seja em monoterapia ou em associação com estatina.

A eficácia do evolocumabe e do alirocumabe foi demonstrada respectivamente nos estudos OSLER 1 e 2 e ODYSSEY LONG TERM.[27,28] Os estudos OSLER 1 e 2 mostraram redução do LDL-C na semana 12 de 61% (IC 95%, 59 a 63, p < 0,001) no grupo evolocumabe. Essa redução permaneceu estável ao longo do tempo de seguimento (mediana de 11 meses). O estudo ODYSSEY LONG TERM incluiu 2.341 pacientes de alto risco cardiovascular em uso de estatina em dose máxima tolerada, os quais foram randomizados para alirocumab ou placebo.[28] A redução do LDL-C na semana 24 foi de 62% no grupo alirocumab, também permanecendo eficaz ao longo do tempo de seguimento (78 semanas).

O primeiro trabalho publicado com desenho para avaliar o impacto do inibidor de PCSK9 sobre desfechos cardiovasculares foi o estudo FOURIER (*Further Cardiovascular Outcomes Research with PCSK9 inhibition in Subjects with Elevated Risk*).[29] Esse estudo incluiu 27.564 pacientes com doença cardiovascular aterosclerótica (infarto do miocárdio prévio, acidente vascular cerebral não hemorrágico ou doença arterial periférica sintomática), os quais foram randomizados para receber evolocumabe ou placebo. O desfecho primário foi composto por morte cardiovascular, infarto do miocárdio, acidente vascular

Dislipidemias e Prevenção da Aterosclerose

cerebral, hospitalização por angina instável ou revascularização coronária. Foi também elaborado um desfecho secundário com eventos duros: morte cardiovascular, infarto e acidente vascular cerebral. A mediana de seguimento foi de 2,2 anos. A redução de LDL-C com inibidor da PCSK9 foi semelhante ao de estudos prévios, cerca de 59%, partindo da mediana de 92 mg/dL, com queda após tratamento para mediana de 30 mg/dL. O tratamento com evolocumab promoveu uma redução no desfecho primário de 15% (9,8% *versus* 11,3%) e no desfecho secundário, de 20% (5,9% *versus* 7,4%).[29] Interessante notar que essa magnitude de redução de desfecho foi proporcional à redução de LDL-C obtida e compatível com a redução de desfechos observado na metanálise do grupo CTT com estatinas.

Os resultados do FOURIER foram comprovados pelo estudo SPIRE-2 (*Studies of PCSK9 Inhibition and the Reduction of Vascular Events*), em que um outro anticorpo monoclonal contra a PCSK9, o bococizumabe, também reduziu o risco de eventos cardiovasculares.[30] Entretanto, devido ao seu alto grau de imunogenecidade, o desenvolvimento desse fármaco, um anticorpo humanizado com 3% de homologia murina, foi suspenso.[31]

Os anticorpos monoclonais contra a PCSK9 podem ser indicados em alguns cenários clínicos, como terapia adicional em pacientes que não atingiram a meta de LDL-C (principalmente na HF), preconizada para sua condição clínica, mesmo com a dose máxima tolerada de estatina; em pacientes dislipidêmicos intolerantes a qualquer estatina; em portadores de HF homozigótica (no momento somente aprovada para o evolocumabe), em combinação a outras terapias hipolipemiantes.

Em geral, os anticorpos monoclonais apresentam atuação muito específica e seus efeitos colaterais resumem-se à toxicidade relacionada à inibição do alvo, à imunogenicidade por reação de hipersensibilidade e à reação não específica em sítio de injeção ou reações de infusão. Anticorpos contra alirocumabe foram documentados em estudos fase I e II, mas com títulos baixos, sem efeito aparente em eficácia ou segurança. Em um estudo de extensão aberta com evolocumabe foram detectados quatro pacientes com anticorpo antidroga, porém, de forma transitória.[32] Não foram detectados anticorpos neutralizantes antievolocumabe.

A metabolização desses anticorpos monoclonais ocorre via sistema reticuloendotelial, sem interferir sobre o citocromo CYP450; dessa forma, não existe interação medicamentosa do ponto de vista teórico.

O evolocumabe pode ser utilizado na dose de 140 mg a cada duas semanas ou 420 mg uma vez por mês. O alirocumabe pode ser administrado via subcutânea na dose de 75 mg a cada 2 semanas; a posologia pode ser aumentada para 150 mg a cada 2 semanas, se necessário.

Interferência por RNA

A interferência por RNA (RNAi) é um mecanismo celular que atua sobre o RNA mensageiro e pode levar a sua degradação, levando a supressão da síntese de suas proteínas correspondentes. O siRNA (small intefering RNA) é uma molécula sintética de dupla fita de RNA que atua por meio de pareamento das sequências complementares ao RNA mensageiro alvo, causando sua degradação e, portanto, o silenciamento de determinado gene. O uso do RNAi como forma terapêutica tem sido considerado promissor no tratamento de doenças em que a expressão anormal de certos genes pode ser identificada como causa ou fator contribuinte. Atualmente, essa tecnologia é estudada como alternativa terapêutica de bloqueio da PCSK9.

O estudo fase 1 com siRNA inibidor da PCSK9 formulada em nanopartícula lipídica incluiu 32 participantes (24 receberam a medicação e 8 placebo). O tratamento resultou em redução de 70% da PCSK9 circulante e redução média de 40% do LDL-C comparado, ao placebo (p < 0,0001). Outro estudo fase 1 com a medicação inclisiran, um siRNA sintético dirigido contra a PCSK9, de longa ação,[33] mostrou uma redução de LDL-C em esquema de dose única da ordem de 36% a 50%. No esquema de múltiplas doses, a redução média de LDL-C variou de 45% a 59%, também variando de acordo com esquema de aplicação.[33] Houve redução da PCSK9 de até 83%. O efeito de redução do LDL-C e da PCSK9 persistiu por pelo menos 180 dias depois do início da terapia. Os dados deste estudo sugerem que o inclisiran pode oferecer redução expressiva do LDL-C, com aplicação a cada 3 a 6 meses.[33] Dessa

Capítulo complementar: Lipoproteína de baixa densidade (LDL) e prevenção da doença cardiovascular

forma, trata-se de outra potencial medicação hipolipemiante para o futuro, caso os dados de segurança nos próximos estudos se confirmem adequados.

Ácido bempedoico

A adenosina trifosfato citratoliase (ACL) é uma enzima celular com efeito significativo sobre o ácido graxo e o metabolismo do colesterol. Essa enzima tem ação na via endógena da síntese do colesterol, porém, em um ponto distinto do ponto de ação das estatinas.[34]

O ácido bempedoico é uma pequena molécula de uso por via oral que apresenta ação de inibição da ACL. Os receptores de superfície celular pelos quais essa molécula entra no fígado são diferentes dos transportadores de estatina e, dessa forma, não existe competição entre essas duas medicações. O ácido bempedoico é uma pró-droga convertida na forma ativa, no fígado. A sua atuação inibindo a ACL leva à inibição da síntese de colesterol no fígado com consequente aumento na expressão de receptor de LDL-C e redução nos níveis dessa lipoproteína.[34]

O primeiro estudo fase 2 com ácido bempedoico foi realizado em pacientes hipercolesterolêmicos (LDL-C entre 130 a 220 mg/dL) e demonstrou redução do LDL-C na média de 18%, 25% e 27% respectivamente com as doses de 40, 80 e 120 mg.[35] Outro estudo demonstrou uma redução de LDL-C de 24% em pacientes já em uso de estatina, com adição do ácido bempedoico.[34] Dessa forma, trata-se de uma nova classe de medicação para redução do LDL-C, com resultados promissores e que ainda precisa ser melhor avaliada em estudos fase 3.

Inibidores da CETP

Os inibidores de CETP (proteína de transferência de colesterol éster) são capazes de produzir elevações importantes do HDL-C, chegando a 120%, graças à inibição da troca de ésteres de colesterol da HDL para as lipoproteínas que contêm ApoB (como VLDL, IDL e LDL). A hipótese de benefício cardiovascular por meio da inibição da CETP tem suporte de estudos genéticos que mostraram que portadores de polimorfismos no gene da CETP, associados à atividade baixa da CETP, apresentavam redução do risco de eventos cardiovasculares.[36]

Entretanto, os estudos de desfecho clínico com essa classe de medicação apresentaram resultados negativos, com exceção do último deles, como discutiremos a seguir. O estudo de fase 3 ILLUMINATE (*Investigation of Lipid Level Management to Understand Its Impact in Atherosclerotic Events*) incluiu mais de 15 mil indivíduos de alto risco cardiovascular e comparou o inibidor de CETP torcetrapib versus placebo em adição à terapia com estatina. Apesar do aumento do HDL-C em 72% e redução do LDL--C em 25%, houve maior incidência de desfechos cardiovasculares em apenas 10 meses no grupo que recebeu torcetrapib, com interrupção prematura do estudo.[37] Efeitos de ação fora do alvo terapêutico, associados ao torcetrapib, como elevação da pressão arterial, foram apontados como possível causa do aumento de desfechos cardiovasculares com essa molécula.[37] O inibidor de CETP, dalcetrapib, foi avaliado no estudo Dal-OUTCOMES (*Randomized, Double-Blind, Placebo Controlled Study Assessing the Effect of RO4607381 on Cardiovascular Mortality and Morbidity in Clinically Stable Patients With a Recent Acute Coronary Syndrome*), que incluiu 15.871 pacientes com síndrome coronária aguda recente.[38] O dalcetrapib aumentou o HDL-C em 31% (com mínimo efeito sobre o LDL-C), mas não reduziu a incidência de desfechos cardiovasculares. Esse estudo foi interrompido por futilidade.[38]

Em 2015, o estudo ACCELERATE (*Assessment of Clinical Effects of Cholesteryl Ester Transfer Protein Inhibition With Evacetrapib in Patients at a High Risk for Vascular Outcomes*), estudo de fase 3 de desfechos cardiovasculares que avaliou o evacetrapib, também foi descontinuado precocemente por recomendação independente do comitê de monitorização de dados, após o resultado da análise preliminar sugerir que o estudo não alcançaria redução de seu desfecho primário. Esse estudo envolveu mais de 12 mil pacientes de alto risco cardiovascular, randomizados para receber 130 mg por dia de evacetrapib ou placebo, em adição à terapia convencional. Os pacientes que receberam evacetrapib apresentaram um aumento do HDL-C em 130% e redução do LDL-C em 37%.

Existe ainda um outro inibidor de CETP, o TA-8995, cujo estudo fase 2 mostrou redução dos níveis de LDL-C em 45,3%, e de ApoB em 33,7%, com aumento dos níveis de HDL-C em até 179,1% e de ApoA1 em até 63,4%.[39] Em combinação com estatinas, 10 mg de TA-8995 promoveram redução adicional de LDL-C de 39,8% a 50,2%.[39] Nos pacientes que receberam TA-8995, observou-se também um aumento da capacidade de efluxo de colesterol em até 36,7% e redução dos níveis de lipoproteína(a) , variando entre 26,7% e 36,9%.[39]

Uma análise farmacogenômica retrospectiva do estudo Dal-OUTCOMES sugeriu que a resposta cardiovascular ao dalcetrapib foi determinada pelo perfil genético dos pacientes com doença arterial coronária.[40] Pacientes homozigóticos para o polimorfismo AA no gene da adenilato ciclase 9 (ADCY9) e que receberam dalcetrapib apresentaram 39% menos risco de morte ou evento coronário em comparação aos que receberam placebo com o mesmo perfil. Por outro lado, aqueles com GG no mesmo sítio e que receberam dalcetrapib apresentaram 27% mais risco.[40] O estudo Dal-genE está testando se esse medicamento reduzirá o risco cardiovascular em portadores do polimorfismo ADCY9 (registro no clinical trials.gov: NCT02525939).

Finalmente, o único estudo que demonstrou redução de desfecho cardiovascular com um inibidor da CETP foi o *The Randomized EValuation of the Effects of Anacetrapib Through Lipid- modification* (REVEAL). Trata-se de um estudo de prevenção secundária (infarto do miocárdio, doença aterosclerótica cerebrovascular, doença arterial periférica ou diabéticos com doença coronária sintomática), em que os pacientes foram tratados com atorvastatina para reduzir o LDL-c abaixo de 77 mg/dL (mediana 61mg/dL) e, a seguir, foram randomizados para receber anacetrapib 100 mg ou placebo. O desfecho primário foi definido pelo composto de morte coronária, infarto do miocárdio ou revascularização miocárdica. Com uma mediana de seguimento de 4,1 anos, o grupo anacetrapib apresentou uma redução de desfechos de 9% (razão de risco de 0,91; intervalo de confiança 0,85-0,97, p = 0,004), com taxa absoluta de eventos de 10,8% (anacetrapib) versus 11,8% (placebo). Possivelmente, essa redução de desfechos foi em decorrência da redução do LDL-C (17% de redução medido pela beta quantificação) e não pelo aumento de 104% do HDL-C.[41] No entanto, a persistência de concentrações da droga por tanto tempo após a interrupção do tratamento é fonte de preocupação. Em avaliação de parâmetros lipídicos e de segurança após a cessação do anacetrapib, níveis plasmáticos residuais da droga, em torno de 40% dos níveis detectados na vigência do tratamento, foram constatados.[42] Além disso, elevações modestas de HDL-C e baixas concentrações da droga ainda eram detectáveis em dois a quatro anos após última dose.[42]

Conclusões

Diante de toda a robusta evidência acerca da relação causal entre colesterol e doença cardiovascular, coroada pela era dos grandes estudos clínicos com estatinas, não é mais possível ou razoável negligenciar a importância do colesterol como fator de risco cardiovascular. No entanto, a despeito da significativa redução do risco de eventos cardiovasculares mediante a redução do LDL-C com as estatinas, a doença cardiovascular aterosclerótica segue como primeira causa de morte no mundo, o que vem motivando o estudo e desenvolvimento de novas opções terapêuticas no campo da lipidologia.

Mais recentemente, sobretudo na última década, vários estudos genéticos baseados na chamada randomização mendeliana têm fornecido importantes subsídios para a identificação de possíveis alvos terapêuticos nessa área. Os inibidores da PCSK9 representam um exemplo promissor de uma nova classe que surgiu justamente a partir da identificação da PCSK9 como importante regulador da colesterolemia, por meio de estudos de randomização mendeliana. Assim, com o auxílio de novas ferramentas para identificação mais precisa de alvos terapêuticos, associado ao uso de novas tecnologias entre os mecanismos de ação, como terapias com ASO e os anticorpos monoclonais, a expectativa é de um futuro ainda mais promissor na redução do impacto da doença cardiovascular aterosclerótica.

Referências

1. Sanz J, Moreno PR, Fuster V. The year in atherothrombosis. J Am Coll Cardiol. 2013;62(13):1131-43.
2. Ridker PM. LDL cholesterol: controversies and future therapeutic directions. Lancet. 2014;384(9943):607-17.

Capítulo complementar: Lipoproteína de baixa densidade (LDL) e prevenção da doença cardiovascular

3. Prospective Studies C, Lewington S, Whitlock G, Clarke R, Sherliker P, Emberson J, et al. Blood cholesterol and vascular mortality by age, sex, and blood pressure: a meta-analysis of individual data from 61 prospective studies with 55,000 vascular deaths. Lancet. 2007;370(9602):1829-39.
4. Zacho J, Tybjaerg-Hansen A, Jensen JS, Grande P, Sillesen H, Nordestgaard BG. Genetically elevated C-reactive protein and ischemic vascular disease. N Engl J Med. 2008;359(18):1897-908.
5. Ference BA, Yoo W, Alesh I, Mahajan N, Mirowska KK, Mewada A, et al. Effect of long-term exposure to lower low-density lipoprotein cholesterol beginning early in life on the risk of coronary heart disease: a Mendelian randomization analysis. J Am Coll Cardiol. 2012;60(25):2631-9.
6. Istvan ES, Deisenhofer J. Structural mechanism for statin inhibition of HMG-CoA reductase. Science. 2001;292(5519):1160-4.
7. Holdgate GA, Ward WH, McTaggart F. Molecular mechanism for inhibition of 3-hydroxy-3-methylglutaryl CoA (HMG-CoA) reductase by rosuvastatin. Biochemical Society transactions. 2003;31(Pt 3):528-31.
8. Jones PH, Davidson MH, Stein EA, Bays HE, McKenney JM, Miller E, et al. Comparison of the efficacy and safety of rosuvastatin versus atorvastatin, simvastatin, and pravastatin across doses (STELLAR* Trial). The American journal of cardiology. 2003;92(2):152-60.
9. Cholesterol Treatment Trialists C, Baigent C, Blackwell L, Emberson J, Holland LE, Reith C, et al. Efficacy and safety of more intensive lowering of LDL cholesterol: a meta-analysis of data from 170,000 participants in 26 randomised trials. Lancet. 2010;376(9753):1670-81.
10. Sattar N, Preiss D, Murray HM, Welsh P, Buckley BM, de Craen AJ, et al. Statins and risk of incident diabetes: a collaborative meta-analysis of randomised statin trials. Lancet. 2010;375(9716):735-42.
11. Collins R, Reith C, Emberson J, Armitage J, Baigent C, Blackwell L, et al. Interpretation of the evidence for the efficacy and safety of statin therapy. Lancet. 2016;388(10059):2532-61.
12. Kosoglou T, Statkevich P, Johnson-Levonas AO, Paolini JF, Bergman AJ, Alton KB. Ezetimibe: a review of its metabolism, pharmacokinetics and drug interactions. Clinical pharmacokinetics. 2005;44(5):467-94.
13. Cannon CP, Blazing MA, Giugliano RP, McCagg A, White JA, Theroux P, et al. Ezetimibe Added to Statin Therapy after Acute Coronary Syndromes. The New England journal of medicine. 2015;372(25):2387-97.
14. Neef D, Berthold HK, Gouni-Berthold I. Lomitapide for use in patients with homozygous familial hypercholesterolemia: a narrative review. Expert review of clinical pharmacology. 2016;9(5):655-63.
15. Rader DJ, Kastelein JJ. Lomitapide and mipomersen: two first-in-class drugs for reducing low-density lipoprotein cholesterol in patients with homozygous familial hypercholesterolemia. Circulation. 2014;129(9):1022-32.
16. Cuchel M, Meagher EA, du Toit Theron H, Blom DJ, Marais AD, Hegele RA, et al. Efficacy and safety of a microsomal triglyceride transfer protein inhibitor in patients with homozygous familial hypercholesterolaemia: a single-arm, open-label, phase 3 study. Lancet. 2013;381(9860):40-6.
17. Panta R, Dahal K, Kunwar S. Efficacy and safety of mipomersen in treatment of dyslipidemia: a meta-analysis of randomized controlled trials. Journal of clinical lipidology. 2015;9(2):217-25.
18. Santos RD, Raal FJ, Catapano AL, Witztum JL, Steinhagen-Thiessen E, Tsimikas S. Mipomersen, an antisense oligonucleotide to apolipoprotein B-100, reduces lipoprotein(a) in various populations with hypercholesterolemia: results of 4 phase III trials. Arterioscler Thromb Vasc Biol. 2015;35(3):689-99.
19. Santos RD, Duell PB, East C, Guyton JR, Moriarty PM, Chin W, et al. Long-term efficacy and safety of mipomersen in patients with familial hypercholesterolaemia: 2-year interim results of an open-label extension. Eur Heart J. 2015;36(9):566-75.
20. Geary RS, Baker BF, Crooke ST. Clinical and preclinical pharmacokinetics and pharmacodynamics of mipomersen (kynamro((R))): a second-generation antisense oligonucleotide inhibitor of apolipoprotein B. Clinical pharmacokinetics. 2015;54(2):133-46.
21. Abifadel M, Varret M, Rabes JP, Allard D, Ouguerram K, Devillers M, et al. Mutations in PCSK9 cause autosomal dominant hypercholesterolemia. Nature genetics. 2003;34(2):154-6.
22. Cohen JC, Boerwinkle E, Mosley TH, Jr., Hobbs HH. Sequence variations in PCSK9, low LDL, and protection against coronary heart disease. N Engl J Med. 2006;354(12):1264-72.
23. Watts GF, Chan DC, Dent RE, Somaratne R, Wasserman SM, Scott R, et al. Factorial Effects of Evolocumab and Atorvastatin on Lipoprotein Metabolism. Circulation 2017;135:338-51.
24. Reyes-Soffer G, Pavlyha M, Ngai C, Thomas T, Holleran S, Ramakrishnan R, et al. Effects of PCSK9 Inhibition with Alirocumab on Lipoprotein Metabolism in Healthy Humans. 2017 ;135:352-62.
25. Lunven C, Paehler T, Poitiers F, Brunet A, Rey J, Hanotin C, et al. A randomized study of the relative pharmacokinetics, pharmacodynamics, and safety of alirocumab, a fully human monoclonal antibody to PCSK9, after single subcutaneous administration at three different injection sites in healthy subjects. Cardiovascular therapeutics. 2014;32(6):297-301.

Dislipidemias e Prevenção da Aterosclerose

26. Dias CS, Shaywitz AJ, Wasserman SM, Smith BP, Gao B, Stolman DS, et al. Effects of AMG 145 on low-density lipoprotein cholesterol levels: results from 2 randomized, double-blind, placebo-controlled, ascending-dose phase 1 studies in healthy volunteers and hypercholesterolemic subjects on statins. Journal of the American College of Cardiology. 2012;60(19):1888-98.

27. Sabatine MS, Giugliano RP, Wiviott SD, Raal FJ, Blom DJ, Robinson J, et al. Efficacy and safety of evolocumab in reducing lipids and cardiovascular events. N Engl J Med. 2015;372(16):1500-9.

28. Robinson JG, Farnier M, Krempf M, Bergeron J, Luc G, Averna M, et al. Efficacy and safety of alirocumab in reducing lipids and cardiovascular events. N Engl J Med. 2015;372(16):1489-99.

29. Sabatine MS, Giugliano RP, Keech AC, Honarpour N, Wiviott SD, Murphy SA, et al. Evolocumab and Clinical Outcomes in Patients with Cardiovascular Disease. N Engl J Med. 2017;376(18):1713-22.

30. Ridker PM, Revkin J, Amarenco P, Brunell R, Curto M, Civeira F, et al. Cardiovascular Efficacy and Safety of Bococizumab in High-Risk Patients. The New England journal of medicine. 2017;376(16):1527-39.

31. Ridker PM, Tardif JC, Amarenco P, Duggan W, Glynn RJ, Jukema JW, et al. Lipid-Reduction Variability and Antidrug-Antibody Formation with Bococizumab. The New England journal of medicine. 2017;376(16):1517-26.

32. Koren MJ, Sabatine MS, Giugliano RP, Langslet G, Wiviott SD, Kassahun H, et al. Long-term Low-Density Lipoprotein Cholesterol-Lowering Efficacy, Persistence, and Safety of Evolocumab in Treatment of Hypercholesterolemia: Results Up to 4 Years From the Open-Label OSLER-1 Extension Study. JAMA cardiology. 2017;2(6):598-607.

33. Fitzgerald K, White S, Borodovsky A, Bettencourt BR, Strahs A, Clausen V, et al. A Highly Durable RNAi Therapeutic Inhibitor of PCSK9. The New England journal of medicine. 2017;376(1):41-51.

34. Bilen O, Ballantyne CM. Bempedoic Acid (ETC-1002): an Investigational Inhibitor of ATP Citrate Lyase. Current atherosclerosis reports. 2016;18(10):61.

35. Ballantyne CM, Davidson MH, Macdougall DE, Bays HE, Dicarlo LA, Rosenberg NL, et al. Efficacy and safety of a novel dual modulator of adenosine triphosphate-citrate lyase and adenosine monophosphate-activated protein kinase in patients with hypercholesterolemia: results of a multicenter, randomized, double-blind, placebo-controlled, parallel-group trial. Journal of the American College of Cardiology. 2013;62(13):1154-62.

36. Voight BF, Peloso GM, Orho-Melander M, Frikke-Schmidt R, Barbalic M, Jensen MK, et al. Plasma HDL cholesterol and risk of myocardial infarction: a mendelian randomisation study. Lancet. 2012;380(9841):572-80.

37. Barter PJ, Caulfield M, Eriksson M, Grundy SM, Kastelein JJ, Komajda M, et al. Effects of torcetrapib in patients at high risk for coronary events. N Engl J Med. 2007;357(21):2109-22.

38. Schwartz GG, Olsson AG, Abt M, Ballantyne CM, Barter PJ, Brumm J, et al. Effects of dalcetrapib in patients with a recent acute coronary syndrome. N Engl J Med. 2012;367(22):2089-99.

39. Hovingh GK, Kastelein JJ, van Deventer SJ, Round P, Ford J, Saleheen D, et al. Cholesterol ester transfer protein inhibition by TA-8995 in patients with mild dyslipidaemia (TULIP): a randomised, double-blind, placebo-controlled phase 2 trial. Lancet. 2015;386(9992):452-60.

40. Tardif JC, Rheaume E, Lemieux Perreault LP, Gregoire JC, Feroz Zada Y, Asselin G, et al. Pharmacogenomic determinants of the cardiovascular effects of dalcetrapib. Circulation Cardiovascular genetics. 2015;8(2):372-82.

41. Group HTRC, Bowman L, Hopewell JC, Chen F, Wallendszus K, Stevens W, et al. Effects of Anacetrapib in Patients with Atherosclerotic Vascular Disease. The New England journal of medicine. 2017;377(13):1217-27.

42. Gotto AM, Jr., Cannon CP, Li XS, Vaidya S, Kher U, Brinton EA, et al. Evaluation of lipids, drug concentration, and safety parameters following cessation of treatment with the cholesteryl ester transfer protein inhibitor anacetrapib in patients with or at high risk for coronary heart disease. Am J Cardiol. 2014;113(1):76-83.

Índice Remissivo

A

Abordagem clínica padrão, 243
ACCORD (*Action to Control Cardiovascular Risk in Diabetes*), 228
Acidente vascular cerebral, 297
   relação causal entre trabagismo e, 77
Ácido(s)
  acético
    átomos de carbono, 5
    classificação dos AG, 5
    duplas ligações, 5
  araquidônico
    átomos de carbono, 5
    nome sistemático, 5
  bempedoico, 303
  carboxílicos, 3
  DHA
    átomos de carbono, 5
    classificação dos AG, 5
    duplas ligações, 5
    nome sistemático, 5
    posição da dupla ligação, 5
  EPA
    átomos de carbono, 5
    classificação dos AG, 5
    duplas ligações, 5
    nome sistemático, 5
    posição da dupla ligação, 5
  esteárico
    átomos de carbono, 5
    classificação dos AG, 5
    duplas ligações, 5
    nome sistemático, 5
    posição da dupla ligação, 5
  g-homolinolênico
    átomos de carbono, 5
    classificação dos AG, 5
    duplas ligações, 5
    nome sistemático, 5
    posição da dupla ligação, 5
  graxos
    absorção intestinal, 5
    aterosclerose e, 7
    classificação, 3
    definição, 3
    insaturados, classificação, 4
    monoinsaturados, 9
    no plasma, transporte de, 6
    nomenclataura, 4
    poli-insaturados, 9
    presentes em tecidos de mamíferos, nomenclatura, 5
    saturdos, 8
    trans, 10
  láurico
    átomos de carbono, 5
    nome sistemático, 5
  linoleico
    átomos de carbono, 5
    classificação dos AG, 5
    duplas ligações, 5
    nome sistemático, 5
    poisção da dupla ligação, 5
  linoleico, 3
  linolênico
    átomos de carbono, 5
    duplas ligações, 5
    nome sistemático, 5
    posição da dupla ligação, 5
  mirístico
    átomos de carbono, 5
    duplas ligações, 5
    nome sistemático, 5
  nicotínico, 194
  oleico, 3
    átomos de carbono, 5
    classificação dos AG, 5

duplas ligações, 5
nome sistemático, 5
posição da dupla ligação, 5
palmítico
átomos de carbono, 5
duplas ligações, 5
nome sistemático, 5
duplas ligações, 5
palmitoleico
átomos de carbono, 5
classificação AG, 5
duplas ligações, 5
nome sistemático, 5
posição da dupla ligação, 5
Adesão
celular, 96
plaquetária, 211
Adesivo de nicotina, eficácia no tratamento do
tabagismo, 82
Adiponectina, 101
ADVANCE (*Action in Diabetes and Vascular Disease*
Preterax and Diamicron Modified Release Controlled Evaluation), 228
Afirmações, método PAAR, 244
AG, ver Ácidos graxos
Agentes antiplaquetários, locais de
ação dos, 213
Álcool, 253
Alcoolismo entre população HIV positivo, 272
Aldosterona, papel na gênese da hipertensão
arterial, 72
Aneurisma da aorta abdominal, relação causal
entre trabagismo e, 77
Angiotomografia coronariana
caracterização da placa aterosclerótica, 135
exame, 132
imagens de dois pacientes submetidos à, 133
valor diagnóstico, 133, 134
Anticorpo monoclonal contra PCSK9, 301
Antiplaquetário
inibidores do TXA2, 212
na prevenção cardiovascular, barreiras para o
uso de, 219
tratamento com, 211
Apo, ver Apolipoproteína
APOA-I Milanom 17

Apo-B, montagem das lipoproteínas
contendo, 26
Apolipoproteína (a), 14, 31
aspectos genéticos e étnicos da, 34
domínio
kringle, 32
serina-protease da, 31
Artéria
carótida, análise ultrassonográfica, 150
carótida comum, representação gráfica pelo
método computadorizado, 150
ASCVD (doença cardiovascular
aterosclerótica), 122
Aspirina, 212
Aterogênese
envolvimento de células inflamatórias na, 99
fase inicial da, 95
início da, 96
adesão celular, 96
formação de células espumosas, 98
migração celular, 96
Aterosclerose
ácidos graxos e, 7
fisiologia da, 95
Lp(a) como fator de risco da, 36
Ativação plaquetária, 209, 211
Atividade física
efeito sobre a concentração de Lp(a), 38
papel na prevenção da doença cardiovascular,
como avaliar, 225
ATPIII (*Adult Treatment Panel III*), 110

B

Biomarcador, aplicabilidade clínica de um, 100
Bupropriona
eficácia no tratamento do tabagismo, 82
no tratamento do tabagismo, 245

C

Cadeia hidrocarbônica, 3
Calcificação coronariana
distribuição, medida pelo escore de
Agastston, gráficos, 129
grau de, 128
Calcificação, 128
Cálcio coronariano, escore de, 127

Calibração, 104
  limitações, 115
CD 40L, 99
Célula (s)
  endoteliais, 95
    heterogeneidade fenotípica das, 179
  espumosas, 97, 98
  miocárdica, 165
  muscular lisa, 99
CETP(proteína de transferência de colesterol éster), 303
Cirurgias não cardíacas, estatinas no perioperatório de, 288
Colesterol
  associação entre a DCV e o, 297
  depósito subendotelial de, 51
  inibidor da absorção intestinal de, 193
Complexo lipoproteína-proteoglicano, 189
Complicações diabéticas, vias ativadas pela hiperglicemia nas, 226
Contraste ecocardiográfico à base de microbolhas, 169
Controle autonômico, efeitos benéficos do exercício físico no, 235
Convenção Quadro para Controle do Tabaco, 247
Crossa da aorta, 151
Curva
  de sobrevida dos médicos ingleses fumantes e não fumantes, 81
  ROC (*Reeover Operating Characteristic Curve*), 110

D

Deposição
  de LDL, 22
  de lipídeos na parade arterial, 7
Diabetes
  hipótese do "solo comumn" das complicações do, 65
  história natural do, 62
  ligação com o risco cardiovascular, 62
  melito
    nos idosos, 264
    tipo 2, mecanismos fisiopatológicos, 61
Diabético, espessura media-íntima carotídea na, 154

Dieta
  efeito sobre a concentração de Lp(a), 38
  macrobiótica, 254
  ricas em carboidratos, 250
  semivegetariana, 254
  vegetariana, 254
Disfunção
  autonômica, 231
  barorreflexa arterial, 232
  endotelial, 8, 52, 72, 264
Dislipidemia(s)
  de Frederickison, 85
  etiológica, 85
  fenotípica, 85
  genéticas, 85
  no idoso, 266
    abordagem da, 267
  proteína C reativa e tratamento das, 121
  tratamento
    associações terapêuticas, 193
    medicamentoso das, 192
    não medicamentoso das, 192
Disproteinemia da resistência à insulina, 190
Doença(s)
  arterial coronária/coronariana
    escore de risco de Framingham para, 111
    relação causal entre trabagismo e, 77
  arterial obstrutiva periférica, 287
    controle de dislipidemia e morbidade da, 288
    de membros inferiores, 139
    metas lipídicas a serem atingidas para pacientes com, 288
  aterosclerótica
    bases da prevenção, 263
    subclínica, relação causal entre trabagismo e, 77
  cardiovascular (es)
    controle do diabetes para prevenção da, 225
    diabetes e sua relação com, dados epidemiológicos, 59
    fatores de risco clássicos, 103
    HDL na prevenção primária e secundária de, 200
    incidência, 113
    morte por, proporção causada pelo

Dislipidemias e Prevenção da Aterosclerose

tabagismo, 77
nutrição e, 249-280
papel do exercício físico na
prevenção da, 231
prevenção, 264
relação do diabetes com, evidências
epidemiológicas, 60
crônica, prevenção, 254
da remoção de remanescentes, 89
isquêmica coronária, 297
renal crônica
classificação de acordo com o
KDOQI, 175
definição, 174
fatores de risco cardiovascular associados
à, 176
prevalência na população geral, 175
Doppler de carótida pelo método NASCET e
ECST, 148
Drogas anti-inflamatórias não esteroidais
tradicionais, 212
Dupla ligação *trans*, 10

E

Ecocardiografia sob estresse
avanços, 169
na detecção de isquemia miocárdica, 168
Ecodopplercardiograma, 166
Endotélio, 179
saudável, 7
vascular, 232
Entrevista motivacional, 243
princípios, 244
Enzima *lecithin cholesterol acytransferase*, 16
Escore (s)
baseados na coorte de Framingham, 110
clínicos, 109
de Agatston, 128
de cálcio, 106
de cálcio coronariano
exame, 127
imagens, 128
potencial de alterar a conduta clínica, 131
recomendações atuais, 131
valor prognóstico, 130
de Framingham para doença arterial
coronária, 111

de risco
de Framingham, 110, 142
de Reynolds, 114
PROCAM, 114
Espécies reativas de oxigênio, 233
Espessamento das camadas íntima e média da
carótida, análise do, 151
Espessura média-íntima carotídea, 147, 148
análise carotídea, 151
controvérsias do uso, 155
em diabéticos, 154
estudos epidemiológicos, 153
localização, 151
medidas, 152
metodologia, 149
na hipercolesterolemia familiar, 154
na população geral, 155
valores das medidas, 152
Estatina(s), 298
no perioperatório, indicações para a
prescrição de, 289
para tratamento do colesterol no sangue para
reduzir o risco ASCVD em adultos, 122
Estatística C, 104
análise da, 107
Estratificação de risco
após infarto agudo do miocárdio, 162
com o teste ergométrico, 159
de doença cardiovascular, 147
na suspeita de síndrome coronária aguda,
161
parâmetros fornecidos pelo teste ergométriico
para, 160
Estresse farmacológico, 163
Estria gordurosa, 97, 98
desenvolvimento da, 96
Estudo
DANAMI-2, 162
Heinz Nixdorf Recall, 106
INTERHERART, 13
JUPITER, 131
SANDS, 154
Steno, 228
UKPDS, 228
Exercício
Físico
efeitos benéticos no controle autonômico, 235

Índice Remissivo

efeitos na função endotelial, 232

na disfunção endotelial, efeitos do, 233

na prevenção da doença cardiovascular, papel do, 231

no controle autonômico em pacientes com doença cardiovascular, 231

nos lipídeos e nas lipoproteínas plasmáticas, 234

Ezetimiba, 299

F

Fármacos, efeito sobre a concentração de Lp(a), 38

Fator

de risco tradicionais convergem para a doença subclínica, 264

estimulador de colônia de macrófago, 98

Fibra alimentar, 252

Fibratos, 193

Fitoesterol, 253

Framingham

escore de, 110

general profile, 112

Framingham Offspring Study, eletroforese de duas dimensões de participantes do, 203

Função endotlial, estresse oxidativo e, 232

G

Genética das lipoproteínas de baixa densidade, 24

Glicemia no diabetes melito tipo 2

tratamento intensivo *versus* o convencional, estudos que compram, 228

Goma de nicotina, eficácia no tratamento do tabagismo, 82

Gordura, consumo de, 250

H

Hábitos específicos da população infetada pelo HIV, 272

Hazard ratio (HR), 131

HDL (*Hight Density Lipoprotein*)

ação anti-inflamatória na parede vascular e, 205

classificação, 14

estrutura, 14

metabolismo, 13, 15, 16

na prevenção primária e secundária de doenças cardiovasculares, 200

nascente, 15

partículas, classificação pela eletroforese em gel bidimensional, 15

propriedades biológicas, 18

proteômica da, 203

transporte reverso do colesterol e, 204

HDL-c

concentrações plasmáticas do, determinantes das, 17

doença cardiovascular e, relações, 199

metabolismo, 202

Heat shock proteins, 24

Hemoglobina, partícula heme da, 23

Hiperativação nervosa simpática, 232

Hipercoagulabilidade, 52

Hipercolesterolemia familiar, 85

combinada, 87

espessura média-íntima carotídea na, 154

Hiperglicemia, vias ativadas nas complicações diabéticas, 226

Hiperlipoproteinemia tipo III, 89

Hipertensão

arterial

incidência aumenta linearmente com a idade, 265

influência genética, 70

mecanismos

genéticos, 70

renais, 71

mecanismos fisiopatológicos da, 70

sistêmica, 69-75

controle da, 69

Hipertrigliceridemia, 51, 191

familiar, 88

Hipertrofia de ventrículo esquerdo, 73

Hipoperfusão transitória nas paredes anterior, apical, septal e inferior, 164

Hipótese "do solo comum" das complicações do diabetes, 65

HIV

alterações das concentrações dos lipídeos em indivíduos infectados pelo, 271

prevenção cardiovascular nos portadores do, 271

teoria da modificação do metabolismo lipídico em indivíduos portadores do, 271

313

I

IDI (*Integrated Discrimination Improvement*), 104, 105
Idoso, prevenção cardiovascular primária *versus* secundária no, 263
Incubação de células endoteliais, 9
Índice
  aterogênico, 13
  de Castelli, 13
  de oximetria de Lanarkshire, 144
  tornozelo-braquial
    associação entre risco de eventos cardiovasculares e, 140
    como preditor de eventos cardiovasculares, 139
    limitações, 143, 144
    medida do, recomendações para, 142, 143
    na estratificação do risco cardiovascular, 142
    técnicas de medida do, 144
    vantagens, 143, 144
Infarto agudo do miocárdio
  estratificação de risco após, 162
  incidência anual de, 173
Inflamação, 52
  processo de, 95
Inibidor (es)
  da CETP, 303
  da HMGCO-A redutase, 298
  de aromatase, 39
Insuficiência cardíaca
  congestiva, 78
  incidência anual de, 173
Insulina, via de sinalização da, 64
Interferência por RNA, 302
Intervenção sobre o tabagismo, custo-efetividade da, 81
Íntima-média carotídea, espessura, 147
Isômero *cis* e *trans*, estrutura em comparação com a estrutura do ácido graxo saturado, 4
Isquemia, interpretação dos sinais, 167

K

KDOQI (*National Kidney Foudation!s Kidney Disease Outcomes Quality Initiative*), 175

L

Lacto-ovo-vegetariano, 254
Lactovegetariano, 254
LDL (*low density lipoprotein*) (*v.tb.* Lipoptroteína de baixa densidade), 21
  aférese de, 39
  deposição de, 22
  encubação com cobre, 23
  estrutura, 21
  interação com as células, 22
  interações com os proteoglicanos, 23
  metabolismo plasmático das, 27
  metabolização, 21
  modificação da, 23
  risco residual a despeito da redução do, 191
LDL-C, redução com as estatinas, 298
Lesões ateroscleróticas, 7
Lifetime risk, 113
Lipidação, 16
Lipídeos, 51
Lipoproteína
  de alta densidade, 13 (*v.tb.* HDL)
  de baixa densidade (*v.tb.* LDL)
    genética das, 24
    metabolismo das, 21
  de baixa densidade, 297
  patogênica, 33
  ricas em triglicérides, 51
    relação entre aterosclerose e, 52
Lipoproteína(a)
  como fator de risco da aterosclerose, 36
  concentração de, efeitos
    de dietas e atividade física, 38
    de fármacos sobre, 38
  estrutura, 31
  fisiopatologia da, 35
  histórico, 31
  metabolismo, 31, 32
  metodologia para determinação de, 32
  síntese, 32
Lipoproteínas, metabolismo das, 22
Lipoxigenases, 23
LPL, acúmulo de, 22

M

MAGE (*Mean Amplitude of Gucose Excursion*), 227

Índice Remissivo

Marcador de risco
  aplicação dos modelos de validação de novo, 106
  como testar um novo, 103
  identificando um novo, 103
M-CSF, ver Fator estimulador de colônia de macrófago
Mediador (es)
  centrais na aterotrombose, 210
  inflamatórios, 99
Medicamentos para tratamento de tabagismo, eficácia dos, 82
Medicina nuclear, 163
Megacariócito, 209
Memória metabólica, 227
Metabolismo lipídico, 55
Método auscultatório para medida do índice tornozelo-braquial, 144
  Doppler para medida do índice tornozelo-braquial, 144
  PAAR (perguntas abertas, afirmações, reflexões e resumos), 244
  Palpatório para medida do índice tornozelo-braquial, 144
MICRO CO no tratamento do tabagismo, 245
Mieloperoxidases, 23
Migração celular, 97
Mipomerseno, 300
Modelos estatísticos, 110
Modulação celular do conteúdo de colesterol, 27
Monitorização ecocardiográfica, 167
Morte súbita, incidência anual de, 173
Motivação para parar de fumar, fases
  ação, 243
  contemplação, 242
  evolução das, 243
  manutenção/recaída, 243
  pré-contemplação, 242
  preparação, 242
MTP (*Microssomal Trigllyceride Protein*), 299

N

NADPH (*nicotinamide adenine dinucleotide phosfate*), 23
National Cholesterol Education Program, 110
Neovascularização proveniente da *vasa*

vcasorum da artéria, 99
Nicotina, apresentação de
  adesivo transdérmico, 245
  goma de mascar, 7, 245
  inalador, 245
  pastilhas, 245
  spray nasal, 245
  inalatória, eficácia no tratamento do tabagismo, 82
  no sangue venoso, elevação após fumar um cigarro, 246
  toxicidade de, sinais, 245
Nitroglicerina sublingual, 180
NRI (*Net Reclassification Improvement*), 104, 105, 110
  exemplo de aplicação, 106
null, 32

O

Obesidade no idoso, 266
Oligonucleotídeo antisentido, 300
Oscilometria para medida do índice tornozelo-braquial, 144
Oxidação, 23
  das biomoléculas de LDL-c no espaço subendotelial, 204
OxLDL (LDL oxidada), 23
  propriedades aterogênicas das, 23

P

Paciente(es)
  com doença renal crônica, redução da carga de risco cardiovascular em, 177
  renais crônicos, 173
Partícula heme da hemoglobina, 23
Pastilha de nicotina, eficácia no tratamento do tabagismo, 82
PCR (proteína C rativa), 106
PCSK9 na homeostase do colesterol, 301
Perfil lipídico após terapêutica farmacológica, 195
Perguntas abertas, método PAAR, 244
Placa
  aterosclerótica, caracterização da, 135
  complexa, proressão para, 97
  de ateroma, 97
  rotura da, 100

Dislipidemias e Prevenção da Aterosclerose

Plaqueta (s)
  mediadores centrais na aterotrombose, 210
  mudança de forma durante o processo de
    adesão e ativação, 210
Preditores de eventos cardiovasculares em
  pacientes do doença renal crônica
  avançada, 177
Pressão de pulso, 73
Prevenção
  cardiovascular
    no idoso, 263
    nos portadores do HIV, 271
  em condições especiais
    idosos, 263
    na mulher, é diferente do homem?, 293
    nas síndromes isquêmicas agudas, 279
    no período perioperatório em geral e na
      doença vascular periférica, 287
    portadores do HIV, 271
PROCAM (*Münster Heart Study*), 131
Processo
  aterogênico, 22
  aterosclerótico lipoproteínas no, 189
Programa de prevenção cardiovascular sugerido
  nos portadores de HIV, 277
Proteína (s)
  C reativa, 106
    avaliação do risco de eventos
      cardiovasculares e, 118
    de alta sensibilidade, 118, 120
    importância na avaliação do risco
      de eventos cardiovasculares e na
      terapêurtica das dilipidemias, 117
    isoformas da, 117
    na placa aterosclerótica, 117
    tratamento das dislipidemias e, 121
  glicadas, 24
Pseudópodes, 210

Q

QRISK (QRESEARCH *Cardiovascular Risk*
  Evaluation), 114
Quilomícrons, metabolismo dos, 53
Quinolonas, remanescentes de, 52

R

RANTES(*regulated on activation normal T cell*
  expressed and secreted), 99
Reatividade vascular, 72
Receptor
  Binding Cassette A-1, 16
  NPC1L1, bloqueio do, 193
  scavenger, 232
  toll like, 24
Reclassificação de risco, 104
Reflexões, método PAAR, 244
Relação
  colesterol total/HDL-c, 13
  entre doença renal crônica e doença
    cardiovascular, 174
  entre doença renal crônica e risco
    cardiovascular, 173
Remanescente (s)
  das lipoproteínas ricas em TGL na
    aterosclerose, papel dos, 53
  nas artérias, depósito direto dos, 52
Reposição hormonal, 39
Resistência à insulina, 63
  dislipoproteinemia da, 190
Resumos, método PAAR, 244
Risco
  aterosclerótico nos portadores de HIV, 272
  cardiovascular
    escores clínicos na avaliação de, 109
    predição de, 103
    redução da carga em pacientes com
      doença renal crônica, 177
  estratificação de, 100
  marcador de
    como testar um novo, 103
    identificando um novo, 103
  reclassificação de, 104
  relativo, 104
  residual, 13

S

SCORE(*Systematic Coronary Risk*
  Evaluation), 114
Sedentarismo no idoso, 266
Sinal do "degrau", 167
Síndrome de quilomicronemia familiar, 88
Síndrome (s)
  coronária/coronariana aguda, 100

Índice Remissivo

doses elevadas e baixas de estatina nas, comparação, 281
estatinas na fase aguda das, 280
estratificação de risco na suspeita de, 161
estudos do uso de estatinas nas, 282
evidência do uso das estatinas, 280
intervenções percutâneas nas, 283
recomendação do uso de, 281
da imunodeficiência adquirida, 271
das dislipidemia genéticas, 85-91
isquêmicas agudas, prevenção cardiovascular nas, 270
metabólica, 51
Sistema
nervoso simpático aumento da atividade promove elevação da pressão arterial, 71
renina-angiotensina-aldosterona, 71
Smokerlyser no tratamento do tabagismo, 245
Soja, 251
"Solo comum"
hipótese do, 65
Spray nasal de nicotina, eficácia no tratamento do tabagismo, 82

T

Tabagismo
cessação do, benefícios, 80
como doença crônica, 239
custo nos Estados Unidos, 240
custo-efetividade da intervenção sobre o, 81
em paciente com doenca cardiovascular, tratamento, 82
entre população HIV positivo, 273
mitos relativos ao, 242
no idoso, 265
patogenicidade cardiovascular e, 78
risco cardiovascular e, 239
tratamento
desafios, 241
medicamentoso, 244
visão geral do, 240
Técnica de medida do índice tornizelo-braquial, 144

Teoria de Guyton, 71
Terapia
como foco sobre o LDL-C
estatinas, 298
ezetimiba, 299
lomitapida, 299
mipomerseno, 300
de reposição de nicotina, 245
Teste
de Hosmer-Lemeshow, 104
ergométrico
associado aos métodos de imagem, 162
estratificação de risco, 159
parâmetros fornecidos para, 160
positivo com baixa carga de trabalho, 161, 162
Tienopiridínico não aderência após o implante de *stent*, 219
Toxicidade de nicotina, sinais, 245
Transporte
de ácidos graxos no plasma, 6
endógenos dos ácidos graxos, 6
reverso, 14,15
do colesterol, HDL e, 204

V

VADT (*Diabetes Trial of Glicemic Control and Complications ind Diabetes Mellitus Type* 2), 228
Vareniclina
eficácia no tratamento do tabagismo, 82
no tratamento do tabagismo, 246
Vasoespasmo coronário, 78
Vegano, 254
Vegetariano estrito, 254
Viabilidade miocárdica, diagóstico, 165
VLDL (lipoproteínas de densidade muito baixa), 6
remanescentes de, 52

W

Wall-Track System, 150

Impressão e acabamento:

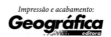